在藥房能購買的210則中醫處方
完全解說

漢方

決定版

暢銷重版

日本北里研究所
東洋醫學綜合研究所
花輪壽彥教授 監修

行政院衛生署中醫藥委員會委員
陳旺全醫師 審訂

方舟文化

特集

試著接受中醫治療吧！

從診察到開立處方的流程

讓我們按照圖片，一起瞭解漢方專門醫療機構的診療，到開出處方的完整流程程吧！

掛號

患者不管是自費或健保身分看中醫門診，首先需掛號，掛號有事先預約及現場掛號。待醫師診察及處方完畢後，再持處方箋至收費處繳清應付費用並至藥局領取藥物。

診察

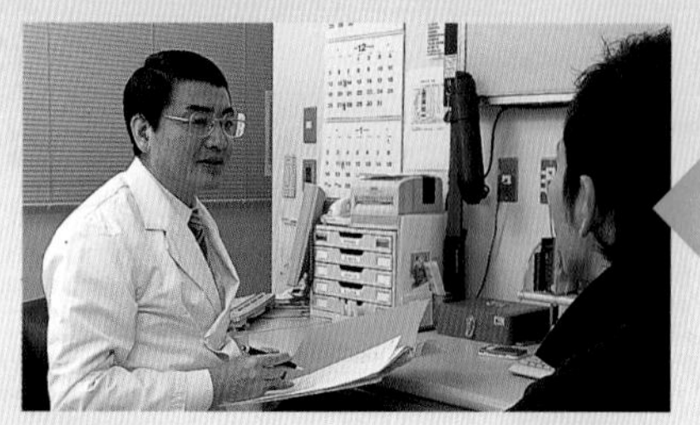

●望診

患者進入診察室，先量身高、體重及測量血壓，再做望診。此時觀察體格情形、面部顏色、皮膚色澤等，同時做舌質、舌苔、舌體之檢查。然後就進行問診，詢問患者身體狀況與在意的症狀等等。

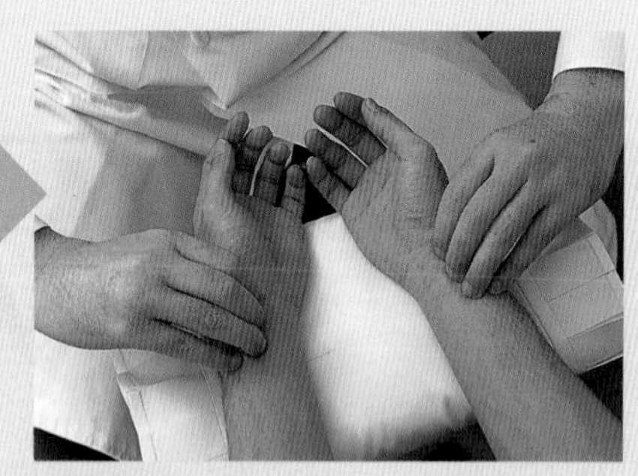

●脈診

切脈就是醫生憑借指端的觸覺，兩手寸口撓動脈處之脈象，包括脈的至數、脈的浮沉、脈的形狀等。

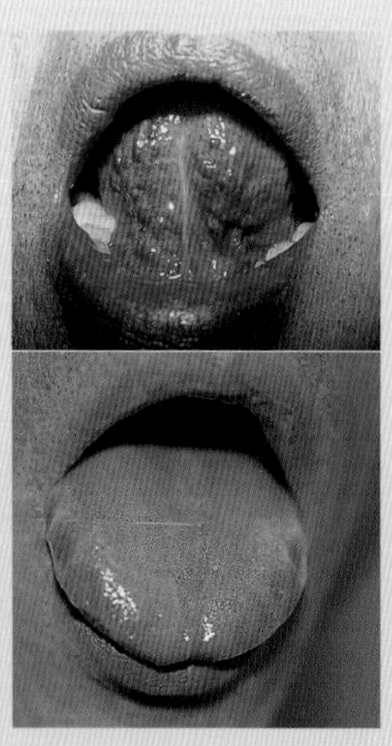

●舌診

檢視舌頭的狀態。檢查舌頭底部靜脈的狀況（上圖），請患者伸出舌頭診察舌頭的顏色、舌苔（舌頭表面的苔狀物）、齒痕（齒型留在舌頭上的痕跡）的有無（下圖）。

●腹診

請患者移駕到診療床，以便袒露腹部。此時也要觸摸腳部，看看是否冰冷。腹診則是請患者仰躺之後，以觸摸腹部進行。觸診包括按摩皮膚、經穴切診、痰核（淋巴）檢查、膿腫瘡瘍檢查、頭部和腹部按診等。女性患者則是請她掀起上衣然後進行腹診。

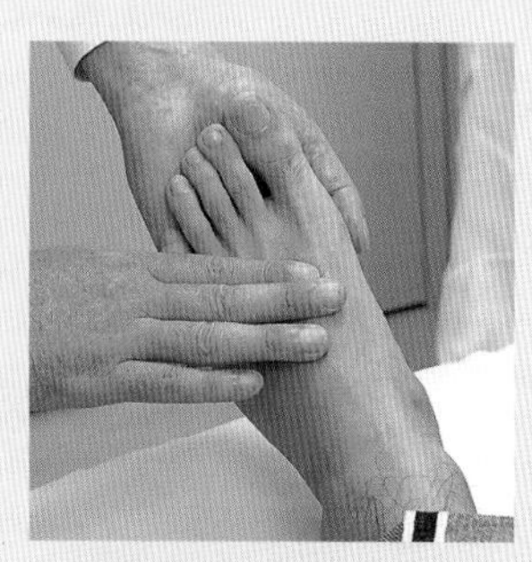

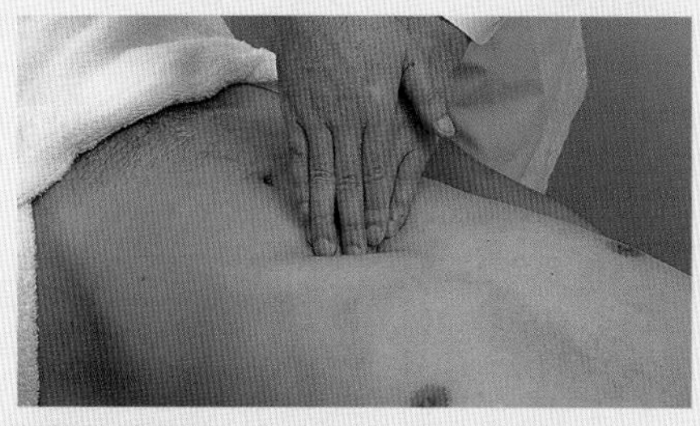

觸摸肚臍周圍，查看動悸、壓痛等情形。

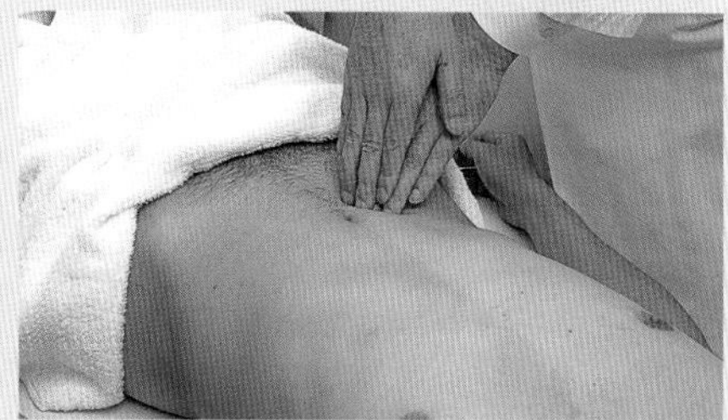

觸摸鳩尾（即心下、胃、上腹部），查看痞脹、壓痛等情形。

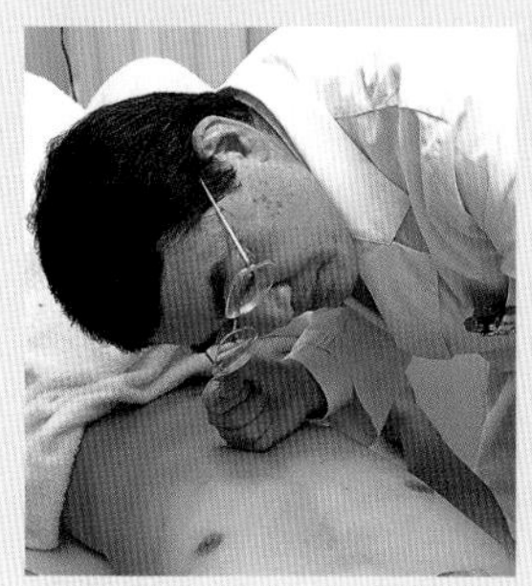

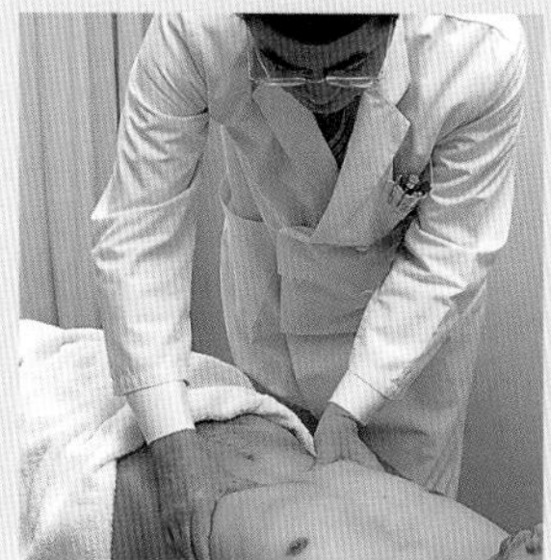

（右）按壓肋骨下方，查看胸脇苦滿。

（左）輕敲胃部，聽所發出的聲音（胃內停水）。

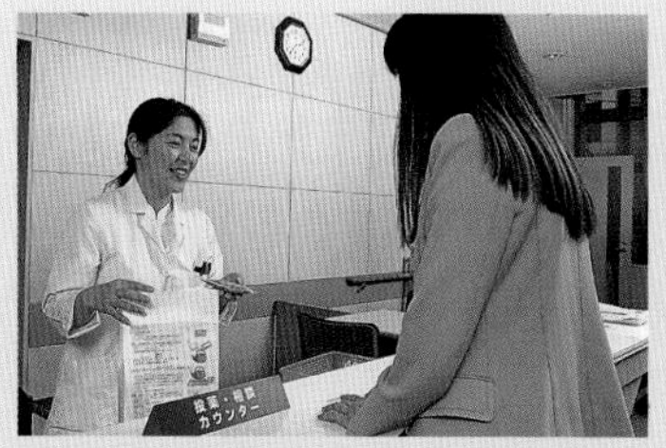

聽取服藥上的注意事項之後領取中醫藥。

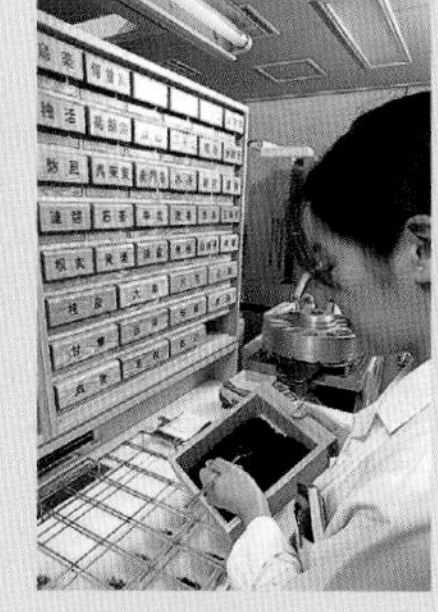

藥　局

醫師診察完畢後，綜合判斷患者之病況，處以最正確的處方，送至中藥局配藥。中藥分濃縮科學中藥、飲片、錠劑、丸劑、湯劑、外用軟膏等。藥局人員根據醫師處方囑咐服用方法及禁忌後，將藥交給患者。

調製與煎藥的情形

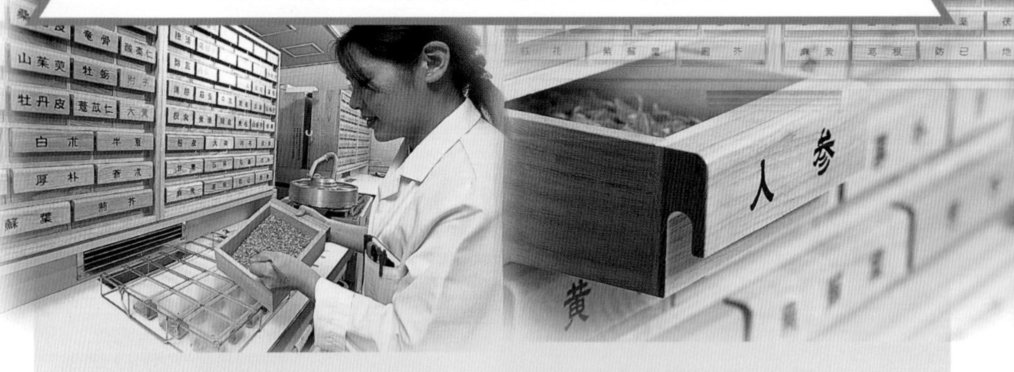

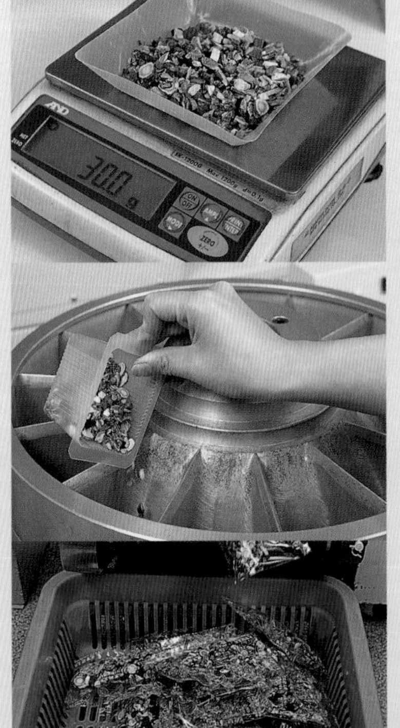

調配後的中藥根據一日份量分別被裝進袋子裏。

調劑人員將醫師處方調劑後，依藥物之特質，有些藥材需先打碎，有些藥材需先煎後下，均依一定程序煎煮。通常飲片必須清洗乾淨才放入煎器，加水煎煮，唯有蜜製中藥不用清洗，否則會降低有效成分。

因為中藥大部分係植物，經過水煮能使有效成分溶於水，服用易被吸收，作用也比較快。

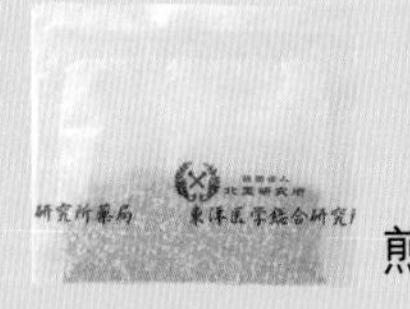

煎藥

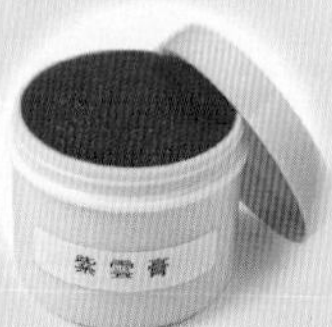

軟膏

中藥除了像這樣的煎藥之外，還有丸劑、散劑等，最近還有將成分濃縮加工的濃縮萃取劑也廣為使用。另外，除了內服用藥之外，也有軟膏類藥品。

用於中醫的中藥飲片目錄

中藥所使用的是天然素材的生藥飲片。
中藥以植物的根、樹皮、葉、花、果實等為藥材；某些動物的骨、皮，甚至昆蟲等也可作為藥材，還有礦物也可拿來當作藥材。
這些中藥飲片所包含的成分經過調配組合之後，就是中藥的效果之所在。

→詳解見358～370頁

延胡索

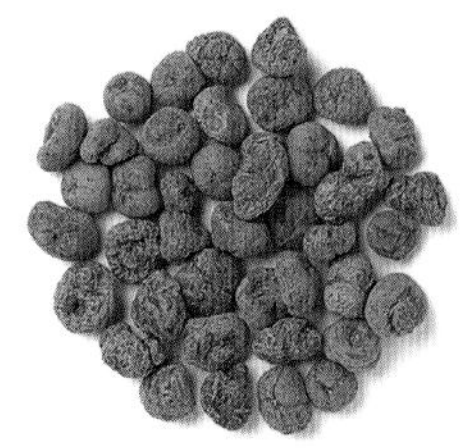

材　料 罌粟科多年生草本植物延胡索的塊莖

性　味 苦、溫

效　能 行氣止痛、活血散瘀作用

阿　膠

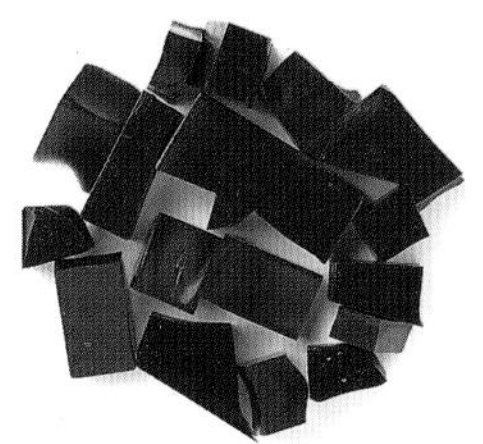

材　料 由驢或牛等的皮去毛後所製成的固體膠塊

性　味 甘、平

效　能 滋陰潤肺、補血止血、強壯等效果

黃　芩

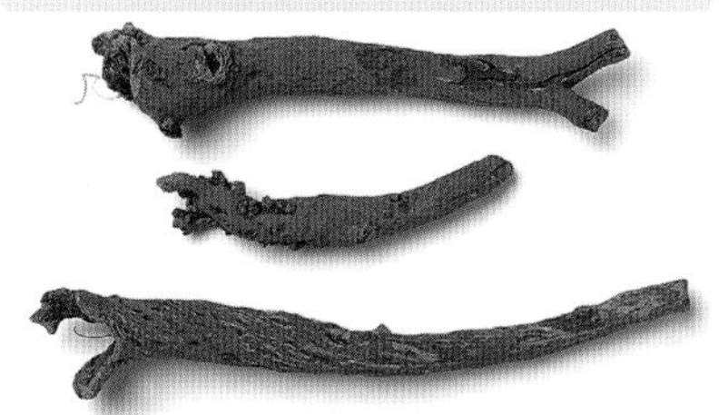

材　料 唇形科黃芩的根

性　味 苦、寒

效　能 消炎、解熱、保肝、利膽、抗過敏作用等

茵陳蒿

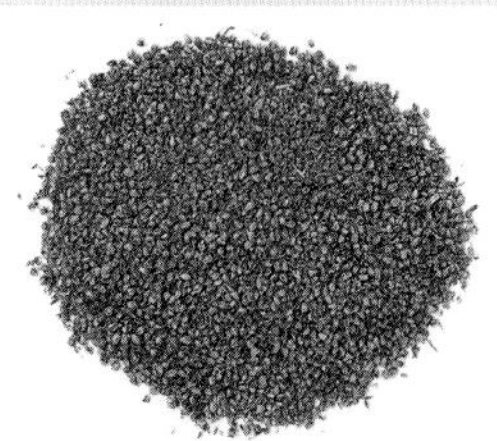

材　料 菊科茵陳蒿或濱蒿的幼苗

性　味 苦、寒

效　能 清溼熱、利膽、保肺、促進脂質代謝

甘　草

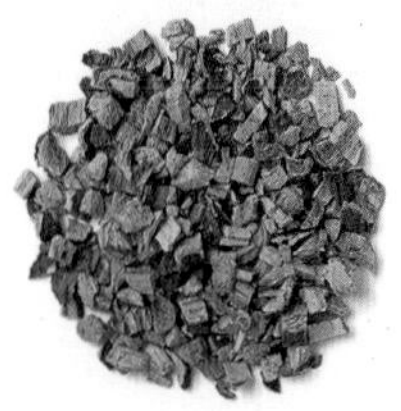

材料　豆科甘草等的根莖
性味　甘、平
效能　鎮靜、抗痙攣、抗發炎、抗過敏、止咳作用等

黃　柏

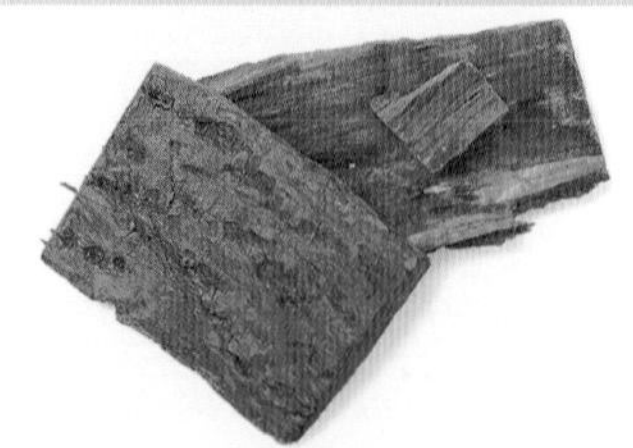

材料　芸香科黃皮樹或黃檗的樹皮
性味　苦、寒、微辛
效能　健胃、整腸、止痛、鎮靜、抗壓、抗發炎作用等

桔　梗

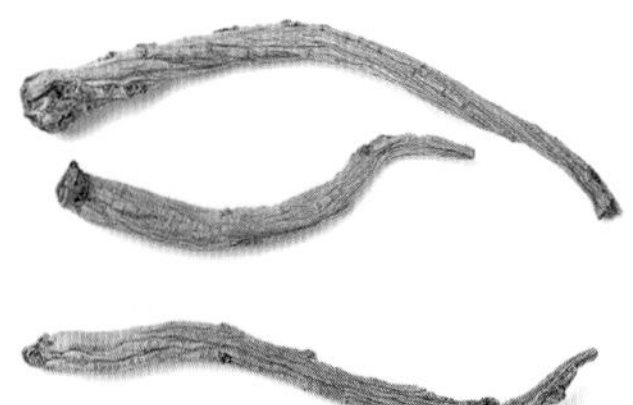

材料　桔梗科桔梗的根部
性味　苦、辛
效能　祛痰、止咳、解熱、抗炎、止痛等作用

黃　連

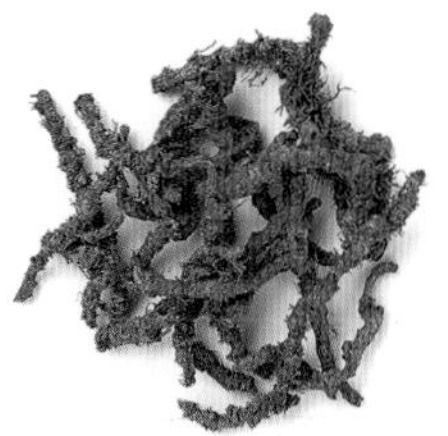

材料　毛莨科黃蓮的根莖
性味　大苦、大寒
效能　解熱、健胃、止痛、止瀉、降血糖作用等

枳　實

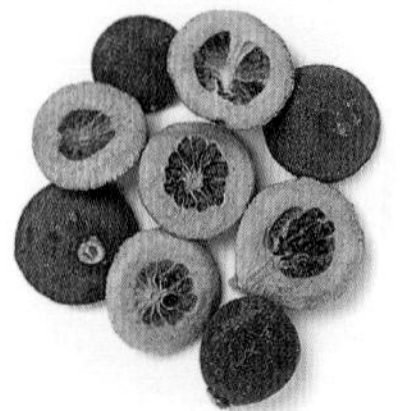

材料　芸香科植物枸橘、酸橙、甜橙的幼果
性味　苦、辛、微寒
效能　健胃、止瀉、祛痰、抗發炎作用等

葛　根

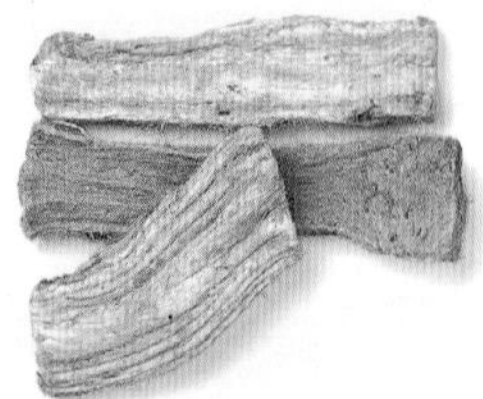

材料　豆科葛的根部
性味　甘、辛、平
效能　解熱、抗痙攣、降血壓、改善循環、整腸等作用

紅花

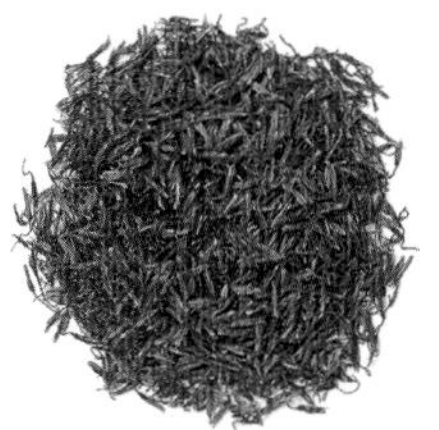

材料 菊科紅花的乾燥花
性味 辛、平、溫
效能 活血、通經、降壓、抗炎等作用

杏仁

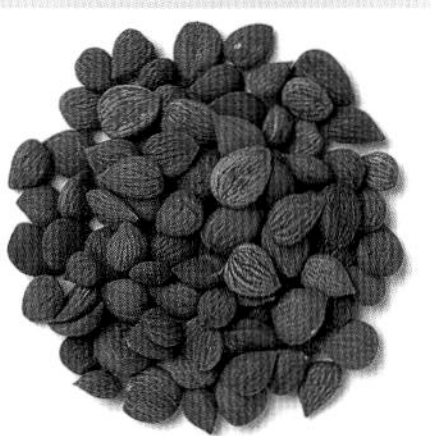

材料 薔薇科杏或山杏的乾燥種子
性味 苦、辛
效能 止咳、平喘、袪痰、整腸、通便等作用

厚朴

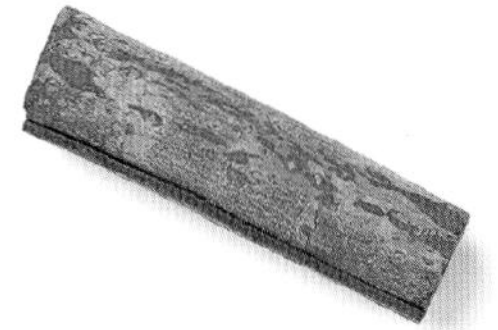

材料 木蘭科厚朴等樹的根皮
性味 苦、辛、溫
效能 燥溫清痰、抗菌、抗血栓、健胃

荊芥

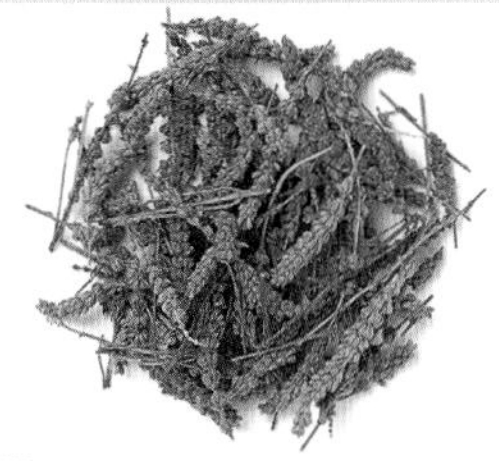

材料 唇形科荊芥的全草
性味 辛、苦
效能 發汗、散熱、解毒、止痛、抗過敏等作用

吳茱萸

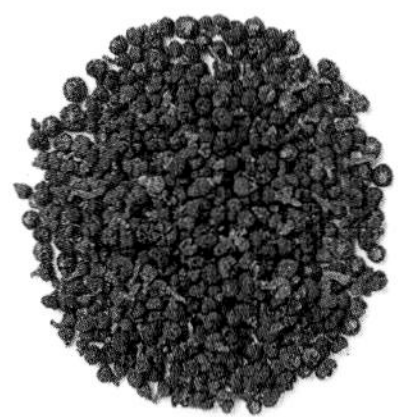

材料 芸香科吳茱萸等將近成熟的果實
性味 辛、苦、熱
效能 散寒、止痛、疏肝、利氣等作用

桂皮

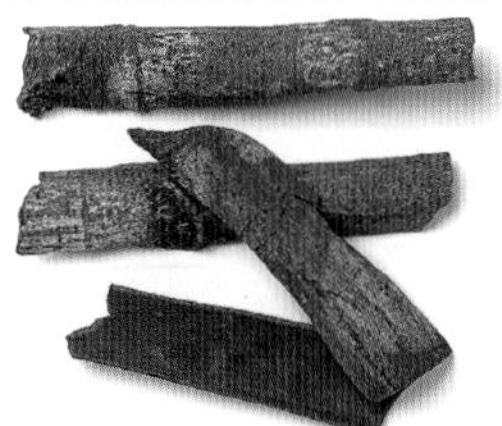

材料 樟科桂枝樹的樹皮
性味 甘、辛、溫
效能 解熱、止痛、抗菌等作用

細　辛

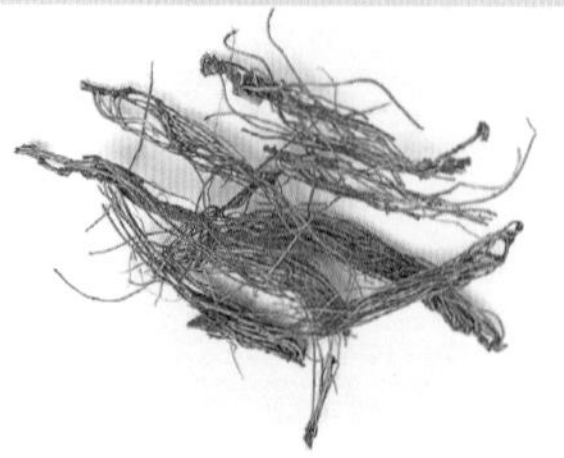

材料　馬兜鈴科薄葉細辛等的莖根
性味　辛、溫
效能　行氣、止痛、解熱、止咳

牛蒡子

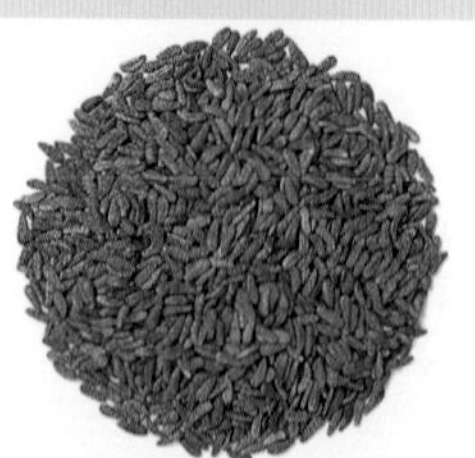

材料　菊科牛蒡之乾燥成熟的果實
性味　辛、苦、寒
效能　消炎、解毒、排膿等作用

山查子

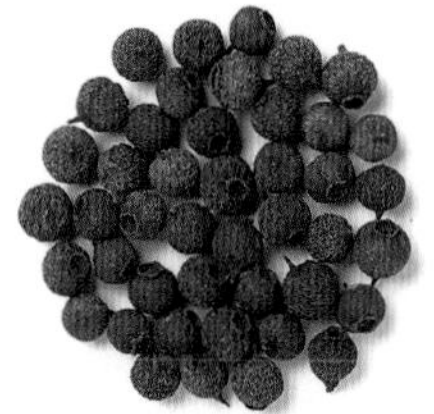

材料　薔薇科山楂的果實
性味　酸、甘、微溫
效能　消食、止瀉、降壓、鎮靜等作用

五味子

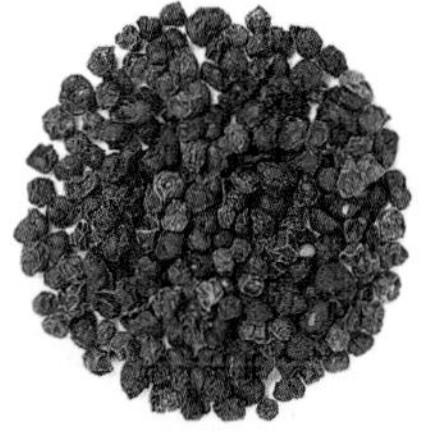

材料　木蘭科朝鮮五味子的果實
性味　酸、溫
效能　止咳、鎮靜、抗菌、止痛等作用

山梔子

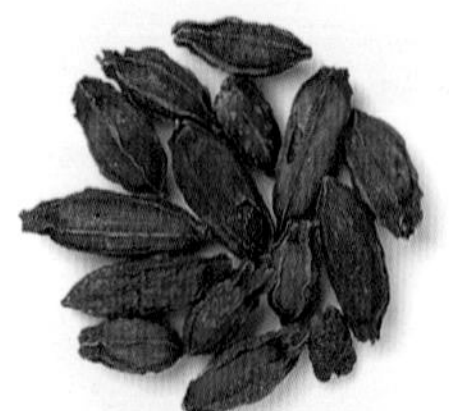

材料　茜草科梔子及同屬植物的果實
性味　苦、寒
效能　抗炎、止痛、保肝、利膽等作用

柴　胡

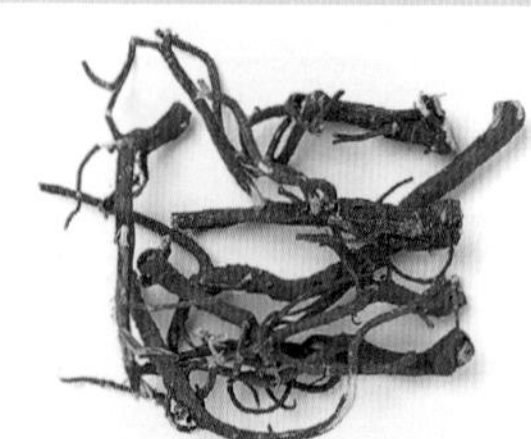

材料　繖形科三島柴胡等的根部
性味　苦、平、微寒
效能　解熱、止痛、抗癌、止咳等作用

地　黃

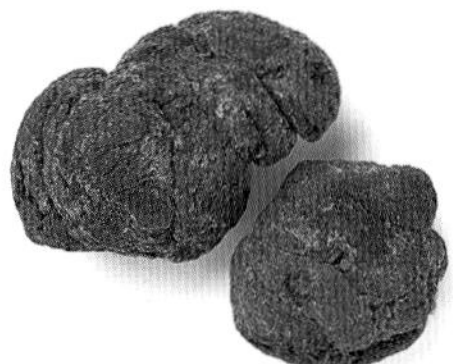

材料　玄參科地黃的根莖
性味　甘、溫
效能　利尿、止血、抗炎、降血糖

山茱萸

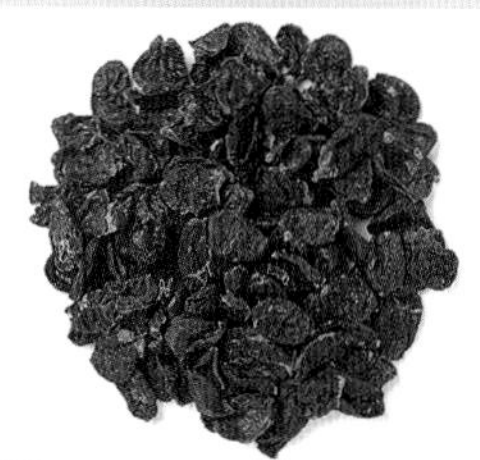

材料　山茱萸科山茱萸的果實
性味　酸、溫
效能　利尿、抗敏、滋養、助孕、強壯等作用

紫　根

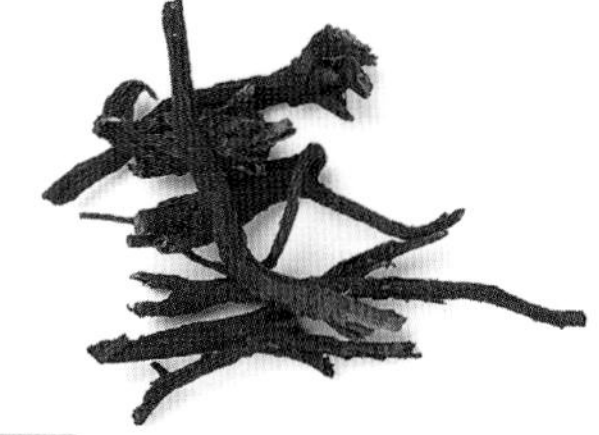

材料　紫草科紫草的乾燥根
性味　苦、寒
效能　解熱、活血、消炎、抗菌等作用

山　椒

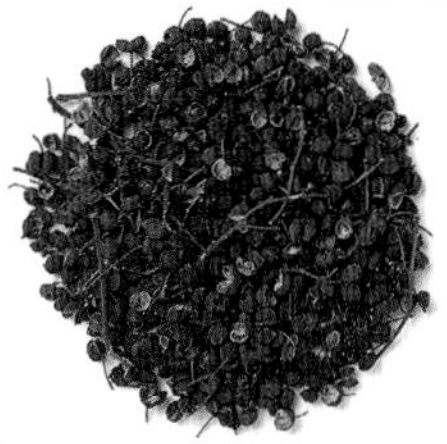

材料　芸香科山椒等的成熟果實
性味　辛、熱
效能　健胃、止病、抗癌、抗菌等作用

芍　藥

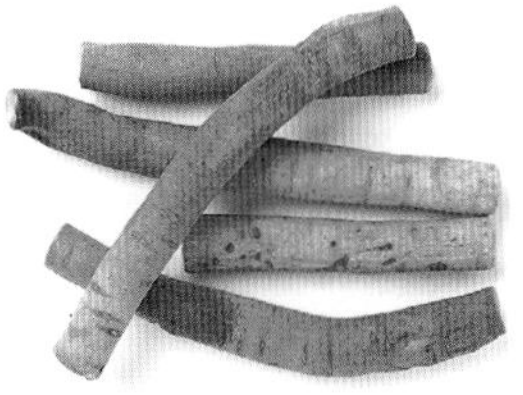

材料　芍藥的乾燥根
性味　苦、平
效能　消炎、鎮靜、改善血循環等作用

酸棗仁

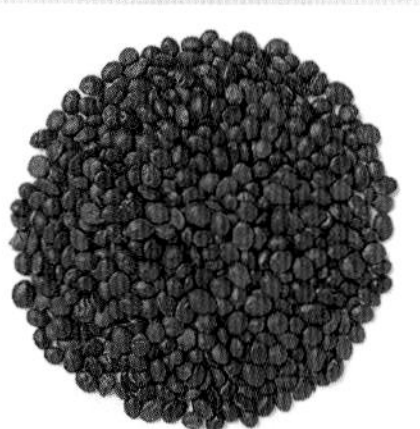

材料　鼠李科酸棗的種子
性味　甘、酸
效能　鎮靜、安神、降壓、降血脂等作用

石膏

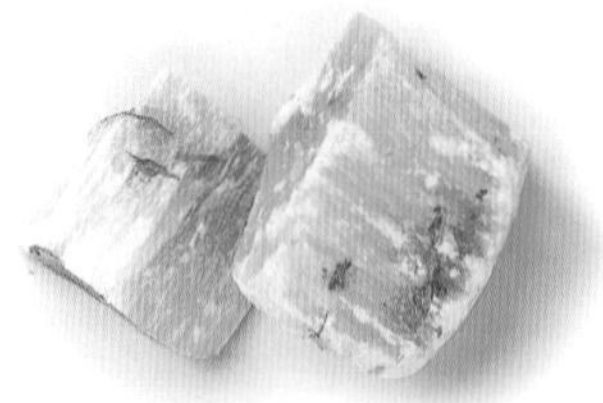

材料 天然的含水硫酸鈣
性味 辛、甘、寒
效能 解熱、鎮靜、止渴、利尿等作用

車前子

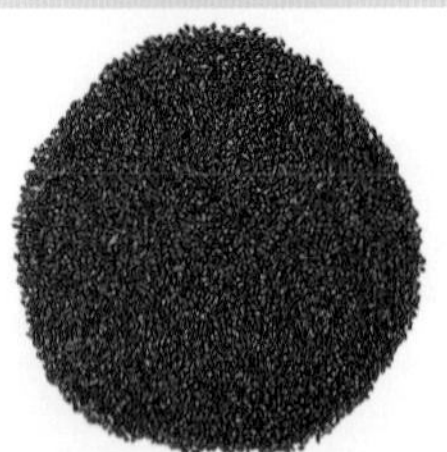

材料 車前科車前或平車前的成熟種子
性味 甘、寒
效能 消炎、利尿、止瀉、誘導干擾素等作用

川芎

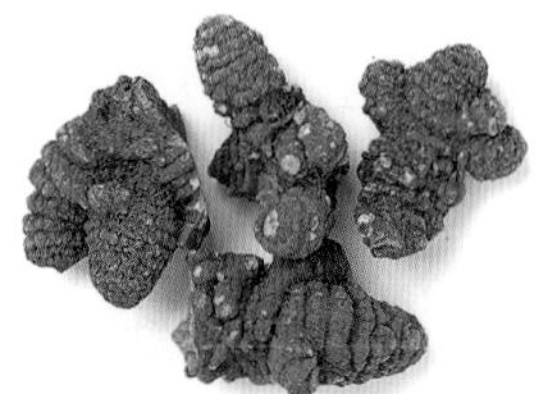

材料 繖形科川芎的根莖
性味 辛、溫
效能 活血、行氣、止痛、解痙、抗血栓、抗化療、抗效療等作用

升麻

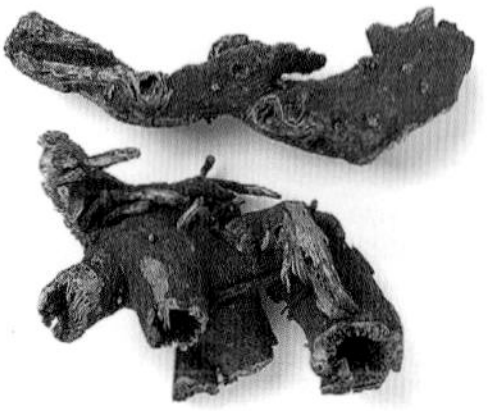

材料 毛茛科升麻等的乾燥根莖
性味 甘、辛、苦寒
效能 止痛、解熱、消炎、抗痙攣等作用

蒼朮

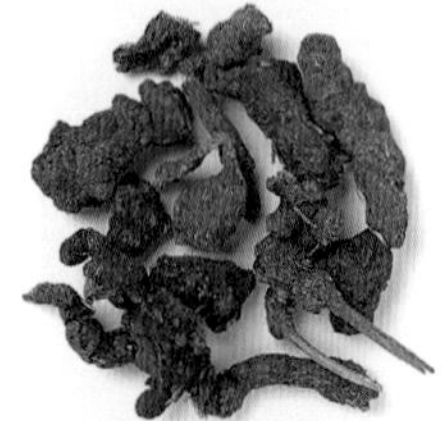

材料 菊科蒼朮的根莖
性味 辛、苦、溫
效能 鎮靜、健胃、袪風、利溼、抗消化性潰瘍等作用

辛夷

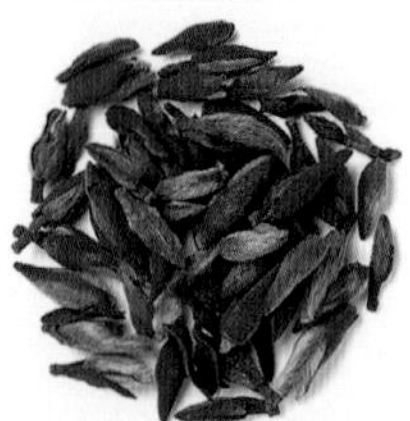

材料 木蘭科迎春花、玉蘭等的花蕾
性味 辛、溫
效能 抗菌、降壓、抗過敏等作用

澤　　瀉

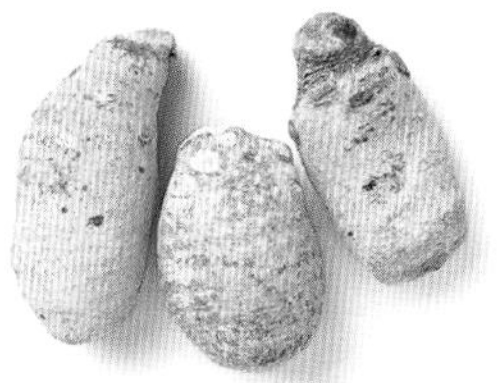

材　料 澤瀉科澤瀉的塊莖
性　味 甘淡、微寒
效　能 利尿、消腫、降糖、降脂

紫蘇葉

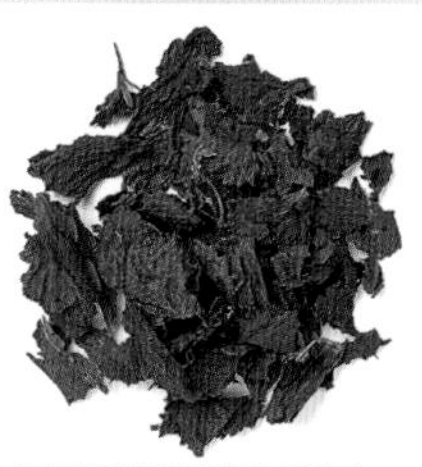

材　料 唇形科紫蘇的葉子
性　味 辛、溫
效　能 健胃、利尿、鎮靜、止咳、安胎等作用

竹　　茹

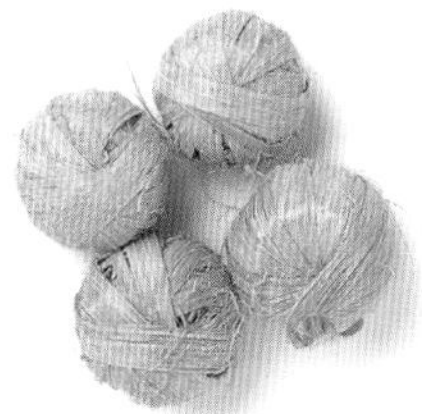

材　料 禾本科淡竹或苦竹用刀刮去綠色素層後，刮成綠狀等青竹的內層
性　味 甘、微寒
效　能 鎮靜、止血、消炎等作用

大　　黃

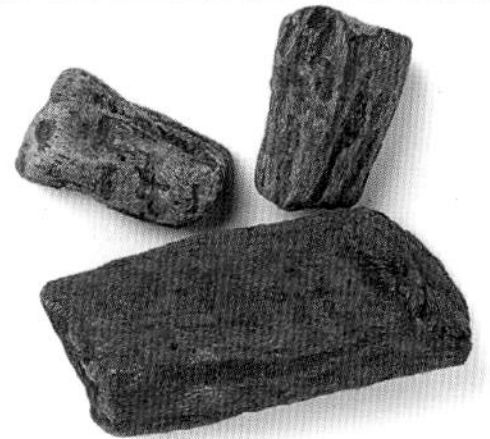

材　料 蓼科大黃屬植物的根
性　味 大苦、大寒
效　能 瀉下、止血、利膽、保肝、抗炎、利尿、抗腫瘤等作用

知　　母

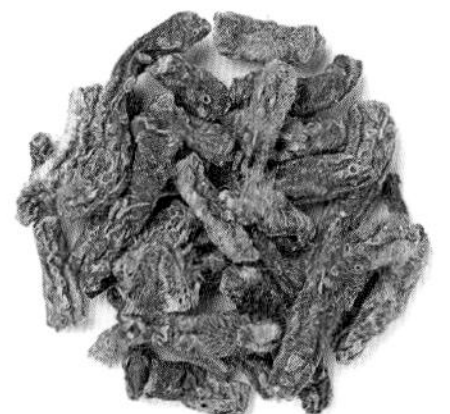

材　料 百合科知母的根莖
性　味 苦、平
效　能 鎮靜、解熱、消炎、抗菌、降血糖等作用

大　　棗

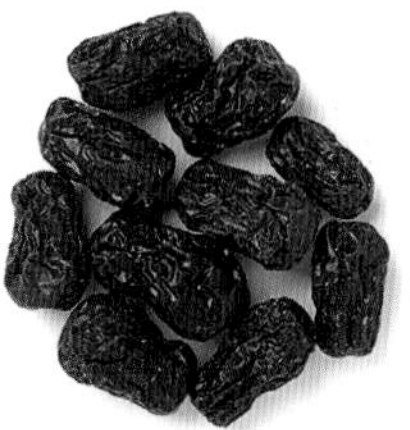

材　料 鼠李科棗的乾燥果實
性　味 甘、溫
效　能 鎮靜、健脾、養胃、安神等作用

陳　皮

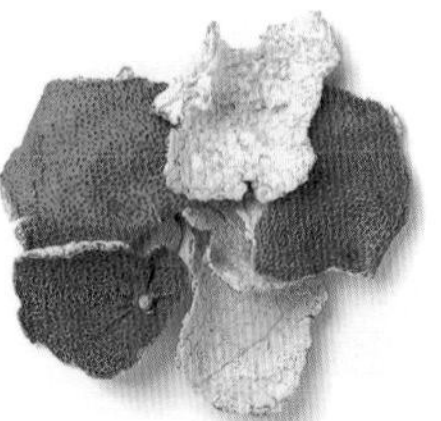

材　料　芸香科多種橘柑類的成熟果皮
性　味　辛、溫、微苦
效　能　健胃、抗潰瘍、消炎等作用

子　香

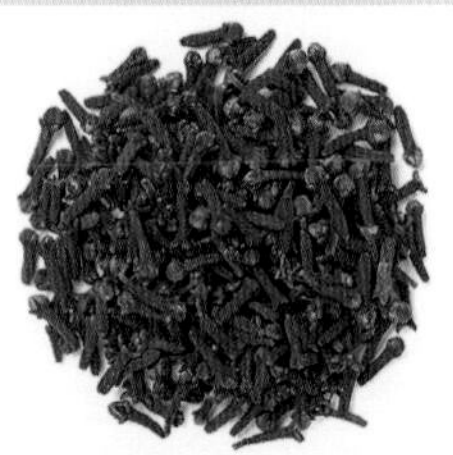

材　料　桃金孃科丁香樹之乾燥花蕾
性　味　辛、溫
效　能　鎮靜、健胃、壯陽、止吐等作用

當　歸

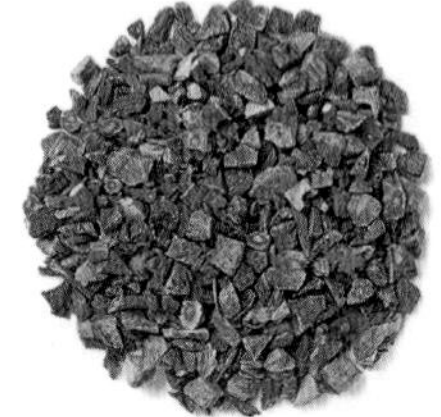

材　料　繖形科當歸的乾燥根
性　味　甘、辛、溫
效　能　造血、止痛、解痙、降脂、降壓等作用

鈎藤鈎

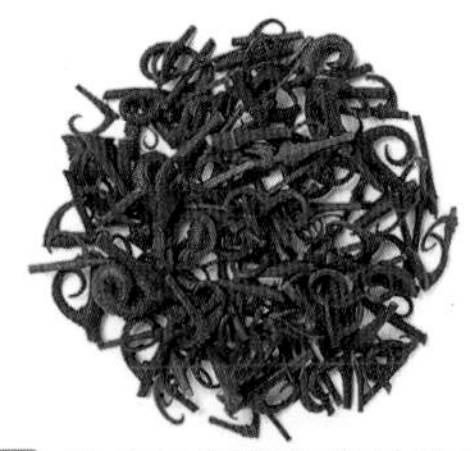

材　料　茜草科鈎藤的帶鉤枝條
性　味　甘、涼
效　能　降血壓、鎮靜、抗痙攣等作用

桃　仁

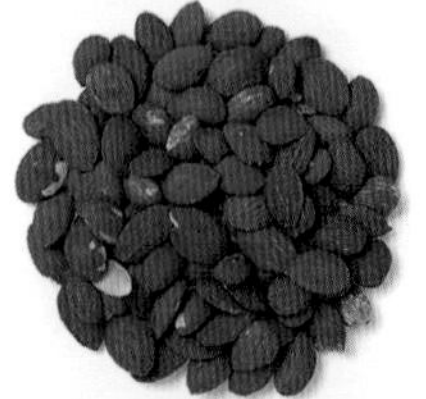

材　料　薔薇科桃的成熟種子
性　味　苦、甘、平
效　能　抗炎、抗血栓、鎮痛、抗過敏、促進子宮收縮等作用

豬　苓

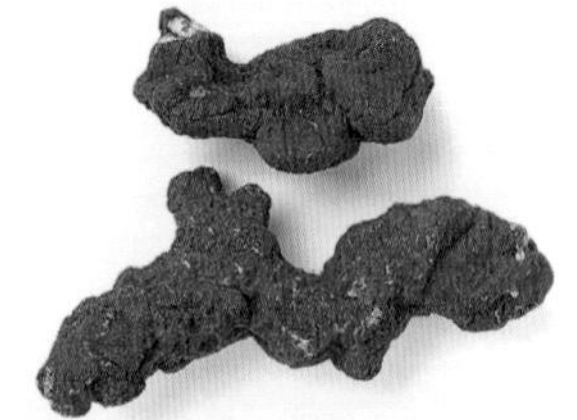

材　料　多孔菌科豬苓菌的乾燥菌核
性　味　甘淡、平
效　能　利尿、保肝、抗癌、降脂等作用

半　夏

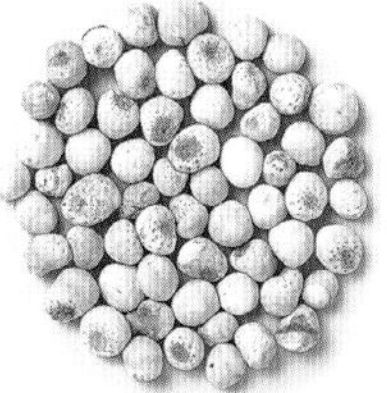

材　料 天南星科半夏的塊莖
性　味 辛、溫
效　能 止痛、止咳、鎮吐、抗癌

杜　仲

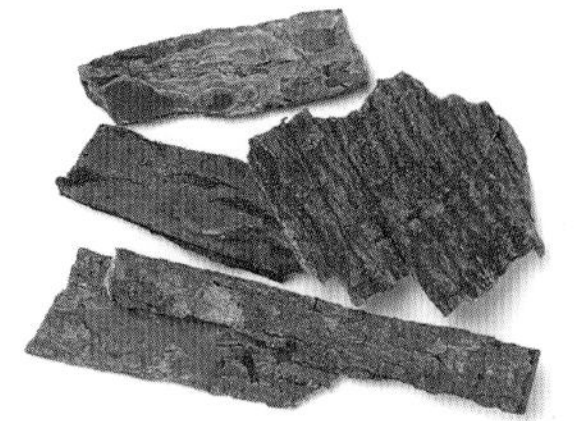

材　料 杜仲科杜仲的樹皮
性　味 甘、溫、微辛
效　能 鎮靜、降壓、利尿、安胎等作用

白　朮

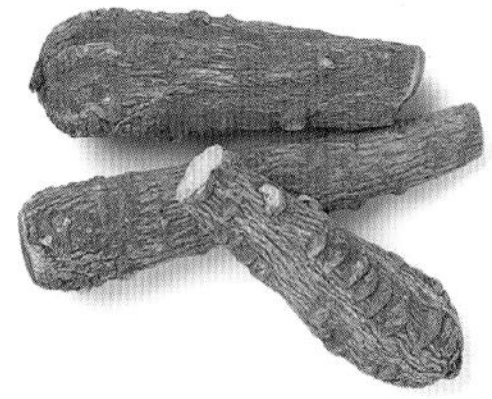

材　料 菊科白朮等的乾燥根莖
性　味 苦、甘、微溫
效　能 健胃、整腸、利水、利膽、抗潰瘍等作用

麥門冬

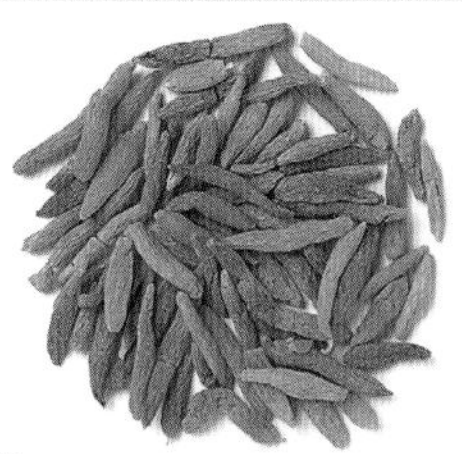

材　料 百合科沿階草等的塊根
性　味 甘、苦、微寒
效　能 止咳、降糖、抗炎、增強免疫力等作用

茯　苓

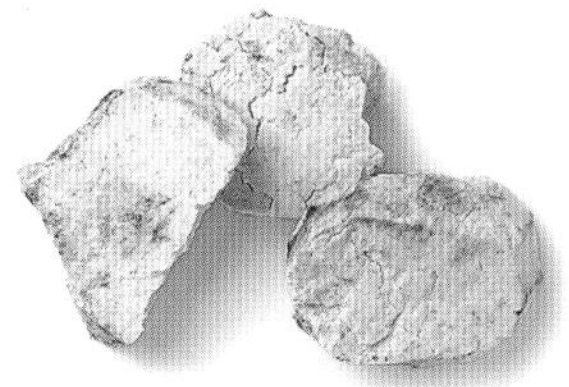

材　料 多孔菌科茯苓菌寄生於松樹根部的菌核
性　味 甘、淡、平
效　能 利尿、抗菌、降血糖作用等

薄　荷

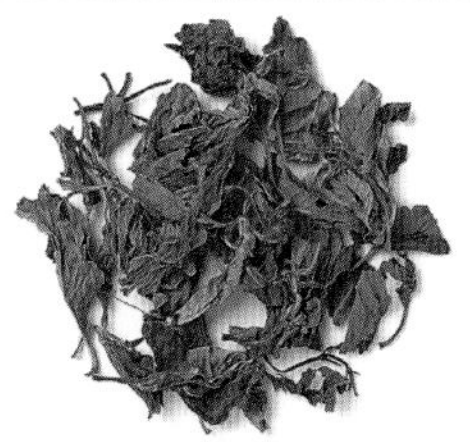

材　料 唇形科薄荷的乾燥莖葉
性　味 辛、涼
效　能 發汗、解熱、健胃、抗痙攣等作用

防　風

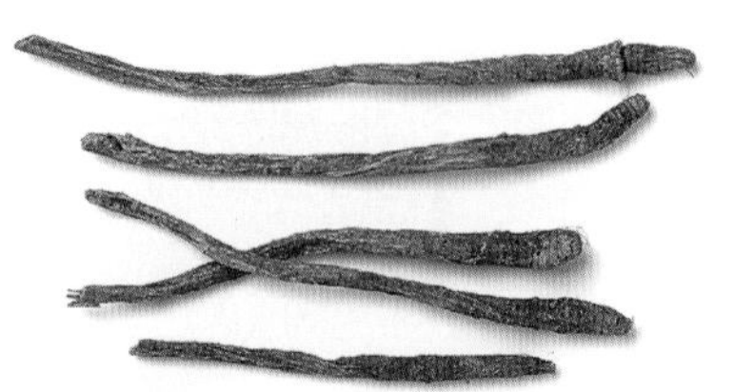

材　料　繖形科防風的乾燥根
性　味　辛、甘、溫
效　能　發汗、解熱、止痛、抗炎、鎮靜等作用

附　子

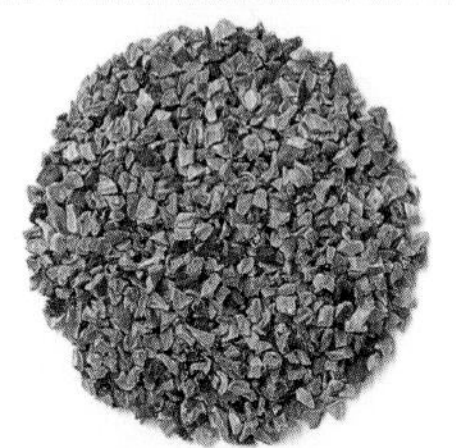

材　料　毛茛科烏頭的旁生塊根
性　味　辛、甘、大熱
效　能　強心、健胃、止痛、助孕等作用

牡丹皮

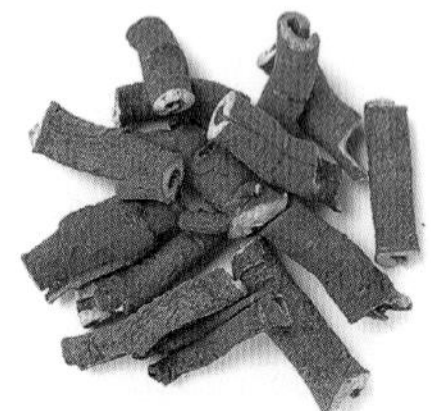

材　料　毛茛科牡丹的根皮
性　味　辛、苦、微寒
效　能　消炎、止痛、鎮靜、降壓、抗過敏、抗動脈硬化等作用

防　已

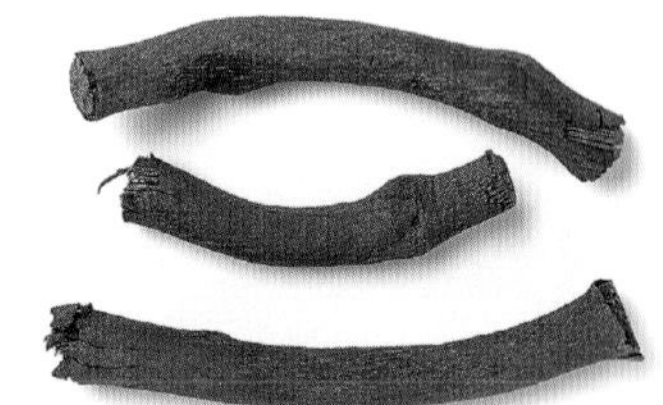

材　料　防已科防已的塊根
性　味　辛、大苦、寒
效　能　抗炎、利尿、止痛、降壓

牡　蠣

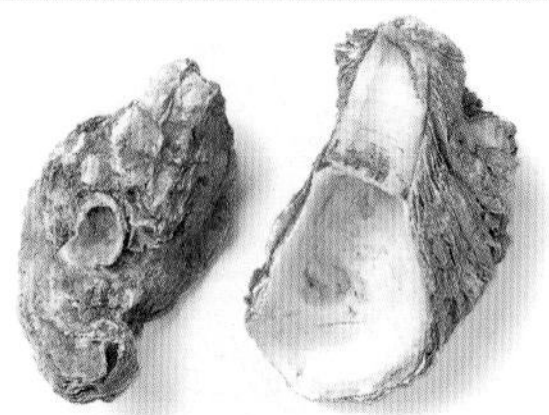

材　料　牡蠣科的貝殼
性　味　鹼、澀、微寒
效　能　鎮靜、制酸、利膽、免疫活化等作用

芒　硝

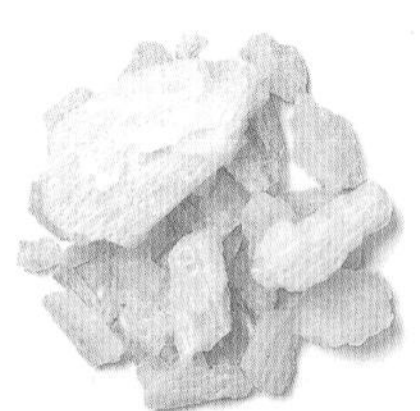

材　料　礦物芒硝經煮煉、過濾而得的精剖結晶，主要硫酸鈉
性　味　苦、辛、寒
效　能　瀉熱、通便、利尿、抗血栓

薏苡仁

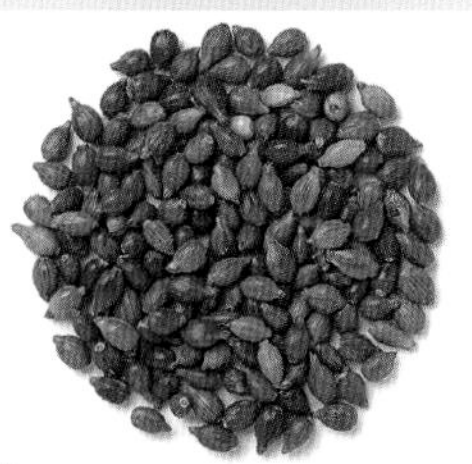

材　料　禾本科薏苡仁的種子
性　味　甘淡、微寒
效　能　利尿、排膿、解毒、抗痙攣等作用

麻　黃

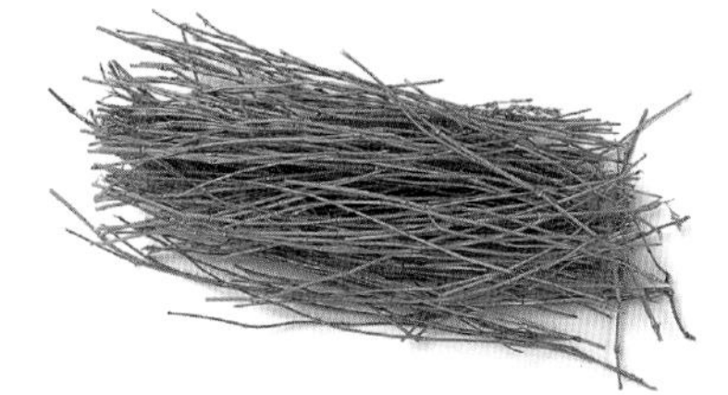

材　料　麻黃科麻黃等的乾燥莖
性　味　辛、苦、溫
效　能　解熱、發汗、止咳、祛痰等作用

龍　骨

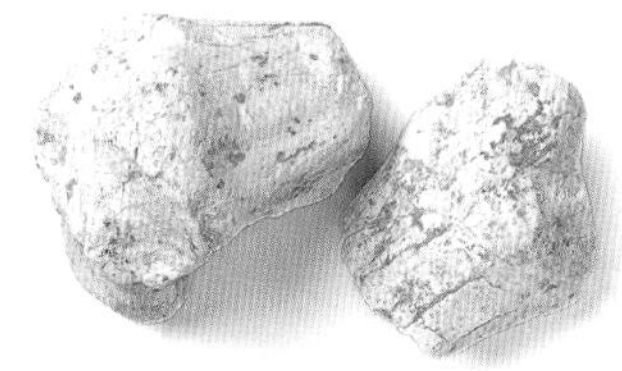

材　料　大型哺乳類骨骼的化石
性　味　甘澀、平
效　能　鎮靜、安神、固精、抗痙攣等作用

麻子仁

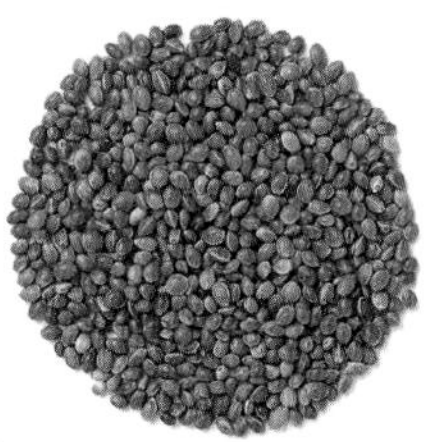

材　料　大麻科植物大麻的乾燥果實
性　味　甘、平
效　能　潤腸、通便、鎮咳、降糖等作用

連　翹

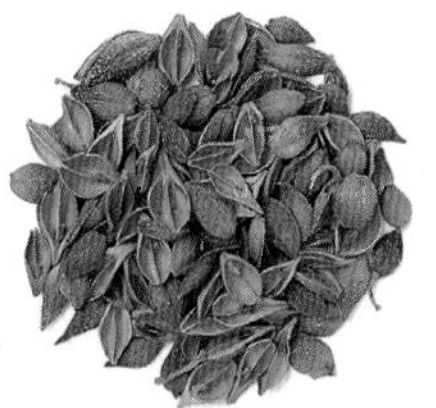

材　料　木犀科連翹的果實
性　味　苦、微寒
效　能　消炎、解毒、清熱等作用

木　香

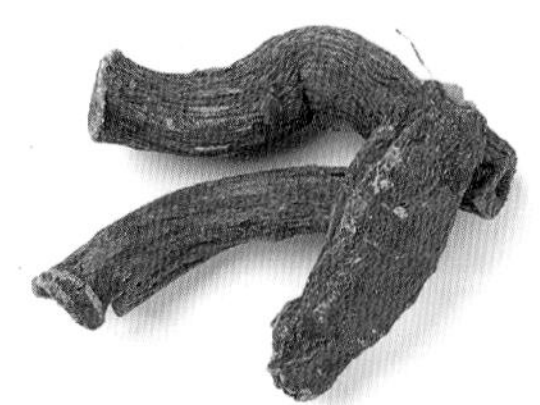

材　料　菊科廣木香的根
性　味　辛、溫
效　能　止痛、止瀉、鎮靜、抗菌等作用

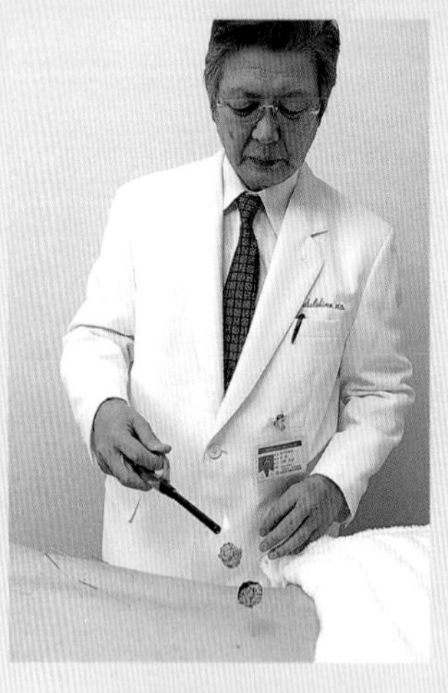

針灸的治療法

擁有數千年歷史的針灸治療，國際上也認同它的效果。除了肩膀痠痛、腰痛、手腳疼痛之外，也運用於頭痛、自律神經失調、異位性皮膚炎、圓形禿、支氣管哮喘等的治療上。

由於幾乎感受不到疼痛或熱度，是可以更輕鬆活用的一種醫療。 →388頁

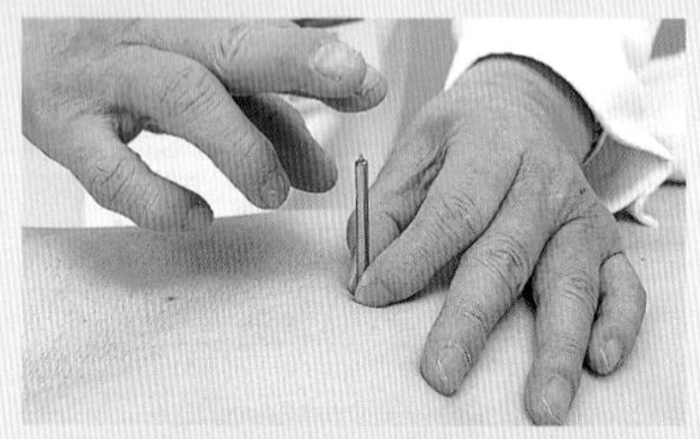

針管法

將針放入管中，輕輕拍打讓針刺入。

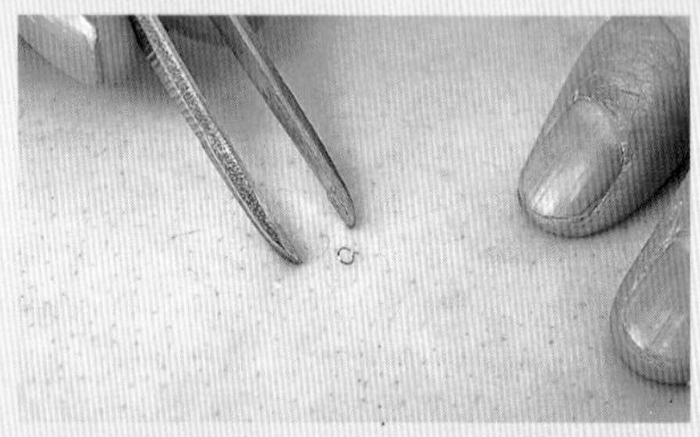

皮內針

用貼布壓住，將針刺入皮下狀態維持數日。

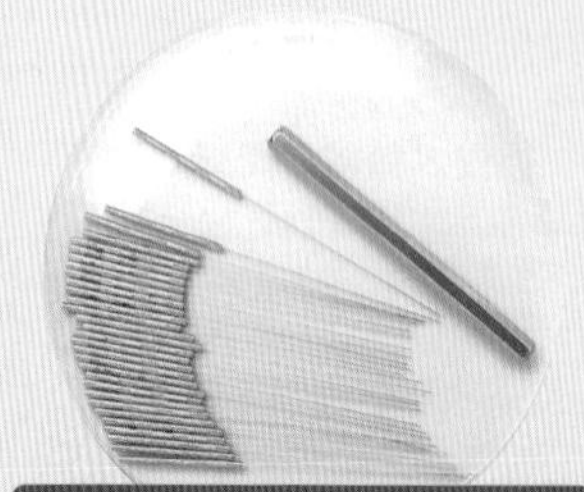

毫針與針管

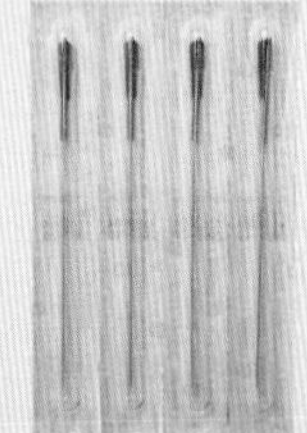

滅菌針（用過即丟）

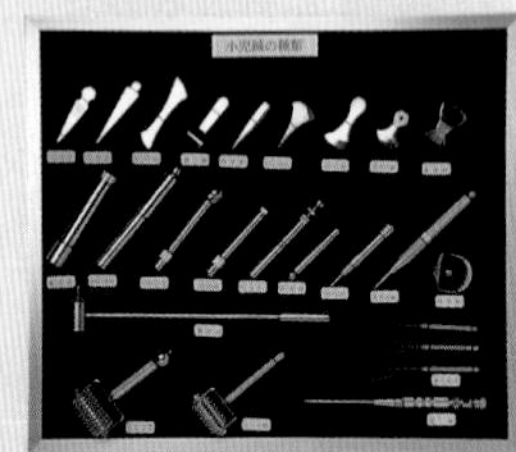

各種小兒針

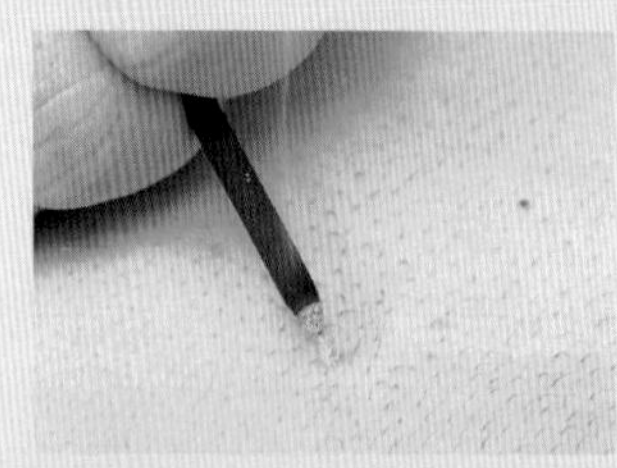

直接灸

將極少量的艾絨放在皮膚上，或將艾條直接放於皮膚上灸。

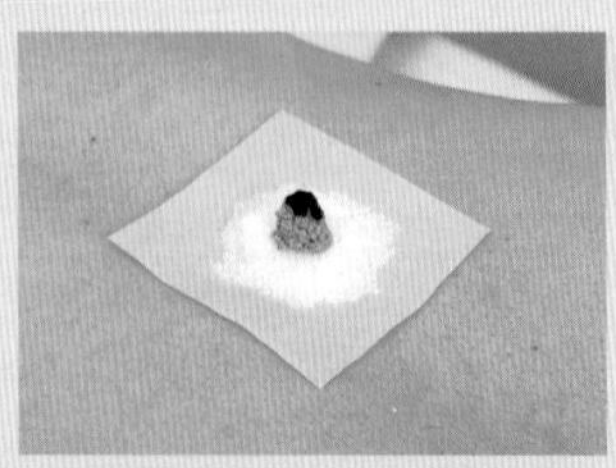

間接施灸

利用和紙與鹽作為媒介之灸法。

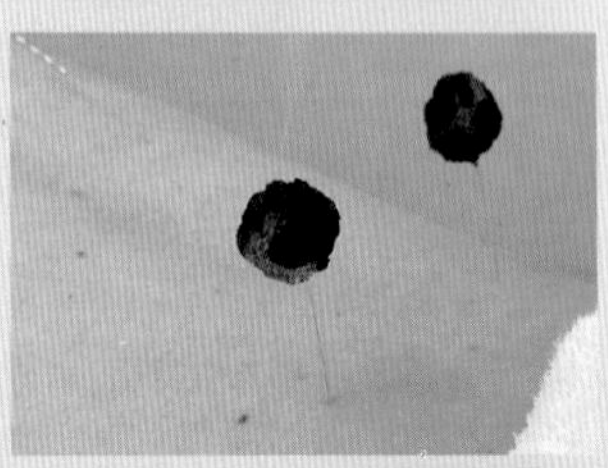

針上灸

在針柄上燒艾絨來進行。

邁向治療的診察法

中醫是以稱為「四診」的獨特診察法來進行的。

中醫的診察法是如何進行的？

中醫的診察，溝通是很重要的

到施行中醫治療的醫院就診，掛號之後，再到診察室接受醫師的診察。中醫的診察法，並不像西醫一般以檢查或檢驗為重點。

中醫診察法中的「四診」就是望、聞、問、切四種。

醫生運用視覺觀察病人全身和局部的神色型態的變化，這是望診；憑聽覺和嗅覺聽取病人的聲音和嗅氣味的變化，屬於聞診；仔細詢問病人或家屬，瞭解疾病發生與發展的經過，現在症狀及其與疾病有關的現況叫問診；切按病人脈搏和按撫病人的脘腹、手足以及其他部位，是為切診。

這是傳統中醫的診察方法，其他並無特殊的檢查方式。

■望 診

「望」指的是用眼睛觀察。望診是從患者一進入診察室之後便開始進行診察，醫師會就患者的體型、體格、臉色、皮膚光澤、動作、測量血壓等所展現出來的身體狀況與精神狀態，並詢問患者在意的症狀等來進行診察（彩頁2）。

而觀察舌頭狀態的「舌診」，也包括在望診當中。

◎舌診　舌診是觀察舌的形態，主要是看舌質和舌苔。

舌頭伸出後，觀察舌的顏色、舌苔表面的變化、舌體的胖瘦，及是否較有齒痕。

健康的人舌頭為淡紅色，如果全體泛白則表示冷症（虛冷），泛紅則表示正在發燒（或發熱）。另外，即使是健康的人也會有微泛白的舌苔，舌苔厚表示有水毒，乾燥而看不到舌苔則表示體液不足。另外，也會觀察舌頭底部靜脈的狀況。靜脈浮腫且呈現紫色，則可能是瘀血。

■聞 診

聞診的「聞」是指用耳朵聽、用

鼻子聞的意思。聽患者的聲音是否有力、咳嗽、呼吸聲、來自胃或腹部的聲音，還有口臭與體味也需要察查。

其中尤其重要的是輕敲患者胃部周圍，聽聽是否會出現雜音（彩頁3），亦即檢查「胃內停水」的情況。有胃內停水的人，會被診斷為水毒。

■問診

中醫所進行的問診與西醫一般的問診幾乎相同。問診的主要內容包括既往生活史、既往病史、發病原因，現在疾病及其演變過程、治療用藥情況、療效等多方面的情況，最重要需詢問生活習慣，是否有過敏等等。

在中醫醫院，通常會被詢問下列問題，如果在就診前可以先準備好答案，就會更省時便利了。

①感覺不適的症狀是從何時、如何開始的？

②在什麼時候症狀開始惡化的？（季節、天候、與飲食的關係，是否有壓力或疲勞，如果是女性朋友的話會問與生理期相關的問題。）

③怕冷或怕熱、是否容易出汗、是否有手腳冰冷或熱潮紅、食慾的有無、排便或排尿方面是否有異常、睡眠是否充足等等。

④平常腸胃是否健康？

⑤與壓力是否有關？

⑥每天的生活習慣與運動習慣是如何？

醫師會聽取患者的各項資訊，然後進行綜合的診斷。

■切診

碰觸患者的身體所進行的診察，便稱為切診。切診有診察脈搏狀況的脈診，以及診察腹部情況的腹診兩種。

◎脈診　切脈就是醫生憑借指端的觸覺，兩手寸口撓動脈處之脈象，漢方診察脈搏時，兩手的脈搏都會檢查。尤其注重脈搏的深度，在一碰觸時便可察知脈搏的情形，稱為「脈搏浮出」；相反的，不易探查到脈搏的情形，則稱之為「脈搏沉潛」。以特徵來說，脈搏浮出的狀態大多是正在發燒，脈搏沉潛的狀態則多見於有冷症（虛冷）的人。因而中醫透過脈診可以掌握到急性疾病的徵兆。

◎腹診　日本中醫特別注重的診療法便是腹診，這是請患者仰躺後，進行腹部觸摸。醫師會察看腹部肌肉的緊張程度、彈性、動悸、痞脹感，以及是否有壓痛等。

觸診部分包括按摩皮膚、經穴切診、痰核（淋巴）檢查、膿腫瘡瘍檢查、頭部和腹部按診等。

腹診適合運用於慢性疾病的診斷與全身狀態的判斷，根據腹部的不同部位，可以查看出幾個具特徵性的症狀。

胃內停水：輕輕敲打鳩尾周圍（上腹部），診察胃部的狀態，可

胸脇苦滿

肋骨下方痞脹、壓痛

胃內停水

有噗嚓噗嚓的水聲

瘀血的腹證

小腹硬滿

少腹急結

心下痞硬

鳩尾痞脹、壓痛

能會聽到噗嚓噗嚓的水聲，這稱為胃內停水或者心下振水音。這表示有水毒（50頁），可以在體型瘦、胃下垂、胃壁鬆弛（胃壁肌肉緊張度降低的狀態）的人身上發現。

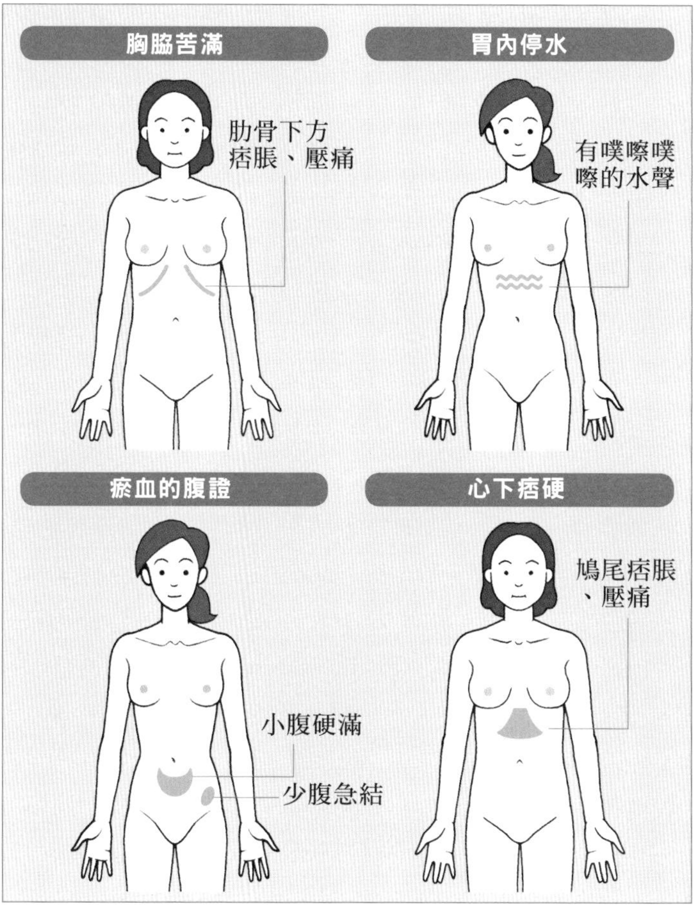

胸脇苦滿：從兩側肋骨下方到鳩尾有脹滿或痞脹感，按壓會疼痛或出現抵抗。常見於有氣喘、或肝臟或膽道病患。

心下痞硬：鳩尾部分有痞脹感，按壓會疼痛或有反射性的抵抗。即使沒有痞脹感，也常有壓痛或不舒適的感覺。常見於有消化器官疾病的人。

小腹硬滿：下腹部、尤其是肚臍下方硬且膨脹，按壓會有疼痛或抵抗的反應。這是瘀血的表徵，常見於有月經異常等女性特有疾病或肝臟疾病的人。

此外，瘀血的症狀當中，按壓左下腹部會感覺劇烈疼痛者稱為「少腹急結」，常見於女性特有疾病。

小腹不仁：觸摸下腹部，感覺腹部肌肉衰弱，按壓則柔軟地往下陷。這是虛證的表徵，常見於腰、腳或下半身衰弱的人或者老年人等。也稱為臍下不仁。

心下悸：在鳩尾周邊觸摸到動悸的情形稱為心下悸。

另外，肚臍周邊可觸摸到腹部大動脈的搏動，如果是在肚臍的斜上方稱為臍上悸、在斜下方則稱為臍下悸。

診察的順序

綜合四診來決定證

人體是一個有機的整體，局部的病變可以影響全身。內臟的病變，可以從五官四肢體表各方面反映出來。以通過望色、聞聲、問症、切脈等方法，診察疾病顯現在各方面症狀和體徵，就可以瞭解疾病的原因、性質及其內部聯繫，從而為辨證論治提供依據。

四診在臨床上，各自都有著獨特作用，它們之間應緊密配合，不能偏廢。

中醫的診察，並不是按照順序來進行四診。

首先，從一見到患者的時候，醫師便會藉著望診開始檢查患者。然後詢問症狀與體質等（問診），同時也會注意傾聽患者說話聲音的強弱與呼吸聲等（聞診）。接著會持續進行問診，並檢查脈搏（脈診）與舌頭的情形（舌診），之後才決定出患者的證。

中醫的診察便是藉由醫師與患者之間的溝通來進行的。

接著便進行中醫診察最重視的腹診。

即使是眼睛或鼻子的疾病等與腹部沒有直接關係的情況，也必定會進行腹診。因為中醫不只治療發生問題的身體某部分，而是希望將整個身體均導向良好的方向，改善身心健康。

另外，觸摸腹部也與治療有關。

中醫腹診的目的，不同於西醫只探尋身體不好處，而是找尋治療方法、也就是中醫處方的線索。

另外，進行腹診時，治療的原點也就是「護理」，也會同時進行。醫師以帶有人的溫暖的手，來碰觸身體感到不適的患者，這會使患者產生安心感，對於心理方面的治療也有所幫助。

透過這些診察法，醫師便可以決定出每位患者的「證」。證的決定會影響合適的中醫處方選擇，所以也是決定治療法的關鍵。

受診時的注意事項

這些事項請特別注意

中醫並不會進行像西醫的血液檢查或圖像檢查等各式各樣的檢查。而是在醫師與患者面對面溝通的同時進行診察。

因此診察時需特別注意的要點有以下幾項：

①減少化妝

望診時醫師會觀察患者的臉色、皮膚光澤、眼睛四周的黑影、嘴唇的顏色等。

如果患者是女性，有可能會因為化妝而令醫師無法觀察臉部特徵。所以，儘可能不要化妝，讓臉色可清楚呈現。另外，香水的使用也是能免則免。

②不要用牙刷清洗舌苔

醫師在舌診時會從舌苔來看腸胃

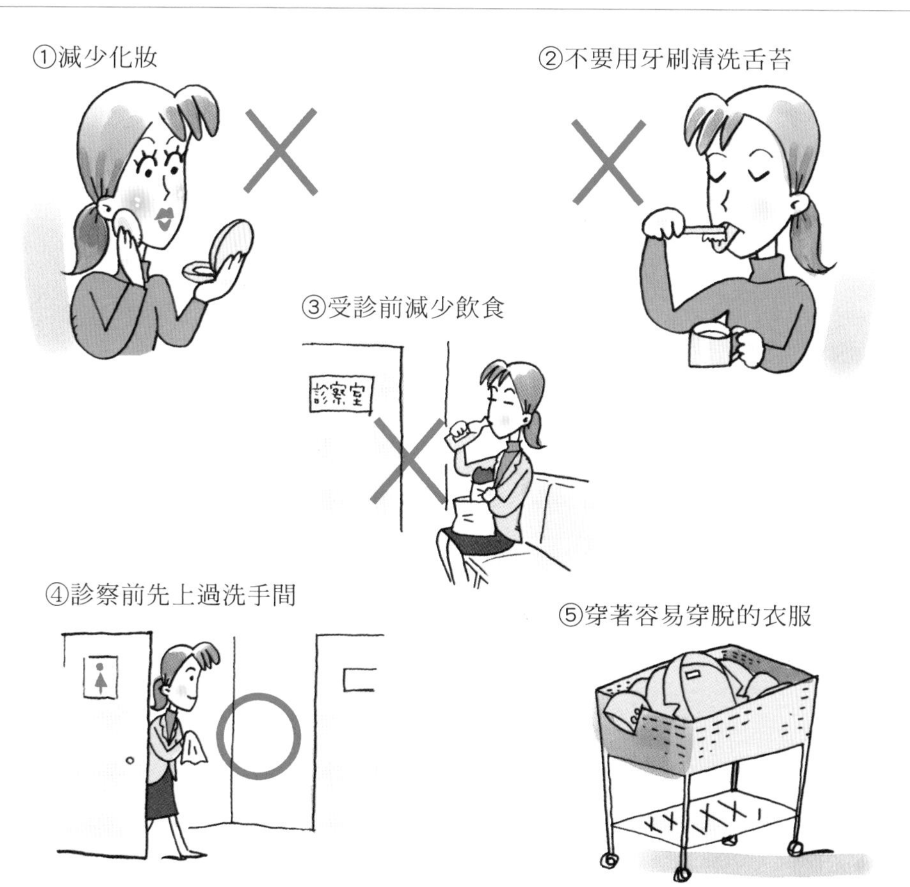

狀態或有無發燒。在平日，也不要因為美觀的緣故而清洗舌苔。診斷時光線需充足，以查看是否有染苔現象。

伸舌的姿勢或是有多吃粗硬食物，會使舌苔磨掉。鼻塞、張口呼吸的病人，舌面較乾燥，若刮舌苔將造成診斷上的誤差。

③受診前減少飲食

在診察前若進食或喝水，殘留在胃裏未消化的食物與水分，有可能會讓腹診無法有正確的判斷。所以在診察前三十分鐘到一小時請不要進食。

④診察前先上過洗手間

腹診時會檢查下腹部，如果膀胱有囤積尿水或者有積便，則有可能無法正確判斷出腹部的膨脹與壓力。

⑤穿著舒適輕便之衣服

即使是眼睛、耳朵、鼻子方面的疾病，也必定會進行腹診，所以請穿著容易穿脫的服裝就診。

中醫治療的方法

只有中醫才做得到的治療。其思考方式與治療目標。

中醫的治療法

分成治標與治本兩種治療法

從治療感冒到改善過敏體質等，都可利用的中醫治療法，分為消除症狀與基本體質改善兩大類。

■治標（症狀治療）

所謂治標，主要以治療疾病的症狀為目的來給予處方，所以也稱為症狀治療。用於感冒等急性疾病，以改善令人難受的症狀為目的。

從這點來看似乎與西醫無異，但改善症狀的方法則反映出中醫的獨特想法。

◎汗吐下法‧和法　急性疾病的治療常用的方法為汗吐下法、和法。

「汗」是疾病初期（太陽期，見45頁）所進行的方法，將還在身體淺層的疾病，利用流汗來排出體外。葛根湯與桂枝湯等便是用於這種排汗法。

「吐」是疾病稍微進展、進入體內的階段（陽明期），利用嘔吐將疾病從體內袪除。「下」是疾病更近一步進展的階段（少陽期），利用排便將疾病排出體外。

吐下法的處方有搭配具排便效果的大黃所調製而成的核桃承氣湯與桂枝加芍藥大黃湯等。

如以上所述，汗吐下法就是儘早將疾病的根本排出體外的方法。

「和法」則是謀求身體表層與深層的調和，中和疾病的毒性，以改善身體狀況的方法。半夏瀉心湯、小柴胡湯等便是和法的處方。

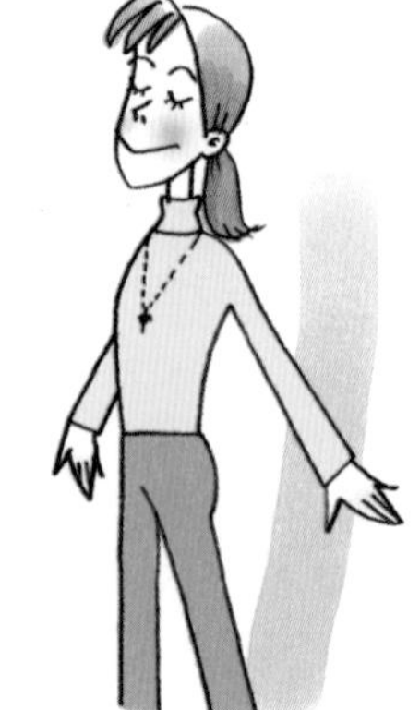

相較於西醫抑制症狀的方法，這些治標的方法就是利用身體的力量來對抗疾病，以盡快將疾病的原因排出體外。因此可以達到副作用少的治療、不影響生活品質（Quality of Life, QOL）的治療。

■治本（體質治療）

另一方面，治本則是用於慢性疾病的治療法。其思考方式是提高身體的抵抗力與調節免疫力，自然地改善體質以治療疾病。因此適合運用於西醫不太擅長的過敏與生活型

患者 → 四診 → 證：治本（體質治療）→ 治標（症狀治療）→ 恢復健康

證的調理

態疾病（高血壓、糖尿病、高血脂症等）的治療。

不區分心與身體，以整體性的治療為目標的中醫，其所重視的便是治本，不過，實際上則是治標與治本兩者互為搭配的治療。

像是急性感染症等，在快速改善症狀之後（治標），便要謀求體力的恢復（治本），而像是生活型態疾病，在謀求體質改善之後（治本），便要改善剩下的症狀（治標），也就是在改善體質的同時，也以消除症狀為目標。

另外，在病患接受中醫治療當中，「證」有可能因為藥物的效果而有所改變。這時候便可以針對新的「證」來調整處方。而在接受中醫治療的同時也利用西藥來治標，在疾病的治療上能夠靈活地應對，這也是中醫的優點。

重新認識中醫

對中醫的期待越來越高

工商業發達，經濟條件良好，生活習慣跟著改變，於是現代文明生活下，許多疾病的侵襲快速得驚人。而西醫的治療雖然有不錯的表現，但仍然會遭遇到許多瓶頸，無法突破，乃至於疾病的惡化導致生命之結束。許多病人罹患難治之疾之後，即聰明的尋求中醫的治療，且中醫治療的效果也逐漸獲得西方醫學的重視，而其療效的發揮更讓西方醫學肯定。

在生活型態、過敏、壓力所致的疾病等情況越來越多的現代，利用天然的東西所製成的中藥，配合每個人的體質、症狀來決定的中醫處方，是越來越受到期待了。

雖然中藥的效果並非全部都受到科學認證，但累積兩千年的經驗，其效果與安全性無庸置疑的。

最近在醫學中心、區域醫院、地區醫院等附設中醫門診的情形增多，若西醫治療的結果無法令人滿足，或者想要謀求中西醫併用的治療方式，不妨選擇到中醫院所配合治療。

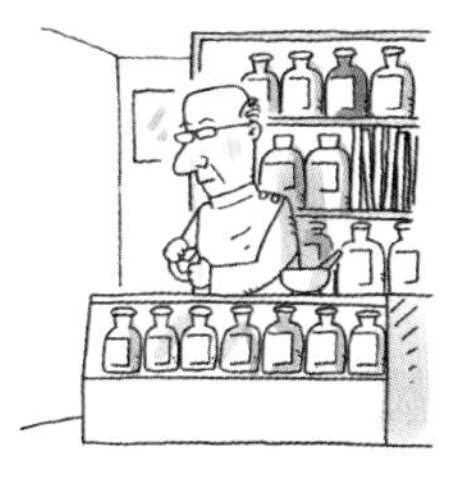

受到女性重視的中醫

近來設備齊全、裝潢漂亮的中醫診所與中藥局越來越多，女性們也可以輕鬆方便地利用中醫了。

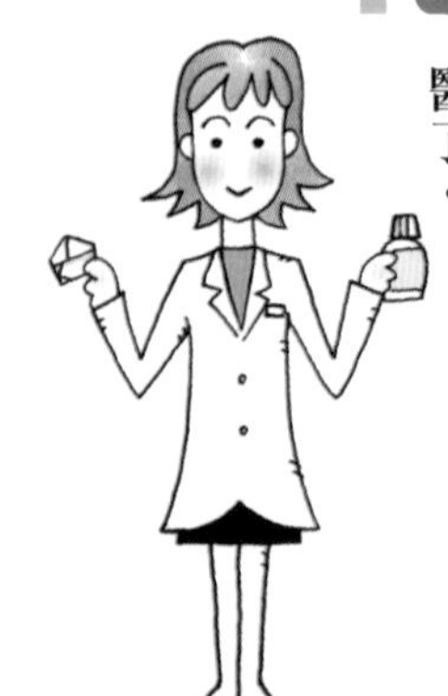

中醫擅長的治療

過敏性疾病與未病的狀態還有婦科疾病

中醫擅長的治療，還包括了眾多西醫不易診斷出的症狀與病情等的改善。

適合使用中藥的疾病，像是因虛弱體質導致的身體不適或體力下降、因為年齡增加所產生的各種症狀、過敏性疾病、身心症或神經症、原因不明的不適情形、只有自覺症狀存在的疼痛、女性特有的冷症（虛冷）與月經不調、更年期障礙、慢性進行性的高血壓、慢性腎炎、慢性肝炎、糖尿病等的改善，以及藥物的副作用等。

另外，中醫也適合用來治療或預防說不上是健康也不是疾病的「未病」的情形。

根據日本北里研究所東洋醫學綜合研究所的門診資料，不論男女，最近因為異位性皮膚炎、支氣管哮喘等過敏性疾病而前來就診的人增加最多。

其次則是屬於生活型態疾病的肝機能障礙、肥胖、高血壓、糖尿病等等。

不過，使用中藥醫治為數最多的還是女性特有的更年期障礙與月經不調等。

針對這類的婦科疾病，選擇中藥治療的女性似乎相當的多。

廣為女性所接受的中藥

婦產科常用的熟悉方劑

女性普遍接受中藥，從北里研究所東洋醫學綜合研究所的受診者七成都是女性就可以得知。

女性似乎特別傾向謀求對身體溫和的治療方式。許多女性對於由化學製成的西藥的副作用等問題感到不安，所以希望使用由天然藥物組合而成、副作用少的中藥。

另外，婦產科多給予懷孕中的女性中藥的處方，也可能是因為女性

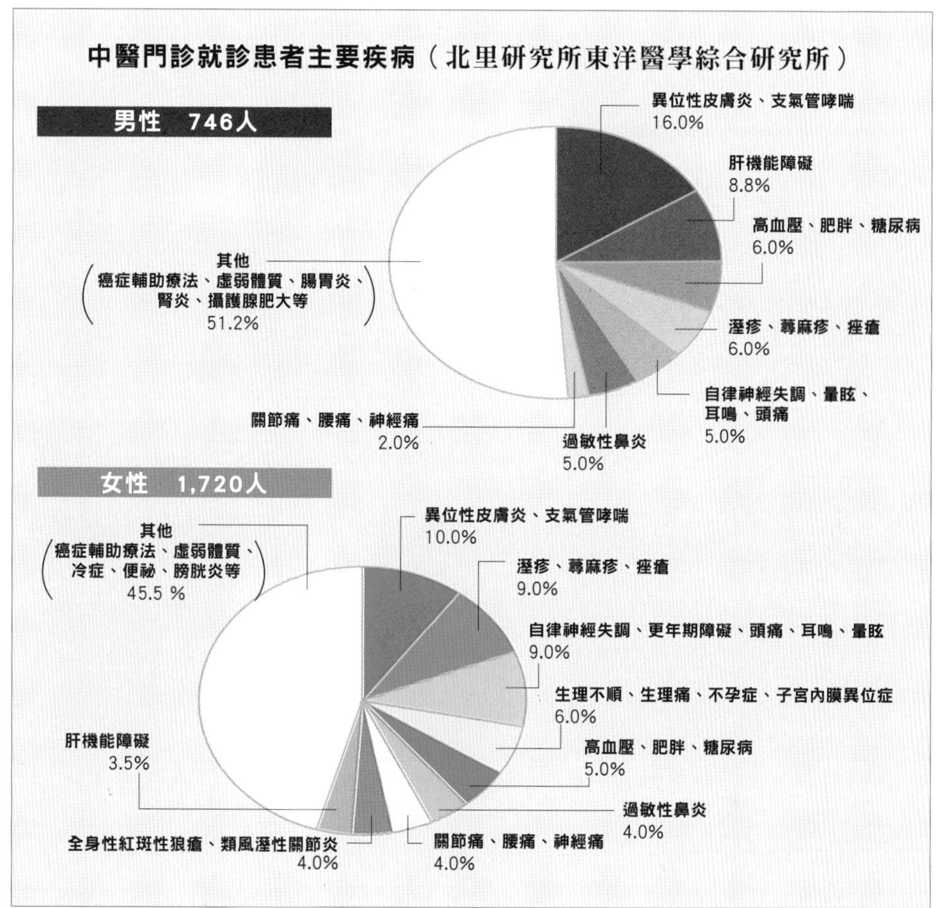

對中醫熟悉的緣故。

例如：女性在懷孕時感冒，常用桂枝湯、麥門冬湯；懷孕中便祕則是使用麻子仁湯；懷孕時腰痛則給予當歸芍藥散或芍藥甘草湯；產後則利用當歸芍藥散或十全大補湯等來調理並恢復體力。

中藥治療適用於婦科疾病，有一大原因似乎正是由於被稱為「冷症（虛冷）」或「血道症」的月經、懷孕、更年期等的問題，正好符合中醫的基本概念「氣」與「血」。

女性的身體與體質，隨著年齡增加，一直都受到女性荷爾蒙分泌的影響而有所變化。在初潮、成熟、更年期、停經等過程當中，可能會發生懷孕、生產等生命大事，女性一生都必須照顧隨著這些生命周期而有所變化與不適的身體。頭痛、暈眩、手腳冰冷、腰痛、容易疲倦等雖然都不是重大疾病，但為了消除這些痛苦與不便的症狀，女性們一直都在使用中藥。

再加上現代女性幾乎都是上班族，因為壓力而產生的症狀也包括在內，有越來越多的女性們一直為一些西醫不容易診斷出的症狀所苦。對女性來說，中藥的必要性可以說是越來越高了。

中醫診所與藥房的新動向

方便女性利用、新穎且時髦的診所與藥房也出現了

最近有越來越多的人相信，從心與身體裏面散發出的健康可以帶來美麗。因此不只是為了治療疾病，以維持健康與美容為目的而使用中藥，也受到了廣泛的注意。

為了改善過敏體質或瘀血體質（50頁）而持續服用中藥，連帶使肌膚的黯淡、鬆弛、乾燥等問題獲得改善，這類的例子也相當多。

正由於中藥調理可兼具恢復整個身體健康的這項特色，到中醫診所或中藥房尋求解決之道的女性也就越來越多。

另外，傳統的中藥房給人古老、難以親近的印象，所以現在也逐漸轉型成為設備新穎、裝潢講究，讓女性容易親近的診所或藥房。

現在還有不但提供護膚用品、化妝品、減肥食品等，甚至兼營中醫養生館或中醫養生餐廳，或由女性工作人員提供諮詢，或提供芳香療法的診所或藥房，深獲女性歡迎。

這類的中藥房也和中醫診所或醫院一樣，根據每個人的不同體質與狀態來判斷並提供處方。中藥房會與前來諮詢的人面對面，仔細聽取對方的情形，除了提供適當的日常生活上的建議之外，也會為對方挑選適合的處方。

但是，中藥經常因為副作用少而讓人輕易使用，然而中藥終究還是藥品，使用注意事項和一般藥品是一樣的。服用中藥時，必須聆聽醫師及藥師說明並且在充分瞭解之後才能服用。如果出現了與平常不一樣的症狀，請找同一位醫師或藥師詢問。

到中藥房詢問之後便可以購買的一般用中醫處方，今後也會越來越多。可利用的中藥選擇變多，中醫診所及中藥房的利用價值應該也會越來越高。請學會靈活運用中醫診所及中藥房的方法，讓中醫對健康更有幫助。

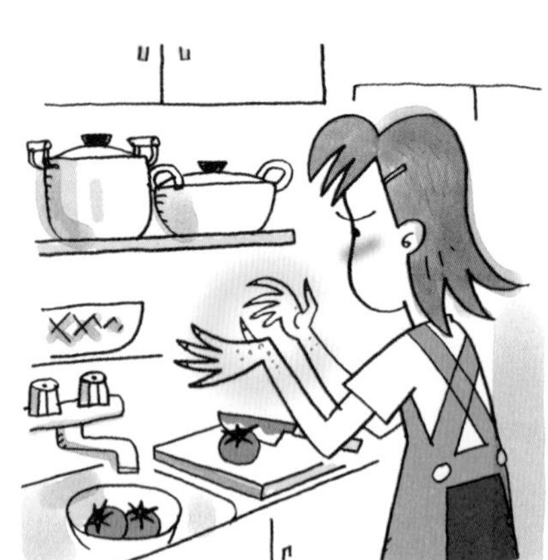

監修序

寫給患者的中醫治療指導手冊

中醫現在揚名國際而且廣受歡迎了，然而至今仍存在著許多對中醫的誤解。中醫是以中國傳統醫學為基礎，加上日本醫療驗證發展而成的傳統醫學。現在一般將中醫學分為藥物療法的中藥治療以及物理療法的針灸治療兩大類。目前約有七成的醫師平常就會開立中藥的處方。由於中醫不是「依照病名來治療」，而是循「證」來給藥，因為這樣的治療原則，一般人對於所得到的處方以及中藥並不是那麼容易瞭解。我們也經常在對一般人士說明時，因無法使用中醫用語來說明處方與治療法而感到綁手綁腳。

本書便是以「盡可能讓讀者瞭解中醫的本質」，並鼓勵讀者參與中醫治療的「給患者的中醫手冊」方向來編撰的。而關於針灸治療，本書也嘗試讓讀者瞭解診療的實際狀況與中醫經絡的思考方式。

另外，有別於醫療院所所開立處方的中藥，在中藥房可以買到的中藥稱為一般用中醫固有成方製劑，長久以來就是中藥房依循的規範，針對其內容，本書也做了詳盡說明。

中醫原本是領域分明的，但由於各種補品急速普及，而且與中藥混淆了，所以本書單獨成立一個章節來說明，希望讀者可以有正確的理解。

本書的完成拜北里研究所東洋醫學綜合研究所的許多人員的協助，在此表示感謝。

對於希望有更好的中藥或針灸治療的患者，本書如果能夠成為方便利用的實用書之一的話，本人便感十分欣慰了。

北里研究所東洋醫學綜合研究所所長　花輪壽彥

中文版審訂序

最新、最實用、最寫實的中醫智庫用書

中國醫學，源遠流長，為數千年來不斷累積臨床經驗所產生的醫學，歷經代代反覆實驗與臨床應用，至今不但未遭淘汰，甚至亞洲地區，如日本、韓國、新加坡、泰國、越南，乃至歐洲、北美、澳洲、紐西蘭等地，亦逐漸用於醫療保健上，並以現代科學方法進行中醫效用的相關研究，打破多年來西醫人士因對中醫藥學不瞭解所產生的迷思。中國傳統醫學，首重「辨證論治」，認為同一疾病，因個人體質差異，而有不同的治療方法，這和西醫的「辨病論治」有其分別之處。

「聞道有先後，術業有專攻」，我們因他人指引而成長，更希冀藉此而發揚下去；所以我們希望做傳承者，也願意擔任創新的思維者。

本書以最新、最實用、最寫實的作法，闡述當前中、日兩國在中醫醫療上的實際狀況。涵蓋中醫臨床診斷技巧、病理分析、適應對象，並以現代語言說明使用注意事項，期許病人找回健康。除此之外本書收集中、日常用方劑與藥物，從中醫傳統理論著手，內容新穎，包括各方之功效、主治、病理分析、類方加減應用等，並對現代疾病的使用及藥理解析多有闡述，其旨在於對中醫學「辨證論治」及西醫「辨病論治」觀點相融合，力求不失偏頗。

本書希望成為醫藥從業人員參考處方的智庫工具書，與您家庭健康的守護神。

最後，願以自創的兩句話做為醫者人生努力的終極目標。「中醫奠定民眾的健康基礎，中藥照亮民眾的人生旅途」。

行政院衛生署中醫藥委員會委員　陳旺全

推薦序1

充實中醫藥常識，保障個人用藥安全

近年來，中醫、藥的調理與治病接受度普遍提高，但長期以來醫療體系與衛生教育皆是以西方醫學的觀點為主，有心瞭解的民眾，又囿於傳統典籍文字艱澀難懂，實在很難推廣中醫、藥的衛生教育，也難以一窺古代老祖宗的智慧。

本書審訂者陳旺全醫師與日籍監修者花輪壽彥教授費心蒐集當下中、日漢方醫療的實際情況，以平實的口吻、豐富的圖片講解中醫的四診、八剛與六經的辨證，並將中醫的診察到開立處方的流程作簡要介紹，讓民眾前往中醫院所就醫時，瞭解醫師的診療步驟與辨證基礎，提供民眾充分的醫療資訊，對於保護病人安全十分重要。

本書另透過融合中醫學、西醫學的觀點來介紹各項疾病、症狀與治療，並針對相關的中藥處方進行介紹，讀者透過閱讀此書，將能輕鬆瞭解中醫的原理，辨識自身體質或病症，充實中藥常識，以保障用藥安全，是一本非常實用的好書，很值得大家閱讀。

欣見書成，感佩用心，爰誌數語，以知為序。

行政院衛生署署長 楊志良

推薦序2

融合中西醫學、瞭解個人體質病症

中國傳統醫學博大精深，不僅具有完整的醫學理論，更累積無數醫家的臨床智慧，迄今仍廣為世人使用，極具珍貴價值。由日本花輪壽彥教授原著，陳旺全醫師中文審訂之《漢方決定版》乙書以中醫「辨證論治」理論與西醫「辨病論治」觀點為基礎，融合中西醫概念，幫助讀者了解自己的體質或病症，並對中醫處方有正確之認知，進一步掌握自己的健康與用藥安全！時值本書出版之際，特為文推薦！

中醫師公會全國聯合會名譽理事長
中國醫藥大學中醫系教授 林昭庚

推薦序3

兼具實用性、專業性的中醫藥寶典

這是一本兼具實用性與專業性的中醫藥參考寶典，從基礎的中醫藥理論、根據疾病的証型用藥以及方劑的解說，加上人體圖文解說，鉅細靡遺，非常實用。

在國內名中醫陳旺全醫師的中文審訂下，《漢方決定版》也適合國人的體質與用藥習慣，相信本書的出版，對漢方醫學有興趣的同道提供很好之參考，也可以對民眾帶來更多用藥上的健康與保障。

中國醫藥大學中國藥學研究所所長 張永勳

推薦序4

去蕪存菁，傳承先人智慧結晶

《中國醫學史》提及：中西醫學，各有長短：中醫「精於窮理，拙於格物」；西醫「觀察精微，忽略全體」，兩者密切合作，自可造福人群。

本書《漢方決定版》原著者為日本北里大學東洋醫學綜合研究所的所長花輪壽彥教授，該機構為WHO於日本指定之第一所傳統醫學研究協力機構，花輪教授執日本漢方醫學之牛耳。中文版審訂陳旺全醫師為中西整合醫學專科醫師，又為美國及日本醫學博士，其醫學術養融會貫通中西醫學。陳醫師在懸壺濟世忙碌之餘，費心盡力逐次審訂，其濟民熱忱，令人感佩。

本人自主持國立中國醫藥研究所迄今，致力於推動中醫之發揚光大及對民眾健康之促進，除傳承先人智慧結晶外，更要去蕪存菁，使中醫能邁向世界，造福全球萬民之健康，願有志之士能共襄盛舉，共謀中醫之普傳以照護全人類。

國立中國醫藥研究所所長　黃怡超

推薦序5

期許患者進一步瞭解中醫處方

2010年春，國際東洋醫學會在日本千葉舉行，台灣醫藥界學者近百人前往參加，我們再一次見到日本在傳統文化傳承與發展上的獨特細膩風格，同樣展現在漢方醫療上。從遵師法古的「腹診」研習到隨機雙盲對照臨床試驗，以及奈米藥理學研究，發揮得淋漓盡致。陽關道與獨木橋，在日本可以並行不悖，具見匠心，此書就是一個最好的例子。

花輪壽彥教授集合北里大學東洋醫學總合研究所多位學者專家之力，將漢方診療推出了「家庭版」，這是一個很有意思的角度，基本上是以患者的需求為出發點來思考，依常見的病與證來做介紹，同一病名之下，有不同類型的見證，處方自然不同，讀之雖不一定能無師自通，至少有助於瞭解醫師診療的思路，進一步對自己的體質能有更深的體會。

陳理事長旺全對本書進行翻譯、審訂、校對等工作，極費心力，用心良苦，至足欽佩。書名《漢方決定版》，期許患者可以自己找到處方，但個人以為：看了書之後，能再看看醫師再決定更好。醫病之間多了些話題，也許會更融洽。期望本書之出版，能有益於台灣民眾的保健養生，增進我們社會對傳統醫藥的認識。

長庚醫院中醫醫院副院長　張恒鴻

日文版監修

花輪壽彥〔ハナワトシヒコ〕

1953年生於日本山梨縣。1980年濱松醫科大學畢業。1982年開始任職於北里研究所東洋醫學綜合研究所，1996年升任所長，擔負帶領日本全國各機構研究東洋醫學的重責大任，是日本東洋醫學界的中心人物。經歷北里大學客座教授、厚生勞動省（相當於台灣的內政部）藥事・食品衛生專門委員、日本東洋醫學會理事、和漢醫藥學理事等。

北里研究所東洋醫學綜合研究所

東洋醫學綜合研究所自1972年設立以來，一直以東洋醫學發源地的立場扮演著先驅的角色。東洋醫學綜合研究所的設立目的為：發展結合東西方醫學優點的治療方式，以及用科學的角度研究東洋醫學。

1986年更被指定為WHO傳統醫學研究協力中心之一，是日本第一所被指定的機構，並於2008年WHO在北京主辦的「傳統醫學世界大會」中參與「北京宣言」的製作，是日本歷史最悠久的東洋醫學綜合研究所暨治療中心。而東洋醫學綜合研究所的所長花輪壽彥，擔負帶領日本全國各機構研究東洋醫學的重責大任，是日本東洋醫學界的中心人物。

中文版審訂

陳旺全醫師

陳旺全醫師榮獲美國衛生科技大學醫學博士、日本大學醫學部博士研究，是中西整合醫學專科醫師。現任職於行政院衛生署中醫藥委員會委員、台北市政府市政顧問、台北市中醫師公會名譽理事長、中國醫藥研究發展基金會常務董事、中華民國中醫師公會全國聯合會常務理事、考試院中醫師高考及特考典試委員及台北市立聯合醫院主任醫師。著有《抗過敏So Easy！》、《陳旺全神效穴療》、《健康美麗Follow me》、《一味中藥健康之鑰》、《健康百寶箱》等數十本作品。

行政院衛生署中醫藥委員會

我國衛生行政體制，曾多次隨著政府組織而變異，1949年於內政部下設立衛生司掌理全國衛生事務，同時設立中醫藥委員會之諮詢單位，向衛生主管建議中醫藥發展事宜；1971年內政部衛生司改隸行政院，成立行政院衛生署，亦保有中醫藥委員會諮詢單位，負責對中醫藥發展工作之進言。

1987年公布修正「行政院衛生署組織法」規定：『本署設中醫藥委員會，掌理中醫中藥各項行政事務及研究發展工作；其組織另以法律定之。』中醫藥委員會負責掌理中醫藥行政事務之地位始予確立。

行政院衛生署中醫藥委員會，在1995年11月1日擺脫任務編組形式而得以正式成立，此乃我國中醫藥發展史上的重要里程碑，意義至為重大。並以推動中醫現代化、中藥科學化、中西醫一元化及中醫藥國際化為工作目標。

前言

中醫強調「辨證施治」，能有條理的綜合認識疾病

中醫的治療方法，是在中醫理論的指導下，通過四診所蒐集到的病因、病史、內外環境因素、症狀、體徵、脈象、舌苔等等各種臨床資料，進行綜合分析，以辨明其內在聯繫和各種病、證之間的相互影響，從而求得對疾病本質以及其證候實質的認識。

從診斷邏輯看，診斷即從抽象上升到具體的認識過程，它的辨證起點就是從八綱的陰陽開始，概括了整體機能病變中最抽象、最單純的關係。八綱確立後，即對病位、病灶、病勢、病機等有了大概的瞭解；再以臟腑、經絡、氣血津液、衛氣營血、六經、三焦辨證，取得對疾病的表裏、寒熱、虛實等範疇更細更深的認識，從而達到對疾病認識的「多樣性的統一」。

這樣認識的終點，已不是症狀、體徵雜亂的總合，而是一個有條理地綜合起來的認識。

另外，證與病反映了共性和個性辨證關係。對病來說，同病異證時，病是共性，證是個性；對證來說，同證異病時，證是共性，病則是個性了。因此，診斷疾病與辨別證候相結合，將有利於闡明疾病的共性與個性關係，更深刻地認識疾病的本質，始能處以最有效的治方。

本書，首先提示最明確的診斷方法，再以臨床經驗為主，除了詳述常見疾病的病症、疾病的病理變化及用方外，更詳述各方之療效與主要對應病症，並重視在使用上需注意事項，讓臨床應用者一目瞭然，發揮使用後立竿見影之功。

行政院衛生署中醫藥委員會委員 陳旺全

第2章 中醫對這樣的疾病、症狀有效！（此章依症狀別，介紹對症漢方）

第3章 經常使用的中醫處方（此章介紹常用固有成方）……241

一般健康保健所使用的中醫處方

一般中醫處方……303

ご執筆・ご協力いただいた先生（50音順・敬称略）

北里研究所　东洋医学総合研究所

有島武志／伊藤　剛／及川哲郎／五野由佳理
鈴木邦彦／　口敦子／高橋裕子／早崎知幸
村主明彦／八代　忍／米田吉位

鍼灸診療部

石野尚吾

研究部門

山田陽城

薬剤部

金　成俊／小林文子

北里大学大学院　医療系研究科臨床医科学群东洋医学

伊東秀憲／小田口　浩／蒲生裕司／正田久和
星野卓之／若杉安希乃／渡辺浩二

編集／表現研究所
編集協力／井上　聡　大江　茂　古谷久子　森田智彦
BSO／クリエイティブ・アート・テクニクス
装丁／加藤俊二（プラス・アルファ）
カバーイラスト／小野塚綾子
イラスト／北原　功　メディカ（川本　満）
撮影／糸井康友

何謂中醫？
中醫的基礎知識

中醫集結古人智慧結晶，

比起疾病的治療，

更重視體質的改善。

配合稱為「證」的體質種類來開立處方，

雖然效果並非立竿見影，但副作用少，

可以說是對身體很溫和的醫學。

首先請瞭解中醫的基礎思考方式吧！

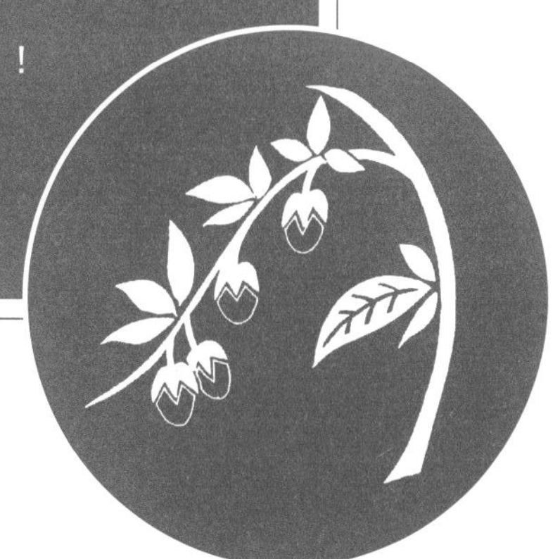

何謂中醫？

在中國，中醫是中華民族的國粹，同時也是維繫中華民族命脈的一門醫學；如今更成為世界傳統醫學之主流。

中醫的五種療法

中醫療法有湯液、針灸、推拿、藥膳、氣功五種

中國傳統醫學的根本，於西元前後的漢朝完成，「漢方」這個辭彙便是來自於此，其中也包含了對此深遠傳統所表達的敬意。

漢方原本是醫師與藥師之間所使用的詞彙，後來一般庶民也逐漸使用。日本則是在江戶末期之後，由於流傳到長崎的西醫被稱為「蘭方」，為了與傳統醫療有所區別，才稱為漢方，在此之前傳統醫療與人們的生活是緊密結合在一起的。

而說起中醫學，很容易就讓人聯想到熬煮藥草類來服用的中醫（湯液療法）。但中醫學不只湯液而已，像是針灸、推拿、藥膳、氣功等，也包括在中醫學的範疇裏。

湯液、針灸、推拿都具有兩千年以上的歷史，流傳到日本也已經超過一千四百年以上。而藥膳、氣功則是比較新近才傳進日本的。

不論哪一種，都有其獨自的風格與流派，在中國歷經長久時間發展而成。今日的中國醫療，則是統合了傳統醫學，同時也融合了西洋醫學而成的中國傳統醫學（中醫）系統化之後所形成的。

流傳到日本的中醫學當中的湯液，至江戶時代為止依照日本的方式完成了整合，現在則成為藥物療法中的一環，納入現代醫療的架構當中。針灸、推拿也被公認是醫療行為的一種，資格與培養制度也已經完善。而藥膳、氣功雖沒有獲得公認，對於其效果持肯定意見者也是佔大多數的。

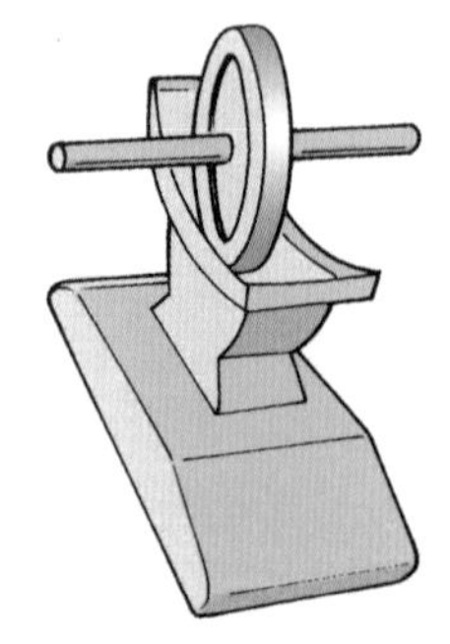

■湯液

透過生藥飲片煎煮的方法來治病，是中醫藥物治療的代表（356頁）。目前仍然以乾燥的飲片使用最多，大部分醫生以病人的病況、病證、處方水藥，透過煎煮的方式，熬出主要成分讓病人服用的治病方式。這種藥物療法就是中醫的

代表。

原本煎藥是將乾燥的藥草或藥種輾碎或切碎，再按照符合症狀或病情的「證」的處方來調和。加水熬煮之後，將成分已經融入水中的湯藥過濾，像喝湯一般飲用。

但目前已使用G．M．P方式萃取做成濃縮中藥粉、散劑、錠劑、膠囊等多種類別，也讓病人使用更加方便。

■針　灸

也就是使用針與灸的治療法，在中國擁有將近三千年歷史的古典治療法。一般認為針灸與湯液是同時流傳到日本的。

針灸便是利用針或灸來刺激位於表體的經穴，這種刺激會活動「氣」（48頁），讓身體氣的運動順暢，血的循環改善，全身的內臟及器官都能達到平衡的最佳療法。

■推　拿

這是用手來按摩或按壓經穴與經絡來活動「氣」，以刺激內臟器官的運作，進而改善血液循環的一種治療法。

推拿方式與一般的按摩相似，不同的是後者是直接按摩並鬆弛肌肉或肌腱的瘀血與僵硬。

經穴及經絡透過手的按摩刺激，促使全身氣血循環改善，更能鬆弛肌肉組織的僵硬是一種非常流行的民間療法。

另外，指壓則是從推拿衍生出來的民間療法。（台灣的推拿為中醫醫療行為，而台灣的按摩舒緩筋骨為非醫療行為。）

■藥膳療法（食養、食療）

藥膳這個詞彙是從中國四川省成都的藥鋪開始流傳開來的，只有數十年的歷史。不過其基本概念是從自古以來便有的食養、食療等飲食療法而來。

食養的意思是，控制飲食過度或偏食，並攝取具滋養效果的食物以預防疾病。而食療則是指活用食物中的營養效用，利用食物來治療。

在食療中加入中藥，便成為藥膳。

藥膳是我們老祖宗遺留下來的瑰寶，是寓藥於食，既美味可口，又可防病治病，是世界飲食文化中的一朵奇葩。

藥膳除了重視美味外，進一步當然就是對於藥物性味以及食材性味融合的要求，講求兼顧醫療及養生的效果。

■氣　功

氣功是過去被稱為導引法或五禽之術的一種保健養生法。調整呼吸、利用悠緩的運動來養氣，讓氣循環體內，調和並活絡身心的機能，這稱為內氣功。

另外也有由他人來調節氣的外氣功。練氣功的主要目的在於藉運動與呼吸調息配合，讓氣血循環順暢，陰陽平衡，心身快樂舒適。

氣功的發展隨著時代不同，目前已有太極拳、外丹功、甩手功、朝陽功、法輪功等。這些不外乎以促使身體達到健康為目的。

西醫學與中醫學

擅長患部治療的西醫學，以及治療身心全體的中醫醫學。

西醫的特徵

科學技術與對生命的探究之心讓西醫逐漸發達

古代醫學不論東方、西方，都是從尋找自然界中的藥草與藥石而開始的。即使西歐的人們也不例外。

到了十三世紀的文藝復興時期，人們對自然與世界的旺盛好奇心與求知欲，從過去只有基督教的世界觀開始萌芽，成為之後的科學發展與工業革命的出發點。

科學之一的醫學，有很長一段時間都是藥物學等於藥物療法學。顯微鏡的發明，開啟了近代醫學的門扉，因而瞭解到多數的疾病都是由有害的微生物所引起，牠們藉由多樣的路徑使人類感染。這項事實給予人們很大的衝擊，對人的身體與生命現象的探究也隨之大幅躍進。

在這樣的背景下所形成的西醫學有以下的特徵。

第一，合理主義與實證主義。排除經驗、感覺、感情，所重視的是以科學的理論來分析現象，建立假設，根據實驗來證明其正確性與因果關係。

第二，分析的方向傾向內部與細節。西醫向來以細胞、分子、基因層次的語言來說明疾病的成形，便是最清楚的例子。

第三，機械理論式的生物觀，認為生命體（身體）是由細胞或組織等的集合體所構成的。於是西醫傾向認為疾病是由於身體部分的不良所造成，所以認為以強力的藥物壓制患部，或是只要進行手術便可以治療。

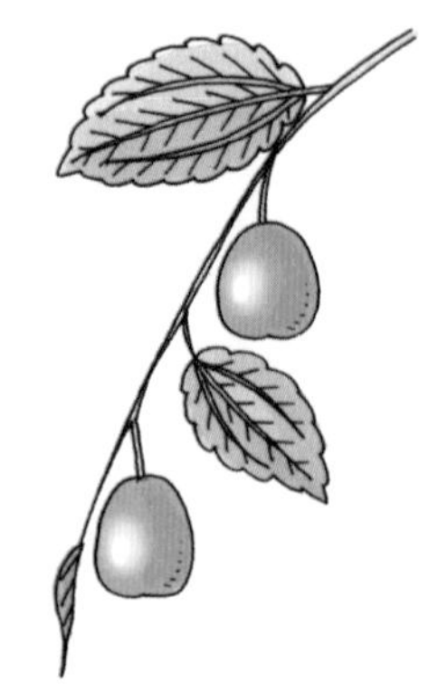

西醫過於重視確定病因（病名）的正確性，以致於傾向輕視隨治療所產生的痛苦。另外，由於所關注的重心集中在部分構造，也有忽視人性的傾向。

而且，西醫過度重視科目的細分化，無視病人疾病之複雜化，往往顧此失彼，且治療時藥物的重疊性將造成副作用。

中醫的特徵

視身心為一體 經常思考全身的修復

中國文化從西元前開始便有根據陰陽五行說的獨特世界觀、宇宙觀。認為世間所發生的吉凶禍福，全部都由支配宇宙的陰陽之氣，以及木、火、土、金、水五行（五要素）的動向來決定，至今其影響仍然存在。

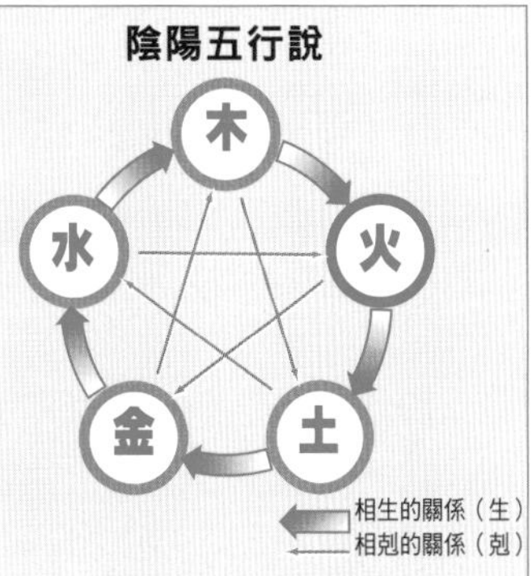

將疾病或不健康也視為是由於人體這個小宇宙中的氣（神經）、血（血液）、水（免疫與淋巴）的混亂而產生，這個哲理也對中醫學產生了很大的影響。

陰陽五行說

木 火 土 金 水

相生的關係（生）
相剋的關係（剋）

木、火屬陽，金、水屬陰，土介於陰陽之間。

中醫的哲學是「心身如一」，認為心與身、自然與身心都會互相影響，因為身心原本就是一體的。

中醫一直以來便存在著這樣的哲理，那就是驅動萬物的是「氣」，看似對立的虛與實、熱與寒、局部與全體、心與身等，這些本來就只有一個的東西，只是以氣為媒介而出現變化而已。

在這樣的思考影響下，中醫並非如西醫一般，將疾病認為只是身體部分的故障。

中醫認為不良部分會反映全身，所以將身體（全體）這個小宇宙中之氣的混亂視為問題所在。因此不會認為痊癒只是部分（局部症狀）的修正，而是以恢復原本的一體性（元氣）為最優先考量。

中醫學的這個概念，正與其特徵也就是「不將疾病或症狀視為部分的故障，而認為是心與身體全部的問題」，兩者是相通的。

就這一點來看，我們可以說，現代醫學（西醫）被批評為「只看病不看人」的這項缺點，中醫正好能夠補足。

◎何謂未病？

中醫認為疾病與健康之間並沒有明確的界線。

也就是所謂的灰色地帶的亞健康狀態，這樣的情形即稱為未病。

支援邁向健康的力量，這就是中醫學的未病控制。

即使是健康的狀態，也有不同質的階段。因此，中醫需衡量每一階段，防止病況進展至下一階段。

邁向更健康的想法，就是治療未病的基本想法。

何謂「證」？

「證」表現出患者的體質、病情的特徵，這就是辨證論治的根本。

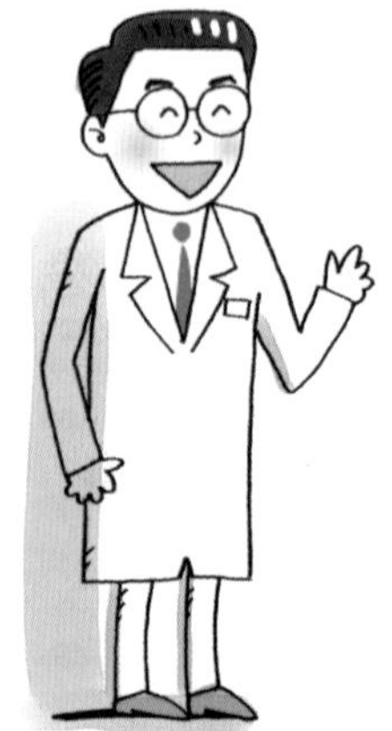

基本的思考方式

綜合每個人不同的體質與病情來思考治療方法

西醫相當重視檢查、診斷。

如果是「一病一症狀」，症狀有清楚的特徵，可以立刻確認的話，就不需要鑑別與診斷了。

然而多數的疾病，實際上都有各式各樣的症狀，實際情形是，即使是相同的疾病，不同的病期與病患體質，便會出現完全不同的症狀。相反的，不一樣的疾病卻出現相同的症狀，這樣的現象也並不稀奇。

因此西醫會進行各種檢查、不斷地進行鑑別，以消去法來推敲病名。於是當病名確定之後，治療的內容也就幾乎決定了，治療法並不會因為治療者的不同而有所差別。

而比起病名，中醫更重視的是找出患者的「證」，因為每一位患者的體質與病情都有其個性。中醫處方便是綜合患者的體質與病情之後，其治療方法才確立的。

這意味著中醫需掌握出現在各個病例上的體質與病情的特徵、也就是「證」，並因應證的變化來調整處理方法。中醫被稱為「隨證治療」便是這個緣故。

隨證治療就是，仔細地鑑別患者的體質、體力，以及自覺症狀之外的身體症狀，因應病情的變化仔細地整理出處方。

因此，即使西醫診斷的病名是相同的，如果證不一樣的話，中醫也可能會給予不一樣的處方。

■「證」的鑑別

所謂「證」就是患者的體質、病情特徵的表現。也就是說，「證」表現出每一位患者不同的全身狀態，亦即心與身體的全體狀態。

因此中醫會綜合診察患者的體格好還是不好、有體力或沒有體力、有元氣或沒有元氣、臉色好還是不好、聲音是否有力、太瘦還是太胖、心情沮喪還是開朗等。

要正確地診察這些狀態，需要有恰當的尺度。

中醫會診察相對事項的均衡與不均衡（紊亂），作為判斷病情的方法。其衡量便是陰陽、虛實、寒熱、表裏的概念。

除此之外，還要綜合表現出人的生命能量與身體功能的「氣」、「血」、「水」，以及「五臟」與「六腑」，以描繪出病態的性質與病因。

陰陽的外表與症狀

陰證的外表與症狀的基準
基礎代謝低下、低血壓、體溫偏低、少發汗、冷症或血色不佳、容易腹瀉等。

陽證的外表與症狀的基準
基礎代謝亢奮、高血壓、體溫偏高、多發汗、臉色潮紅、口乾舌燥、便祕等。

陰陽

以陰陽來判斷體質與病情的進行

非活動性的冷的情形被稱為「陰」，活動性的熱的情形則稱為「陽」。

偏向陰或陽的任一方都不是好現象，保持均衡的情形則視為良好。

陰陽大致表現出身體反應的性質，因此體質的特徵就是以陰陽來表現。

例如畏寒、臉色蒼白、手腳冰冷、經常腹瀉等被認為是「陰證」。另一方面，怕熱、臉色潮紅、經常喝冷水、脈搏快速等特徵則被視為「陽證」。

此外，陰陽也被用於表現疾病進行程度（病期）與體力之間的關係。因為疾病而新陳代謝高升的狀態稱為陽，因為疾病加重而體力降低、新陳代謝低下的狀態稱為陰。

如果是陰證，除了臉色不好，虛冷的症狀也會出現在身體各處。

整體來看，所謂陰證、陽證，就是急性疾病的進行狀態、新陳代謝的狀態、疾病的情勢等的展現。（上表）

陰與陽更細分為太陽、陽明、少陽、太陰、少陰、厥陰等六個病期。（見圖）

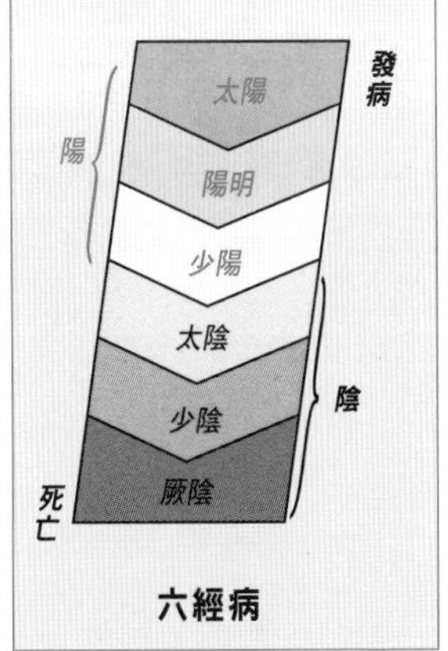

六經病

幾乎所有的疾病基本上都是按照右圖階段性進行的，但例外的情形也不少。醫師會仔細觀察病患符合哪一個病期，以作為診斷治療的參考依據。

六經病證是經絡臟腑病理變化的反映，故某經的變化可能影響他經，所以是診斷的重要依據。

虛實

從外表便可以判斷虛、實與非虛非實證

虛實表示體力的有無與抵抗力的強弱。（下圖）

◎虛證：意味著沒有體力，生理機能衰退，抵抗力低下的狀態。從外表來看，人消瘦，臉色不佳，肌膚粗糙或者乾燥沒有光澤。

此外，還有聲音細小、說不清楚，腸胃虛弱，容易疲勞，腹壁肌軟弱等特徵。

◎實證：意味著生理機能高亢的狀態。從外表來看，有體力，肌肉結實、體格也好，血色佳且有食慾。

此外，還有聲音大且清晰，腸胃太強壯、容易便祕，腹壁有彈性等特徵。

從上述情況看來，實證的人似乎體力充足且健康，然而實際卻非如此。而是雖有某種健康問題，但體力、抵抗力較強的意思。

實證、虛證的特徵

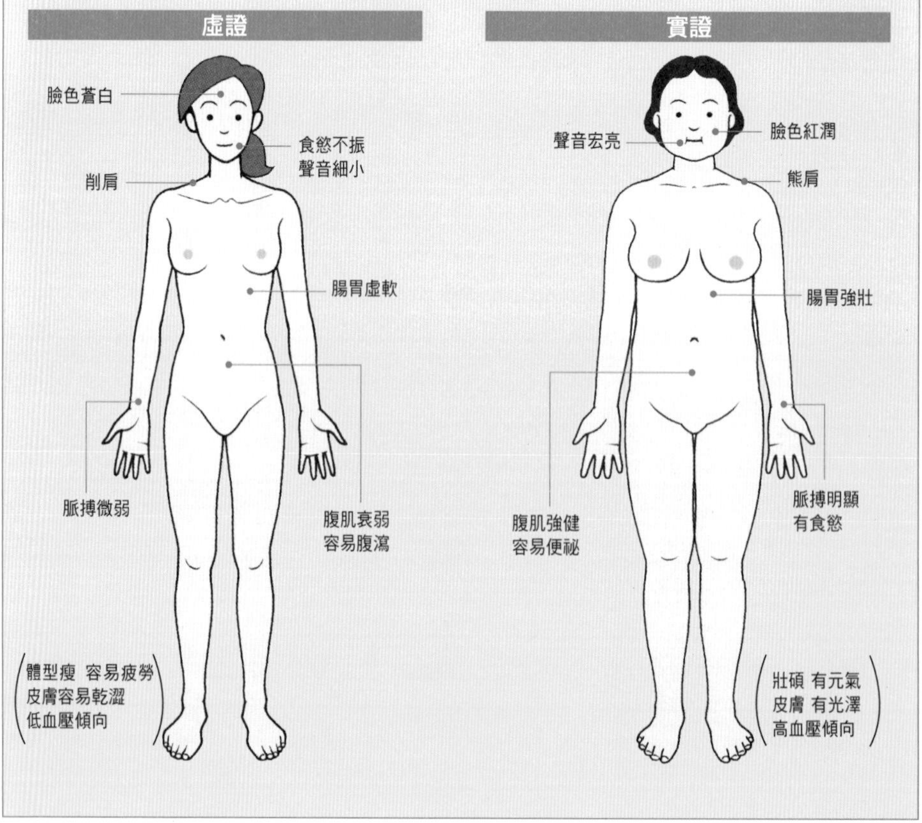

虛證

臉色蒼白
食慾不振
聲音細小
削肩
腸胃虛軟
脈搏微弱
腹肌衰弱
容易腹瀉
（體型瘦 容易疲勞
皮膚容易乾澀
低血壓傾向）

實證

聲音宏亮
臉色紅潤
熊肩
腸胃強壯
腹肌強健
容易便祕
脈搏明顯
有食慾
（壯碩 有元氣
皮膚 有光澤
高血壓傾向）

另外，不偏向實證或虛證，兩邊的特徵各半的情況則稱為「非實非虛證（**中間證**）」或者「**虛實間證**」。

■證會變化

證並不是一成不變，而是會依身體的狀態或疾病的進行情形而產生變化。

如果是有慢性疾病的人，尤其是虛實之間的平衡，會時而改變、時而復原。

中醫處方也會因應證而有所改變。所以一直長期吃相同的藥是不對的。當感覺身體狀況有所改變時，就必須就診以確認證的變化，必要的話還需更改處方。

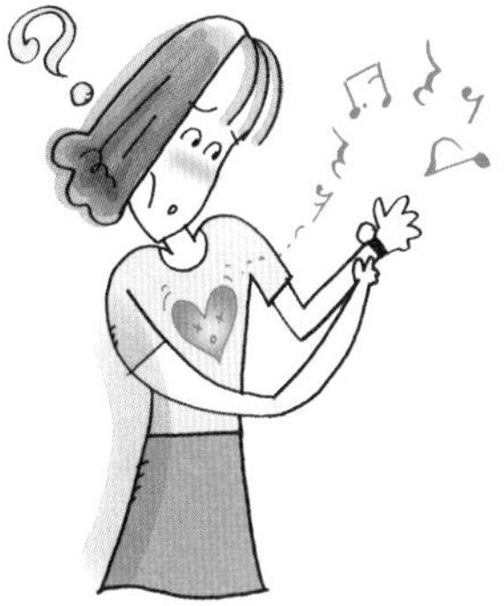

■陰陽與虛實

陰陽與虛實可以說是在診斷證的時候經常使用的指標。

綜合病患是畏寒（陰）、還是怕熱（陽），是有體力（實）、還是沒有體力（虛），可以大致區分出證的種類。

之後再個別選擇往平衡方向調理的中醫處方，來消除這些症狀。

陰陽與虛實的範例

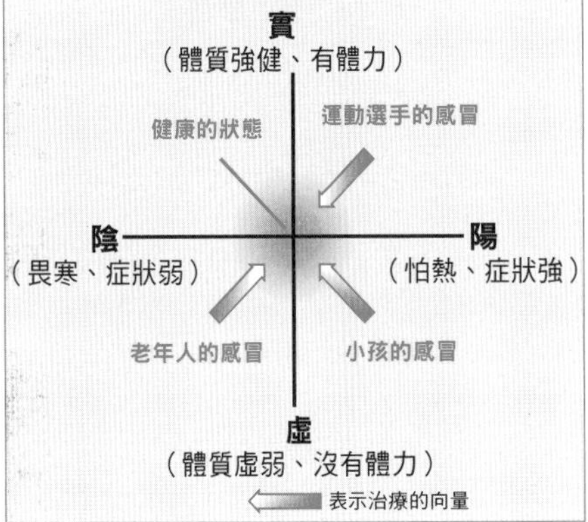

實（體質強健、有體力）
健康的狀態
運動選手的感冒
陰（畏寒、症狀弱）
陽（怕熱、症狀強）
老年人的感冒
小孩的感冒
虛（體質虛弱、沒有體力）
表示治療的向量

◎中醫的診察法

為了瞭解病患的證，中醫師會進行四診。這四診就是以望診、聞診、問診、切診四種方法來進行診察。（17頁）

望診從患者一進入診察室就開始，醫師會觀察患者的體格、臉色、動作。另外還會進行診察舌頭的舌診。

聞診是注意患者的聲音情況、胃的停水聲、腹鳴等。

問診則是從中醫的觀點來詢問患者的症狀等。

切診則是檢察患者脈搏（脈診）、觸摸腹部來詳細診察腹部的情形。尤其是腹診最受到重視。

局部的病變可以影響全身，內臟的病變可從五官四肢體表反映出來，所以四診提供重要依據。

表示人的生命能量與身體功能的概念。

■何謂「氣」？

所謂的「氣」，就是指讓人存活的能量，也就是生命力。

雖然肉眼看不到，但氣被認為是沿著經絡（連結五臟六腑之間或者經穴與經穴之間的氣的通道）在身體內遊走。

當氣的遊走惡化，便會失去平衡，不是氣往上半身上升，便是氣的遊走出現停滯，或者氣減少。

表示「氣」的異常的中醫用語，有氣滯與氣虛。

■氣　滯

氣滯如同字面所示，也就是氣停滯的狀態，氣滯還分為靜態的停滯以及動態的異常，分別為氣鬱以及氣逆。

◎氣鬱：指氣鬱積的狀態。特徵是沒有氣力、憂鬱，有倦怠感，白天也會想睡；沒有食慾、排便異常（大多是時而便祕時而腹瀉）、呼吸淺、呼吸困難、腹壁大部分軟弱等症狀。

◎氣逆：氣逆流、上升的狀態，中醫以「氣的上衝」來表現。典型症狀是上半身的熱潮紅與下半身的冰冷同時發生，其他症狀還有失眠傾向、腹部的膨脹感、腹部的劇痛、打嗝、乳房發脹、焦慮感、心悸、過度換氣、頭痛、頭重感等。

■氣　虛

氣不足、減少的狀態。原因大多是胃腸虛弱所導致的消化吸收機能降低。

以症狀來說，其特徵有容易疲倦、沒有食慾、眼神或聲音無力、氣力缺乏、眩暈、起立性眩暈（姿勢性低血壓）、容易感冒、有腹瀉傾向等。

以上所述的氣逆（上半身的熱潮紅與下半身的冰冷共存），在西醫並不被認為是一種症狀，因此，很有可能會被診斷為自律神經失調，治療方法也很有限。但是，在中醫會與其他的證對照，治療的處方則有好幾種。

■何謂「血」？

「血」指的是隨「氣」遊走的液體，掌管營養，防範各種致病因子以保護身體，的確可以說就是血液本身。

另外，守護我們的身體所具有的生理恆常性、也就是維持體內平衡（Homeostasis）的，也是「血」。所謂體內平衡就是即使外面的世界產生變化，體內的環境也維持在一定狀態的作用，在呼吸、

氣、血、水的異常與其特徵

■氣的異常與其特徵

氣滯【氣逆】

- 熱潮紅與下半身的寒冷
- 呼吸困難、呼吸急促
- 心悸
- 腹部膨脹感、劇痛感
- 頭痛或頭重感
- 顏面容易潮紅
- 睡眠障礙
- 焦慮感

【氣鬱】

- 沒有氣力、憂鬱
- 有倦怠感
- 白天也會想睡
- 食慾不振
- 呼吸淺短
- 呼吸困難
- 不是便祕就是腹瀉

氣虛

- 容易疲倦
- 眼神與聲音無力
- 缺乏氣力
- 食慾不振
- 眩暈、起立性眩暈（姿勢性低血壓）
- 容易腹瀉
- 容易感冒

■血的異常與其特徵

瘀血

- 眼下黑眶
- 口乾舌燥
- 肩膀痠痛
- 脇腹或腹部有壓痛
- 下腹部疼痛
- 月經異常
- 痔瘡
- 肌膚乾澀、暗沉

血虛

- 眼睛模糊、疲勞
- 血色不佳
- 有貧血傾向
- 手腳麻木
- 生理不順
- 皮膚乾燥
- 注意力不集中

血實

- 眼睛充血
- 有高血壓傾向
- 多血症（血實較少見）

■水的異常與其特徵

水毒

- 頭重感
- 眩暈
- 起立性眩暈（姿勢性低血壓）
- 眼瞼痙攣
- 口乾
- 心悸
- 呼吸急促
- 咳嗽或有痰
- 胃中有積水
- 水腫
- 腹部咕嚕咕嚕聲響
- 容易腹瀉
- 頻尿或少尿
- 手腳冰冷
- 關節痛
- 有浮腫

體溫、水分等傾向過剩或者缺乏時，會自動地回復平衡狀態。

調節這種均衡的就是自律神經與荷爾蒙，不過，在中醫則認為「血」的紊亂便是搗亂體內平衡的元兇。

表示「血」的異常的中醫用語，有血實、血虛與瘀血。

血 實

血實指的是血過多而造成充血的狀態。

血 虛

血不充足的狀態，與西醫所說的貧血幾乎是相同的意思。

具體來說，會有血色不佳、皮膚乾燥、眼睛模糊、失眠、手腳麻木、痙攣、腹直肌僵硬、生理不順等症狀。

瘀 血

意指血沒有順暢地流動而停滯的狀態，以及這種狀態所帶來的異常現象。

瘀血的特徵性症狀，具體來說有口乾舌燥、下腹部疼痛、脇腹或腹部有壓痛、肌膚乾澀、皮膚暗沉、色素沉澱、手掌赤紅、眼下黑眶、臉色赤黑，牙齦、舌、唇赤紅，微血管曲張、熱感、神經症狀、月經異常、痔瘡等症狀。

中醫非常重視瘀血的有無與其程度，認為多數的慢性疾病與不舒服的症狀，原因多為瘀血，並有許多治療的處方。

何謂「水」？

「水」是指身體裏「血」以外的所有水分，與「氣」一樣遊走在身體裏，「血」以外的非紅色的液體，也就是體液、分泌液、尿液與滲出液等。

以西醫用語來說，就是淋巴（白血球）的免疫機能，再加上排泄身體老舊廢物的機能。中醫認為「水」擔負著與「血」同等重要的功能。與「水」的異常有關的用語為水毒。

水 毒

指水的停滯或偏在某處，以及其結果所造成的異常症狀。

具體來說有口乾舌燥、水腫、頭重感、眩暈、心悸、呼吸急促、咳嗽或有痰、痙攣、關節痛、手腳冰冷、腳氣、腹部的咕嚕咕嚕聲響（腹鳴）、胃的啵嚓啵嚓聲響（胃內停水）等。

多半與氣和血的病變同時發生，症狀多樣。

像是西醫所說的急性酒精中毒、中暑、支氣管哮喘、過敏性鼻炎、神經痛、腎功能障礙、類風溼性關節炎等，在中醫被認為就是由於水毒所致。

當被診斷為水毒症狀，中醫所使用的藥方為利水劑。

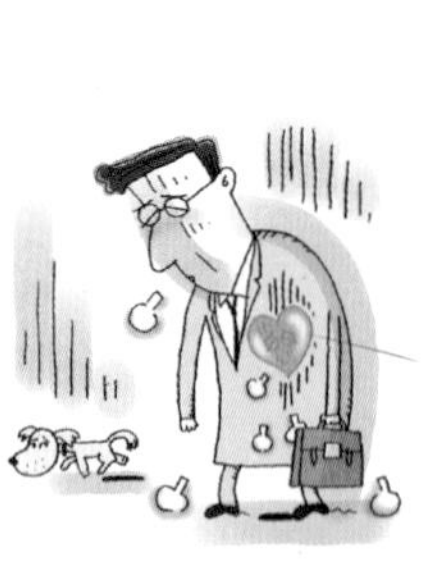

其他的證的概念

氣、血、水之外的中醫的獨特概念

■寒熱

寒熱正如字面意思，就是感覺寒冷或感覺熱，也就是冷感、熱感。

與之前所說的證之間的關係則是，陽證或實證的人多傾向熱證（熱潮紅），而陰證或虛證的人則多傾向寒證（冷症或虛冷）。

對於熱證，使用寒法治則（瀉法），對於寒證則使用溫熱法治則（補法）。

實際上佔較多數的是寒證，常見於女性。

寒證的人會有常抱怨手腳冰冷、不喜歡吹冷氣、冬天除了暖氣還必須使用懷爐或電毯等取暖、容易出現凍瘡、睡覺時身體會縮成一團等傾向。

熱證的人則有動不動就冒汗、平常體溫就偏高、運動或泡澡之後升高的體溫不容易下降、冬天也穿著薄的衣物（討厭厚重的衣服）、泡澡時間不長久、夏天不吹冷氣便睡不著等傾向。

■表裏

中醫認為身體由三層所構成。最外側的是「表」，最內側的是「裏」，表裏之間則是「半表半裏」。

「表」指的是皮膚、神經、肌肉、關節、頭部，「裏」指的是消化器官。

「半表半裏」則是指消化器官以外的內臟，也就是氣管、肺臟、肝臟、心臟、脾臟、腎臟等。

中醫認為疾病是由「表」往「裏」進展的。

當疾病在「表」的階段，具效果的中藥有葛根湯等。而當疾病入「裏」時，具效果的中藥則有例如人參湯、人參養榮湯等。而對於「半表半裏」的狀況則用小柴胡湯等柴胡劑。

■補與瀉

中醫還有表現治療概念的「補」與「瀉」的用語。

「補」指的是對於顯現「陰證」或「虛證」的虛弱體質、身體會冰冷的人所進行的處理方法，亦即溫熱身體、補充不足的營養等補充療法的意思。

相反的，「瀉」則是指對於顯現出「陽證」或「實證」，傾向能量過剩、分泌過剩、生成過剩的人所進行的處理方法。切除腫瘤等組織便屬於「瀉」。

中醫重視「補」與「瀉」的平衡，並致力於不偏向任何一方；希望兼而有之。

中藥的特徵

中藥的特徵也就是生藥，利用各式各樣的部位作為材料。

何謂生藥？

中藥的基礎，生藥材料非常多種

所謂生藥，就是將自然界裏的動植物中具療效成分的部分當作藥來利用。

其中最多的就是草木類，利用的部分包括根、莖、樹皮、葉片、果實、花、種子等，生藥材料中約八成均屬於此類。例如：桔梗、天麻、蒼朮、遠志等。

這類材料便稱為「草根樹皮」。除了植物之外，像是動物的皮、骨、內臟，以及蕈類、昆蟲、貝殼等有些也具有療效。

除了生物之外，有一部分的礦物也被利用作為藥材。

來自動植物的各種原料，並非直接生食，而是經過各種特殊泡製（蒸煮或浸泡鹽水）之後乾燥，再經過刨或剁碎等程序，主要是煎煮之後服用。

■生藥成分的分類

就用具體的例子來認識生藥的分類吧。

首先，以植物的例子來說，有菊花（茵陳蒿）、紫蘇的葉片（紫蘇）、黃檗的樹枝（黃柏）、葛的根（葛根）、薑的根莖（生薑）、杏子的種子（杏仁）等。

動物則有驢等動物的皮或骨髓所製成的固體膠（阿膠）、鹿的角（鹿茸）、牛的膽囊中的結石（牛黃）、蚯蚓（地龍）、牡蠣的殼（牡蠣）、蟬的空殼（蟬退）等。

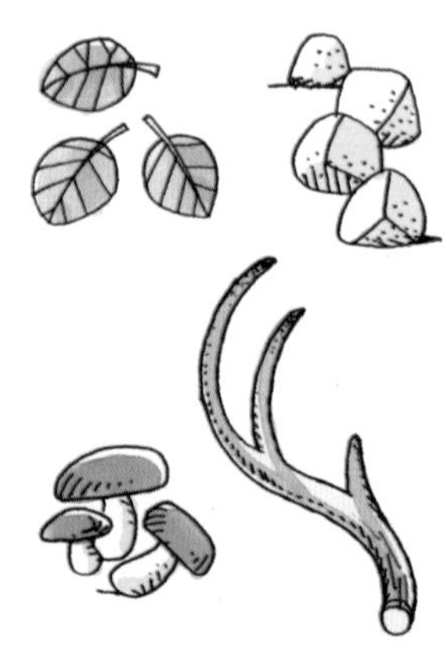

礦物則有含水硫酸鈣（石膏）、含水硅酸鹽類（滑石）、碳酸鈣（龍骨）、硫酸鈉（芒硝）、氟化鈣（紫石英）、二硫化二砷（雄黃）等。蕈類（菌類）則有多孔菌科茯苓菌（茯苓）、多孔菌科豬苓菌（豬苓）等。

運用大自然的各種材料，作為用藥處方，可說是中醫最大的特色。

中藥的組成

中藥幾乎都是由數種生藥組合而成

中藥幾乎沒有單獨使用一種生藥，而是組合兩種以上的生藥調配而成的複合劑（單獨使用一種生藥是民間療法的作法）。

西醫所使用的藥品的原料，原本也是利用草木類等天然的東西來作為生藥；但是，在化學飛躍式地發達的十九世紀西方世界，人們成功地做到只抽出生藥當中的有效成分來精製、純化，讓萃取物中的少量成分即發揮最大的醫療效果。

再加上可以做到分析成分之後，從其他材料來人工合成（化學合成），以及量產化與均質化，從此之後幾乎不再使用生藥了。

相對之下，中醫學依舊維持複方的傳統。有以下原因。

中醫處方為複方，相較於僅純化單一成分的醫療藥物，不但中藥成分的量多很多，還包含了療效成分以外的東西，其藥理作用是複雜多樣的。

而且，擁有兩千年以上歷史的中醫，長久以來試驗了無數的處方，不斷地重複著將無益有害的東西淘汰的作法。其結果就是只留下了優良的處方，讓今日的人們繼承。

上品、中品、下品

根據中藥效果呈現方式來區別與調配

中藥當中的生藥分為「上品」、「中品」、「下品」等不同種別。

基本來說，中藥的調配是以上品為中心，再搭配固定比率的中、下品所組合而成。

上品的目的是強化體質、以養生為主，每天攝取來改變體質，減輕其他藥物的不舒服，進而改善全身狀態。雖然不具速效性，但卻幾乎沒有不舒服。甘草、人參、菊花、白朮、五味子等便屬於上品。

中品是作用比較溫和，以活化新陳代謝、培養精力為目的，只要不大量攝取，便沒有不舒服的顧慮。當歸、柴胡、葛根、麻黃、芍藥、黃芩、防已等便屬於中品。

下品是作用較強、經常會帶來不舒服的藥物，具有與西醫藥品相似的性質，必須注意攝取量與攝取時間。像是大黃、黃柏、附子、半夏、桔梗等便屬於此類。

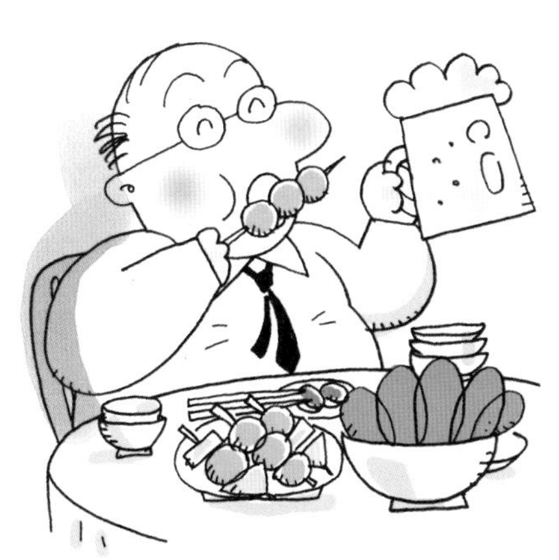

煎藥與萃取濃縮製劑

配合自己的生活習慣來選擇劑型

中藥有以下各種劑型（藥的型態）。

＊湯劑：如苓桂朮甘湯一樣末尾有「湯」字者就是所謂的「煎藥」。末尾有「飲」字或「方」字者也都是一樣的方式。光是煎藥就佔了中藥全體的七成。

煎藥是調配好的複方，以水煎煮過後服用。因為水煎可以去除重金屬及農藥殘留，而且好吸收。所以效果高，但缺點是服用前需花點工夫。

＊散劑：稱為○○散的，早期就是將生藥碾碎成粉末而成，缺點是可能有重金屬及農藥殘留。現今，已進步到用G．M．P方式製造成為科學濃縮中藥粉，因為此方式品質較為一致。

＊丸劑：稱為○○丸的，早期就是將生藥碾碎成粉末之後，再以蜂蜜等凝固成丸狀。當今已逐漸採用G．M．P廠製造之科學濃縮中藥粉，再以蜂蜜等來製造。

＊膏劑：以麻油或蜜臘等融化再複合生藥而成的塗抹用藥，例如紫雲膏等。

＊萃取劑：經過G．M．P方式將煎藥之汁液加入賦行劑冷凍乾燥加工而成。通常做成細粒、顆粒、錠劑、丸劑、膠囊等，優點是可以馬上服用，而且方便保存或攜帶。

通常醫院及診所等地在開立中醫處方時，都會使用處方規格與品質一定的萃取劑（科學濃縮製劑）。不過，根據藥方的內容，有些還是需要熬煮過後才能飲用。

煎藥必須花時間熬煮過後才能服用，不過因為生藥經過調配，可以針對每一個人的不同體質與症狀來開立處方。

中醫的特徵也就是可以提供「客觀醫療」，可以說就是最佳的藥物劑型。煎藥是由中醫師開立處方，之後到中藥局或中藥房便可以購買到所需的藥材。

濃縮製劑在製造過程中，生藥的成分多少會產生變化，所以療效有可能減弱，不過，成分與煎藥幾乎是沒有差別的。

濃縮製劑不需要準備煎藥的用具，馬上就可以服用，而且是做成錠劑或細粒狀並密封起來，方便保存與攜帶便是其優點。分裝後之中藥必須妥當防潮，否則容易變質是其缺點。

民間草藥與中藥

容易被混淆的民間草藥與中藥

所謂的民間草藥，就是自古以來相傳具有療效的藥，如半枝蓮、白花蛇舌草等之外，還有銀杏的葉、蘆薈等，也有中醫拿來作為生藥的材料。

民間草藥與中藥之間的差異，在於中藥是生藥的複方，用於各種病態與症狀，相對之下，民間草藥則是由一種生藥所構成。

而且民間草藥是一病一藥，也就是說，半枝蓮必定用於消炎、白花蛇舌草必定用於抗癌病，但要使用多少的量以及如何服用才好並不清楚，而且每一個地方的說法都不盡相同。

簡單的說，用量、適應、效果等並沒有統一的理論或見解。

相對之下，中醫會仔細評估患者的症狀、體質、體格、體力等，而且符合證的處方，是以獨自的方式經長久整理與累積而來的。因此只要證符合了，中藥便可以發揮很好的效果，而且常見就連主要症狀以外的症狀也一併治好的病例。

另外，在用量、適應、效果等方面也存在著一定程度的統一見解。

氣、血、水與藥物

氣
桂枝、厚朴等

血
桃仁、當歸、芍藥等

水
半夏、茯苓、朮、豬苓等

加味逍遙散、桃核承氣湯等

苓桂朮甘湯、半夏厚朴湯等

桂枝茯苓丸等

當歸芍藥散等

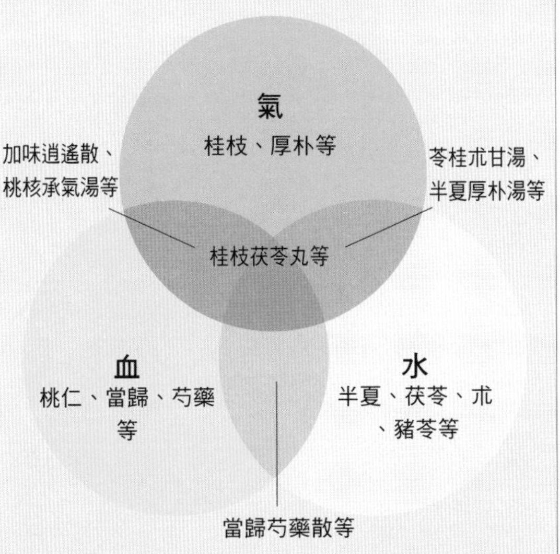

◎氣：指的就是生命力，相當於掌控身體器官與臟器之神經的作用。

◎血：相當於負責將營養運送給各器官與臟器的血液。

◎水：是「血」以外的液體，意指體液、淋巴液、尿液與分泌液。相當於代謝與免疫功能。

■相關的中醫處方群

來看看中醫藥的代表性處方例吧。（上圖）

中藥如第44頁所述，醫師會觀察患者的自覺症狀、外顯症狀，並診察「氣」、「血」、「水」有無異常，再對照虛實的證與陰陽的證來開立處方。

中藥當中有許多處方都含有共同的生藥。因此有許多中醫處方都有相似的效能，但一個處方並不只是針對一種症狀，而是對於其他不適症狀也有效果，因而能夠改善整體的身體狀況。

由於中藥具有這項特質，相同的處方可以用於治療A、B兩種不同的疾病（**異病同治**），相反的，對於同一種疾病也可能使用不同的處方（**同病異治**）。

中藥的使用方法

配合自己的生活步調
養成服用的習慣是很重要的。

中藥的服用方法

基本上是一天三次 餐與餐之間的時間

中藥的服用基本上是一天三次，在餐與餐之間的時間飲用。

空腹時飲用吸收的效果好，也不用過於擔心與其他食物之間的交互作用。

另外，最好可以訂出飲用時間，並養成習慣。有工作的人，一天早晚共飲用兩次也沒關係。

忘記服用時，只要服用間隔在三小時以上的話，就不需要等到下次進餐的時間。

另外，因為忘記服用而一次飲用兩份是錯誤的。

不方便在餐與餐之間的時間飲用的人，在餐前服用也沒關係。在服用之後三十分鐘左右再進食即可。

若是腸胃較弱，在空腹時用藥會感覺不舒服的人，在用餐之後才服用也可以。

重要的是，與其太在意時間而變得無法飲用，不如配合個人的生活步調，每日都確實地服用。

另外，在服用之後立即喝牛奶或飲料，不但會妨礙吸收，療效成分還可能會隨水分馬上就被排泄掉，而使得療效降低，需特別注意。服用後想喝咖啡或茶來換換口味的話，最好可以間隔大約三十分鐘的時間。

如果還要服用其他的藥物，請先與醫師討論。可以兩藥併用的話，兩種藥物的服用時間要間隔一小時以上。

■兒童服用注意事項

如果是小孩，有可能會討厭中藥獨特的味道。

如果是這樣的話，請先與醫師商討之後，用熱水溶解科學濃縮中藥製劑，再混入蜂蜜或果汁中讓孩童飲用，或者用洋菜做成果凍也是可以的。

如果是嬰幼兒，可以用少量的白開水化開，不是放在舌頭上而是抹在口腔內讓嬰兒服用。

如果是混入牛奶當中，有可能會讓孩童變得討厭牛奶，因此需特別留意。

中藥的熬煮方法

習慣煎藥 活用中藥的捷徑

煎藥是用傳統的熬煮方式來服用，可以期待會有比萃取製劑更高的效果。

首先，容器以陶土製成的壺為最佳，但有可能會因為水溢出而裂開或破掉。如果有這樣的顧慮，使用耐熱玻璃製成的水壺、不鏽鋼製的小鍋子等也不會有什麼問題。

最近市面上還出現了如同煮咖啡機一樣的自動煎藥機。（有啞巴媳婦之稱）。

另外，鐵鍋或銅鍋有可能會使中藥的成分變質，請減少使用。

水的份量與熬煮時間，請按照醫師或藥師的指示。一次熬煮的量為一日的飲用份量。將一天份的中藥放入容器內，再注入指定量（通常約６００ml）的水。

熬煮的火勢不可以太強，以文火熬煮是很重要的。熬煮四十至五十分鐘，讓水蒸發至剩下一半。

如果為了縮短時間而加大火勢，有可能會使中藥的成分無法完全溶到水裏，甚至變質。

熬煮之後，用紗布、濾袋或過濾器來過濾藥水，只取一次的份量來飲用。剩下的就放進冰箱冷藏。

煎藥的服用法有溫熱時服用（**溫服**）與冷卻後服用（**冷服**）兩種。溫服時，請放入微波爐加溫到約人的體溫之後飲用。若要冷服的話，冷藏之後直接飲用，

或者，放到約室溫的溫度之後再飲用。

基本上中藥都是溫服的，但有些也可冷服。請按照醫師、藥師的指示來服用。

服藥期間，一般必須忌生冷、油膩、辛辣等不易消化的食物；並與西藥或茶間隔兩小時。

中醫藥的熬煮方法

①放入一帖中藥與600 ml的水（減少使用礦泉水或離子水）。

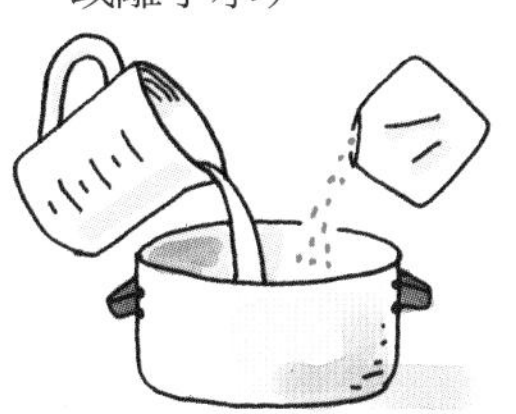

②以小火熬煮40～50分鐘，讓水蒸發至剩下一半。

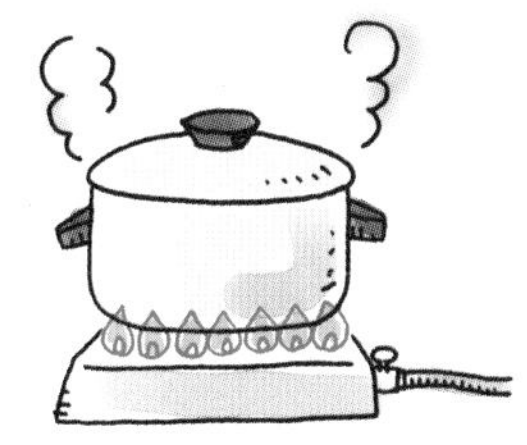

③關火之後以紗布、濾袋等來過濾。

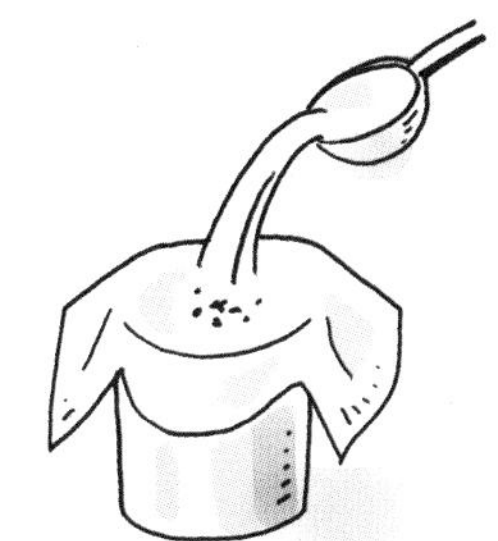

④分裝為可服用2～3次的分量，放入冰箱冷藏。

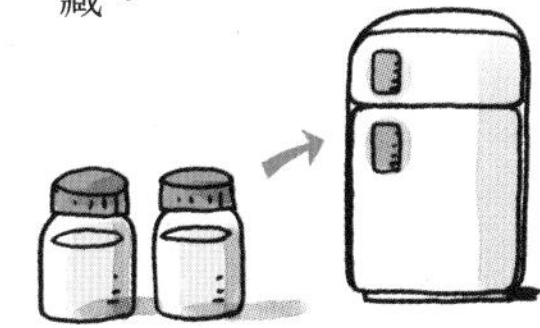

中藥的效果

中藥也是有副作用的，感覺疑惑時請諮詢醫師。

效果出現的時間

基本上以連續服用2週為基準

開始服用中藥，至少也要連續服用兩個星期以上（有些藥需要4個星期）。

這是因為根據所調配的中藥與疾病的種類，效果出現的時間不同的緣故。

例如葛根湯，服用之後十幾分鐘身體就會感到溫熱，具有速效性。但是，如果想要利用中藥來消除慢性症狀，如浮腫或手腳冰冷、麻木等，至少需要數天到10天的時間。這些症狀從出現到明顯呈現為止需要數天的時間，所以要消除這些症狀也需要相當的時間。

但是，如果經過2～4週的時間也見不到效果的話，有可能是處方並不符合證。

這樣的情況就要馬上找醫師商量，再次診斷證的正確性。如果以為中藥沒有長期服用便見不到效果，而默默地服用下去，這樣也是有問題的。

另外，開始服用之後症狀變壞或者出現其他症狀的話，請立即諮詢醫師。

例如，體質強壯、屬於實證的人，因為外行人的推薦而服用藥用人參，有可能會引起高血壓。

相反的，沒有體力、屬於虛證的人，一旦服用實證用的藥，則可能會造成腹瀉。

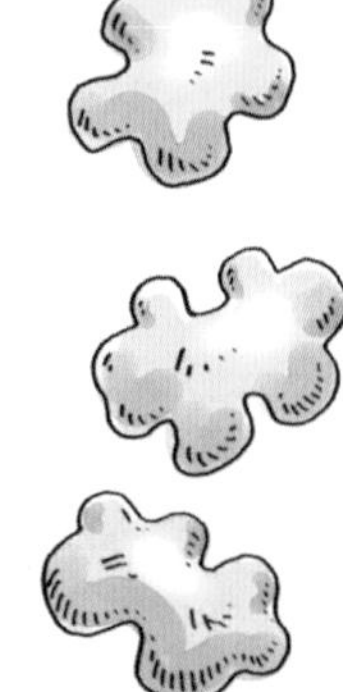

■切勿自我判斷

以中醫治療慢性疾病，通常症狀與病情會一點一點地慢慢地減輕。

如果因為在意的症狀緩解了就以為痊癒了，那是言之過早。

症狀減輕代表證出現變化，有些情況必須配合證來改變處方。

只憑自我判斷便中斷服用或增加服用量都是很危險的，不論是一般藥品或中藥都是一樣的。

■關於瞑眩反應

服用中藥必須注意的是「瞑眩」

反應。這是開始服用中藥時所出現的反應，實際上就是因為處方剛好適合證，所以才會出現腹瀉、嘔吐、眩暈、頭痛等症狀，暫時惡化的現象。

瞑眩是慢性疾病等一直存在的症狀或病態，所以是因為藥的影響而開始變化的證據（身體所培養的抵抗力開始與疾病戰鬥的證據），如果不知道這一點，就會以為這是藥引起的不舒服或者病情惡化了。

在這樣的時候，請立即接受醫師的診察。因為，是瞑眩還是不舒服，就只有專家才能判斷出來。只是，即使被判定為瞑眩，但之後症狀還是持續惡化，千萬不要忍耐，還是要諮詢醫師。

關於不舒服

出現瞑眩或不舒服請立即諮詢醫師

中藥一般被認為副作用少，但如果證不符合，或者因為體質緣故而症狀惡化，有可能會出現皮膚過敏或腸胃障礙等不舒服。

所謂不舒服與瞑眩很相似，但並不是同樣的狀況。瞑眩的特徵是會比不舒服更早出現（服用後一到兩天），而且症狀比不舒服更加的劇烈。

中藥的不舒服，舉例來說，如果長時間大量服用調配了甘草的中藥，就可能造成血壓上升或低鈣血症，或者產生腹瀉、食慾降低、發疹、眩暈等症狀。

其他還有如下表所列的不舒服。

但是，只要診斷出正確的證，並且遵守指示服用既定的處方，通常是不會出現惱人的有害不舒服。

不過，中藥終究也是藥品，粗心大意最為禁忌。

如果出現了沒有料想到的令人不舒服的症狀時，請務必立刻與醫師或藥師連絡。

容易產生不舒服狀況的中藥

中藥	不舒服狀況
甘草	血壓上升、浮腫、痙攣、腹瀉等。
地黃	食慾不振、噁心、胃痛、腹瀉等。
大黃	食慾不振、腹痛、腹瀉等。孕婦需注意。
人參	發疹、搔癢、蕁麻疹等。
麻黃	失眠、心悸、腹痛等。高血壓與心臟病等患者需注意。
附子	噁心、熱潮紅、麻木等。

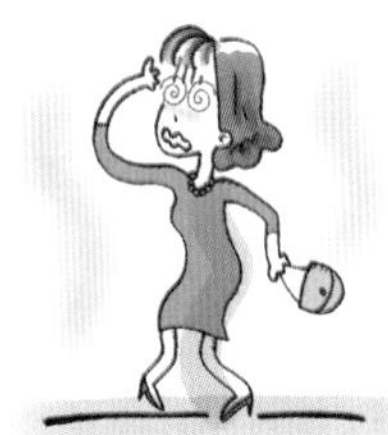

中藥Q&A

Q 中藥的費用很高嗎？

A 只能從骨頭化石、稀有動物的內臟、角等獲得的稀有原料所做成的中藥是很昂貴，不過中藥並不會只使用單一生藥。中藥是由多種藥材調配而成，通常製劑的單價並不會太高。

近年來，多數的中藥都已經適用於健康保險給付，現在使用頻率高的科學濃縮製劑或煎藥已經列為「醫療用中藥製劑」，在日本使用者的個人負擔只有3成。

如果是適用保險給付的處方，個人負擔約在數百日圓到3000日圓左右（2週份用藥）。即使沒有利用健康保險，通常一天份的費用也不會超過1000日圓。

在台灣適用保險給付的處方除掛號費外，1～3日份自付額新台幣20元，4到7日份自付額新台幣40元，以此類推。

在日本，7成以上的內科醫師會與一般藥品一起開立中藥的處方。

但是關於證的診斷等所產生的費用，目前並非列在中醫診療之下，而終究只被認為是西醫藥物療法中的一環。

另外，即使沒有醫師處方箋，也可以在中藥專門藥局購買到中藥，不過這樣就沒有保險給付，必須自己全額負擔了。

不過，在這裏並不推薦根據外行人的判斷來購買並使用中藥。因為如果「證」不符合，有可能會引起負面後果。

到中醫專門醫療機構接受診察，可以要求開出符合個人病情的處方，即使沒有保險給付的中藥也可以利用。

不過此時的診療費就變成是保險項目之外的自由診療，必須自付，但並不會太昂貴。

話說最近市面上出現了許多由蕈類、海藻類、豆科植物的葉子、某些水果的果皮或者種子等所製成的，以及混合了腸內細菌的發酵飲料等健康食品。

這些健康食品標榜具有抗癌、防止老化、減肥、分解脂肪、強壯、增進健康等等效果，如果是原料珍貴的產品，通常都非常昂貴。

中藥之所以被認為昂貴，可能是與這些食品混淆的緣故。

但是，這些健康食品當中，在日本僅有少數是受到厚生勞動省審查並認可的醫藥品、特定保健用食品、營養機能食品。尤其是成分標示不明、製造商與經銷商啟人疑竇的商品，需要特別留意。

在台灣，部分健康食品是需要有行政院衛生署許可證始得販賣。

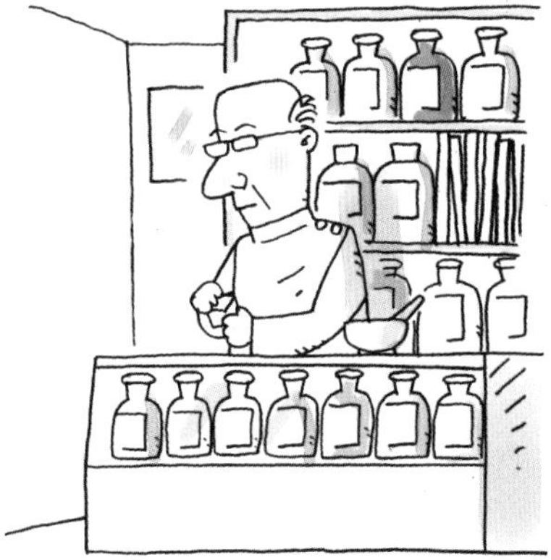

Q 中藥對於哪些症狀與疾病有效？

A 中醫的「治療範圍」相當的廣，原本就擅長於恢復身體所具備的免疫能力與體內平衡的維持能力，可以說是適合一點一滴地改善體質以治療生活型態疾病等慢性疾病的治療法。因此對於原因在於體外的受傷、以及病原菌（病毒或細菌）所造成的感染症，很難說是具獨特性。

雖然有些中藥是用於對付細菌等病原菌，但是中醫的本質是，期待利用調節免疫力來間接地對抗細菌等病原菌的效果。

如果是西醫可以簡單迅速地處理的疾病，就沒有必要堅持用中醫。中醫與西醫絕非對立的。充分瞭解個別的特長，選擇最適當的治療方式，這樣才是明智的。

另外，中醫講究「身心合一」，認為心與身體會相互影響。身體的不適，其裏面多半隱藏著心理的不適，反之亦然。

因此，中醫在謀求對身體的處理方式時，認為身體的健康，與邁向心理的健康也是相通的。

用於改善體力的中醫處方是很豐富的，因為培養了體力，精神面得到了強化，對於壓力的抵抗力跟著提升，這樣的效果已經得到相當多的確認。

另外，中藥對於肩膀痠痛、便祕、皮膚乾澀、生理痛等女性常見的惱人問題也有效果。再加上這些症狀依照西醫的見解來檢查，也很不容易找出原因與有效的治療法，因此近來利用中醫醫院及診所的女性也就越來越多了。

根據某項調查，醫師認為中醫的治療效果較好的疾病，依序有肝炎、更年期障礙、自律神經失調等。其次為支氣管哮喘、感冒症候群、腸胃炎、異位性皮膚炎、溼

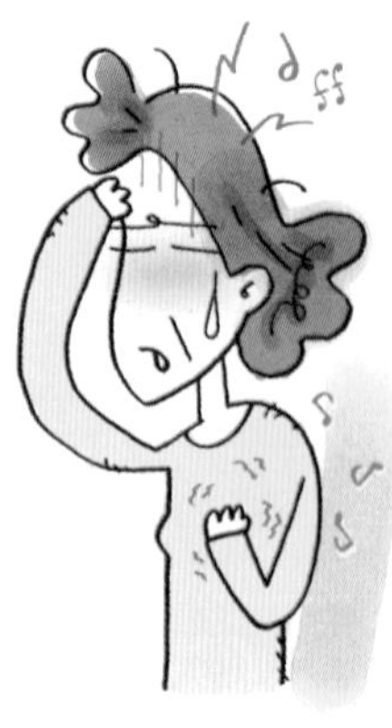

疹、虛冷症、過敏性鼻炎、精神官能症（廣義的自律神經失調）。

對於這些疾病，經常使用的中醫處方依序為，小柴胡湯、葛根湯、桂枝茯苓丸。最近隨著高齡人口增加，八味地黃丸的使用也逐漸增多。

Q 中藥可以在藥局買到嗎？

A 可以。

在日本有醫師處方箋的話，在醫院內外的保險調劑藥局（特約藥局）都可享用健康保險給付，可以購買到中藥。

另外，濃縮製劑不需要處方箋幾乎都可以買到，但就沒有保險給付，而必須全額自付了（不在保險給付範圍內的處方，也是需要全額自付）。

在台灣，與中央健康保險局簽有合約之醫學中心、區域醫院、地區醫院附設中醫部或中醫診所，所處方之濃縮中藥製劑都享有健保給付，不必自費，但飲片部分就必須自費。

另外，像是葛根湯、小青龍湯等的循環製劑，在一般藥局或藥妝店或康是美也可能買得到。

在日本最近設有中藥專櫃的商店越來越多，可以輕鬆隨意便買到中藥，但建議儘可能還是挑選有豐富中藥知識的藥局，這樣才能在購買前獲得疑問與症狀方面的諮詢。在台灣一般的中藥房均可買到相關的中藥產品。

優良藥局的條件，包括可以親身回應購買者的諮詢並且提供詳細且清楚的用藥指南。採買中藥時，請避免一次購入多種藥品或者一次購買一個月以上的份量。

想要獲得適合自己的中藥的處方，必須先到有中醫師的醫院接受診察。

Q 西藥可以與中藥併用嗎？

A 幾乎所有的情況都沒有什麼特別的問題。但是，還是請你與醫師或藥師確認之後才併用。

西藥與中藥的併用，在醫療院所也經常出現。兩種藥的併用，可能會有不只主要症狀、甚至連伴隨症狀也一起消除的令人喜悅的效果。

另外，有些病例以中藥來輔助西醫治療，而使得治療效果提升，或減輕西藥的不舒服、增強藥物的作用，或有預防合併症的發生等好處，這些也已經獲得確認。

另外，抗生素與中藥相輔相成、彼此相互提高作用的例子也不少。

例如荷爾蒙製劑類固醇（副腎皮質荷爾蒙），對於膠原病與過敏性疾病可發揮極佳效果。

如果類固醇與柴胡劑（小柴胡湯、柴胡桂枝湯、柴朴湯等）併用的話，不只可以大幅減輕因服用類固醇而產生的特有的頭痛、心悸、顏面潮紅、發燒、食慾不振、噁心、嘔吐、倦怠感等強烈不舒服，還可以增強類固醇的效果，這是已經獲得確認的。

但是，西藥與中藥併用並非完全都沒有壞處。有些情況會產生不舒服，或使症狀惡化，甚至引發新的疾病。

例如正在接受干擾素治療的患有C型肝炎的人，如果併用柴胡湯，可能會引起伴隨有呼吸困難症狀的間質性肺炎，這樣的病例雖然少見，但畢竟發生過，因此必須特別注意。

另外，目前也已知一部分的利尿劑與甘草，一部分的瀉劑與大黃是相剋的。

正在服用西藥的人如果想要利用中藥，請帶著西醫處方的西藥到中醫醫院或診所接受診察，與醫師商討是否可以併用。

另外，正在接受治療的人如果想要吃健康食品，也請遵守醫師的指示。有些健康食品可能使藥物的效果增強或減弱，還是不要輕易食用較為恰當。

Q 從國外帶回來的中藥，用了沒關係嗎？

A 不推薦。

由於近年來的中藥熱，到國外旅行時，在當地的藥房或土產店購買自用或給朋友用的中藥的人是越來越多了。

廣受年輕女性歡迎的是有養顏美容或減肥瘦身效果的中藥，中年男性則大多購買標榜對生活型態疾病有效果的中藥。

中藥長久以來以湯液用的煎藥為主，近年來則以像日本一樣的做成錠劑或膠囊的濃縮製劑為主流。而且和日本比起來價格便宜相當多，所以因為「可以買到又便宜又是原產地的中藥」的風評，作為中藥伴手禮相當受到歡迎。

但是，中國的中藥實際上有下列的問題。

以日本為例，日本常用中藥處方超過兩百種，但在中國卻有數萬種的處方。其中有些不適合本地人的

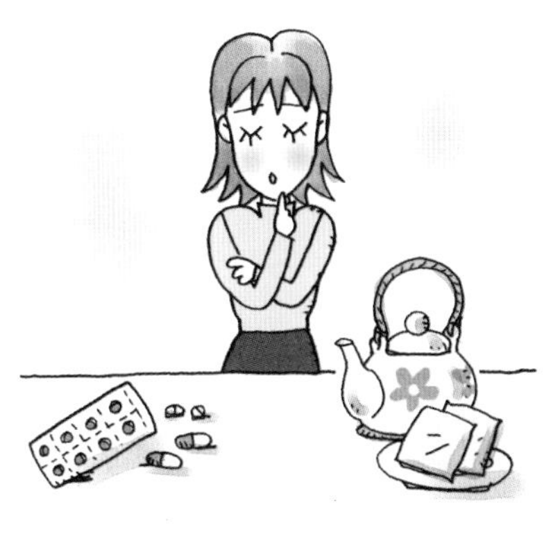

體質，或者成分不明，有時候甚至還含有假冒的成分。

如果只是沒有效果那還好，例如曾有標榜對糖尿病有效果的中藥，經檢驗竟然發現含有浸泡過降血糖藥的藥草（降血糖藥在沒有醫師指示下服用，有可能造成低血糖，是非常危險的）。

另外，中國的中醫藥處方量是日本的數倍，一天的用量也偏多。因此有些藥甚至一次的用量便足以造成腸胃障礙。

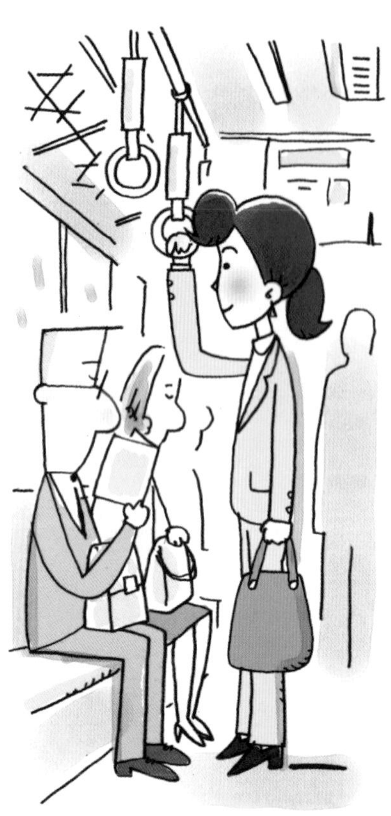

最近由於網路的普及，似乎也有個人從海外引進中藥。曾有報告顯示，有人以為所引進的中藥是與健康食品相似的東西，但結果卻出乎意料的具有藥效，因而造成了健康問題。

雖然並非所有的海外中藥都有問題，但最好還是將中國的中藥與日本的中藥做不同區隔，因為炮製與使用方法不同。

最重要的是，自行購買的中藥大多無法確認是否為符合證的處方。不要輕易服用，如果無論如何都想嚐試看看的話，建議你先找熟識的中醫師或藥師商量吧！

最近幾年，台灣政府對於中藥品質的管制，與製造的過程均有嚴密的監控，更嚴格的訂定了中藥污穢物質、重金屬、農藥殘留、生菌數、黃麴毒素等含量之標準值。

此標準值均參照大陸、歐盟、日本等國家更嚴之標準，在台灣可以說可大膽安心的使用。

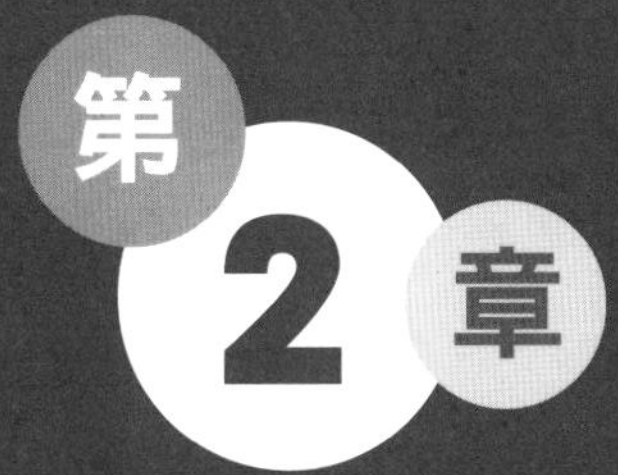

中醫對這樣的疾病、症狀有效！

例如常見的頭痛，

發生的原因與疼痛的情形就有很多種。

本章分析常見的疾病與症狀的原因，

並介紹應對的處方。

中醫的長處，就在於可以改善多種的症狀。

請仔細傾聽自己身體的聲音，

找出適合的處方吧！

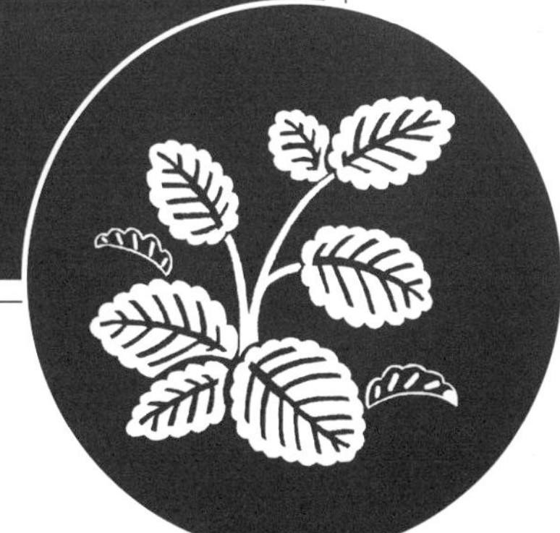

你的「證」是哪一種？

決定中藥處方的基礎是「證」。請先掌握自己是虛證還是實證吧！

處方的基礎是「證」

根據正確的「證」的診斷，處方會有許多種

中醫最大的特徵，就是可以針對每一位患者開出適合的處方。這種「客觀醫療」的基礎，就是「證」的思考方式（44頁）。

診察每一位患者的證，可以診斷出患者的體質與目前的狀態，並決定出中醫的治療方針。

證的診斷，以陰陽、虛實、氣、血、水等為衡量基準，由中醫師來判斷。而關於中藥處方的開立，尤其基本的證就是「虛實」的判斷（46頁）。

虛實表示體力的有無與腸胃的強健度，診斷的結果分為「實證」、「虛證」、「非實非虛證（中間證）」三種。

■實證

從外表來看，肌肉結實、體格強健，血色良好，皮膚有光澤，有元氣，體力也充實。腸胃的機能活潑，有食慾。有容易便祕的傾向。

■虛證

從外表來看，人傾向消瘦，血色不佳，皮膚乾澀，體力不足，容易疲勞。而且腸胃衰弱，食慾不振，有容易腹瀉的傾向。

狀況介於虛證與實證之間、或者很難判斷是虛證還是實證的人，會被判斷為「非實非虛證（中間證）」。

如上所述，虛實的判斷也會受到患者的外表所影響，所以有些部分即使不是專家也可以瞭解。透過簡單的檢測表（67頁）可以做到某個程度的判斷，不妨試著瞭解自己是「實證」還是「虛證」吧。

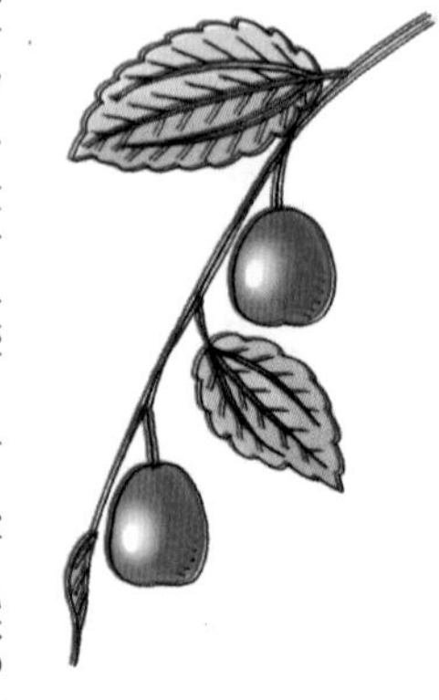

邪氣與正氣的虛實消長是互相聯繫的，正氣充足就能戰勝邪氣，邪氣過剩必耗損正氣。辨別虛實是臨床治療採用扶正或祛邪的依據。

不過，想要判斷出正確的虛實，還是必須接受中醫師的診察。請特別留意，不要只憑藉自我的判斷便輕易地使用中醫藥。

■中醫處方與「證」

根據「證」的不同，中藥的處方會如何變化？不如從實際的例子來看看吧。

例如，在感冒初期常用葛根湯。葛根湯對於畏寒、微熱、頸部肌肉僵硬、沒有出汗的狀態有效，是一方廣為人知的感冒藥，不過，這個處方是針對比較有體力的實證與非實非虛證（中間證）的人。

而體質再更為強健的實證的人，在沒有出汗的初期感冒，則予以麻黃湯的處方。

另一方面，體質較虛弱的虛證的人，在容易出汗的初期感冒，給予桂枝湯的處方。

而如果是腸胃明顯衰弱的人，則給予參蘇飲；腸胃弱且看得出憂鬱狀態（氣滯）的人，則給予香蘇散。

新陳代謝低下的人可給予真武湯；發燒不太明顯、畏寒且臉色不好的老年人則給予麻黃附子細辛湯的處方。

中醫醫學並不認為**發燒反應等於疾病**，所以不使用退燒藥，而認為畏寒與**發燒是身體防禦反應**。

實證的人即使畏寒發燒也不會馬上流汗。因此使用具溫熱作用的葛根湯或麻黃湯使之更加發熱，如同感冒終結宣言一般，出汗之後體溫下降，感冒便治癒了。

另一方面，虛證的人在充分發燒前就已經出汗，所以使用桂枝湯等溫和的藥來穩穩地提高治癒轉機。

虛證、實證的檢測

	問　題	分數
1.	比較有體力	2
2.	夜間容易盜汗	-2
3.	做事的意願強、氣力充實，具積極性	2
4.	腸胃強健	2
5.	夏天容易倦怠，冬天容易感冒	-2
6.	臉色好，皮膚有光澤	2
7.	吃冰冷的東西容易腹瀉	-2
8.	腹部有彈力，骨骼強健	2
9.	食量小，進食很慢	-2
10.	（女性）月經初期明顯疼痛，會出現血塊或經血量多	2
	合　計	

每個問題的分數，0分以下的人被認為是接近虛證的類型，2～6分為非實非虛證（中間證），8分以上為接近實證的類型。

頭痛

中醫治療對於緊張性頭痛、偏頭痛等慢性頭痛是有效果的。

什麼樣的症狀？

緊張性頭痛與偏頭痛是慢性頭痛的代表

頭痛有許多原因，一般最常見的就是慢性頭痛。

而慢性頭痛的代表，便是緊張性頭痛與偏頭痛。

緊張性頭痛會感覺像是被緊緊掐住般的疼痛，這是由於肩膀與頸部的肌肉收縮、緊張，而使得血液循環惡化所致。

偏頭痛則是一陣一陣的抽痛，原因是擴張的血管刺激了周圍的神經。有時候還會出現眼前閃爍、感覺想吐等情形。

而感冒、肺炎、支氣管炎，也會隨發燒引起頭痛。

西醫的診斷與治療

為了找出頭痛的特定原因而進行檢查

為了找出頭痛的原因，在進行過疼痛部位或程度的問診之後，還會做各種檢查。

由於頭痛有可能是蜘蛛膜下出血、腦腫瘤、腦髓炎（腦膜炎）、憂鬱症、癲癇等疾病所引起，所以如果伴隨有想吐或劇烈疼痛等與平常頭痛不一樣的情形時，就請立刻就醫。

如果是慢性頭痛，原因無法確定的情況其實相當多，沒有必要特別擔心。此時，所使用的藥物大多是可以緩解疼痛的止痛藥或抗焦慮藥等。

中醫的診斷與治療

原因為氣的上升或水毒、虛冷等

根據中醫的思考方式，頭痛是由於氣的上升或異常，或者瘀血、水毒、虛冷等原因所造成。

中醫對於緊張性頭痛、偏頭痛等慢性頭痛的治療是有效果的。

此外，治療頭痛的中醫也用於慢性副鼻腔炎（鼻竇炎）、高血壓等所造成的頭痛，以及心因性頭痛、伴隨更年期障礙或月經所產生的頭痛等。

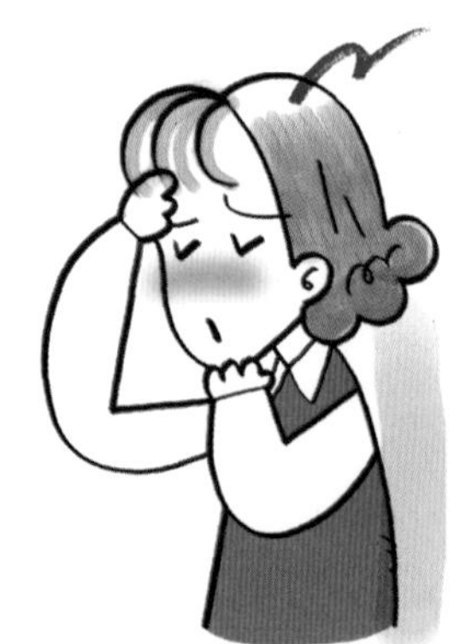

常用的中醫處方

■實證

【葛根湯▼247頁】

針對比較有體力、腸胃強健的人，用於伴有頸部到肩膀僵硬痠痛症狀的緊張性頭痛。

【葛根加朮附湯▼246頁】

針對體格好、也有體力的人，用於伴有頸部到肩膀僵硬痠痛症狀的緊張性頭痛。

【黃連解毒湯▼245頁】

針對比較有體力的人，用於伴熱潮紅、肩膀僵硬痠痛、焦慮、臉色赤紅等症狀的頭痛。

■非實非虛證（中間證）

【五苓散▼260頁】

針對體力中等的人，用於伴有口乾舌燥、尿量減少、水腫、想吐等症狀的頭痛、頭重。

【鈎藤散▼282頁】

針對中年以上，用於有慢性頭痛、血壓偏高、眩暈等症狀的人。

【桂枝茯苓丸▼256頁】

可用於體格、體力中等者的頭痛，伴有熱潮紅、肩膀僵硬痠痛、下腹部疼痛、手腳冰冷等瘀血症狀的人。

【五積散▼259頁】

用於體力中等，伴有虛冷、容易疲勞等症狀的人的頭痛或慢性疾病等。

■虛證

【吳茱萸湯▼260頁】

用於比較沒有體力的人，伴隨頭痛出現虛冷、噁心想吐症狀，以及偏頭痛的治療。

【半夏白朮天麻湯▼292頁】

針對體質虛弱的人，在腸胃較弱、有手腳冰冷現象的情況之下，用於緊張性頭痛、頭重、眩暈等的治療。

【加味逍遙散▼248頁】

針對體質虛弱或更年期女性，用於頭痛、頭重，以及有熱潮紅、肩膀僵硬痠痛、倦怠感、便祕等症狀的人。

虛證的代表性處方與自覺症狀

吳茱萸湯

針對比較沒有體力者的頭痛與偏頭痛

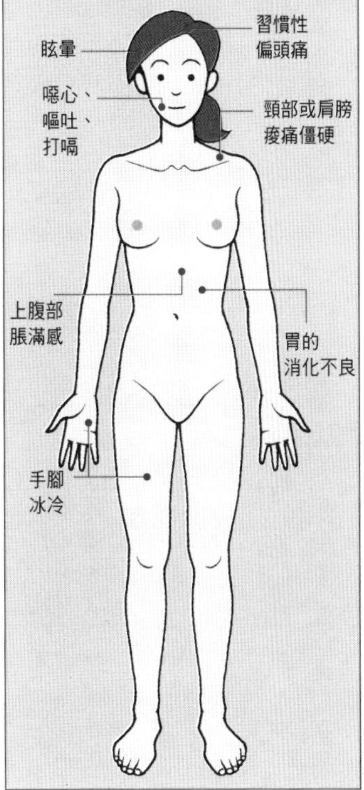

眩暈

眩暈有三種類型，
中醫都可以一一對付。

什麼樣的症狀？

根據導致眩暈的疾病的不同症狀大致分為三種

一種是真性眩暈。感覺天旋地轉，或者好像身在空中迴轉一般，甚至無法直線走路。常見於有內耳疾病如梅尼爾氏症的人。

其次是姿勢性低血壓所造成的眩暈。在突然起身站立時，意識會輕微飄忽。常見於有貧血或低血壓、低血糖的人。

最後是假性眩暈，坐著的時候或在步行當中突然感到恍神。在低血壓、低血糖時出現。

引起眩暈的原因往往和腦、耳朵等部位有關，平日要多注意，不可掉以輕心。

西醫的診斷與治療

推測為內耳的疾病、擾亂腦神經活動的疾病等來處理

以梅尼爾氏症為代表的內耳疾病，會對平衡感覺產生影響，造成真性眩暈。在耳鼻科會進行平衡機能、聽力、吐氣、耳鳴等方面的檢查，然後再進行治療。

姿勢性低血壓所造成的眩暈與假性眩暈的原因是貧血或低血壓，其背後因素多為腦血管障礙、心律不整所造成的血液循環不良。或因血糖值的改變、腦神經疾病等。當這類眩暈經常發生，除了血壓、血糖檢查之外，還要做電腦斷層（CT）掃描、心電圖檢查等以找出原因。

中醫的診斷與治療

認為「水毒」是主因因而需調節體內水分平衡

「水毒」就是指體內水的分配不均衡、部分停滯的狀態。

中醫認為水毒不只會眩暈，還會造成水腫、腹瀉、尿量異常等現象（50頁）。

如為水毒性眩暈，則使用「利水劑」，如果不是水毒，而是血停滯的「瘀血」（50頁），則使用「祛瘀血劑」。

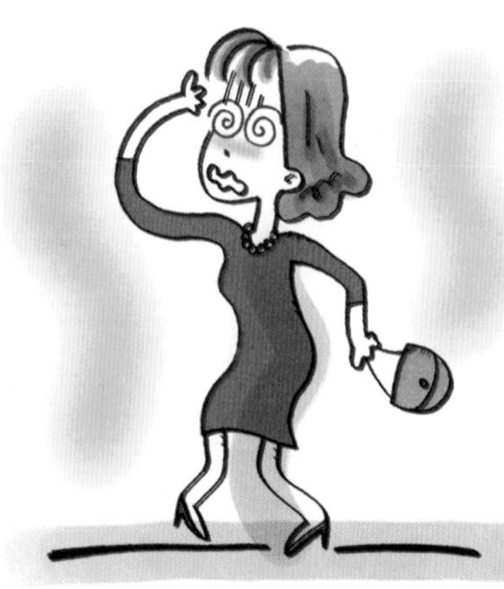

常用的中醫處方

■實證

【通導散▼284頁】

用於有體力者隨高血壓所產生的眩暈。

另外對於便祕、月經痛、月經不順、更年期障礙、腰痛等症狀也有效果。

【女神散▼288頁】

用於比較有體力者的眩暈、熱潮紅、頭痛、不安等，此外也用於產前產後的神經症與月經不順等。

■非實非虛證（中間證）

【五苓散▼260頁】

對於伴隨著眩暈、口乾舌燥、想吐、腹瀉、水腫等症狀出現的頭痛有效。

【半夏厚朴湯▼290頁】

用於喉嚨或食道感覺不舒服，並伴隨有眩暈、心悸、想吐等症狀。對於焦慮神經症、咳嗽、失眠也有效果。

【加味逍遙散▼248頁】

除了針對體質偏弱女性的更年期障礙症狀（眩暈與熱潮紅等）外，也用於緩解肩膀痠痛、疲勞感。

【桂枝茯苓丸▼256頁】

用於體格、體力中等者，因更年期障礙造成的眩暈、熱潮紅、頭痛、肩膀痠痛等之外，也用於子宮的疾病、月經不順、虛冷等。

■虛證

【真武湯▼276頁】

用於會造成走路不穩的眩暈、手腳冰冷、有腹瀉傾向等情況。

【當歸芍藥散▼286頁】

用於有虛冷且有貧血傾向的人，有月經不順、更年期障礙的人，用以消除導致眩暈的原因。

【半夏白朮天麻湯▼292頁】

用於腸胃衰弱、虛冷者的暈眩。對於頭重感、頭痛、用餐過後的手腳沉重也有效果。

【苓桂朮甘湯▼301頁】

對於呼吸急促、心悸、熱潮紅、頭痛、尿量減少等有效。

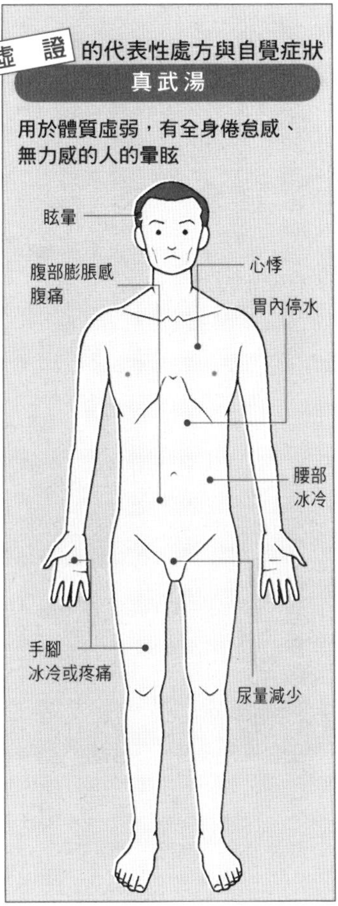
虛證 的代表性處方與自覺症狀
真武湯
用於體質虛弱，有全身倦怠感、無力感的人的暈眩
眩暈
腹部膨脹感
腹痛
心悸
胃內停水
腰部
冰冷
手腳
冰冷或疼痛
尿量減少

眼睛疲勞

眼睛疲勞會因過度使用眼睛與老化而越趨嚴重。除了讓全身健康狀態恢復正常，也要讓眼睛多多休息。

什麼樣的症狀？

除了過度使用眼睛與老化外壓力與眼疾也是誘因

由於長時間盯著電腦螢幕等因素，現代人的眼睛都使用過度了。其結果便是造成眼睛模糊、畏光、充血、容易流淚或乾燥（乾眼症），甚至還可能造成肩膀痠痛與頭痛。

自覺有以上任何一種或多種上述現象，便是眼睛疲勞，要多注意。

發生的原因不只是過度使用眼睛而已，還有遠視、亂視、斜視、角膜炎或結膜炎等眼疾，老花眼或更年期障礙、不適當的照明、精神上的壓力等等。

西醫的診斷與治療

最重要的是要讓眼睛休息如有眼疾需接受治療

長時間使用眼睛，當出現眼睛酸澀、眼皮沉重等症狀，就要讓眼睛休息並放鬆一段時間。

眼睛嚴重疲勞時，可使用含維他命或止痛劑的眼藥水，乾眼症則還要使用人工淚液。

如果是遠視、亂視、老花眼，會以眼鏡或隱形眼鏡矯正。斜視也可能需要進行矯正手術。

因為感染造成的角膜炎或結膜炎，也會引起眼睛不適，西醫會給予抗生素，針對花粉症等過敏現象則會給予抗組織胺的處方。

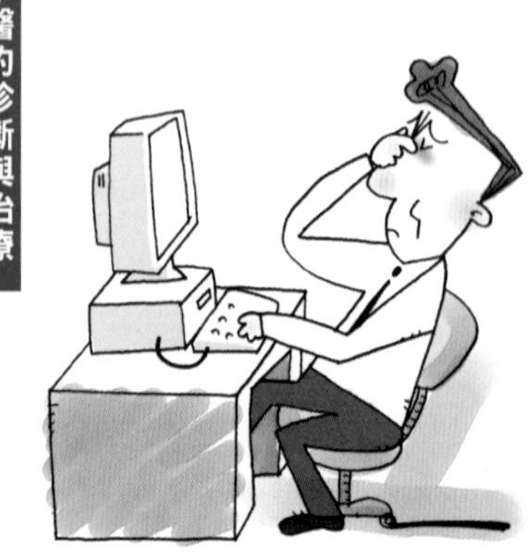

中醫的診斷與治療

經眼科檢查找不到特定原因的眼睛疲勞使用中藥是有效果的

不是因為特定眼疾所造成的眼睛疲勞，中醫會視為與全身健康狀態或老化現象有關，主要以著重改善體質的方式來治療。

因老花眼或老年性白內障的影響所造成的眼睛疲勞，會給予抑制老化進行的治療。另外也會進行作用於視神經並使其機能活性化的治療方式。

常用的中醫處方

■非實非虛證（中間證）

【鈎藤散▼282頁】

用於因高血壓所造成的慢性頭痛，並伴隨有眼球結膜充血現象的中年以上的人。對於神經症、肩膀痠痛、眩暈等也有效果。

【麥門冬湯▼289頁】

消除自律神經緊張對於眼睛疲勞的緩解也很重要。感覺呼吸困難，是由於自律神經功能亢進，麥門冬湯用於伴有會引起熱潮紅的激烈咳嗽的支氣管哮喘，可以緩解呼吸困難的現象。

■虛證

【濟生腎氣丸▼259頁】

除了老年性眼睛模糊之外，也用於腳痛、糖尿病性神經障礙等症狀。對於疲勞感、腰痛、腳痛、麻痺、手腳冰冷、尿量異常、口乾舌燥等有效。

【補中益氣湯▼295頁】

用於消化機能衰退、有明顯倦怠感、虛弱體質的人，對於病癒之後的增強體力、增進食慾、結核或感冒等感染症的預防也有效果，進而可以對眼睛疲勞的預防與恢復有所幫助。

【苓桂朮甘湯▼301頁】

用於有神經質、神經過敏、呼吸急促、頭痛等壓力性症狀時，對於眩暈也有效果。想要讓眼睛的神經休息，消除壓力也是很重要的。

【八味地黃丸▼290頁】

常用於中老年人，對於疲勞、倦怠感、腰部或腿部的無力感、虛冷、麻痺、排尿障礙或頻尿、高血壓等症狀有效。可促進眼睛疲勞的緩解。

【六味丸▼302頁】

除了腰部或腿部的無力感、麻痺之外，對於排尿困難、頻尿、水腫、搔癢等有效，與八味地黃丸或濟生腎氣丸不同的是，六味丸還可促進緩解因為腿部的發熱與體力低下所造成的眼睛疲勞。

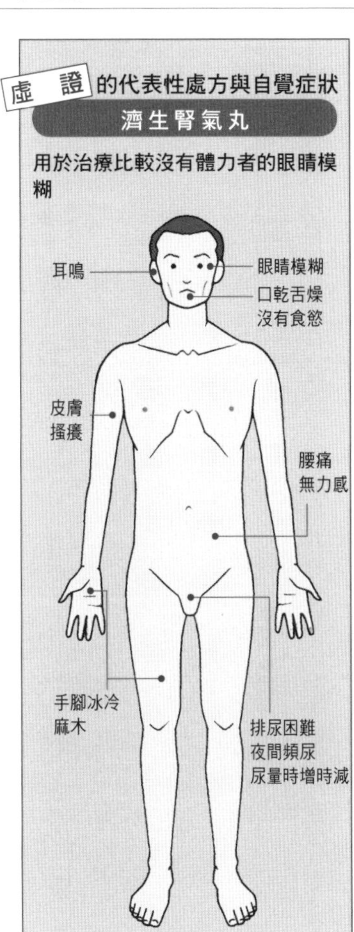

中耳炎

這是在鼓膜內側發生的發炎性感染症，一旦慢性化，使用中醫治療尤其有效。

什麼樣的症狀？

急性會造成中耳與喉嚨疼痛
慢性會造成耳朵流膿、
慢性疼痛與聽覺障礙

中耳炎是受到從鼻子經耳管進入的細菌所感染，而在鼓膜內側到內耳骨的部分所發生的炎症。

中耳炎大多接續在感冒或痲疹之後發生，如果是急性，除了喉嚨痛等類似感冒的症狀之外，也可能造成中耳劇烈疼痛。

因急性中耳炎復發多次而變成慢性中耳炎的話，中耳會堆積膿或黏液，進而滲出（耳朵流膿、耳漏）。如果發炎侵入鼓膜，聽力便會降低，也可能造成重聽。

西醫的診斷與治療

急性中耳炎必須儘快治療，
滲出性中耳炎沒有症狀，需注意

若為急性中耳炎，為了消滅病原菌並防止化膿的狀況，必須儘早接受抗菌藥（抗生素）或抗發炎藥的治療。

慢性中耳炎並不容易治癒，患病時間通常都會拉長。

如果出現化膿現象時，需用管子伸入鼓膜將膿液導出，有些情況則必須切開鼓膜將膿取出，才能緩解疾病。

滲出性中耳炎則是中耳堆積了黏液的狀態，好發於兒童，由於沒有自覺症狀，需特別注意。

中醫的診斷與治療

急性中耳炎到耳鼻科
慢性中耳炎耳鼻科與中醫並行

急性中耳炎必須儘早防止感染的擴大，所以以西醫的處方為主。

如為慢性中耳炎，可以減輕喉嚨痛、頭痛、發炎，並且消除堆積在中耳的黏液的中醫處方，與西醫處理並行的話是有效果的。

對於比較排斥耳部外科處理方式的兒童，不妨選擇中醫的診所與治療來改善狀況。

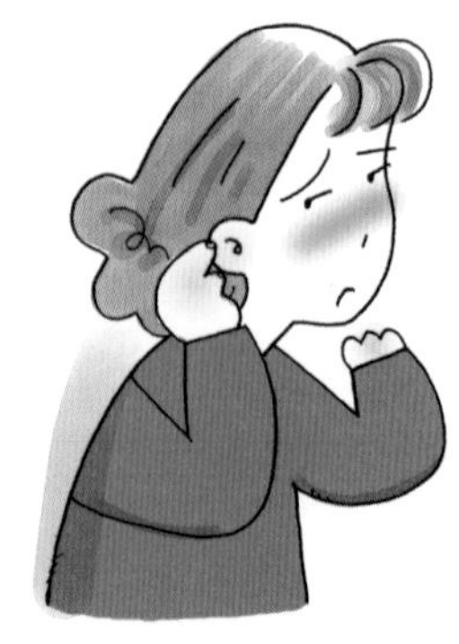

常用的中醫處方

■實證

【防風通聖散▼294頁】

用於體格好、比較有體力者的高血壓與肥胖等。脂肪肥大，且有便祕、尿量減少、胃灼熱、肩膀痠痛等現象時使用。

【大柴胡湯▼280頁】

用於比較有體力者的高血壓症狀（肩膀痠痛、頭痛、便祕等）或動脈硬化、肝機能障礙等。有胸脇苦滿、耳鳴症狀時會選用這方中藥。

■非實非虛證（中間證）

【小柴胡湯▼272頁】

用於體力中等的人遲遲不痊癒的感冒、慢性疾病（胃炎、肝炎、支氣管炎等）。在發燒、噁心、腹痛、胸脇苦滿、便祕、肩膀痠痛、焦慮等症狀相繼出現時有效。

【柴苓湯▼264頁】

由具有消炎作用與抗過敏作用的小柴胡湯，以及可以消除水腫的五苓散組合而成，可以溶解滲出性中耳炎在內耳所堆積的黏液。

【參蘇飲▼275頁】

用於腸胃衰弱、體力比較不好的人的感冒或上呼吸道發炎。對於微熱、輕微頭痛、咳嗽、有痰、畏寒、胃部痞脹等症狀有效。

【柴胡桂枝湯▼262頁】

針對比較有體力的人，除了感冒、流感之外，也用於伴有發炎與疼痛症狀的疾病。

此外，還可用於有胸脇苦滿、胸部痞脹、盜汗、胃痛、腹痛等症狀時的改善。

■虛證

【柴胡桂枝乾薑湯▼262頁】

用於虛弱體質者的感冒、支氣管炎、神經症、更年期障礙等。對於體型瘦且臉色不佳、虛冷、有些貧血、尿量減少、神經過敏等有效。

【黃耆建中湯▼244頁】

用於虛弱體質、容易疲勞、會呼吸急促的人的慢性中耳炎，或者癒後恢復體力之用。

中間證 的代表性處方與自覺症狀

柴苓湯

針對體力中等的人，可以溶解堆積在內耳的黏液，對滲出性中耳炎有效

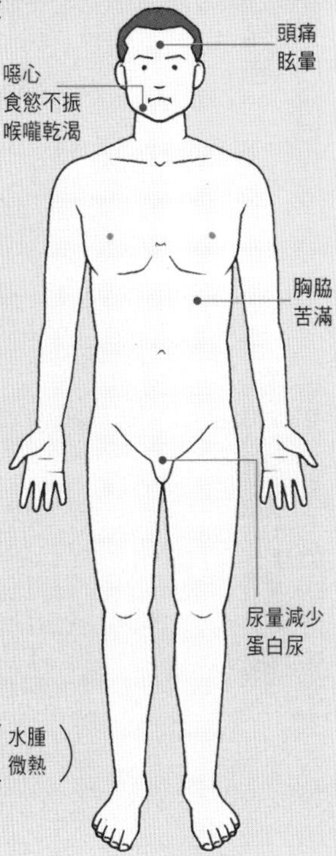

頭痛
眩暈
噁心
食慾不振
喉嚨乾渴
胸脇
苦滿
尿量減少
蛋白尿
（水腫
微熱）

耳鳴

原因可能是耳朵的疾病、血壓、更年期障礙等，重要的是要先確認原因。

什麼樣的症狀？

聽到實際不存在的聲音種類與伴隨症狀會因導致的原因而有所不同

聽到了實際不存在的聲音，在耳朵裏或腦裏好像有「嘰」或「鏘」一般的聲音。

常見於患有中耳炎或內耳炎、梅尼爾氏症等耳朵疾病的人，也可能伴隨有眩暈、耳朵阻塞感（閉塞感）、重聽等症狀。

耳鳴也可能因為高血壓、低血壓、腦腫瘤、腦血管障礙等疾病而發生。

此外，也可能因為不安或煩惱而出現耳鳴。

西醫的診斷與治療

重要的是判斷出是由於耳朵疾病或者血壓、血管障礙而產生

聽到「喳」一般的低音，而且感覺熱與疼痛，有可能是因為外耳炎或內耳炎所引起。

聽到如同金屬聲的「鏘」的聲音，並且伴隨有眩暈、噁心、重聽的話，有可能是梅尼爾氏症或突發性重聽。

聽到如同蟬鳴的「嘰」的聲音，並出現頭痛、肩膀痠痛、心悸等症狀，有可能是由於高血壓、低血壓、貧血所致。

耳鳴一直無法消失的話，請到耳鼻科或內科找出原因吧。

中醫的診斷與治療

認為是由於血行不暢所致同時也搭配眩暈的處方

高血壓、低血壓、更年期障礙等所導致的耳鳴，使用中藥會有很好的效果。

中醫認為耳鳴的原因是瘀血（血行不暢的狀態），所以會開立消除該狀態的處方（祛瘀血劑）。另外，若有水毒（體內水平衡紊亂，參照50頁），會產生伴隨有眩暈的耳鳴，所以也會開立眩暈處方。

常用的中醫處方

■實證

【三黃瀉心湯▼264頁】

常用於因為高血壓而有些微熱潮紅現象，或者臉色泛紅的人所產生的耳鳴。

【女神散▼288頁】

用於比較有體力的人，用以緩解熱潮紅、眩暈、頭痛、心悸、產前產後的神經症等。

【通導散▼284頁】

針對相當有體力的人，用於因高血壓而產生耳鳴，感覺鳩尾附近（上腹部）如壓迫感般的難受時，或者有便祕傾向時。

■非實非虛證（中間證）

【鈎藤散▼282頁】

用於體力中等以下，有慢性頭痛、頭重感的高血壓患者的耳鳴。除了頭痛與耳鳴之外，對於眩暈、焦慮、失眠、神經質、熱潮紅等症狀也有效果。

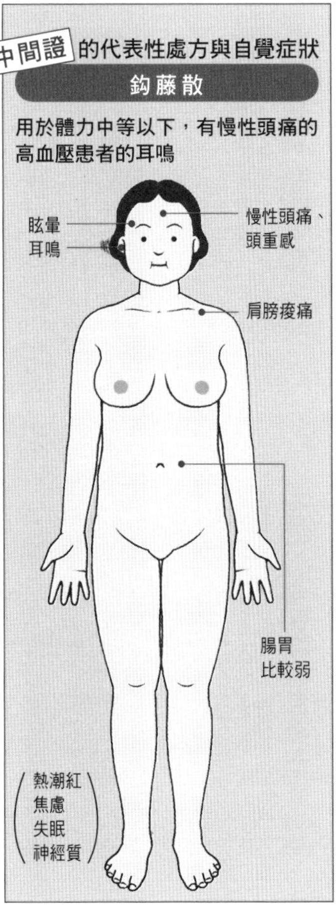

【七物降下湯▼268頁】

常用於體力中等，或者伴隨高血壓產生耳鳴，下半身虛冷、臉色不良的人。

【加味逍遙散▼248頁】

針對體力、體質偏弱者，用來消除更年期障礙症狀，例如熱潮紅、焦慮、下半身虛冷、盜汗、失眠、肩膀痠痛等。

■虛證

【六味丸▼302頁】

用來治療體質偏弱者的高血壓、動脈硬化、自律神經失調等。

對於從腰部到腿部的無力感、腳的麻木、頻繁的尿意、或是細尿（尿不容易排出）、疲勞感等症狀有效。

【八味地黃丸▼290頁】

對於體力不好的人的糖尿病、動脈硬化、高血壓、低血壓等症狀有不錯效果。

有明顯的疲勞感、虛冷、麻木、輕微水腫、尿量異常等症狀時選用此方。

中間證的代表性處方與自覺症狀

鈎藤散

用於體力中等以下，有慢性頭痛的高血壓患者的耳鳴

眩暈
耳鳴
慢性頭痛、頭重感
肩膀痠痛
腸胃比較弱
（熱潮紅
焦慮
失眠
神經質）

慢性副鼻腔炎（鼻竇炎、鼻蓄膿症）

減輕鼻塞症狀，預防手術後的復發，中藥都有效果。

什麼樣的症狀？

鼻塞與流鼻水慢性化有頭重感，注意力也降低

鼻腔深處周圍有四個空腔，稱為副鼻腔，由於其黏膜與鼻腔相通，所以當鼻腔發炎（鼻炎）時，副鼻腔也會跟著發炎，當副鼻腔裏蓄積了含膿的黏液，便會發生急性副鼻腔炎。

當鼻炎遲遲不癒，或急性副鼻腔炎老是好不了，不只會為鼻塞、黃色膿性鼻涕所苦，還會出現打鼾、頭痛、頭重感，喉嚨深處不舒服、注意力降低、健忘、對氣味或味道遲鈍等。這是鼻腔內的空氣無法與外界正常對流所致。

西醫的診斷與治療

在急性副鼻腔炎時就要快治好，如變成慢性鼻蓄膿症就要進行手術

耳鼻喉科的治療，在吸出鼻水、使黏膜消腫、讓鼻子暢通之後，再以抗生素或副腎皮質荷爾蒙的藥水對鼻腔噴霧。

如果轉為重度，膿性鼻水蓄積在副鼻腔內，造成嚴重鼻塞，便稱為鼻蓄膿症。

如果演變為鼻蓄膿症，便需以雷射處理發炎的黏膜，或者利用副鼻腔的內視鏡手術，使鼻水或膿不易囤積。進行徹底又完全的手術，疾病是不會再復發的。

中醫的診斷與治療

用於緩解症狀以及手術後預防復發

中醫除了用於緩解急性與慢性副鼻腔炎的症狀，也用於手術後預防副鼻腔炎的復發。使用中醫療法，能減輕病情。

但是，接受過副鼻腔炎手術的人如果有高血壓或狹心症，就不能隨意服用葛根湯與葛根湯加川芎辛夷。請務必與醫師商討。

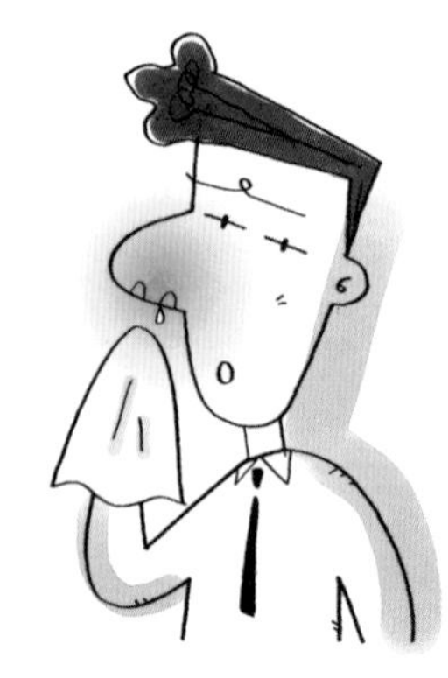

常用的中醫處方

■實證

【葛根湯▼247頁】

在感冒或鼻炎之後發生的副鼻腔炎，如果有造成鼻塞、流鼻水、頭痛、頸部僵硬等現象時服用。但是，高血壓或狹心症患者必須經醫師許可方能服用。

【葛根湯加川芎辛夷▼248頁】

用於急性副鼻腔炎造成鼻塞、流鼻水、後鼻漏（鼻涕倒流、鼻水滲漏到喉嚨裏造成不快感）等症狀的人（主要用於年輕人）。但是，高血壓或狹心症患者必須經醫師許可方能服用。

■非實非虛證（中間證）

【荊芥連翹湯▼252頁】

用於體力中等的人之慢性化鼻蓄膿症或鼻炎等。對於副鼻腔、耳朵、喉嚨（扁桃腺）反覆發炎，手或腳底發汗，以及皮膚微黑的人、神經質的人有效。

【辛夷清肺湯▼275頁】

用於比較有體力者的鼻塞或鼻蓄膿症。對於有含膿的鼻水、鼻涕倒流等現象有效。

【小柴胡湯▼272頁】

用於體力中等的人。具有消炎作用與抗過敏作用，用於遲遲不痊癒的感冒、慢性疾病（胃炎、肝炎、支氣管炎等）。

■虛證

【半夏白朮天麻湯▼292頁】

常用於因慢性化的副鼻腔炎而為頭痛、暈眩、噁心、虛冷等症狀所苦的人。尤其對於腸胃衰弱的人有不錯效果。

【補中益氣湯▼295頁】

用於腸胃功能衰弱、體力不足而容易疲勞的人。以增進食慾為目的，用於夏季消瘦、結核等。

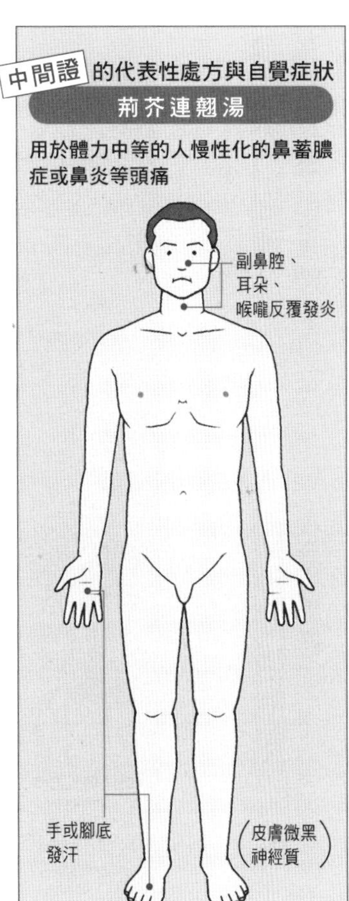

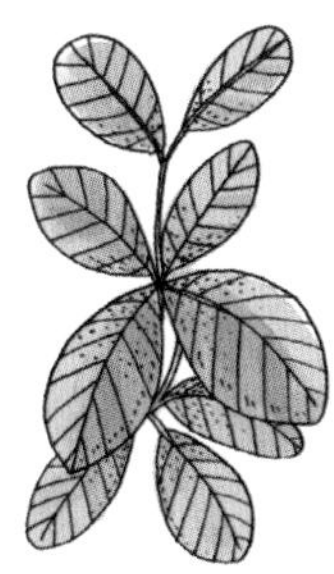

過敏性鼻炎、花粉症

分別針對三大症狀（打噴嚏、流鼻水、鼻塞）來用藥。

什麼樣的症狀？

打噴嚏、惱人的鼻塞、如水般的鼻水、眼睛搔癢

這些都導因於鼻黏膜的過敏反應，持續性的噴嚏，流出像水一樣沒有黏性的鼻水，揮之不去的鼻塞，都是令人煩惱的症狀。

過敏反應出現的期間，不只是注意力或集中力會降低、越來越焦慮，如果又有睡眠不足、疲勞過度的情況，還很有可能會對日常生活或工作造成障礙，導致事情的失敗等等。

當過敏反應波及到結膜，還會使眼瞼充血、浮腫，有些女性甚至還因此出不了門。

西醫的診斷與治療

找出過敏原緩解過敏反應

過敏性鼻炎就是鼻黏膜對花粉或室內浮塵（塵埃、壁蝨或塵蟎的屍體或空殼、寵物的毛等）等過敏原（抗原等於過敏的原因）所產生的過敏反應。如果是對杉樹等植物的花粉所產生的過敏現象，則稱為花粉症。

西醫的治療首先是找出過敏原，除了盡量減少接觸過敏原之外，同時也給予抗組織胺藥物或抗發炎藥物加以治療。

也有一種療法是讓身體慢慢習慣抗原，以逐漸減輕過敏反應。

中醫的診斷與治療

主要治療上半身的熱潮紅與體液循環的停滯（水毒）

中醫並沒有過敏的概念，而認為打噴嚏是氣逆（48頁）、流鼻水與鼻塞是水毒（50頁），並依此給予處方。

分為有體力、體力一般與體力不足三種情況，除了針對打噴嚏、流鼻水、鼻塞之外，也會依照頭痛、發燒、疼痛、虛冷或畏寒等程度來個別給予處方。

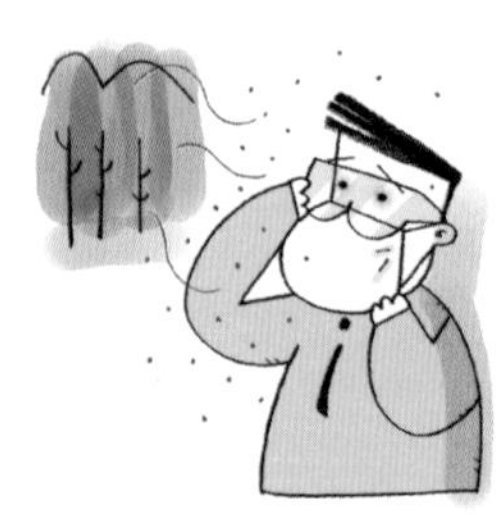

常用的中醫處方

■實證

【葛根湯▼247頁】

用於比較有體力的人，除了搔癢等過敏症狀之外，還出現了沒有自然的發汗、頭痛、發燒、畏寒、肩膀痠痛等感冒症狀的人。

【葛根湯加川芎辛夷▼248頁】

除了適用流鼻水、鼻塞等鼻部症狀轉為慢性化的過敏性鼻炎之外，也用於急性、慢性鼻炎、鼻蓄膿症等疾病。

【越婢加朮湯▼244頁】

用於比較有體力的人，除了過敏性鼻炎之外，也用於有水腫、排尿困難等腎炎的症狀，以及手腳關節疼痛等類風溼性關節炎症狀的人。

■非實非虛證（中間證）

【小青龍湯▼273頁】

通常用於出現水狀的鼻水、痰，以及有打噴嚏、咳嗽、呼吸困難、尿量減少、水腫、胃內停水等症狀的人。

中間證的代表性處方與自覺症狀

小青龍湯

用於體力中等者的過敏性鼻炎、支氣管炎、支氣管哮喘等

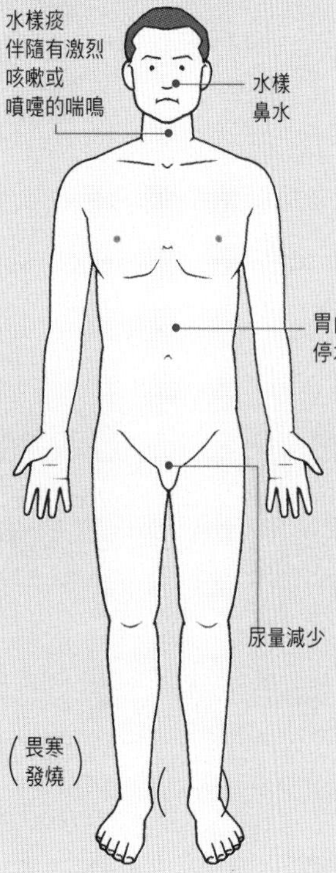

水樣痰伴隨有激烈咳嗽或噴嚏的喘鳴
水樣鼻水
胃內停水
尿量減少
（畏寒 發燒）

【辛夷清肺湯▼275頁】

用於比較有體力的人的鼻塞。用於有鼻閉（鼻塞）、鼻水、鼻涕倒流（鼻水滲漏到喉嚨裏）、鼻腔內乾燥而感覺疼痛等症狀的人。

■虛證

【麻黃附子細辛湯▼296頁】

除了過敏性症狀，還有微熱、畏寒、頭痛、暈眩、全身倦怠、咳嗽、有痰等感冒症狀，另外還有明顯手腳冰冷等狀況時使用。適用於體質虛弱的人或食慾減低的人、老年人。如果是體力強健的人則有可能容易出現不舒服。

【苓甘薑味辛夏仁湯▼300頁】

用於治療體質虛弱的人或食慾減低之人的哮喘、支氣管炎、腎臟病等，也可用於因過敏性鼻炎出現大量水狀鼻水時。

本方雖和小青龍湯證一樣，為用於喘鳴、咳嗽、水腫的處方劑，但對於有貧血的傾向，脈沉而弱，寒冷症而手足發冷等症狀者更適宜使用此方。

症狀病歷①

花粉症

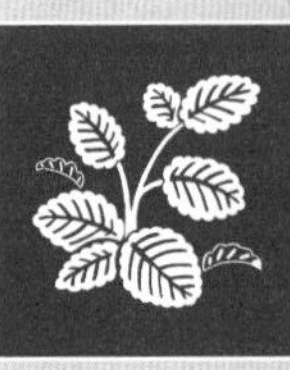

使用鼻噴劑越來越沒有效果27歲有花粉症的A小姐

A小姐（27歲、女性）從事事務性工作，通常一整天都坐在辦公桌前處理文書。

從20歲左右開始，每到初春便會打噴嚏與流鼻水。一開始使用了市售的鼻炎藥，但越來越沒有效果，23歲時到耳鼻喉科就診，被診斷為杉樹花粉症。

雖然醫生開立了抗過敏劑內服藥與鼻噴劑的處方，但是一服用抗過敏劑就會想睡覺，影響到了工作，於是便不再繼續服用，而只使用了鼻噴劑；但不只越來越沒有效果，一用鼻噴劑鼻塞還會更加嚴重。

所以A小姐不再使用醫院處方藥，並開始嘗試甜茶等各種民俗療法，然而卻不太有效果。這兩三年來不只鼻水，還出現了眼睛癢、喉嚨痛癢等症狀，於是便前往中醫門診就醫。

◎診　察　嚴重虛冷，就算夏天也要穿襪子。冬天經常感冒、喉嚨痛，但卻不太會發燒。腸胃並不算強健，但也不需要吃胃藥。身高158cm、體重42kg，體型瘦，臉色蒼白，觸摸手腳感覺冰冷。血壓96／54mmHg偏低，脈搏細且沉。

◎處　方　由於是明顯虛冷的虛證者花粉症，所以給予麻黃附子細辛湯的處方，只服用一方身體便溫熱起來，鼻塞很快就暢通，也不再流鼻水。喉嚨痛也在兩三天之後減輕，聽說患者對於中藥的速效性感到相當驚訝。但是，眼睛的搔癢症狀只緩解了一半，所以便到眼科請醫師開立眼藥水的處方。

另外，由於病患腸胃並不算強健，所以請她在餐後才服用中藥。在按照指示持續服用之後，並沒有出現什麼特別的問題，花粉症的症狀也獲得了改善。

不只花粉症，還引發了副鼻腔炎的B先生

B先生（42歲、男性）是公司的中間管理職。約從五年前開始患有花粉症，每年到了三月，打噴嚏與流鼻水的情況就會變嚴重。經耳鼻科取得抗過敏劑，服用之後症狀減輕，所以在花粉症季節通常都會一直服用。

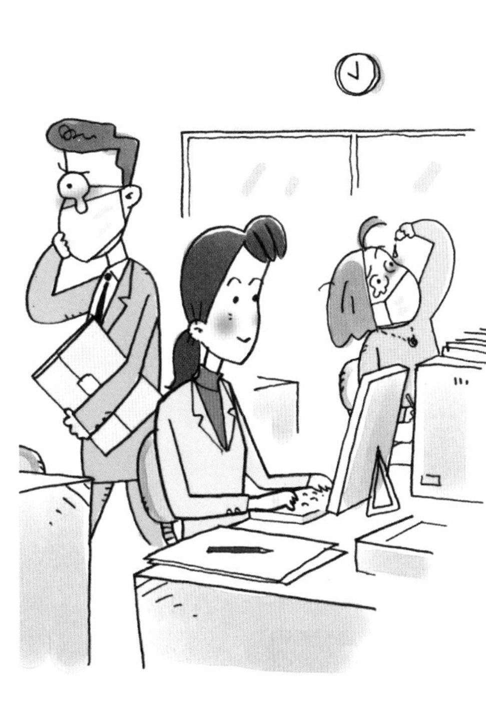

今年到了三月照舊出現了流鼻水等症狀，所以又到耳鼻喉科領藥服用。經過一段時間，症狀是減輕了，但可能是因為工作疲勞，所以感冒了。過了兩三天，感冒雖然好了，但流鼻水的症狀卻一直持續，之前呈透明狀的鼻水，現在也變成部分黃色的鼻水。

在耳鼻科診斷的結果，不只花粉症，還引發了副鼻腔炎，需要服用抗生素來治療。但因為B先生以前曾經因服用抗生素而出疹，所以不想服用，於是便到中醫門診就醫。

◎診　察　腸胃很強健，就算感冒了也會比較快痊癒的類型。原本就有肩膀痠痛的問題，最近則變得越來越嚴重。身高170cm、體重78kg，體格健壯，脈搏浮數。

◎處　方　有肩膀痠痛問題的實證者花粉症，由於併發了副鼻腔炎，所以給予葛根湯加川芎辛夷的處方。服用之後兩三天便不再出現黃色鼻水，而鼻水量也變少。一星期之後鼻水又更加減少，而且猛然發現肩膀痠痛也減輕了。

口內炎、口臭

細菌或病毒在口腔內繁殖，黏膜發炎、腫脹並感覺疼痛。

什麼樣的症狀？

口腔內黏膜發炎，出現疼痛、舌頭乾澀、口臭

口腔在健康時會因為唾液的分泌而保持溼潤，並且雜菌的繁殖也會受到抑制。如果因為鼻炎等造成鼻塞而持續使用嘴巴呼吸，口腔內便會乾燥，而使得細菌或病毒容易繁殖。而對於細菌或病毒的入侵所引發的免疫性攻擊，就是發炎。

發炎不只因為感染才會產生，其他疾病的影響或者假牙等異物刺激到黏膜，也會產生發炎。

當發炎持續，由於食物成分刺激黏膜而會感覺疼痛，舌頭乾澀，味覺減退，此外，也容易產生口臭。

西醫的診斷與治療

分辨是感染症、消化器官全體狀況不良，還是其他疾病影響

口內炎的原因多數是由於鼻塞等因素而變成口呼吸，使細菌或病毒在口腔黏膜繁殖所致。

慢性胃炎等消化器官疾病的影響、假牙與粘膜的接觸、營養不均衡、感染症等，也會造成口內炎。另外，口腔內長出白色的小潰瘍（潰瘍性口內炎），是由於免疫力失調所致。

細菌性口內炎使用抗生素或消炎藥治療，並且要常常漱口。若原因為消化器官狀況不佳，則著重在腸胃機能的恢復。

中醫的診斷與治療

不易治癒、反覆復發者改善體質與腸胃機能

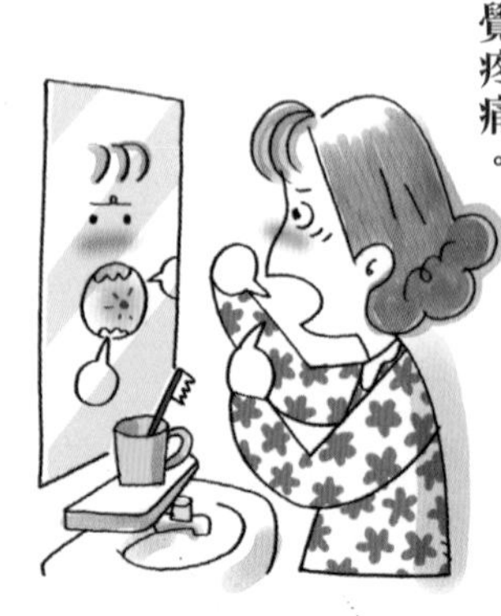

如果是遲遲不癒的口內炎，或者反覆發生的潰瘍性口內炎，針對體質與腸胃機能來改善的話，對於治療是有幫助的。基本處方包含具有健胃效果與消炎效果的黃連，依照體力程度、腸胃障礙程度以及身心症背景的有無等來分別使用。

如果有口臭，也可以依體力程度與發炎程度來給予處方。

常用的中醫處方

■實證

【黃連解毒湯▼245頁】

用於比較有體力、體格也好，有熱潮紅或發熱現象之人的口內炎（伴隨有發紅或出血者）。

【黃連湯▼246頁】

針對比較有體力的人，用於有口內炎、口臭症狀，而且上腹部沉重、噁心、嘔吐、食慾不振、有舌苔者。

■非實非虛證（中間證）

【半夏瀉心湯▼291頁】

針對比較有體力的人，用於有口內炎、上腹部痞脹感，以及有噁心、嘔吐、腹瀉、食慾不振、輕微腹痛等症狀時可使用。

【溫清飲▼244頁】

用於比較有體力者的口內炎、溼疹、皮膚搔癢、神經症等。用於出現熱潮紅、皮膚乾燥等症狀時。

■虛證

【補中益氣湯▼295頁】

用於體力不足、腸胃機能衰退、有明顯倦怠感與食慾不振的人出現口內炎等症狀時。可增進食慾，改善腸胃功能。

【六君子湯▼299頁】

導致口內炎的原因被認為是由於慢性化的腸胃機能低下狀態時可用此方，也用於有明顯倦怠感與食慾不振的人。

【人參湯▼288頁】

口內炎的原因被認為是由於體質虛弱所導致的腸胃機能低下時，用於有食慾不振、胃部停滯感、腹瀉等症狀的人。

【四物湯▼268頁】

用於沒有腸胃障礙的人，有臉色不良、皮膚傾向乾燥、虛冷、貧血、婦女病或月經不順症狀者的口內炎。

實證的代表性處方與自覺症狀

黃連解毒湯

用於比較有體力者的口內炎、口乾舌燥、高血壓等

頭痛
眼睛充血
暈眩
心悸
胸悶
臉色赤紅
口乾
噁心
腹部膨脹感
上腹部痞脹感
些微熱潮紅
失眠
神經症
焦慮
出疹（搔癢）

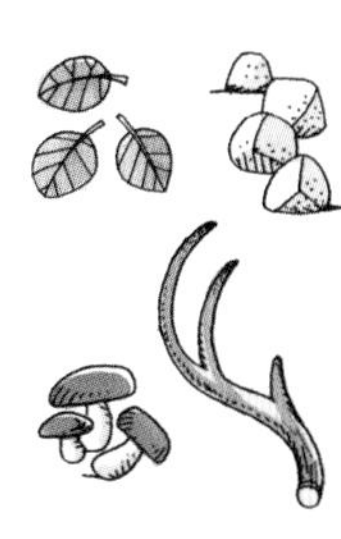

扁桃腺炎、咽頭炎

由於病毒或細菌感染扁桃腺或咽喉黏膜而造成發炎。

什麼樣的症狀？

扁桃腺或喉嚨發炎，出現疼痛、阻塞感與發燒等

扁桃腺或喉嚨的入口（咽頭）發炎的話，便會出現疼痛、阻塞感，難以吞嚥水或食物，甚至可能帶來劇烈疼痛。另外，發炎的同時大多也會發燒，連帶造成關節疼痛也不稀奇。

扁桃腺在咽喉的入口形成環狀包圍，以防止病原菌入侵體內。在感染感冒病毒等時會紅腫，並覆蓋上白膜一般的東西。

扁桃腺發炎嚴重的話，同側淋巴結會浮腫疼痛。有時咽頭的浮腫惡化會引起呼吸困難。若引起靜脈血栓會有生命危險。

西醫的診斷與治療

以抗病毒藥或抗菌藥治療為主 反覆發生時需要多增強體力

扁桃腺發炎與咽喉炎的原因可說幾乎都是感冒病毒或細菌的感染所引起。

除了急性扁桃腺發炎之外，也常見反覆發生急性炎症的習慣性扁桃腺炎或慢性扁桃腺炎。

反覆感染多次，被認為是由於某種原因所造成的免疫能力（抵抗力）下降所致。

急性期的治療以抗病毒藥或抗生素治療為主。但如果病期延長了，必須同時著眼於體力的恢復與營養狀態的改善。

中醫的診斷與治療

消除喉嚨的疼痛與阻塞感 根據體力與症狀來改變處方

經過以抗生素為主的治療而容易產生腹瀉的人，或者有習慣性或慢性扁桃腺炎的情況，同時併用中藥是有效果的。中藥處方以抑制發炎、減輕喉嚨疼痛與阻塞感為中心。處方的選擇還需視病患的體力程度、肩膀痠痛、關節痛、畏寒、發燒、喉嚨發炎的程度來決定。

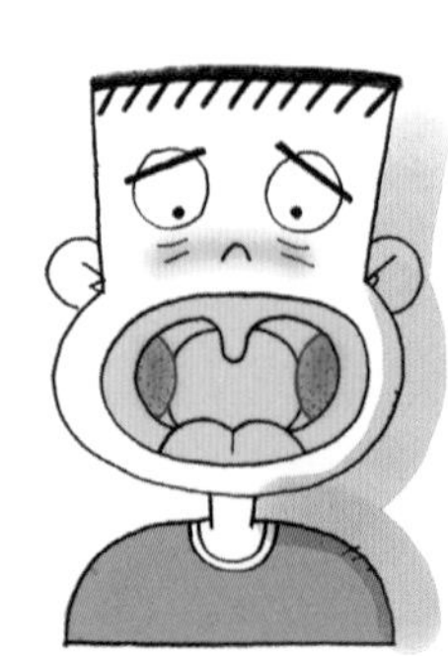

常用的中醫處方

■實證

【小柴胡湯加桔梗石膏▼273頁】

用於因感冒所造成的扁桃腺炎、咽頭炎、耳下腺炎、頸部淋巴腺炎。對於伴有微熱、胸脇苦滿（18頁）、食慾不振、噁心、嘔吐、舌苔等症狀的炎症有效果。

【葛根湯▼247頁】

用於有體力者的感冒等。對於有發燒、頭痛、頸部肌肉僵硬等症狀的扁桃腺炎有效。

【麻黃湯▼296頁】

用於有體力者的初期感冒。對於頭痛、畏寒、發燒、腰痛、手腳關節疼痛、肌肉疼痛等症狀，並且沒有流汗的情況有效。

■非實非虛證（中間證）

【荊芥連翹湯▼252頁】

針對慢性扁桃腺炎、慢性鼻炎等喉嚨或上呼吸道發炎性疾病，更適合於膚色淺黑、腹直肌緊繃的人。

【桔梗湯▼250頁】

用於因扁桃腺發炎、扁桃腺周圍炎、咽頭炎、喉頭炎等炎症而造成腫痛、發紅，並有吞嚥困難的人。在初期使用很有效果。

【桔梗石膏▼250頁】

具有止咳、解熱、停止化膿等效果，用於搭配其他處方，像是加入小柴胡湯，變成小柴胡湯桔梗石膏，加入葛根湯成為葛根湯加桔梗石膏等等。

■虛證

【小建中湯▼272頁】

原本是用於體質虛弱的孩童的夜尿症、慢性腸胃炎等症狀，對於緩解扁桃腺炎所造成的神經過敏症也有效果。

【甘草湯▼249頁】

用於緩解扁桃腺炎所造成的咽頭周邊的疼痛。對於咳嗽也有效果。

【麻黃附子細辛湯▼296頁】

用於體質虛弱者（尤其是老年人），因感冒而產生的微熱、頭痛、咳嗽、手腳冰冷、倦怠感等。

實證的代表性處方與自覺症狀

小柴胡湯加桔梗石膏

用於較有體力者的急性或慢性扁桃腺炎

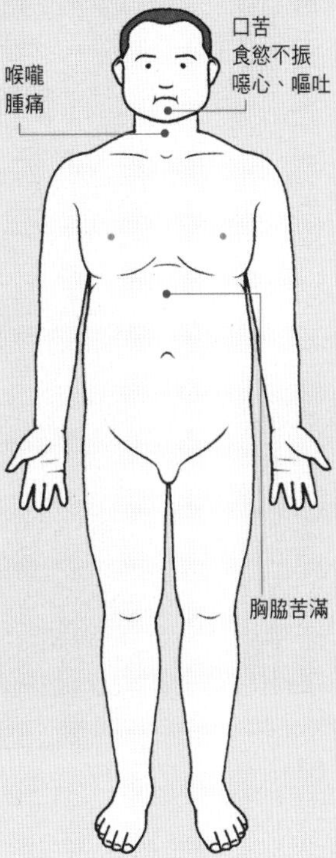

喉嚨乾、口渴

不受生理上的條件影響而引起的口渴，是個麻煩問題。需因應原因來處理。

什麼樣的症狀？

不是因為運動、高溫、嚴重緊張等條件，卻頻繁地感覺口渴

健康的人，在運動時或者長時間待在大太陽底下，都會流汗並感到口渴。

另外，當嚴重的緊張一直持續，唾液的分泌便會減少，因而也會感到口渴。但有時候並沒有上述條件卻經常感到口渴，水或茶喝了好幾杯，並且經常跑廁所。

其中一個原因便是糖尿病（高血糖）所造成的代謝失調，另一個原因則是嚴重腹瀉或嘔吐所造成的脫水狀態。另外，正在服用的藥物或者酒精的影響也需要考量。

西醫的診斷與治療

找出真正原因，若為肝、腎或高血糖所致，則需接受治療

如果上述原因都不存在，卻經常感到口渴，請立刻就診吧。

如果原因是糖尿病（高血糖）所造成的代謝失調，當症狀一出現就必須立即開始進行血糖控制。因為，由於高血糖所造成的口渴、多喝、多尿等症狀，在初期出現的機率相當低，大多都是演變成重症之後才會出現。

除了糖尿病之外，也有其他疾病如心臟、肝臟、腎臟等病，會引起代謝異常，使身體浮腫，亦會造成喉嚨乾與口渴。需進行精確檢查。

中醫的診斷與治療

根據喉嚨乾與口渴的性質處方分為兩種

中醫將喉嚨乾與口乾舌燥分為「口渴」與「口乾」兩種。

「口渴」是喉嚨乾而處於一直喝水或茶等飲料的狀態，原因為代謝失調。而「口乾」則只是想要潤潤口，但卻不想喝水，原因是唾液分泌不足。

處方會根據症狀、體力、伴隨症狀的內容來決定。

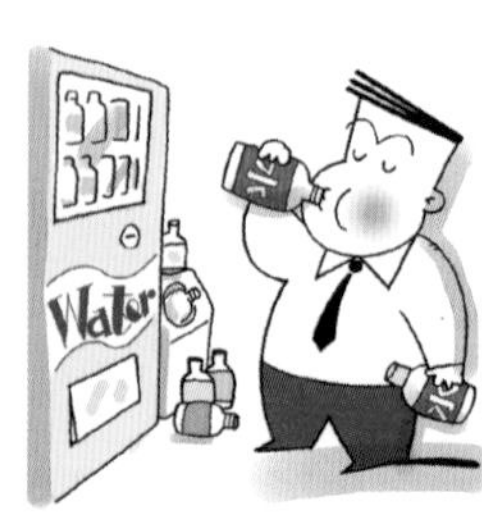

常用的中醫處方

■實證

【白虎加人參湯▼292頁】

常用於治療比較有體力者伴隨有發燒症狀的疾病，尤其對於經常感到喉嚨乾、會連喝好幾杯水的情況有效。

【茵陳蒿湯▼243頁】

用於治療比較有體力的人，患有肝炎、肝硬化、腎病症候群、蕁麻疹等，在口渴症狀明顯時使用。

如果是有腹瀉問題的人，腹瀉可能會惡化，請與醫師充分商討之後才使用。

■非實非虛證（中間證）

【茵陳五苓散▼243頁】

用於體力中等者，患有蕁麻疹、水腫、宿醉、肝炎等，在口渴症狀明顯時使用。

【木防己湯▼297頁】

用於體力中等者，有心臟功能不全症狀，口乾口渴時使用。腸胃虛弱者請與醫師商討之後才使用。

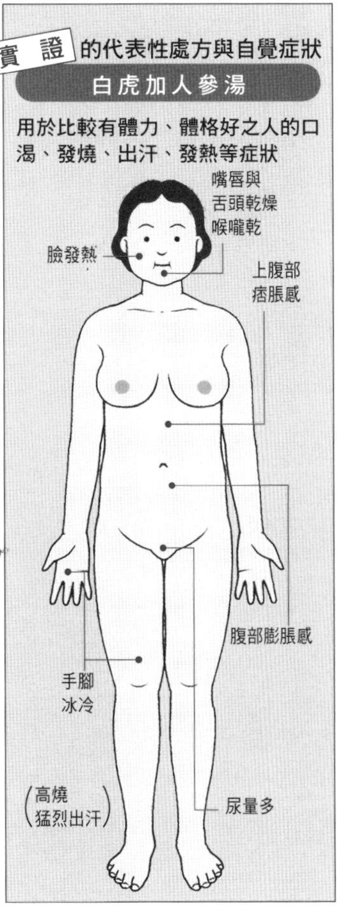

實證的代表性處方與自覺症狀

白虎加人參湯

用於比較有體力、體格好之人的口渴、發燒、出汗、發熱等症狀

【四苓湯▼275頁】

不限體力程度，用於因為喉嚨乾而經常喝水，但尿量卻很少時。

■虛證

【柴胡桂枝乾薑湯▼262頁】

用於體力低下者，患有更年期障礙、神經症、感冒等，在口乾、尿量減少時使用。

【八味地黃丸▼290頁】

用於體力低下者，有糖尿病、高血壓、攝護腺肥大，在口渴、排尿次數多的時候使用。如果是體力充實的人，可能容易出現不舒服。另外，對於怕熱、有熱潮紅的人，腸胃虛弱的人，食慾不振、想吐的人，有可能會使症狀惡化，需特別注意。

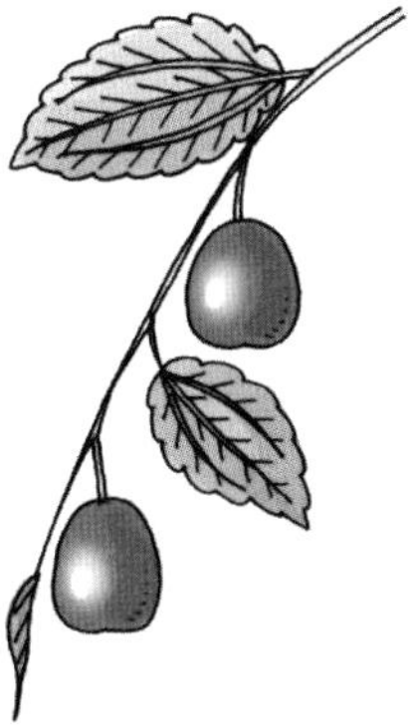

感冒症候群、支氣管炎

從鼻子通過喉嚨到支氣管、肺的呼吸道產生感染性的炎症。

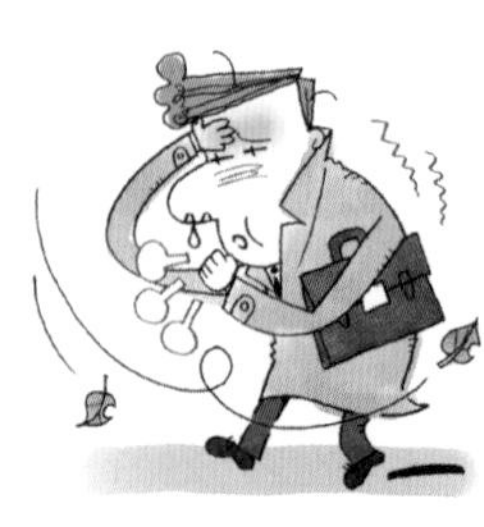

什麼樣的症狀？

打噴嚏、流鼻水、喉嚨痛、咳嗽、發燒、頭痛、倦怠感、嘔吐、腹瀉

感冒症候群、支氣管炎是從鼻腔、咽頭、喉頭、氣管、支氣管到肺的呼吸器官所發生的因感染而造成的炎症。一旦遭到感染，就會受到打噴嚏、畏寒、流鼻水、喉嚨痛、聲音沙啞、咳嗽、痰、發燒、頭痛、倦怠感等症狀當中的數種症狀所苦。

症狀通常會在一星期過後減輕，但如果初期的處理不恰當，就可能會延長患病期間，甚至演變成肺炎，不可輕忽。

西醫的診斷與治療

服用減緩症狀的藥物以及透過休息、補充營養來恢復體力

感冒症候群與支氣管炎的原因多半是由感冒病毒，也可能因黴漿菌、披衣菌、鏈球菌等細菌感染而引發。

如果是細菌感染，會使用抗生素來治療，如果是病毒感染，由於並沒有特效藥，通常會使用解熱、鎮痛藥或者止咳藥、化痰藥等對症療法。另外，為了讓體力恢復，有可能也會使用營養劑或安眠藥。多數的誘因為疲勞或睡眠不足造成抵抗力降低，所以也必須注意休息與身體的保溫等。

中醫的診斷與治療

對於陽證的感冒，促進發汗解熱對於陰證的感冒，加強身體的保溫

對於急性炎症，中醫所重視的是陰陽的判定。

原本就健康且有體力的人如果感冒了，幾乎都會顯現出陽證，發燒、臉部赤紅，且由於脈搏變強，可以用藥讓患者透過發汗來解熱。

如果是陰證的話，即使發燒了，臉色還是不好，如果畏寒情況嚴重，則使用溫熱身體的處方。

常用的中醫處方

■實證

【葛根湯▼247頁】

用於比較有體力、腸胃強健者的感冒症候群（感冒、鼻傷風）、扁桃腺炎、鼻蓄膿症、結膜炎等。用於頭痛、頸部與肩膀痠痛僵硬等症狀。尤其是感冒症候群，針對比較年輕的人在感冒初期時使用。另外，有高血壓的人、正在冒汗的人則使用其他的處方。

【麻黃湯▼296頁】

通常用於有體力者的初期感冒、支氣管炎等。有透過出汗來解熱的作用。

【麻杏甘石湯▼296頁】

用於比較有體力者的帶明顯哮喘跡象的咳嗽與喘鳴（粗厚的呼吸聲）、呼吸困難等症狀。

■非實非虛證（中間證）

【小柴胡湯▼272頁】

用於體力中等的人遲遲不痊癒的感冒，以及肝臟、腎臟、呼吸器官的慢性疾病，目的是增強體力。

【小青龍湯▼273頁】

通用於出現水狀的痰、鼻水，及劇烈咳嗽、支氣管哮喘、支氣管炎者。

【柴朴湯▼263頁】

雖常用於治療感冒、支氣管炎、哮喘，但更適用於有食慾不振、倦怠感、明顯咳嗽等症狀而情緒不佳者。

【柴胡桂枝湯▼262頁】

用於感冒、流感與腸胃炎等。適用於有胸脇苦滿、胸部痞脹、明顯冒汗等症狀的人。

■虛證

【香蘇散▼258頁】

用於體力不好者初期的感冒。針對中老年人一般都使用香蘇散來取代葛根湯。腸胃衰弱、神經質、感覺明顯不安、有失眠傾向時選用此方。另外也用於治療腸胃衰弱者的腹痛、噁心等。

【桂枝湯▼255頁】

實證的代表性處方與自覺症狀

葛根湯

用於比較有體力、腸胃強健者之感冒、頭痛、肩膀痠痛等

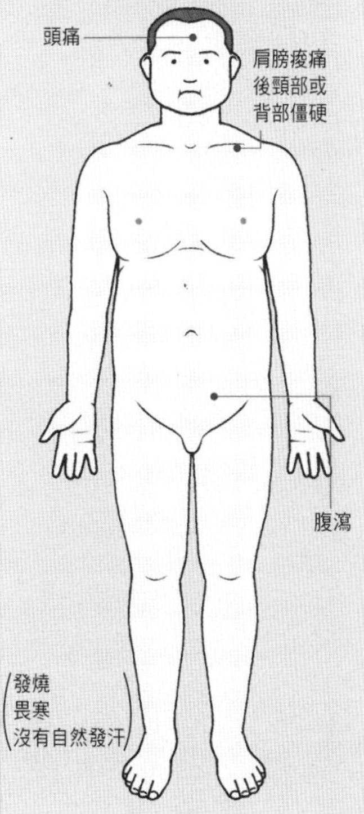

頭痛

肩膀痠痛
後頸部或背部僵硬

腹瀉

發燒
畏寒
沒有自然發汗

虛證的代表性處方與自覺症狀

香蘇散

用於體力不好者之感冒初期、頭痛、神經痛、蕁麻疹等

頭痛

上腹部的痞脹感

噁心
胃灼熱

腸胃衰弱
胃內停水
食慾不振

發燒
神經質
不安
失眠

用於體力衰弱者初期的感冒。有頭痛、微熱、畏寒、明顯的關節疼痛、大量冒汗時選用此方。

【桔梗湯▼250頁】

用於因感冒而感覺喉嚨腫痛時，或者出現黏性痰時。

【麻黃附子細辛湯▼296頁】

用於體質虛弱的人或者老年人感冒或支氣管炎。除了水狀鼻水、咳嗽、痰之外，還有微熱、畏寒、頭痛、暈眩、手腳冰冷、倦怠感等症狀時選用此方。

【真武湯▼276頁】

適用於治療體質虛弱者的感冒，在有腹瀉、手腳冰冷、腰部冰冷、心悸、暈眩、胃內停水等症狀時使用。

【補中益氣湯▼295頁】

用於體質虛弱者，除了感冒再加上胃腸功能衰退、手腳沉重、食慾不振、貧血、消瘦等症狀時，可選用此方。

【參蘇飲▼275頁】

用於平常就腸胃衰弱、體力比較不好者遲遲不癒的感冒或上呼吸道發炎。

【桂枝加葛根湯▼252頁】

用於虛弱體質者感冒或神經痛等。除了感冒初期的各種症狀之外，還有後頸部到背部僵硬疼痛，以及容易發汗等症狀時使用。

【桂枝加黃耆湯▼252頁】

用於虛弱體質者感冒或盜汗。除了感冒的各種症狀之外，還有上半身容易流汗、手腳冰冷時使用。

【滋陰降火湯▼266頁】

用於治療體力不好的人或者老年人咳嗽。因為支氣管炎等而喉嚨乾、激咳、不斷出現痰或者痰不易吐出時使用。

【竹茹溫膽湯▼281頁】

用於體質比較虛弱者，感冒或肺炎的恢復期。在發燒、咳嗽、痰等一直都好不了時使用。

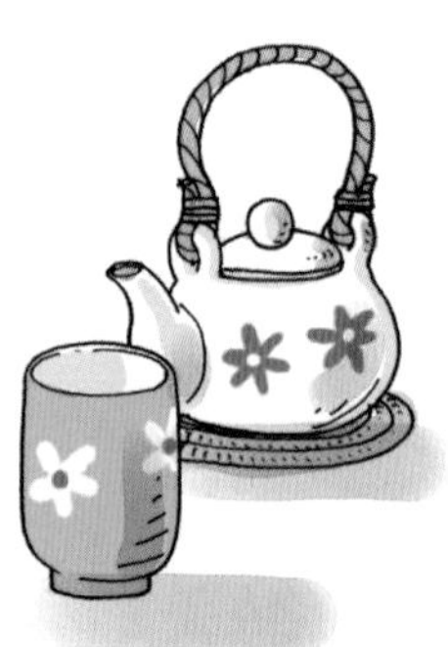

症狀病歷②

感冒

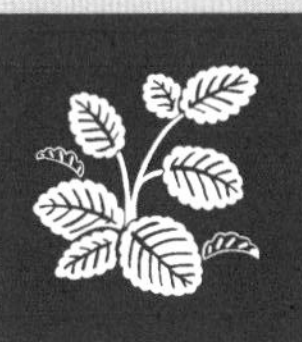

有畏寒、喉嚨痛、倦怠感等症狀罹患感冒的E小姐

上班族E小姐（26歲、女性）某天早上起床感覺很冷，另外還感到喉嚨癢，但似乎並沒有發燒。雖然E小姐還是去上班了，但是在暖和的辦公室裏還是覺得很冷，身體感覺倦怠，並出現頭痛與流鼻水等症狀。因為被同事說臉色很不好，所以就去看醫生了。

◎診　察　E小姐身材屬於瘦型，是幾乎每個月都要感冒一次的虛弱體質。對於冰冷無招架之力，也就是所謂的冷症（虛冷）。

經診察發現她的脈搏沉弦，舌苔泛薄白，腹診則無特別異常之處。

◎處　方　醫生開立了麻黃附子細辛湯的處方。這是針對虛證者的初期感冒，在有明顯畏寒，並伴隨有咽頭痛、倦怠感時使用。這方處方經常用於虛弱的人與老年人。

E小姐回家之後按照指示將藥溶於熱水，在藥水溫熱時內服，第二天一早起床便感覺舒暢，而且也不再感到寒冷。

畏寒、發燒、頸部肌肉僵硬感冒初期的B先生

上班族B先生（35歲、男性）一早便覺得身體不舒服，從後頸部到背都很僵硬。雖然還是到公司上班，但渾身感覺冷颼颼，慢慢的還出現頭痛、發熱等症狀，量了體溫結果有37.4度的微熱。

◎診　察　脈搏浮數、舌苔薄白，腹診則無特別異常之處。此外似乎並沒有出汗。

◎處　方　處方為葛根湯。葛根湯用於感冒初期，針對沒有自然發汗、畏寒、發燒、頸部肌肉僵硬等症狀者。這方中藥多用於腸胃強健的人或年輕人。

B先生回家之後內服，似乎在出汗之後便退燒了，第二天便感覺舒暢地上班去了。

支氣管哮喘

這是氣管的過敏反應，
呼吸困難的原因
可能也包含心理上的因素，
重要的是需要查明原因。

什麼樣的症狀？

特徵是粗厚的喘鳴，氣管閉塞嚴重可能造成呼吸困難

支氣管的氣道內部黏膜因為產生過敏反應，僅些微的刺激也會造成咳嗽的反射動作，而且很難停止。咳嗽不停是由於受到因過敏而腫脹的支氣管黏膜的刺激，使得支氣管痙攣、反覆收縮所致。此時黏膜會分泌出許多的黏液（痰）。

哮喘大多在夜間發作，到了白天便恢復，但如果症狀嚴重，就會喘不過氣，造成呼吸困難。另外，由於呼吸道窄縮的原故，所以會出現粗厚的喘鳴聲。

哮喘症狀也與氣候有關。

西醫的診斷與治療

最重要的是分辨出過敏原 一旦呼吸困難時需要氧氣補助

支氣管哮喘是由於過敏原侵入支氣管內而造成過敏反應，使得呼吸道痙攣、收縮而產生哮喘。過敏原除了寒氣、室內浮塵、塵蟎、黴菌之外，也包括化學物質與壓力。

治療方法有鎖定過敏原並阻隔，慢慢減緩過敏反應。但是，有些病例則是原因不明，或是施行原因療法後，仍無改善。此時，必須施行反應性的治療。另外，對於咳嗽與痰則給予支氣管擴張劑、抗過敏藥、類固醇等。在呼吸困難時，則必須給予氧氣（氧氣筒等）。

中醫的診斷與治療

急遽的發作以西醫治療為優先 中西醫併用可有效改善狀況

當哮喘劇烈發作時，以西醫治療為優先考量。雖然在發作時也可採用中醫治療，但中醫處方則以調節免疫機能與改善體質為主。

由於心理狀態與壓力也會影響哮喘的發作，消除不安與安定心理也是很重要的事項。支氣管擴張劑的作用力強，會減低中醫處方的效果，兩者不可併用。

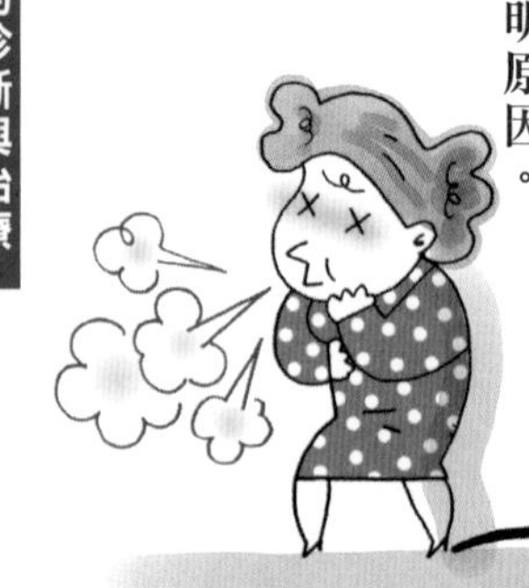

常用的中醫處方

■實證

【麻杏甘石湯▼296頁】

用於比較有體力者的支氣管哮喘、小兒哮喘、支氣管炎等。對於哮喘發作，出現劇烈的咳嗽、不斷的有痰、喘鳴、呼吸困難等症狀時有效。

【神秘飲▼276頁】

用於比較有體力、腸胃強健的人的慢性支氣管炎、哮喘。對於出現劇烈咳嗽、容易造成呼吸困難的情況有效果。

【木防已湯▼297頁】

在有上腹部痞脹，哮喘發作造成呼吸困難時，以及有水腫、口渴傾向時使用。對於胸部鬱悶、上床睡覺時便咳嗽等因心臟病所造成的心臟性哮喘有效。

■非實非虛證（中間證）

【小青龍湯▼273頁】

用於體力中等者的支氣管哮喘、小兒哮喘。在哮喘發作，出現劇烈咳嗽與喘鳴等，並伴隨有過敏性的水樣痰或鼻水、打噴嚏時，具有抑制發作的效果。

【柴朴湯▼263頁】

用於體力中等者的支氣管炎、哮喘、感冒等。在喉嚨、食道有異物感，伴隨有食慾不振、倦怠感、胸脇苦滿等症狀時，或預防哮喘的發作時選用此方。

【麥門冬湯▼289頁】

用於劇烈的發作性咳嗽一直持續、不斷出現黏性的痰、喉嚨有刺激感時。

【小柴胡湯▼272頁】

用於遲遲不痊癒的感冒，或慢性疾病所導致的全身倦怠感與食慾不振，對於咳嗽也有效果。

【柴陷湯▼261頁】

用於比較有體力者，在咳嗽劇烈並伴隨有胸痛、胸脇苦滿、不斷的有痰等症狀時使用，以及預防哮喘的發作。

實證的代表性處方與自覺症狀

麻杏甘石湯

用於比較有體力者的支氣管哮喘、小兒哮喘、支氣管炎等

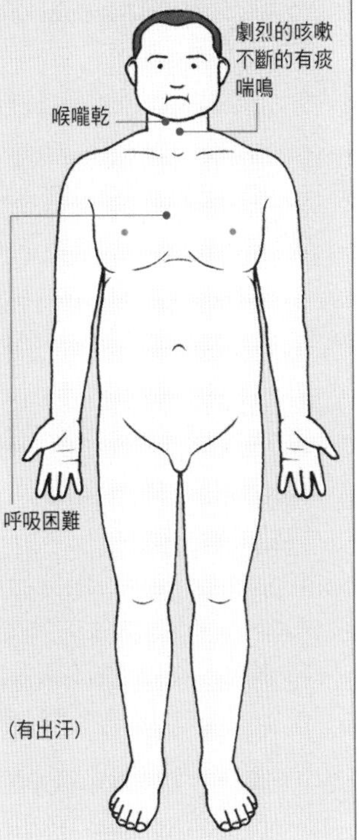

虛證的代表性處方與自覺症狀

苓甘薑味辛夏仁湯

用於虛弱體質者的哮喘、支氣管炎

喘鳴、
痰多的咳嗽

（貧血
虛冷）

■虛證

【麻黃附子細辛湯▼296頁】

用於體質虛弱的人或者老年人的咳嗽、痰、手腳冰冷、頭痛、倦怠感，或哮喘發作時。

【苓甘薑味辛夏仁湯▼300頁】

用於治療虛弱體質者的哮喘、支氣管炎。對於有喘鳴、咳嗽劇烈、痰多的人或哮喘發作時有效。

【小建中湯▼272頁】

用於有神經過敏、容易疲勞、食慾不振等症狀的體質虛弱的人。特別是用於孩童虛弱體質的改善、因哮喘發作導致體力消耗等情形。

【滋陰至寶湯▼266頁】

用於體質虛弱者的慢性咳嗽或有痰的治療。

【柴胡桂枝乾薑湯▼262頁】

用於體質虛弱者的神經症或感冒。對於出現乾咳、體型瘦的人，因為食慾不振而臉色不好、虛冷、有貧血傾向的人，容易疲勞的人也有效果。

【補中益氣湯▼295頁】

針對因為感冒而哮喘發作的人，以改善體質為目標使用此方。也用於孩童虛弱體質的改善、手術後或產後的體力恢復。對於胃腸功能衰弱、容易疲勞的人尤其有效。

【桂枝加厚朴杏仁湯▼253頁】

用於胃腸功能衰弱、體質虛弱者的哮喘、咳嗽，因為支氣管炎造成呼吸帶有喘鳴等情形。

【清肺湯▼278頁】

用於虛弱體質者的劇烈咳嗽、遲遲不癒的咳嗽、帶有痰的咳嗽、喉嚨痛、呼吸急促等。另外也可用於預防哮喘的發作。

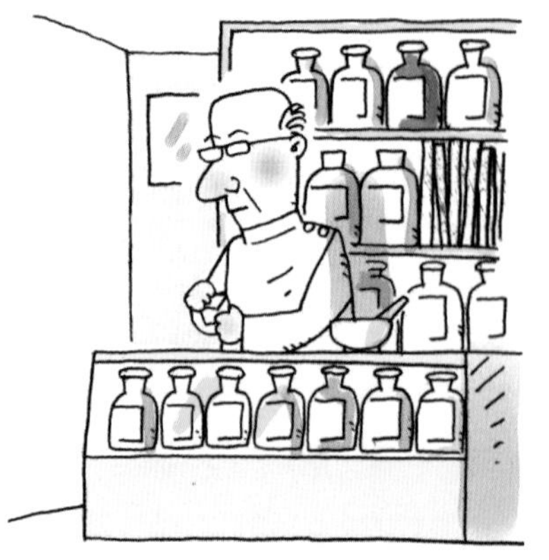

症狀病歷③

哮喘

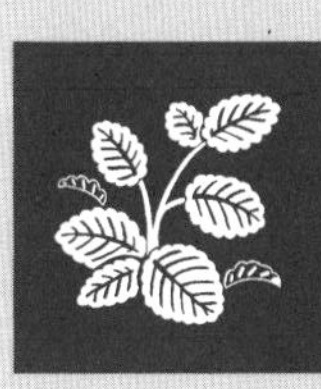

因為壓力而哮喘發作的A小姐

A小姐（28歲、女性）的工作是雜誌編輯。進入公司之後5年，已經晉升到擔負重責的職位，因為總是工作第一，所以生活變得很不規律。

尤其最近由於工作忙碌，經常都是搭最後一班電車回家。在這樣的忙碌生活持續當中，每天早晚都會咳個不停，當咳嗽一直持續，便會出現喘鳴症狀。

A小姐原本就有小兒哮喘的病史，一直到小學為止，只要一感冒就經常會導致哮喘的發作。這次，則是長久以來的第一次發作，而且並沒有感冒。因為在上班時間也會發作，於是便到內科就診。

在內科得到支氣管擴張劑的處方，就是吸入類固醇來緩解發作。但是即使內服支氣管擴張劑了，哮喘依然還是發作，所以便開始思考或許先改善體質比較妥當，於是便到中醫科接受診察。

◎診　察　由於A小姐在接受診察時哮喘並沒有發作，所以在聽診上並沒有發現什麼異常。脈搏沉滑，舌頭淡紅、舌苔薄白，腹診則發現有胸脇苦滿（按壓肋骨下方會感覺疼痛或有抵抗感）的情形。

而且很明顯的，哮喘的發作是因為工作忙碌所致，所以可以認為壓力也是發作的誘因之一。

◎處　方　因確認有胸脇苦滿的情形，所以給予柴朴湯的處方。

柴朴湯是小柴胡湯加半夏厚朴湯的複方，經常用於治療身心症傾向明顯的哮喘。在沒有發作的期間（寬解期）使用，以期能夠減少發作。

給予處方之後約過了1星期，哮喘幾乎沒有再發作，再經過一個星期，心情上的鬱悶感也逐漸減少，整個人變得開朗許多。

由於療效受到肯定，A小姐於是決定再繼續服用一段時間。

高血壓

僅透過減肥與改善飲食習慣能改善動脈硬化。

什麼樣的症狀？

幾乎沒有症狀，偶爾會出現手腳麻痺、心悸等

高血壓越來越嚴重的話，有些人會出現手腳麻痺、水腫、心悸、呼吸急促等自覺症狀，然而患者當中有這些自覺症狀的人卻相當少。

因此，多數的人都是任動脈硬化持續發展，等到發生腦梗塞、心肌梗塞之後才注意到高血壓問題的嚴重性。

高血壓的可怕不只在於放任動脈硬化持續發展、使血管變脆弱，還會阻塞血管（梗塞或栓塞），妨礙血液循環，不但有猝死危險，就算倖免於死也會留下嚴重後遺症。

西醫的診斷與治療

收縮壓130 mmHg以上、舒張壓80 mmHg以上，便是高血壓

心臟收縮時的血壓稱為收縮壓（最高血壓），擴張時的血壓稱為舒張壓（最低血壓），兩者血壓值超過上述的基準時，便被認為是高血壓。

不過由於血壓會隨著年齡上升，老年人的基準值會設定為較高。

飲食、氣溫、精神都會影響血壓，而與生活習慣有關的本態性高血壓佔所有高血壓的九成，其控制方針最重要的便是限制鹽分的攝取以及消除肥胖。對於嚴重高血壓則使用降血壓劑。

中醫的診斷與治療

首重降血壓劑治療，再以中藥輔助緩解症狀與改善全身狀態

中藥並沒有快速降血壓的處方。因此嚴重高血壓者，首先還是要使用西醫的降血壓劑。

使用中藥的目的，除了改善比較輕度的高血壓，以及因為血壓變動而產生的各種症狀之外，同時也可說是用來使身心維持在良好的狀態之下。

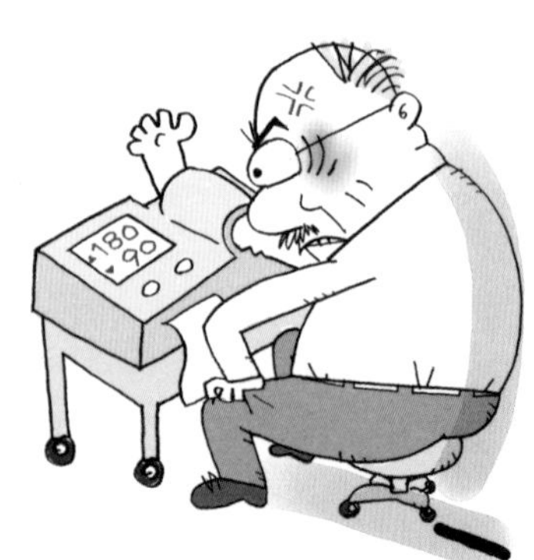

常用的中醫處方

■實證

【柴胡加龍骨牡蠣湯▼261頁】

用於比較有體力者的高血壓、動脈硬化等。尤其是出現神經質的不安、失眠、心悸等症狀時有效。

【大柴胡湯▼280頁】

用於比較有體力、身材結實、容易便祕者的高血壓。對於胸脇苦滿、肩膀痠痛、頭痛、便祕、肥胖等有效。

【黃連解毒湯▼245頁】

用於比較有體力者的高血壓，由於黃連具有抑制充血、發炎、不安的效果，對於消除眼睛充血、熱潮紅、焦慮與失眠有效。

【三黃瀉心湯▼264頁】

適合比較有體力的人，用於緩解隨高血壓所產生的症狀（臉色泛紅、熱潮紅、頭痛、耳鳴、肩膀痠痛、失眠）、便祕等。

【大柴胡湯去大黃▼280頁】

用於比較有體力、沒有便祕者的高血壓，尤其對於胸脇苦滿、耳鳴、肩膀痠痛等症狀有效。

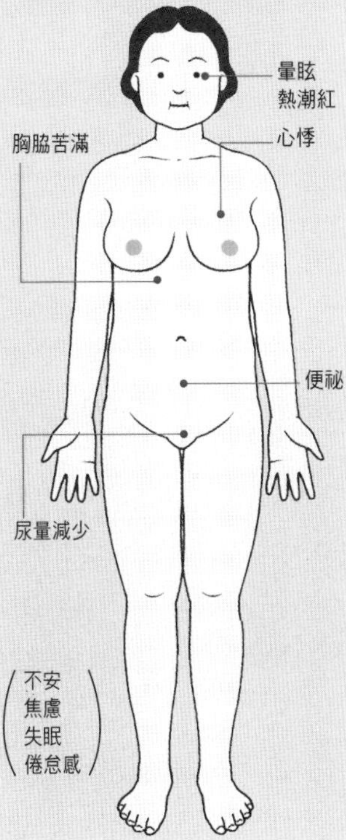

■非實非虛證（中間證）

【鈎藤散▼282頁】

用於中年以上、體力中等以下，對於高血壓症狀當中伴隨有肩膀痠痛、熱潮紅、耳鳴、失眠等症狀的頭痛有效果。

【七物降下湯▼268頁】

用於腸胃功能較好的人，因高血壓而產生的頭痛、耳鳴、肩膀痠痛、熱潮紅等症狀。

■虛證

【八味地黃丸▼290頁】

用於中年以上、體力低下者的高血壓。對於有明顯疲勞感、倦怠感、手腳冰冷、發熱等症狀的人也有效。

【半夏厚朴湯▼290頁】

常用於神經質且有白袍性高血壓（在醫院測量血壓時會因為緊張而使血壓升高）傾向的人。也常用於咽中有異物及刺激感的人。

實證的代表性處方與自覺症狀

柴胡加龍骨牡蠣湯

用於比較有體力者的高血壓、神經症、憂鬱、動脈硬化等

心臟功能不全

心臟幫浦機能低下的狀態，急性比慢性更需要注意。

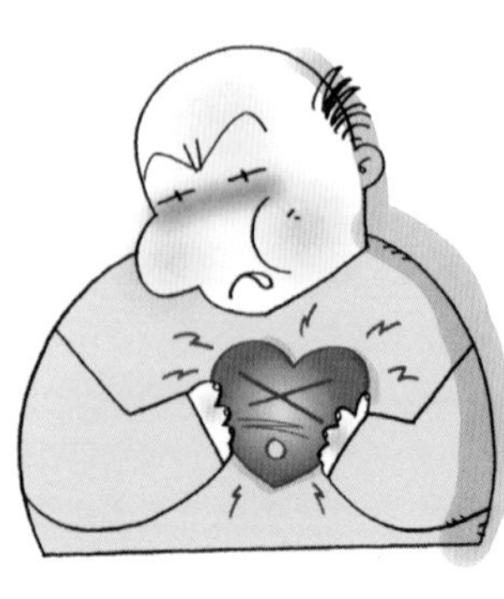

什麼樣的症狀？

呼吸困難、血壓下降、心悸、呼吸急促、腳部水腫、皮膚青紫

心臟功能不全，指的是心臟收縮力降低，肺或全身血液循環惡化的狀態。

急性心臟功能不全的原因是心肌梗塞等，如果是發生在左心室，會產生呼吸困難、血壓降低、皮膚呈現青紫色、意識不清等症狀，對性命會造成威脅。

慢性心臟功能不全，由於瓣膜性心臟病等的緣故，心臟擠壓（輸出）血液的力量會慢慢降低，進而造成心悸、呼吸急促、腳部水腫、倦怠感等症狀一直持續發生。

西醫的診斷與治療

急性心臟功能不全比慢性危險，如果有呼吸困難、意識不清現象需盡快就醫

發生在左心室的心臟功能不全問題，由於肺部產生瘀血（血行不暢），使得氧氣交換不夠充分，主要症狀便是呼吸困難，以及血壓降低造成休克，必須進行急救。

而發生在右心室的心臟功能不全，是血液從全身返回心臟的血管、靜脈裏產生瘀血，下肢會出現浮腫，以及出現肝臟腫大、腹水堆積等現象。急性心臟功能不全所造成的心輸出量降低最為危險，即使是慢性，也要注意惡化問題。

中醫的診斷與治療

心悸、呼吸急促等的緩解以及預防急遽惡化

對於急性心臟功能不全以及慢性心臟功能不全急遽惡化時，必須進行緊急醫療處理，有時甚至需要到CCU（心臟內科加護病房）進行集中治療。對於輕微的心臟功能不全症狀的緩解，以及慢性心臟功能不全症狀穩定的患者在預防急遽惡化方面，中藥被認為是有效果的。

常用的中醫處方

■實證

【木防已湯▼297頁】

用於體力中等者，有心悸、呼吸急促等心臟功能不全症狀，併有下腹部痞脹、痞硬，有呼吸困難症狀，喉嚨乾、口渴，水腫、尿量少等狀況時使用。

【黃連解毒湯▼245頁】

針對比較有體力的人，在有心悸、胸悶、頭暈等症狀時可以使用本方。

【三黃瀉心湯▼264頁】

適合比較有體力的人，用於緩解隨高血壓所產生的症狀（熱潮紅、肩膀痠痛、耳鳴、失眠等）。

【柴胡加龍骨牡蠣湯▼261頁】

用於比較有體力者的心悸、心臟性神經症（因精神上的因素產生心悸或呼吸急促）。尤其是對精神不安、焦慮、失眠、胸脇苦滿等症狀有效。

實證的代表性處方與自覺症狀

木防已湯

用於比較有體力者的心臟功能不全症狀

臉色不佳
喉嚨乾或口渴
心悸、呼吸急促
呼吸困難
下腹部痞脹、痞硬
夜間頻尿 尿量減少
（全身水腫）

■非實非虛證（中間證）

【柴朴湯▼263頁】

用於體力中等者，有心悸、暈眩、胸脇苦滿等症狀時。

■虛證

【當歸湯▼287頁】

用於體質虛弱、虛冷、臉色不佳，有胸腹部到背部疼痛症狀的狹心症、心臟性神經症的人。

【炙甘草湯▼269頁】

用於體力低下者，有心律不整、心悸或呼吸急促、貧血症狀、水腫、容易疲勞等症狀的人。

【柴胡桂枝乾薑湯▼262頁】

有慢性心臟功能不全、虛弱體質、沒有體力者，用於出現傾向神經症的症狀（體型瘦、臉色不佳、心悸、呼吸急促、貧血、容易疲勞、虛冷、神經過敏、失眠、盜汗等）時。

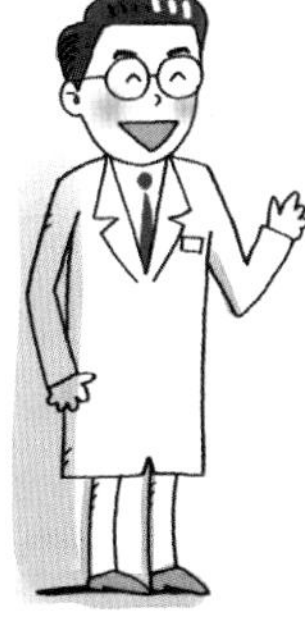

動脈硬化

這是許多會留下致命性後遺症的根源，從生活型態疾病做預防，便等於動脈硬化的預防。

什麼樣的症狀？

如發生在腦血管便會產生手腳麻痺等，如發生在心血管便會造成胸痛或心肌梗塞

將營養與氧氣運送到全身細胞的動脈，其血管壁肥大、失去彈性而變得脆弱，血管運送血液的機能下降，這便是動脈硬化。

當腦血管發生動脈硬化，腦神經受到傷害的話，根據發生位置的不同，可能會造成手腳麻痺、記憶力降低、口齒不清等。

如果是心臟的冠狀動脈發生梗塞可能造成猝死。如果發生在腎臟，則會造成排尿異常，發生在手腳動脈，則會造成麻痺或步行障礙。

西醫的診斷與治療

肥胖、高血壓、高血脂症、糖尿病患者，需進行嚴格的生活習慣改善

肥胖、高血壓、高血脂症、高血糖、痛風等之所以被認為危險，就是因為這些問題都會導致動脈硬化。不但會危及性命，也會大幅損害生活品質。

動脈硬化的診斷，除了要偵測動脈的脈搏波速，還要看患者有多少的生活型態疾病，如糖尿病及抽菸習慣有多久等。如果已有動脈硬化，就必須接受嚴格的指導以改善生活，例如減重、戒菸、養成運動習慣，必要時需用藥物療法。

中醫的診斷與治療

透過促進血液循環以緩解症狀

動脈硬化會隨年齡而惡化，日常生活之過度勞累，精神過度緊張，都會促使動脈硬化。而飲食方面，要特別注意脂肪的攝取量。

但是，中醫將動脈硬化的症狀視為血的停滯（瘀血）或體液的停滯所造成，所以中醫處方的目標便是透過改善血與體液的循環，來緩解各種症狀。

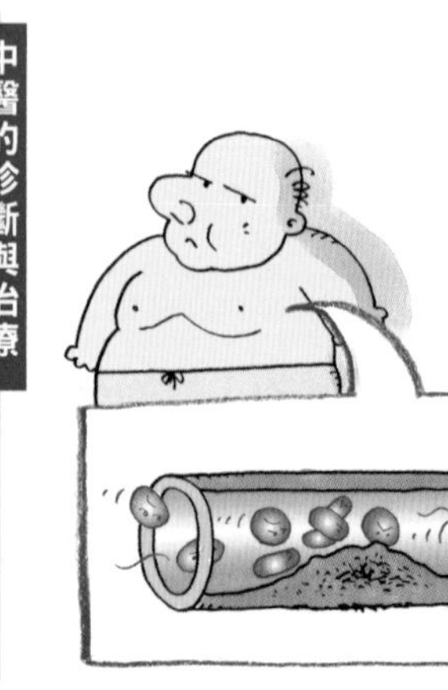

常用的中醫處方

■實證

【柴胡加龍骨牡蠣湯▼261頁】

常用於治療比較有體力者的動脈硬化。另外，對於不安、焦慮、失眠、心悸、胸脇苦滿等症狀也有不錯效果。

【三黃瀉心湯▼264頁】

用於比較有體力者，以緩解熱潮紅，還有隨動脈硬化的原因，也就是高血壓所產生的症狀（耳鳴、肩膀痠痛、失眠等）。

【防風通聖散▼294頁】

用於傾向皮下脂肪豐厚型的肥胖、有體力者的高血壓所帶來的症狀（有便祕傾向、尿量減少、胃灼熱、肩膀痠痛等）。

【大柴胡湯▼280頁】

用於比較有體力、體格強健的人，隨高血壓所產生的症狀，如胸脇苦滿、便祕、耳鳴、肩膀痠痛、疲勞感等的治療。

【桃核承氣湯▼284頁】

用於緩解比較有體力者的隨高血壓所產生的症狀（頭痛、熱潮紅、暈眩、肩膀痠痛等）。

【黃連解毒湯▼245頁】

用於比較有體力者的隨高血壓所產生的症狀（熱潮紅、焦慮、失眠、頭痛、心悸等）。

■非實非虛證（中間證）

【鈎藤散▼282頁】

具有血管擴充作用，可有效緩解中年人的高血壓、肩膀痠痛、熱潮紅、耳鳴、失眠等症狀。

■虛證

【當歸芍藥散▼286頁】

用於體質虛弱女性的貧血、虛冷、更年期障礙、月經不順等。在出現心悸時使用也有效果。

【八味地黃丸▼290頁】

用於中年以上、體力低下者的動脈硬化、高血壓。對於明顯的疲勞倦怠感、手腳冰冷、熱潮紅、口渴等症狀有效。

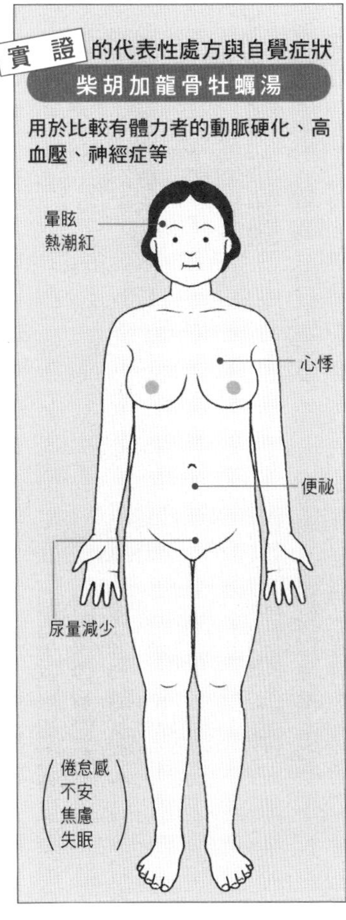

低血壓

如果沒有出現會影響生活的症狀，就不需要擔心。生活與體質的改善為治療的基本。

什麼樣的症狀？

會產生頭痛、暈眩、肩膀痠痛、心悸、呼吸急促、失眠、耳鳴等

不同於高血壓，低血壓並沒有明確的定義，收縮壓（最高血壓）在100mmHg以下，一般會被認為是低血壓。

原因不明者為本態性（體質性）低血壓，因為心臟病或內分泌疾病等所造成的低血壓則稱為症候性低血壓，突然起身站立或持續站立而造成眩暈，則是姿勢性低血壓。

如果沒有特別難受的症狀，並不需擔心，但其中任何一種症狀影響到日常生活的話，就去就醫做仔細的檢查吧！

西醫的診斷與治療

治療症候性低血壓疾病　改善習慣以緩解本態性低血壓

需要治療的情形，就是當眩暈、心悸、頭痛、頭重感、無力感、耳鳴、失眠、肩膀痠痛、早晨起不了床等問題慢性化的時候。

如為症候性低血壓，先確認可能導致低血壓的心臟病、肺部疾病、內分泌疾病的存在，治療這些疾病可以期待同時改善低血壓狀況。

但如果是原因不明的本態性低血壓，而且令人在意的症狀不斷出現，那麼就必須改善生活型態。請消除過勞、睡眠不足、偏食、運動不足等情況吧。

中醫的診斷與治療

低血壓與水毒有關，多見於虛證　使用利水劑同時改善體力

低血壓多見於體質傾向虛證與陰證（45頁）的人。

如果是症候性低血壓，中醫可以輔助症狀的減輕，而如果是原因不明的本態性低血壓與姿勢性低血壓，則視為與水毒有密切的關連，在治療上使用的處方是利水劑。另外，也會使用補充精力與促進血行的中藥。

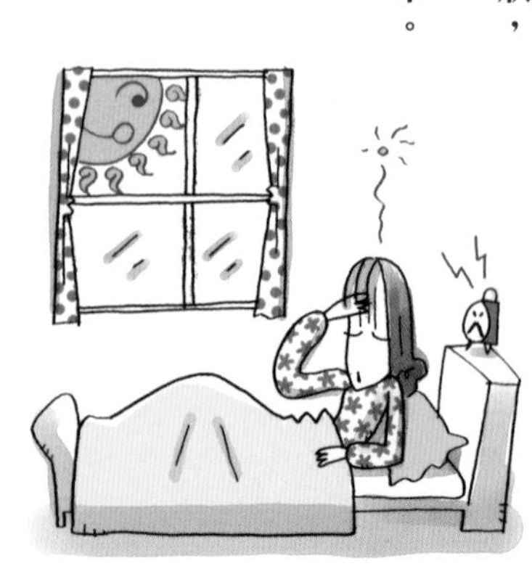

常用的中醫處方

■虛證

【半夏白朮天麻湯▼292頁】

用於體質虛弱者的低血壓以及腸胃功能衰弱的人。用以緩解腳冰冷、頭重感、眩暈等症狀。

【八味地黃丸▼290頁】

用於體質衰弱，有明顯的疲勞倦怠感、腿或腰冰冷或麻木的有低血壓的人。

此方也用於尿量時而減少時而增加的情況。

【真武湯▼276頁】

用於體質虛弱、手腳或腰冰冷、倦怠感明顯，有暈眩、心悸、慢性腹瀉或腸炎的低血壓的人。

【當歸芍藥散▼286頁】

用於體質虛弱，且為貧血、更年期障礙、月經異常所苦的女性，對於治療血壓的異常有效果。

也可用於虛冷、黑眼圈、頭重感、暈眩、肩膀痠痛等症狀。

【苓桂朮甘湯▼301頁】

用於體質虛弱、有血壓異常、自律神經失調、暈眩、姿勢性低血壓、因神經質而感覺頭痛或頭重感的人。

【補中益氣湯▼295頁】

此方可用於腸胃機能衰弱、有疲勞倦怠感的人。

通常用於虛證者病癒、手術後、產後等大量消耗元氣的體力恢復，對於低血壓也有效果。

【十全大補湯▼270頁】

體型瘦、臉色蒼白的人，用於病癒、手術後、產後等的體力恢復。對於低血壓也有效果。

【人參湯▼288頁】

具有促進血液循環的效果，用於虛冷、消化機能衰弱、食慾不振或有明顯貧血的人。

【六君子湯▼299頁】

用於體質虛弱、消化機能衰弱，食慾不振、倦怠感、貧血、虛冷症狀明顯的人。

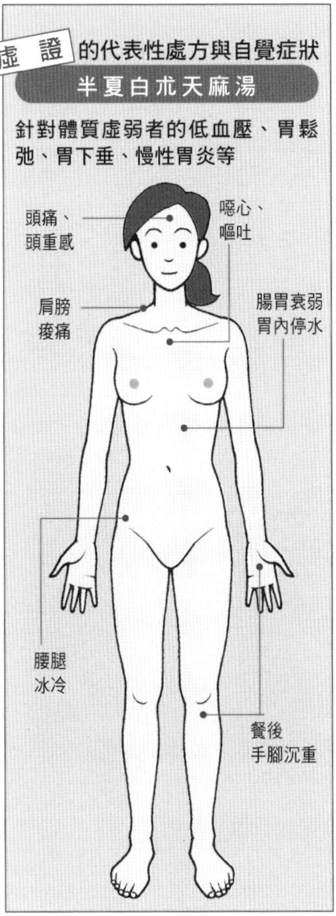

虛證的代表性處方與自覺症狀

半夏白朮天麻湯

針對體質虛弱者的低血壓、胃鬆弛、胃下垂、慢性胃炎等

心律不整

（不整脈）

由於心臟病或重病所致的心律不整，以西醫治療為主；因老化或體力衰退所造成的，則利用中醫來治療。

什麼樣的症狀？

脈搏紊亂、低沉、微弱、緩慢胸悶、意識不清……

心律不整是由於原本規律收縮的心臟，因為各種原因而出現收縮混亂的情形，有許多種類型。

心律變快稱為「頻脈（快速心律）」，變慢則是「徐脈（慢速心律）」，節奏紊亂是「不規則早期收縮」。正常的心律之間有混雜著小波動稱為「顫動」，會造成心悸與胸痛。

心律忽然緩降為「傳導阻斷（block）」，心跳微弱並接續著細微的痙攣稱為「細動」，會造成胸悶與意識不清。

西醫的診斷與治療

有心臟病或心臟功能不全的人，要注意心律不整的問題

頻脈或不規則早期收縮、輕微的傳導阻斷，即使是健康的人，在抽菸或喝太多咖啡、失眠、疲勞、運動等時候也會出現。只要沒有心臟病或對心臟有害的痼疾，並不需要擔心。

應注意心肌受到固定刺激之外的其它刺激所影響，而出現顫動、傳導阻斷或極端緩慢的徐脈。這些問題也有可能需用心導管檢查，找出發生問題的部位，或進一步進行心律調節器的裝設或特殊手術。

中醫的診斷與治療

不只針對心律不整，也著眼於病患的體力與其他症狀

重度且危險度高的心律不整，優先使用西醫的抗心律不整藥物。

中醫將心律不整解釋為隨著老化或體力衰退所造成的「氣、血」的衰退而產生的疾病，並依此來決定處理方式。而處方則是根據患者的體力、體格、相關症狀、伴隨症狀來決定，對於過勞或緊張所造成的心律不整有效。

常用的中醫處方

■實證

【柴胡加龍骨牡蠣湯▼261頁】

用於治療比較有體力者的心悸、胸痛、心臟性神經症（由於心理不安等精神上的因素而感覺胸痛、心悸、胸悶）、動脈硬化、高血壓、更年期障礙。

尤其是對於出現明顯不安、焦慮，有胸脇苦滿情形，以及尿量減少、暈眩、熱潮紅、失眠等症狀有效果。

■虛證

【炙甘草湯▼269頁】

用於體力低下、容易疲勞的人所發生的心律不整、劇烈心悸、呼吸急促，以及貧血、心臟性神經症、隨瓣膜性心臟病所產生的症狀等。

對於有臉色不良、水腫或口渴、手腳發熱等症狀的人有效。

【木防己湯▼297頁】

除了用於治療心臟功能不全或心律不整之外，也用於心內膜炎、瓣膜性心臟病的症狀。對於下腹部痞脹、痞硬，哮喘般的呼吸困難等有效果。

【十全大補湯▼270頁】

用於體型瘦、臉色蒼白的人，病癒、手術後、產後，或因慢性疾病而體力差的人的體質改善等。

【人參養榮湯▼289頁】

對於體型瘦、臉色不好的人，在病癒、手術後、產後，或因慢性疾病而體力差的人，用於虛弱體質的改善。

【苓甘薑味辛夏仁湯▼300頁】

用於虛弱體質、心臟功能衰弱者，在有心悸、呼吸急促、貧血症狀時使用。對於有喘鳴、咳嗽帶痰的人也有效果。

虛證的代表性處方與自覺症狀

木防己湯

用於體質虛弱者的心律不整、心臟功能不全症狀

臉色不佳
口渴或喉嚨乾
心悸、呼吸急促
呼吸困難
下腹部痞脹、痞硬
夜間頻尿 尿量減少
（全身水腫）

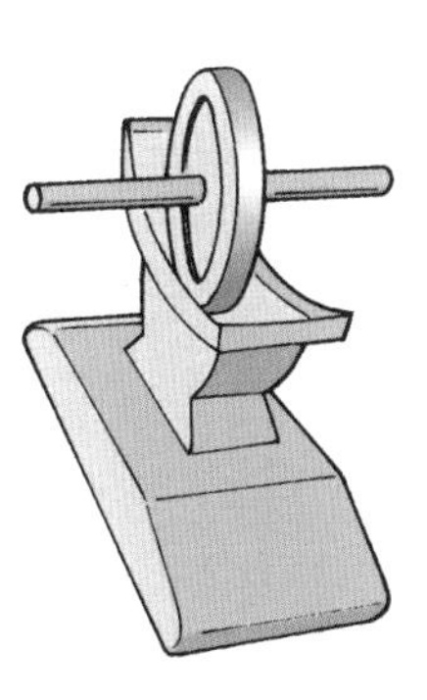

心悸、呼吸急促

由於心臟病等因素造成，除此之外也可能因為神經症或心理上的因素……。

什麼樣的症狀？

感受到明顯的噗通噗通心跳，感到不安，呼吸急促、呼吸困難

平常沒有自覺的心跳聲，卻感覺噗通噗通、變強變快的樣子，並令人感到不安的症狀。

一旦發生心悸，不只是心臟會噗通噗通，還會感受到胸腔的煩悶感或倦怠感，甚至感到暈眩。呼吸急促可能隨心悸之後發生，或者在稍微運動或上下樓梯時感覺呼吸困難，並冒冷汗、手腳使不出力氣。

心悸有可能是腎上腺素分泌增加，或由於交感神經的興奮刺激，引起心臟的強烈收縮，屬於生理現象不必擔憂。

西醫的診斷與治療

心悸不只是心臟血管疾病的症狀也可能導因於身心症或生理上的因素

心悸的背後可能隱藏著許多疾病（狹心症、瓣膜性心臟病、心律不整、營養失衡等），但也常因為不安或緊張等而發生。

另外，擔心心臟會不會停止等受到不安情緒影響的不安神經症或心臟性神經症等也可能是原因。

呼吸急促也可能由前述疾病誘發，或者心理上的、精神上的因素而發生。而恐慌障礙也可能引起突發的呼吸困難，所以必須找出真正的原因。

中醫的診斷與治療

調整「氣」或「血」的中醫，對心因性心悸、呼吸急促有效

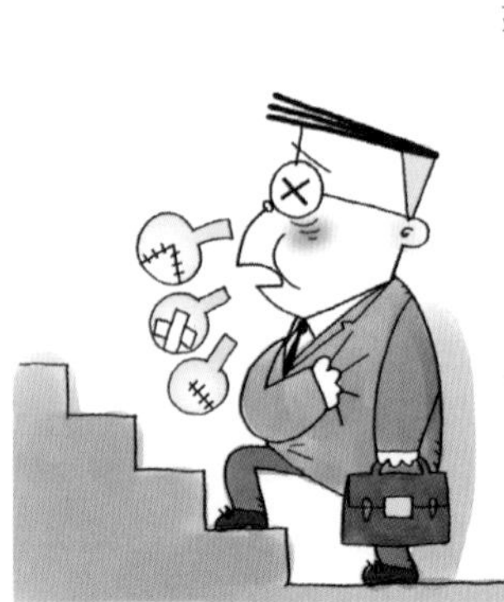

女性到了更年期，並沒有身體不適等原因，然而卻產生了心悸、呼吸急促症狀，中醫認為是由於「氣」或「血」的異常所致。

因此對於心因性因素所造成，也就是精神上的壓力、緊張、不安的累積所造成的心悸、呼吸急促，中藥是有效果的。

常用的中醫處方

■實證

【柴胡加龍骨牡蠣湯▼261頁】

用於治療比較有體力者的心悸、心臟性神經症（由於心理不安等精神上的因素而感覺胸痛、心悸、胸悶）等。尤其是對於有明顯不安、焦慮，有胸脇苦滿情形，有容易受到驚嚇、暈眩、熱潮紅等症狀時有不錯效果。

【黃連解毒湯▼245頁】

用於比較有體力者，因為明顯不安或焦慮造成心悸、呼吸急促的人，有熱潮紅現象的人。

■非實非虛證（中間證）

【半夏厚朴湯▼290頁】

用於體力中等的人，心情容易煩悶、感到明顯不安的不安神經症、心臟性神經症的人。

■虛證

【炙甘草湯▼269頁】

除了用於體力低下、容易疲勞的人所發生的心悸、呼吸急促之外，也用於貧血、心臟性神經症、瓣膜性心臟病等的症狀。對於有臉色不佳、水腫或口渴、手腳發熱等症狀的人有效。

【加味逍遙散▼248頁】

針對體力、體質偏弱者，用於有會造成心悸、呼吸急促的自律神經失調症狀的人。

【桂枝加龍骨牡蠣湯▼254頁】

用於治療造成心悸、呼吸急促的神經症與容易疲倦的情形，對於有不安、焦慮、失眠的人有效。

【小建中湯▼272頁】

用於體質虛弱孩童的夜啼、夜尿症、慢性腸胃炎，也具有抑制心悸、神經過敏的作用。

【苓桂朮甘湯▼301頁】

用於體質虛弱、心臟功能衰弱的人，有心悸、呼吸急促、貧血等症狀時。本方以水毒上衝而引起氣之上逆、心悸亢進、心胸脹滿、起立性眩暈為治療目標。

虛證的代表性處方與自覺症狀

炙甘草湯

用於體力不足、容易疲勞的人所發生的心悸、呼吸急促等症狀

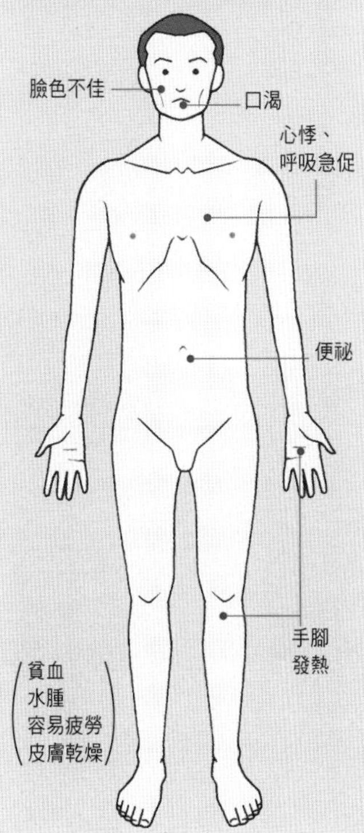

便祕

沒有定期排便，腹部充滿不舒適感，即使排便也會帶來極大的痛苦。

什麼樣的症狀？

腹部腫脹、持續的不舒適感，排便時產生極大的痛苦

每天沒有在固定時間排便，連續兩三天、甚至更久的時間都沒有排便。期間腹部一直持續著不舒適的感覺。因此食慾變小，進食量也變少，使得便祕更加嚴重，形成惡性循環。

即使產生便意也遲遲沒辦法排便，使得排泄時產生極大的痛苦，甚至傷害肛門而造成出血。甚至有人會因為排便時用力造成血壓的變化，而感到相當不舒服。

另外，即使有排便也會留下餘便感，這也是便祕的一種。

西醫的診斷與治療

消化器官疾病所導致的便祕，因為飲食習慣的偏頗而造成的便祕

便祕有器質性（症候性）便祕以及機能性（習慣性）便祕兩種。

器質性便祕是由於大腸或子宮等內臟有某些疾病，影響了糞便的移動，所以只要治療好疾病便可以改善便祕。

而機能性便祕並非由於特殊的疾病，而是因為不規則且量少的飲食、睡眠不足或運動不足所造成的腸蠕動不良所致。多數的便祕均屬於這種類型。

另外，也有人會因為緊張而便祕，屬於心理因素的便祕。

中醫的診斷與治療

無法使用強力瀉劑的人，可利用中醫、增強體力、改善生活習慣

中醫可用於有機能性便祕的人，對於體力不足的虛證者或年輕女性有效。

處方基本上是根據體力與症狀程度來決定。

要等到效果出現，通常需要數星期到數月的時間。同時也需要指導患者改善生活習慣，如飲食內容、運動習慣與水分攝取等。

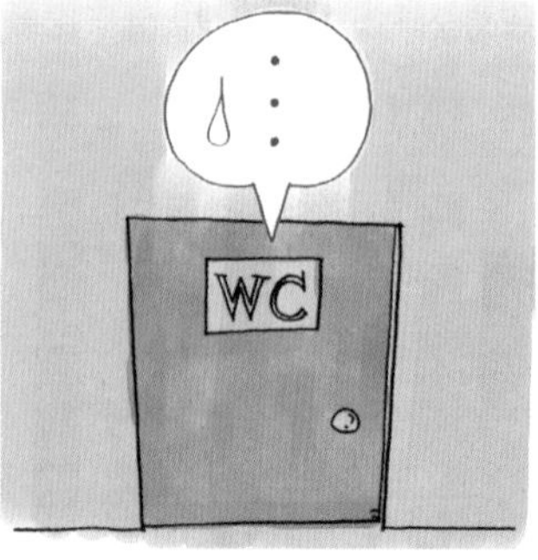

常用的中醫處方

■實證

【大承氣湯▼280頁】

用於有體力、體格健壯者的便秘。對於腹部腫脹僵硬、硬便等症狀有效。

【三黃瀉心湯▼264頁】

除了用於比較有體力者的便秘，也用於緩解高血壓症狀（熱潮紅、頭痛等）或更年期障礙。

【調胃承氣湯▼282頁】

用於比較有體力者的便秘治療。可緩解腹部脹硬、排便困難、口乾舌燥等症狀。

除此之外，對於兒童的食物中毒也有不錯的效果。

【桃核承氣湯▼284頁】

用於比較有體力者的便秘。除了便秘症狀，也可以用於有下腹部抵抗感、月經不順、熱潮紅、頭痛、腿與腰部冰冷等症狀的人。

【大柴胡湯▼280頁】

常用於比較有體力的人，有便秘傾向、併有胸脇苦滿情形，以及有高血壓、肝機能障礙等，使用範圍廣泛。

【大黃牡丹皮湯▼279頁】

用於比較有體力者的下腹部疼痛以及有硬便的便秘。

除此之外，也用於治療女性的月經不順、月經困難、更年期障礙。

【防風通聖散▼294頁】

用於皮下脂肪豐厚肥胖型的人，有慢性便秘，並伴隨有尿量減少、肩膀痠痛、高血壓等症狀時。

■非實非虛證（中間證）

【加味逍遙散▼248頁】

用於比較虛弱者，伴隨有食慾不振的便秘，除此之外也用於女性的肩膀痠痛、疲勞感、不安、虛冷、月經不順等。

【大黃甘草湯▼279頁】

用於治療體力中等以上者的慢性便秘。由於主要成分為具有瀉劑功能的大黃，基本上用於腸胃強健的人為宜。

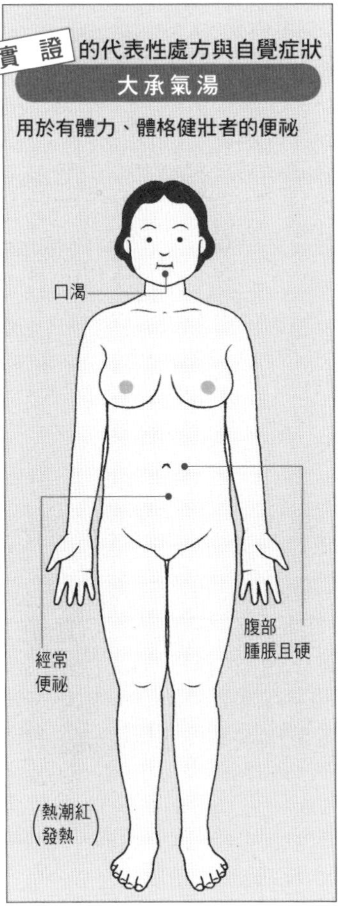

實證的代表性處方與自覺症狀

大承氣湯

用於有體力、體格健壯者的便秘

虛證的代表性處方與自覺症狀

潤腸湯

用於體力比較不好的人的便祕

食慾不振

大腸蠕動微弱或過度活潑出現乾燥的糞便

（皮膚乾澀乾燥）

【乙字湯▼246頁】

除了伴隨便祕產生的肛門痛、肛門出血、搔癢之外，也對於因糞便硬而造成的便祕本身有效。

另外，也用於治療體力中等以上者，症狀不很嚴重的痔瘡、少量出血的痔瘡等。

■虛證

【潤腸湯▼272頁】

用於體力比較不好者的便祕。對於大腸蠕動紊亂、出現小塊糞便時有效。

【麻子仁丸▼297頁】

用於體力差或老年人的便祕治療。對於慢性便祕、病後便祕、乾燥的硬便、皮膚乾燥等症狀有效。

【桂枝加芍藥大黃湯▼253頁】

用於治療比較沒有體力者的慢性便祕，腹部膨脹、腸內有積物感、帶有腹痛的便祕。

除此之外，也常用於急性腸炎、大腸黏膜炎的治療、澀腹（指頻繁出現便意，但卻只少量排便）的緩解等。

【六君子湯▼299頁】

對於因食慾不振而出現的便祕有效。此外，也用於因為腸炎、胃下垂造成消化機能衰弱，有食慾不振、疲勞感、貧血、虛冷等症狀明顯的人。

【小建中湯▼272頁】

用於體質虛弱孩童的夜啼、夜尿症、慢性腸胃炎，也用於孩童的便祕或腹瀉。

另外，也具有抑制心悸、神經過敏的作用。

【補中益氣湯▼295頁】

用於虛弱體質者，腸胃機能衰弱、便祕、腹瀉時。另外也用於病癒、手術後、產後等的體力恢復。

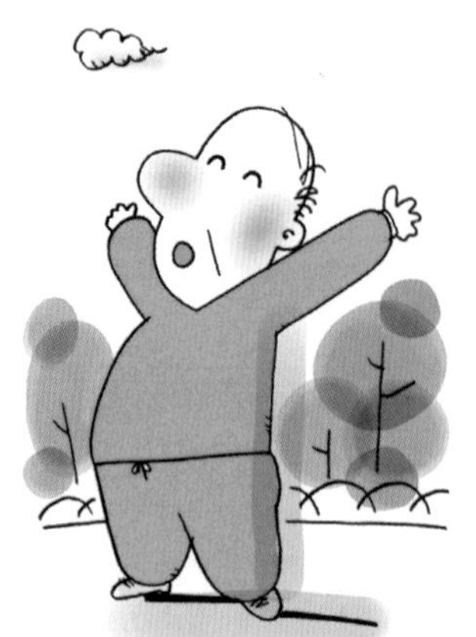

兒童服藥須注意事項

兒童的服用量 依年齡與體格來調整

中藥當中也有嬰兒可以服用的處方。例如小兒夜啼時使用抑肝散或甘麥大棗湯，針對夜尿症則使用小建中湯（219頁）。

但是用藥量必須符合兒童的年齡、體重、體力，讓孩子服用適當的量。

一般是以成人的用量為基準，再以體重來換算兒童的用藥量。例如學童的用藥量約成人的一半，更小的兒童則調整為成人的三分之一。

尤其是含有麻黃的處方，必須注意是否會出現心悸、食慾不振的情形，含有大黃的處方，則需注意是否會出現腹瀉、腹痛等。讓兒童服用時，還必須遵照醫師或藥劑師的囑咐。

兒童不喜歡用藥時 需下點工夫

小孩子可能會不喜歡中藥的氣味和味道，而不願意服用。如果是已經稍微懂事的小孩，請對他說明服用中醫藥的重要性，讓他可以充分理解。

如果無論如何都不願意服用的話，請與中醫師或藥劑師商量。有些處方可以更改成甜味或者兒童容易服用的處方。

另外，也可以混入砂糖、蜂蜜、糖水、果醬等，再讓小孩服用。或者，混入小孩喜歡的飲料中讓他服用也是可以的。但是，如果是未滿一歲的嬰兒，請減少混入蜂蜜中讓嬰兒服用。

此外，在夏天做成冰棒，在冬天做成果凍，也是讓孩子服用的不錯方法。

還有，請減少在混入其他飲料的狀態下保存，因為有可能會變質。另外，小孩子有可能會將藥品當作點心，而造成服用過多，請務必將藥品存放在兒童接觸不到的地方。

中藥除含有鐵質的藥外，皆可以茶及咖啡吞服，但兒童不宜茶和咖啡，所以用開水吞服最好。有些藥必須放冰箱，既可保持低溫又可避免陽光照射而變質。

食慾不振

食慾不振如果是精神上的因素所致，可能會造成營養障礙或成長障礙，必須謹慎處理。

什麼樣的症狀？

沒有食慾、吃不下、食之無味、人消瘦的狀況

沒有食慾，就算食物放到嘴邊了，還是吃不下去，即使勉強自己要吃了，卻感到噁心，或者又將食物放回原處。這些症狀一般是由於原本就有消化器官疾病，因病毒或病原菌、甚至是治療疾病的藥物本身傷害了消化管道，妨礙了消化吸收所致。

但是，不只身體的疾病，明顯的不安、壓力或憂鬱等精神狀態也會產生相同的症狀。另外，極端的節食所造成的食慾異常，甚至已經成為一種社會問題。

西醫的診斷與治療

針對原因妥善處理如為精神上的因素則採精神療法

如果食慾不振的情形一直持續，不只會造成營養不足、體力衰退，如果是兒童，還可能對成長發育形成障礙。

所以如果掌握到了導致疾病的原因，便需治療該疾病，如果原因是藥物，便改變藥物或停止服用。

如果是因為精神上的因素，除了給予心理上的支援、也就是協助解決原因，也可以利用抗焦慮藥物等。然而因為想要變瘦而採用極端的手段減肥、甚至演變成厭食症的年輕女性，則需要心理上的治療。

中醫的診斷與治療

因為脾胃虛弱所造成利用「瀉劑」與「補劑」來治療

中醫認為食慾減低是由於「脾胃的虛」所造成。脾的任務是調節消化器官全體機能，並將營養送往全身，胃則是消化機能本身。

基本上對於有體力者的食慾不振，使用可將體內多餘脂肪除去的「瀉劑」，對於老年人或小孩、女性的食慾不振，則使用可補充不足熱量的「補劑」。

常用的中醫處方

■非實非虛證（中間證）

【半夏瀉心湯▼291頁】

用於有食慾不振、上腹部有痞脹感（脹氣），以及有噁心、嘔吐、腹瀉、伴隨有腹鳴的腹瀉、輕微腹痛等症狀時。

【五苓散▼260頁】

除了噁心、嘔吐、腹瀉之外，對於有口乾舌燥、尿量減少、水腫、暈眩或偏頭痛等症狀的腸胃炎、中暑等也有效果。

【小柴胡湯▼272頁】

用於體力中等的人食慾不振、噁心、嘔吐、舌頭看起來有白色舌苔、有胸或脇腹壓迫感症狀的炎症等。此外，對於因感冒造成的扁桃腺發炎、咽頭炎等而沒有食慾的情況有效。

【平胃散▼293頁】

常用於體力中等者，因慢性、急性腸胃炎而造成的食慾不振或消化不良。另外，也用於餐後出現腹鳴而容易腹瀉的情況。

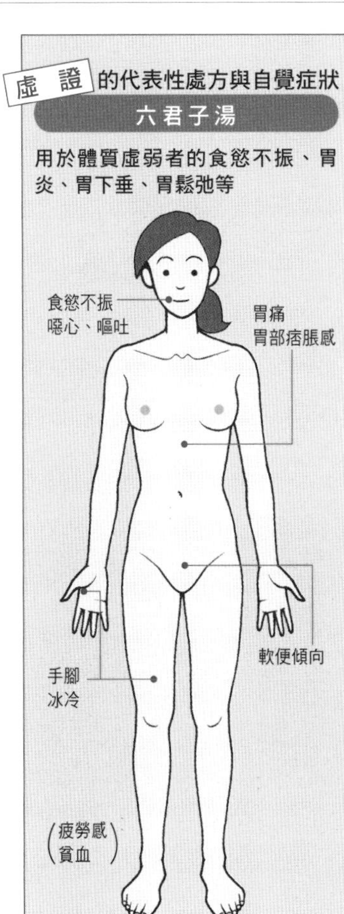

■虛證

【六君子湯▼299頁】

用於因為胃炎、胃下垂、孕吐等而消化機能衰弱，或有食慾不振、疲勞感的人，貧血或虛冷症狀明顯的人。

【清暑益氣湯▼277頁】

用於體質虛弱者因中暑而食慾不振時。

【人參養榮湯▼289頁】

針對體力低下者的食慾不振，用於改善體力。另外，也用於病後、產後以增強體力。

【十全大補湯▼270頁】

除了用於病後、手術後、產後之外，也用於因慢性疾病或食慾不振而體力衰退的人，目的是為了恢復體力。

【補中益氣湯▼295頁】

用於腸胃功能衰弱，體力不足而容易疲勞的人，可增進食慾。

胃灼熱（胃食道逆流）

由於食物或消化液逆流而破壞食道黏膜，造成持續性的消化不良、不舒適感。

什麼樣的症狀？

胃部痞脹感或壓迫感、消化不良、噁心、打嗝、食慾不振

胃液（胃酸）或食物逆流到食道，破壞了食道黏膜，從鳩尾（心窩部）到喉嚨底部出現燒灼般的感覺，而造成打嗝或想吐（噁心）。

常見於因暴飲暴食而胃酸分泌過多時，通常會隨時間慢慢恢復。但如果是因為飲食習慣混亂而有慢性胃炎的人，以及有如上所述消化管道上不適的老年人，則有可能因為胃灼熱而食慾減退、食量減少，進而造成體力衰退。

會引起此病，大部分是因消化系統發炎。

西醫的診斷與治療

讓胃的過度反應與胃酸的分泌恢復正常，保護食道黏膜

胃灼熱的原因有逆流性食道炎、食道潰瘍、胃食道逆流等。

逆流性食道炎是由於胃液或膽汁、胰液等消化液逆流到食道，破壞了食道黏膜所造成，如果持續惡化，便會轉變成食道潰瘍。

胃食道逆流則是未消化的食物從胃逆流到食道。隨著年齡增加，胃賁門（胃的入口）的肌力會降低，當睡覺或便祕而腹壓增加時，便會產生胃食道逆流。

治療上以服用可抑制胃酸分泌、保護食道黏膜的藥物為主。

中醫的診斷與治療

治療胃或食道發炎的處方配合伴隨症狀與體力來開立

中醫的治療與其說是對症療法，不如說是著重在自然地治癒胃或食道發炎，處方則以調整消化管道整體的功能為主。中醫的好處就在於幾乎不需要擔心會有不舒服。

處方的開立不只看消化管道的發炎而已，也會因熱潮紅、失眠、心悸、焦慮、暈眩等伴隨症狀的有無而有所差異。

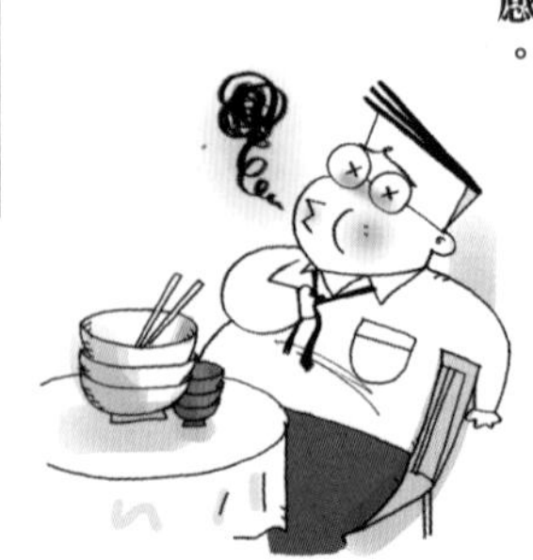

常用的中醫處方

■實證

【黃連解毒湯▼245頁】

針對比較有體力的人，有熱潮紅傾向、情緒焦慮者，用於有胃炎、胸悶、暈眩、心悸等症狀時。

■非實非虛證（中間證）

【半夏瀉心湯▼291頁】

用於中等體力者的胃灼熱、打嗝、急性、慢性腸胃炎等。用於出現胃周圍痞脹感（脹氣）、噁心、嘔吐、腹瀉、食慾不振等症狀時。

【茯苓飲▼292頁】

通常用於胃炎、胃下垂等所造成的胃灼熱、胃的痞脹感、膨脹感、打嗝、噁心、嘔吐、尿量減少等種種症狀時。

【半夏厚朴湯▼290頁】

用於喉嚨有梗塞感、頻繁地咳嗽、噁心、嘔吐或有胃內停水等現象時。

【黃連湯▼246頁】

對於急性胃炎、消化不良、胃酸過多等所造成的胃的重壓感、痞脹感、食慾不振、上腹部疼痛等症狀有效。

【柴胡桂枝湯▼262頁】

用於因為感冒、腸胃炎、消化性潰瘍、膽囊炎等而感覺胸脇苦滿、胸部痞脹、胃壓迫感等。

■虛證

【安中散▼242頁】

用於比較沒有體力、體型消瘦的人，對於因慢性胃炎、胃下垂、胃酸過多、胃潰瘍等而造成的胃灼熱、打嗝、胃的膨脹感等有效。

【六君子湯▼299頁】

用於比較沒有體力者，因胃炎、胃擴張、胃下垂、胃潰瘍等而消化機能衰弱，胃灼熱、胃痞脹感、食慾不振、疲勞感、貧血等症狀明顯時使用。

本方雖以胃腸虛弱兼有痰飲為治療目標，亦可作為老人與腦溢血者的養生茶。

中間證 的代表性處方與自覺症狀

半夏瀉心湯

用於中等體力者的胃灼熱、打嗝、急性、慢性腸胃炎等

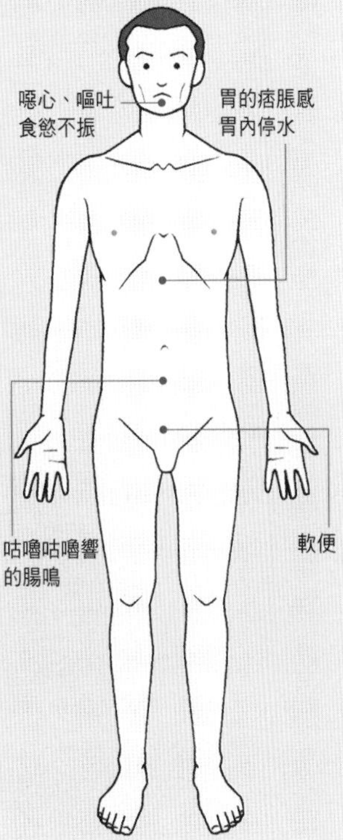

急性胃炎、慢性胃炎

有些原因造成的急性胃炎需要立即的處理，而慢性胃炎則是長時間累積造成的。

什麼樣的症狀？

急性胃炎的症狀快且激烈，慢性胃炎的症狀輕但長久

急性胃炎會在兩、三小時之內出現胃灼熱、消化不良、腹痛、噁心等症狀。

其病因侵襲胃黏膜的程度越強的話，症狀就越明顯，如果可以盡快排除病因就可以儘早恢復。

慢性胃炎的症狀與急性胃炎大致相同，但程度較輕微，有些情況甚至是沒有自覺的症狀。

這是由於慢性胃炎是經長時間所形成的慢性發炎，或者因為年紀增長或疾病而造成胃黏膜功能慢慢降低及受損所致。

西醫的診斷與治療

急性胃炎需儘早找出病因因為有些病因甚至會威脅性命

急性胃炎的原因有暴飲暴食、食入刺激性強的食品（強辣或酒精等）、化學藥品、太強的藥物等；也可能是由於鏈球菌感染所致。依病因不同，分為單純性、腐蝕性、感染性、化膿性胃炎。

慢性胃炎的原因有潰瘍或腫瘤，或者在急性胃炎多次反覆發生讓炎症慢性化所致，以及因為胃液分泌組織隨年紀增長慢慢萎縮所致。

兩者的治療皆以除去病因及修護與保護胃黏膜組織為主。而急性胃炎尤其必須儘早處理。

中醫的診斷與治療

根據腹痛、胃灼熱、胃消化不良等症狀與證來決定處方

中醫治療以慢性胃炎為主。許多慢性胃炎是由於消化管道內的其他疾病所導致，所以，如果有像是潰瘍情形，則以潰瘍的治療為優先。

慢性胃炎會導致胃功能減退、抵抗力減低，最好立即治療。

如果只有慢性胃炎的症狀，則根據症狀的性質與病患的體力來選擇處方。

常用的中醫處方

■實證

【茯苓飲合半夏厚朴湯▼293頁】

用於比較沒有體力者的胃炎與神經不安症。對於心情鬱悶、喉嚨或食道有梗塞感、胃膨脹感、胃灼熱、噁心等症狀有效。

【二陳湯▼287頁】

常用於比較有體力者，因急性或慢性胃炎所造成的噁心、嘔吐、胃的不舒適感、頭痛、暈眩等症狀。

■非實非虛證（中間證）

【半夏瀉心湯▼291頁】

用於中等體力者的急性、慢性腸胃炎、神經性胃炎、緊張性胃炎等。當有胃周邊痞脹感、胃灼熱、噁心、嘔吐、腹瀉、食慾不振等症狀時選用此方。

【胃苓湯▼242頁】

除了用於急性、慢性胃炎，也用於因食物中毒、中暑所造成的腹瀉、嘔吐、口渴、尿量減少、水腫等症狀。

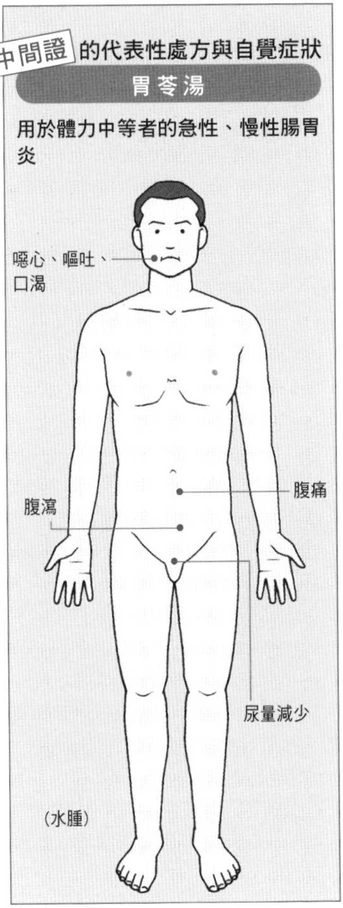

【柴苓湯▼264頁】

由具有消炎作用與抗過敏作用的小柴胡湯，以及可以消除水腫的五苓散組合而成，用於緩解中等體力者的胃炎症狀。

【柴胡桂枝湯▼262頁】

針對比較有體力的人，除了伴隨有腹痛的腸胃炎之外，也用於感冒、流感等，適合有胸脇苦滿、胸部痞脹、冒汗明顯等症狀的人使用。

【茯苓飲▼292頁】

用於體力中等者，因胃炎、胃下垂等所造成的胃灼熱、胃痞脹感、胃的膨脹感、打嗝、噁心、嘔吐等症狀。

【平胃散▼293頁】

用於體力中等者，有因慢性、急性胃炎所造成的食慾不振或消化不良症狀，並伴隨有胃痛、腹痛、腹瀉症狀時有效。

【黃芩湯▼245頁】

用於體力中等者，對於因慢性、

中間證 的代表性處方與自覺症狀

胃苓湯

用於體力中等者的急性、慢性腸胃炎

虛證的代表性處方與自覺症狀

安中散

用於體型瘦、體力虛弱者的慢性胃炎、胃下垂、胃鬆弛等

噁心、嘔吐
食慾不振

胃灼熱

胃周圍
慢性疼痛
胃的膨脹感
胃內停水

（虛冷
神經質）

急性胃炎、急性腸炎、消化不良等所造成的畏寒、發燒、腹痛、頭痛、胃周圍痞脹感、噁心、嘔吐等症狀有效。

【五苓散▼260頁】

對於因急性腸胃炎所造成的喉嚨乾、尿量減少、噁心、嘔吐、腹痛、腹瀉、頭痛、水逆（水喝了很多但立刻吐出來）等症狀有效果。

■虛證

【安中散▼242頁】

用於比較沒有體力、體型瘦者的慢性胃炎、胃下垂、神經性胃炎等。對於胃周圍疼痛或膨脹感、胃灼熱、虛冷、食慾不振、胃內停水等症狀有效。

【四君子湯▼267頁】

常用於體質虛弱者的慢性胃炎、腸胃虛弱、胃消化不良等。用於體型瘦、臉色不良、食慾不振、噁心、嘔吐、胃內停水等症狀。相較於六君子湯，在體力顯著低下時選用此方。

【六君子湯▼299頁】

用於體質虛弱者，因為胃炎而消化機能衰弱，食慾不振、疲勞感、貧血或虛冷症狀明顯時。

【桂枝人參湯▼255頁】

用於體質虛弱者的慢性腸胃炎，對於因虛冷而臉色不佳，腹瀉、腹痛、頭痛等症狀有效。

【小建中湯▼272頁】

用於體質虛弱者的慢性腸胃炎，對於有明顯的神經過敏、容易疲勞、食慾不振等情形有效。

【半夏白朮天麻湯▼292頁】

用於體質虛弱者的胃炎、胃下垂，對於有腰與腳冰冷、頭痛、暈眩、肩膀痠痛、噁心、嘔吐、胃內停水等症狀時選用此方。

【啟脾湯▼257頁】

用於體質虛弱者的胃炎、消化不良、腹瀉等。用於體型瘦、臉色不良、沒有食慾、噁心或腹瀉、腹痛、胃內停水等症狀。

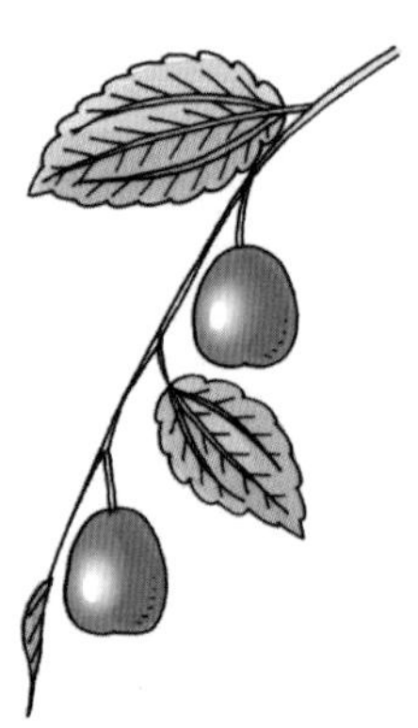

症狀病歷④

慢性胃炎

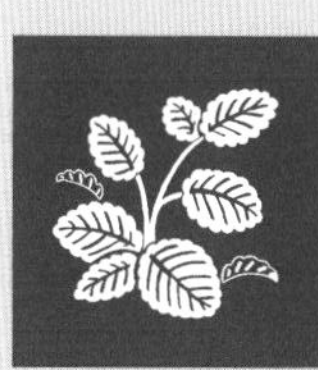

感覺食慾不振、胃消化不良的F小姐

F小姐（45歲、女性）原本胃就虛弱且有虛冷的傾向。因為疲勞的累積，一個月前開始變得沒有食慾，每次吃飯後便感覺胃消化不良、胃沉重感。以前在附近的醫院就診時，被告知有輕微胃炎。但是吃了藥卻也沒有改善，所以就到中醫診所接受診察。

◎診　察　體型有些偏瘦，手腳冰冷，脈搏沉弱，舌頭上有薄薄的白苔。腹診時發現她的腹力稍弱，胃部有振水聲。

◎處　方　給予六君子湯的處方。對於虛弱的胃，六君子湯可以幫助提高運動機能與弛緩機能，並且具有消除疲勞的作用，比西藥的效果好。2星期後，患者感覺胃變得舒暢，食慾也增加了。4星期後，疲勞感減輕，體重也慢慢增加。

有明顯噁心感的D先生

D先生（30歲、男性）對於持續了幾個月的噁心現象感到相當煩惱。由於公司內的人際關係以及加班等因素，造成工作上的壓力很沉重，有失眠傾向。因為噁心的感覺明顯，所以無法做內視鏡檢查。

◎診　察　患者體格中等，給人神經質的印象。脈搏沉弱，舌頭上有薄薄的白苔。腹診並無異常。

◎處　方　給予半夏厚朴湯處方。半夏厚朴湯具有緩解不安的作用，用於神經質、有過敏傾向者。四星期之後，噁心的症狀減輕許多，而且表情也變開朗了。

上述各項症狀，過去一直被診斷為慢性胃炎或胃下垂，最近則改稱為機能性腸胃障礙或是緊張性胃炎。根據研究報告，罹患病率佔人口將近20%，可以說是相當常見的症狀。原因目前未明，有可能是由於胃的運動機能與弛緩機能降低、胃黏膜敏感以及壓力等因素造成。

胃潰瘍、十二指腸潰瘍

也稱為消化性潰瘍，亦即胃液侵襲胃與十二指腸的黏膜。

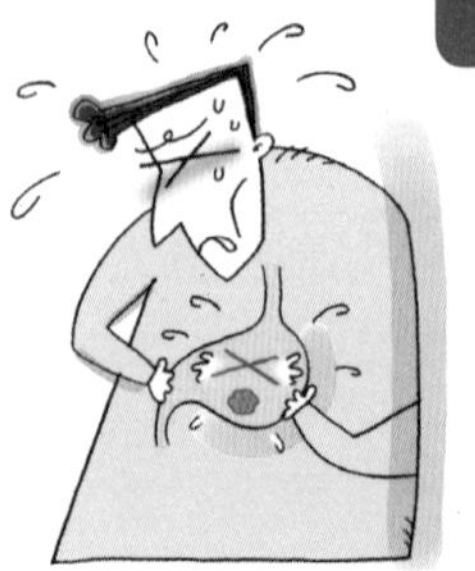

什麼樣的症狀？

三大症狀（過酸症狀、腹痛、吐血、出血）與噁心、嘔吐

自己的胃液（胃酸）侵襲胃與十二指腸的黏膜，不只會造成發炎，更會形成糜爛或潰瘍。如果惡化，甚至會造成黏膜穿孔。

一旦潰瘍化，除了胃灼熱、胃消化不良等過酸症狀、吐血、出血、腹痛三大症狀之外，也會有噁心、嘔吐等惱人問題。

根據統計，日本成人約有一成的消化性潰瘍罹患率，男性多於女性也是其特徵。

不過，幾乎感覺不到症狀的人，佔了全體患者約三成。

西醫的診斷與治療

抑制胃液的過多分泌，以及緩解心理的緊張

胃、十二指腸潰瘍的發生，是由於胃液分泌過多，再加上胃、十二指腸黏膜的保護作用降低所致。

上述破壞均衡的混亂不只是因為體質的緣故，也可能因為壓力、不安、抽菸、酗酒、幽門螺旋桿菌的感染等，環境或生活習慣的不正常所導致。大腦疾病、糖尿病有時也會導致此病發生。

自然痊癒的情況很多，近來也開發出作用於自律神經接收體以抑制胃液分泌的藥物。但是，容易復發也是該疾病的特徵。

中醫的診斷與治療

調整身心均衡，舒解壓力、平衡神經

中醫不只會治療潰瘍，更致力於調整身心均衡與神經過敏以期改善體質。因此治療的重點放在慢慢地調整體質，以讓疾病不容易復發。

處方則會仔細檢視患者的體力，以及所出現的疼痛與吐血的程度或特徵等來決定。中醫治療此病可灸治梁丘及陽陵泉穴，而在飲食上需避免刺激性及不易消化食物。

常用的中醫處方

■實證

【黃連解毒湯▼245頁】

成分當中的黃連對於消化管道黏膜的充血與發炎具有緩解的作用，用於比較有體力者的吐血與胃炎的治療。

【三黃瀉心湯▼264頁】

除了用於治療比較有體力者的吐血、胃脹、便祕等之外，也用於緩解高血壓症狀（熱潮紅、頭痛、肩膀痠痛等）。

■非實非虛證（中間證）

【柴胡桂枝湯▼262頁】

用於治療體力中等者的胃、十二指腸潰瘍、腸胃炎、感冒等。適合用於有明顯的胸脇苦滿（18頁）、胸部痞脹、噁心、胃痛、腹痛等症狀時。

【半夏瀉心湯▼291頁】

用於上腹部有痞脹感、噁心、嘔吐、腹瀉、食慾不振、輕微腹痛等症狀。

中間證的代表性處方與自覺症狀

柴胡桂枝湯

用於治療體力中等者的胃、十二指腸潰瘍、腸胃炎、感冒

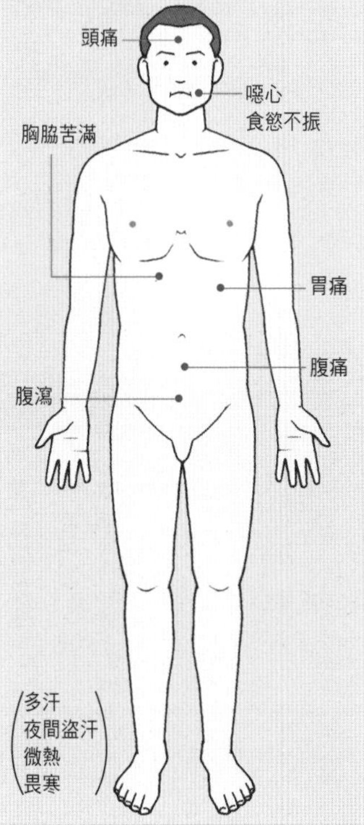

■虛證

【安中散▼242頁】

常用於體力虛弱、體型瘦者的慢性胃炎、胃下垂、神經性胃炎等症狀。對於上腹部疼痛或膨脹感、胃灼熱、虛冷、食慾不振、胃內停水等有效。

【六君子湯▼299頁】

用於因胃炎等而致消化機能衰弱、食慾不振、疲勞感、貧血、虛冷等情況明顯時。

【當歸湯▼287頁】

對於體質虛弱者的從上腹部擴展到背部的疼痛、腹痛有效。

【小建中湯▼272頁】

用於體質虛弱兒童的夜啼、慢性腸胃炎，具有抑制神經過敏症狀的作用。

【歸脾湯▼250頁】

用於體力低下者的胃潰瘍、出血傾向明顯時。本方以治出血所致心脾兩虛、氣血不足、脈腹俱軟弱無力之病症為主。

胃下垂

胃下垂到骨盆，以及食物停滯在未消化狀態的胃鬆弛。

什麼樣的症狀？

胃下垂會造成胃消化不良與食欲不振，胃鬆弛則會造成疼痛與膨脹感

胃下垂是指胃的底部下垂到骨盆上端。雖然沒有明顯的症狀，但會出現消化不良、食慾不振、胃的壓迫感、噁心等症狀，通常還會併發胃鬆弛。

胃鬆弛是由於胃的蠕動降低，沒有將食物送到十二指腸及小腸，食物長時間停滯在胃裏沒有消化的現象。胃鬆弛會產生疼痛與膨脹感。

兩者都常見於神經質且體型瘦的人或者年輕女性。胃下垂易生便祕、低血壓及自主神經失調併發症。

西醫的診斷與治療

飲食習慣回歸正常，同時利用運動來提高腸胃機能

利用X光檢查可以立刻診斷出胃下垂。據說在接受檢查的人當中，大約有一成以上高比率的人患有胃下垂。

症狀通常不只上述的消化器官症狀，還有因為食量減少而導致的疲勞或暈眩，胃鬆弛的人則可能出現低血壓。

治療方面必須去除負面想法，讓心情好轉，再則少量多餐，以及餐後右側躺，就會感覺比較舒服。

鍛鍊腹肌、多做運動以提高腸胃機能也是很重要的。

中醫的診斷與治療

謀求全身體質強化以及除去「水」

中醫認為胃下垂與胃鬆弛是由於體質造成，所以除了改善體質，也以全身機能的恢復與強化為目標。由於常見於體型瘦的人，所以處方以針對虛證的藥為主。

另外，中醫同時也認為原因還包括「水」的凝滯（胃內停水），所以治療方法也包括了消除「水」。及攝取讓肌肉變得強健的食物。

常用的中醫處方

■虛證

【六君子湯▼299頁】
用於比較沒有體力者，因胃下垂、胃鬆弛、胃炎等造成消化機能衰弱，食慾不振、疲勞感、貧血、虛冷等症狀明顯者。

【補中益氣湯▼295頁】
用於體力不足、腸胃機能衰退、有明顯倦怠感與食慾不振的人。可增進食慾，改善腸胃功能。

【大建中湯▼279頁】
對於體質虛弱者的胃下垂、胃鬆弛、腹部冰冷、腹部膨脹感、腹痛、腸蠕動異常等症狀有效。

【半夏白朮天麻湯▼292頁】
用於胃炎、胃下垂，有虛冷、頭痛、暈眩、肩膀痠痛、噁心、胃內停水等症狀時。

【人參湯▼288頁】
用於體質虛弱、有胃炎或胃鬆弛的人。目標是恢復因腸胃機能衰弱而弱質化的體力。

【真武湯▼276頁】
用於體質虛弱、有慢性腹瀉或腸炎的人，經常感冒、血壓低等情況時選用此方。

【附子人參湯▼293頁】
用於體質虛弱者的胃鬆弛、胃炎、胃黏膜炎。出現血色不良、手腳冰冷、容易腹瀉、尿量多、胃痛、暈眩等症狀時。本方以脾胃虛寒、飲食不化、腸鳴腹痛、嘔吐、胃痙攣、脈微弱為目標。能祛寒、消氣健脾，振奮新陳代謝機能。

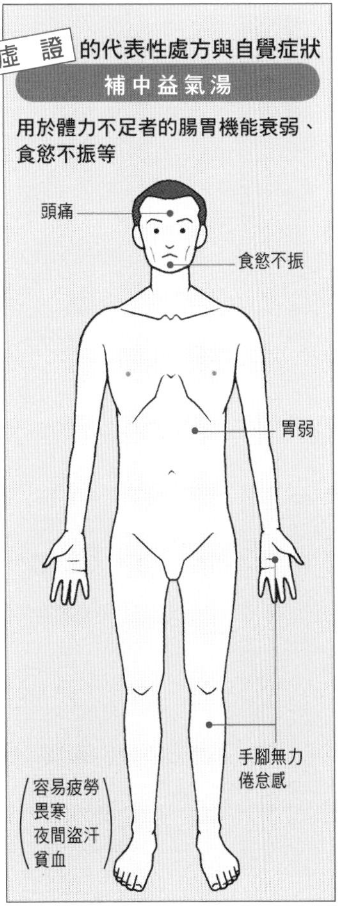

■非實非虛證（中間證）

【茯苓飲▼292頁】
用於體力中等者的胃下垂、胃鬆弛、胃炎等。有胃灼熱、胃痞脹感、膨脹感、打嗝、噁心等症狀時選用此方。

【平胃散▼293頁】
用於體力中等者，因胃下垂、胃鬆弛、腸胃炎等而出現食慾不振，或食物沒有消化、在胃裏停滯等消化不良的症狀。

虛證的代表性處方與自覺症狀

補中益氣湯

用於體力不足者的腸胃機能衰弱、食慾不振等

過敏性腸症候群

（大腸激躁症）

常見於對環境的變化與壓力敏感的人。大腸本身則沒有發現病變。

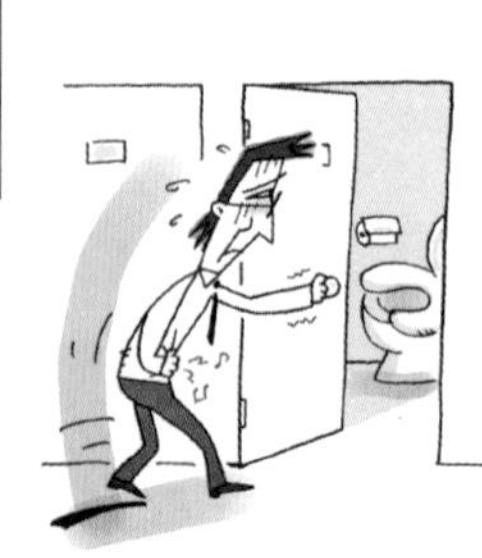

什麼樣的症狀？

腹瀉、澀腹、便祕、腹痛等多種情況同時且持續出現

腸本身沒有異常或病變，也沒有感染等因素，但是卻出現腹瀉、便祕、腹痛等症狀，而且是多種症狀同時或交替持續出現。

腹瀉、便祕不斷的交替出現者為不安定型，腹瀉慢性地持續出現則是持續腹瀉型，便祕慢性持續出現是便祕型，接續在便祕之後出現劇烈腹痛與排出黏液般糞便者，則為黏液分泌型。

現代西藥與中藥對於不安定型、持續腹瀉型、便祕型是有效的，而黏液分泌型光靠藥物很難治療。

西醫的診斷與治療

身心症的一種，消除不安與緩解緊張是治療的要點

過敏性腸症候群被認為並非由於病菌或內臟的問題所導致，而是精神上的壓力或緊張使得腸黏膜出現過敏反應所造成。也就是心理上的負擔以身體的異常所反應出來的一種身心症。

常見於容易緊張、情緒不穩定的年輕女性，更年期女性與中年男性也不少人有此症。

針對過敏性腸症候群可以用藥，不過其根本治療以精神療法與生活療法（飲食、睡眠、運動、調整壓力大的部分）被認為是有效的。

中醫的診斷與治療

認為心理與身體互為表裏要謀求身心的安定

中醫認為心理與身體互為表裏，任一者的不安定都會造成另一方的混亂。

所以像是過敏性腸症候群之類的疾病，便更適合以中醫來治療。

尤其對於不安定型、持續腹瀉型、便祕型，中醫特別有效。配合體力與症狀的差異，適合的處方有許多種。（190頁）

常用的中醫處方

■實證

【胃苓湯▼242頁】

用於因食物中毒、中暑所造成的腹瀉、嘔吐、口渴、腹痛、尿量減少、水腫等症狀。

【四逆散▼267頁】

用於腹瀉、腹痛、胸脇苦滿、手腳冰冷等症狀。

■非實非虛證（中間證）

【半夏瀉心湯▼291頁】

用於除了出現腹瀉，還有上腹部痞脹感、噁心、嘔吐、食慾不振等症狀時。

【柴苓湯▼264頁】

由具有消炎作用與抗過敏作用的小柴胡湯，以及可以消除水腫的五苓散組合而成，用於緩解腸炎的各種症狀。

【潤腸湯▼272頁】

用於治療體力比較不好的人的便祕，也被認為可以用於治療大腸蠕動異常。

虛證的代表性處方與自覺症狀

桂枝加芍藥湯

用於體質虛弱、有虛冷症狀者的過敏性腸症候群、腸炎、腹痛等

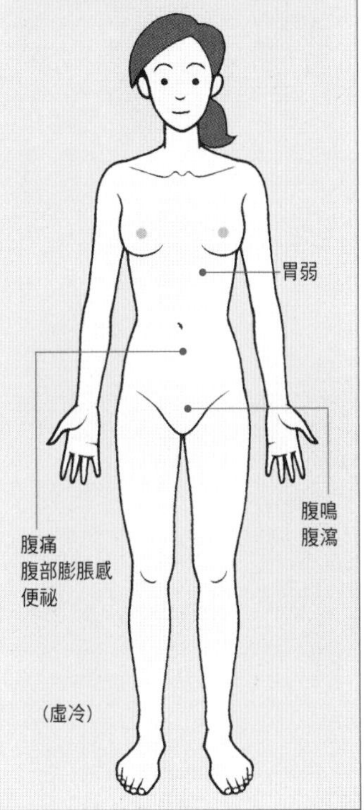

■虛證

【桂枝加芍藥湯▼253頁】

用於體質虛弱、有虛冷症狀者的過敏性腸症候群與腹痛，對於腹部膨脹感、澀腹、虛坐努責（指頻繁出現便意但卻排量少）等也有效。

【人參湯▼288頁】

用於消化機能衰弱、食慾不振、虛冷症狀明顯者的體力恢復。

【真武湯▼276頁】

用於體質虛弱、有慢性腹瀉或腸炎的人，在容易感冒、低血壓等情況時選用此方。

【大建中湯▼279頁】

對於體力低下者的腸蠕動異常、腹部或手腳冰冷、腹部膨脹感、腹痛等症狀有效。

【小建中湯▼272頁】

用於體質虛弱者的神經過敏、容易疲勞、食慾不振等情形明顯時。

【桂枝加芍藥大黃湯▼253頁】

對於體力低下者的腹部膨脹、腹痛、腹鳴等有效。

慢性肝炎

原因為肝炎病毒、藥物、酒精，惡化的話會病變成肝硬化或肝癌。

什麼樣的症狀？

多數的原因是病毒，多半沒有症狀

引起肝炎的肝炎病毒，在台灣與日本以B型與C型居多。一旦感染這些病毒，有一部分的人會發病為急性肝炎，但多數的人則是變成病毒帶原者，並不會馬上發病。

會演變成慢性肝炎者，除了一部分的急性肝炎病患之外，還有一部分的病毒帶原者，其中以後者居多。急性肝炎會出現明顯倦怠感、噁心、食慾不振、黃疸等症狀，而慢性肝炎則不會出現明顯的自覺症狀，通常病患就連自己已經患病也沒有發覺。

西醫的診斷與治療

多數的原因是病毒感染只有一部分的人會發病

慢性肝炎是由於肝細胞慢慢遭受到肝炎病毒、酒精、藥物等的破壞而形成的，有可能會病變成為肝硬化或者肝癌。

因病毒感染而造成的慢性肝炎為數最多，在台灣與日本，會轉變成慢性的B、C、D型當中，以C型佔最多數。過去因輸血而遭到感染的病例也相當的多。

治療方面以高蛋白飲食的飲食療法與安靜療法為主要方式。藥物方面則使用干擾素、類固醇、護肝利膽藥等。

中醫的診斷與治療

根據胸脇苦滿的程度來選擇處方

中醫並沒有肝機能障礙的概念，但有關於黃疸與酒精性肝功能障礙的說法及其治療處方流傳下來，現在的處方便是以此作為參考而訂定出來的。

中醫所重視的是「胸脇苦滿」，就是肋骨下方的壓痛與苦悶感，根據這個症狀的程度與病患的體力、相關症狀等來選擇處方。

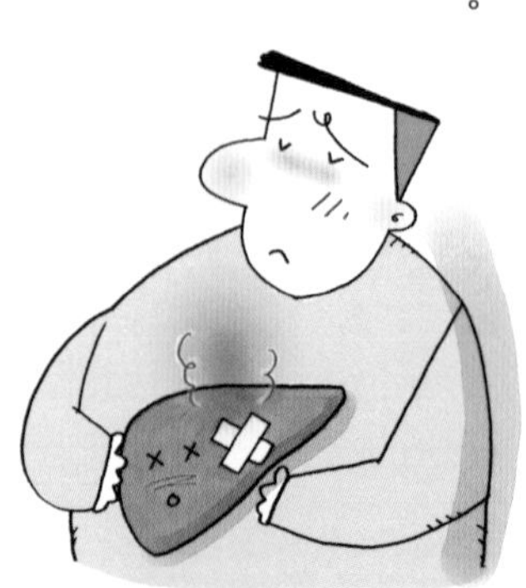

常用的中醫處方

■實證

【大柴胡湯▼280頁】

常用於比較有體力的人的肝機能障礙與膽結石症狀。確認有胸脇苦滿（18頁）、黃疸等症狀時可選用此方。

■非實非虛證（中間證）

【小柴胡湯▼272頁】

用於治療體力中等者的慢性肝炎。成分當中的柴胡具有改善肝機能障礙的作用。

【茵陳五苓散▼243頁】

用於體力中等者隨肝炎產生的水腫（腹水）等症狀。

【茵陳蒿湯▼243頁】

用於出現黃疸、便祕、噁心、上腹部膨脹感、尿量減少等症狀的肝炎、肝硬化。

【半夏瀉心湯▼291頁】

常用於食慾不振、上腹部有痞脹感、噁心、輕微腹痛、腹鳴等症狀時。

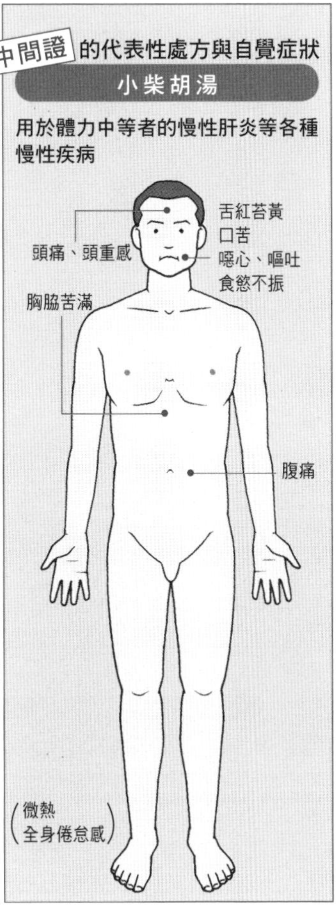

【柴胡桂枝湯▼262頁】

用於有肝機能障礙，感覺胸脇苦滿或胸部痞脹感，夜間盜汗或微熱等情況。

【桂枝茯苓丸▼256頁】

用於體格、體力中等且有瘀血（50頁）的人、臉色不佳的人。

■虛證

【柴胡桂枝乾薑湯▼262頁】

針對虛弱體質、神經質者，用於所有肝臟疾病的體力增強；胸脇苦滿、夜間盜汗或微熱等症也有效。

【十全大補湯▼270頁】

身體衰弱者用於恢復體力與調節免疫力。

【補中益氣湯▼295頁】

用於體力不足、倦怠感與食慾不振情況嚴重者，可幫助恢復體力、調節免疫力。

【人參養榮湯▼289頁】

因為慢性疾病或食慾不振等而體力低下者，用於改善體力、提高抵抗力。

慢性胰臟炎

影響胰液與胰島素的分泌，引起消化不良或糖尿病。

什麼樣的症狀？

沒有症狀，或者體重下降、腹瀉、上腹部或背部出現鈍痛

慢性胰臟炎是胰臟組織因為纖維化、硬化，而造成胰臟功能降低的情形。原因為飲酒過量與膽結石。

主要的症狀為上腹部疼痛，有一直出現鈍痛的情況（持續性），以及平常沒有症狀，卻突然出現如同急性胰臟炎般的劇痛，並且反覆發生的情況（反覆性）。

急性胰臟炎則是由於胰液不斷的分泌，胰液中的消化酶消化了胰臟本身，而造成劇烈疼痛。急性胰臟炎反覆發生多次之後，也會病變成慢性胰臟炎。

西醫的診斷與治療

禁止酒精與高脂肪飲食需注意糖尿病的併發

檢查血液或尿液，如果胰液的酵素值增加，便馬上可以診斷出來。血糖值的檢測也很重要。

疼痛明顯的時候，所有飲食都需禁止，以減輕胰臟的負擔。另外，還要改善生活習慣，減少過勞並且確實地戒酒。

飲食方面則要積極地攝取醣類與蛋白質，含脂肪成分多的食物則要控制。另外還要服用消化酵素藥。

如果胰液溶解了分泌胰島素的細胞，則會演變成糖尿病，所以有些情況也需要進行胰島素治療。

中醫的診斷與治療

利用中醫緩解疼痛與消化器官症狀，同時還要改善飲食習慣

急性胰臟炎必須進行西醫藥物治療。如果是慢性胰臟炎，改善飲食習慣非常重要。

對於腹部或背部的疼痛以及腹瀉等症狀，中醫認為是「脾」衰弱時的症狀，所以給予對「脾」有效果的處方。另外，也有因應體力消耗、餐後的噁心、腹痛的程度等的中醫處方。

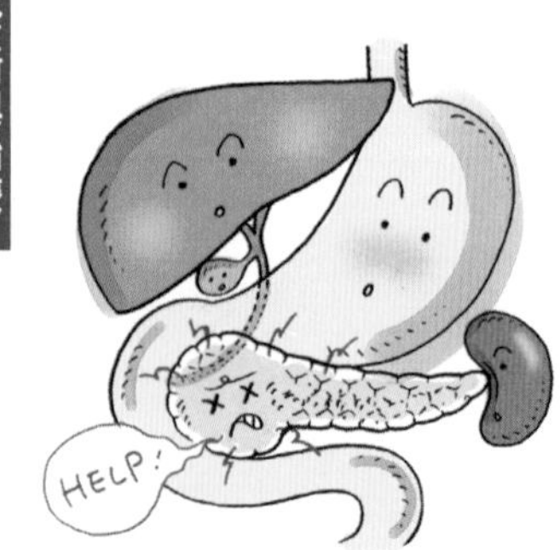

常用的中醫處方

■實證

【大柴胡湯▼280頁】

用於胰臟炎的原因之一、膽結石的治療。目標為有胸脇苦滿症狀、比較有體力的人。

【黃連湯▼246頁】

常用於緩解有體力者伴隨胰臟炎產生的上腹部疼痛，及胃的重壓感、痞脹感、食慾不振等症狀的改善。

■非實非虛證（中間證）

【柴胡桂枝湯▼262頁】

除用於體力中等的人因胰臟炎產生的疼痛之外，也用於胸膜炎、膽囊炎等。胸脇苦滿、胸部痞脹感、大量冒汗、噁心、畏寒等為治療的目標症狀。

【小柴胡湯▼272頁】

用於因慢性疾病造成的胸脇苦滿、腹痛、噁心、嘔吐、食慾不振等症狀。

【四逆散▼267頁】

用於比較有體力者的膽囊炎、膽結石等的治療。可緩解胸脇苦滿症狀。

【半夏瀉心湯▼291頁】

用於腹痛並伴隨有上腹部痞脹感、噁心、嘔吐、腹瀉等症狀時。

■虛證

【六君子湯▼299頁】

用於體質虛弱者消化機能衰弱、食慾不振、疲勞感、貧血等症狀的改善。

【加味歸脾湯▼248頁】

用於臉色不良、腸胃虛弱者，可改善貧血、失眠、神經症等症狀。

【安中散▼242頁】

對比較沒有體力、體力衰退者，因為慢性胃炎、胃下垂、胃潰瘍等所造成的上腹部或胃的膨脹感有效。本方為治血氣消痛之要劑，以脾胃虛寒、氣鬱血滯而引起胃痛、胰臟疼痛、腹痛為目標。常用於噁心、嘔吐、脹滿不適。

中間證的代表性處方與自覺症狀

柴胡桂枝湯

用於體力中等的人因胰臟炎產生的胸痛，以及胸膜炎、膽囊炎等

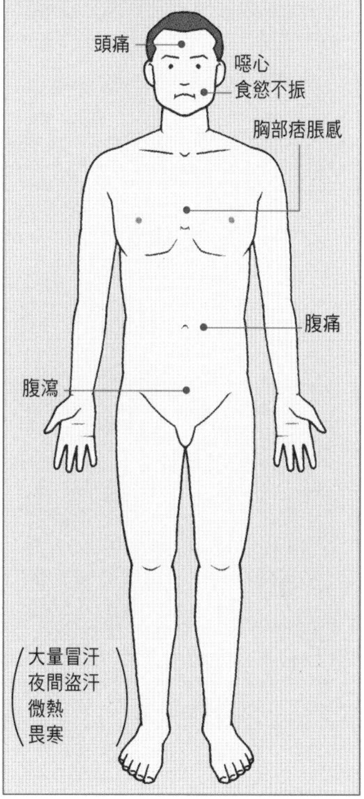

頭痛
噁心
食慾不振
胸部痞脹感
腹痛
腹瀉
大量冒汗
夜間盜汗
微熱
畏寒

痔瘡

有數種情況，最常見的是因為血液循環不良所產生的痔核。

什麼樣的症狀？

排泄時感到明顯疼痛或出血，同時也有腹瀉、體重減少、貧血等情形

痔瘡，有痔瘡（痔核）、痔瘻、肛裂、脫肛等情況，最常見的就是因為肛門周邊靜脈的血液循環不良所導致的腫脹，也就是痔瘡。

痔瘻是因細菌性發炎所產生的膿腫，在肛門周圍與直腸之間形成一道相連的膿之通道。

肛裂是肛門黏膜破裂的傷口，在排便時會造成劇烈疼痛。

另外，脫肛則是痔瘡當中在肛門內部形成的內痔脫垂到肛門外，無法縮回去的情形。

西醫的診斷與治療

注意不要長時間維持坐姿，保持肛門清潔

痔瘡或肛裂在初期可利用坐藥或軟膏來治療，如果惡化就必須進行手術，所以要及早治療。

痔瘡的表面常會糜爛、龜裂而出血，尤其排便時肛門受大便刺激，更易出血，且會因發炎紅腫產生劇烈疼痛，因而導致步行困難。

這些痔瘡問題都多見於長時間坐著工作（像是職業司機與文書工作者等）以及有便祕問題的人。

因此為了預防或防止惡化，飲食習慣（預防便祕）、運動、肛門的清潔維護等都是非常重要的。

中醫的診斷與治療

痔瘡是典型的「瘀血」狀態，中醫可改善血液循環與緩解疼痛

中醫認為因肛門的血液循環不良所造成的痔瘡，正是「瘀血」的代表性狀態。除了經常使用的祛瘀血劑外，也配合症狀整理出許多處方。另外，為了促進血液循環，最好養成適當運動與泡澡的習慣。

中醫也認為痔瘡相關問題與肝臟的狀態有所關聯，所以也請改善肝臟機能。

常用的中醫處方

■實證

【大黃牡丹皮湯▼279頁】

用於治療比較有體力者的瘀血。對下腹部腫脹、壓痛、便祕等症狀有效。

【三黃瀉心湯▼264頁】

除了用於治療比較有體力者的痔瘡出血、便祕之外，也用於緩解高血壓症狀（熱潮紅、頭痛、肩膀痠痛等）。

【大柴胡湯▼280頁】

用於比較有體力者，容易便祕且有胸脇苦滿症狀的痔瘡。

【桂枝茯苓丸▼256頁】

用於有下腹部疼痛、瘀血者的痔瘡。對於更年期障礙或高血壓症狀也有效果。

■非實非虛證（中間證）

【乙字湯▼246頁】

用於治療體力中等者初期痔瘡的所有症狀，亦即用於肛門痛、肛門出血、搔癢、硬便、便祕傾向等治療。針對痔瘡最常用的處方。

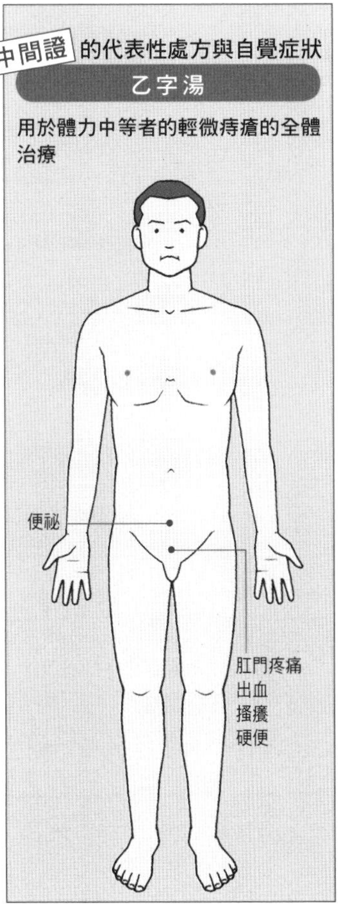

■虛證

【當歸建中湯▼285頁】

用於體力低下、容易疲勞、皮膚沒有光澤的人的痔瘡、脫肛的疼痛、出血等。

【芎歸膠艾湯▼251頁】

用於沒有腸胃障礙、體質虛弱的人的痔瘡出血等。主要用於下半身的出血治療。

【補中益氣湯▼295頁】

用於體力不足、腸胃功能低下的人，或有明顯倦怠感與食慾不振者的痔瘡或脫肛。另外，也可幫助恢復體力。

【紫雲膏▼266頁】

用於痔瘡所造成的疼痛或肛門裂傷。除此之外，對於外傷、燒傷、溼疹等也有效果，是中醫的代表性軟膏。本方用於病後調理、虛弱體質改善、感冒、胃下垂、子宮下垂、疝氣，所有的臟器活動力衰弱時均可使用。

中間證的代表性處方與自覺症狀

乙字湯

用於體力中等者的輕微痔瘡的全體治療

便祕

肛門疼痛
出血
搔癢
硬便

慢性腎炎

持續出現蛋白尿、血尿，甚至導致腎機能慢慢降低。

什麼樣的症狀？

沒有自覺症狀，有些人則會出現水腫、倦怠感等

腎炎是主要發生在腎臟內過濾血液絲球體的炎症。

腎炎大致分為兩種，一是由於扁桃腺發炎或咽頭炎等感染症的影響，而急速出現症狀（浮腫、心悸、暈眩等）的急性腎炎；二是可能因急性腎炎沒有完全治癒，而出現蛋白尿或血尿，並慢慢進展而成的慢性腎炎。

慢性腎炎的自覺症狀大部分比急性腎炎少，有些人則會出現明顯的浮腫（眼睛周圍）與尿量減少等等症狀。

西醫的診斷與治療

接受定期檢查，減輕腎臟負擔，延緩演變為腎功能不全

慢性腎炎有可能不會繼續惡化，腎臟機能也不會降低，但也有可能年年惡化，並進展成為腎臟功能不全。即使因為蛋白尿等而發現慢性腎炎的存在，但之後的預測並不容易，因此必須每半年接受一次檢查，觀察病情的進展狀況。

治療上以使用類固醇等藥物治療為主。生活方面，為了減輕腎臟的負擔，除了飲食必須嚴格控制鹽分的攝取之外，安靜與休養，以及預防感冒或腹瀉等感染症都是非常重要的。

中醫的診斷與治療

使用類固醇再以中醫輔助預防不舒服的發生

中醫認為腎臟炎就是「水毒」（體液的停滯）。

中藥被認為即使長期服用也少見不舒服，對於腎臟機能的改善與免疫調節是有效用的。類固醇雖然有強力的效果，但副作用也強，並不能長期連續使用。因此中醫處方便可以活用於療效的輔助，以及減輕不舒服。

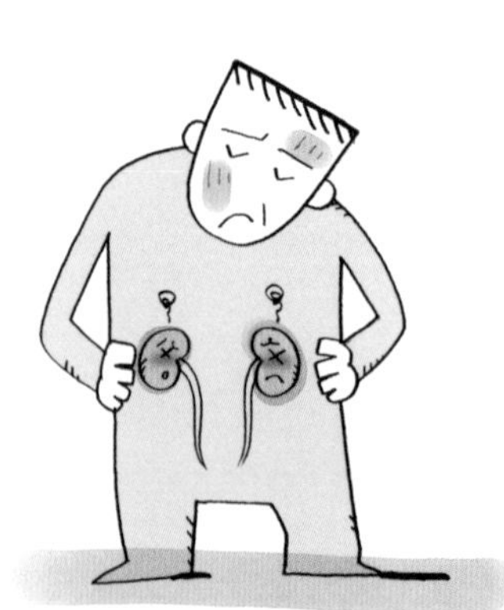

常用的中醫處方

■實證

【柴胡加龍骨牡蠣湯▼261頁】

用於發生腎炎的原因之一動脈硬化，以及促進動脈硬化的高血壓的治療。用於有體力者，也可改善心悸、暈眩、熱潮紅、焦慮等症狀。

【越婢加朮湯▼244頁】

用於比較有體力的人，在出現水腫、尿的排出狀況不良等腎炎的症狀時使用。

■非實非虛證（中間證）

【柴苓湯▼264頁】

用於緩解中等體力者的水腫等症狀。對於排尿量小、血尿或蛋白尿、胸脇苦滿等症狀有效。有醫師建議可與類固醇併用（中西醫合治）。

【豬苓湯▼283頁】

用於腎炎、腎病症候群、膀胱炎、尿道炎等，對於尿量減少、腰或腳的水腫等症狀有效。

【小柴胡湯▼272頁】

用於體力中等者因腎臟病等造成的胸脇苦滿或全身倦怠感、食慾不振、噁心、嘔吐等。也可與類固醇併用。

【木防已湯▼297頁】

用於因慢性腎炎、腎病症候群等而出現水腫或尿量減少等症狀時。

■虛證

【當歸芍藥散▼286頁】

用於體質虛弱、臉色不良，有疲勞倦怠、水腫、尿量減少、虛冷等症狀的腎臟病病人。

【防已黃耆湯▼294頁】

臉色蒼白、有水腫肥胖的人，用於有水腫、容易疲勞、冒汗等症狀的腎炎、腎病症候群。

【真武湯▼276頁】

用於體質虛弱者的慢性腎炎，有手腳或腰冰冷、全身倦怠感、尿量減少等症狀時選用此方。本方用於陰虛證，新陳代謝機能衰弱、四肢沉重疼痛、運動失調及目眩，所引起之病症皆可治之。

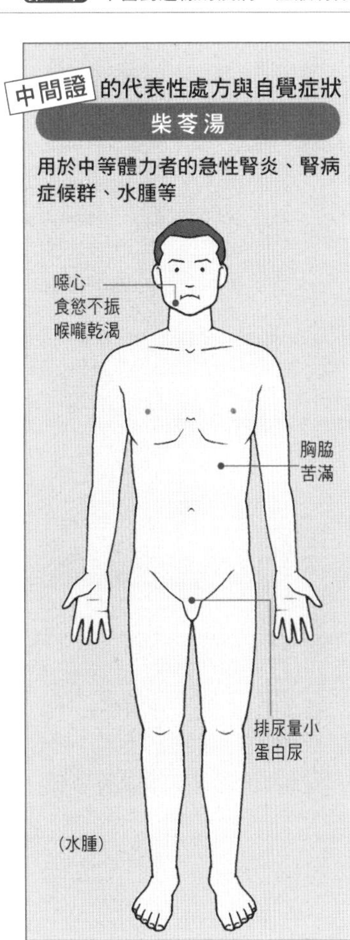

膀胱炎、尿道炎

膀胱炎以女性居多，尿道炎則以男性居多，至痊癒為止需持續使用抗生素。

什麼樣的症狀？

如燒灼般的排尿疼痛、頻尿、餘尿感，甚至血尿

大腸菌等細菌入侵，如在尿道造成發炎則為尿道炎，如在膀胱造成發炎則為膀胱炎。

女性由於尿道短且接近膀胱，所以膀胱炎以女性居多，相反的，尿道炎則以男性居多。

症狀為排尿時尿道出現有如燒灼般的疼痛。當發炎趨於嚴重，則可能造成尿色渾濁或紅色血尿。

另外，由於炎症會刺激自律神經與膀胱括約肌，因而容易頻尿。膀胱炎症狀的程度、過程，因人因時亦有所不同。

西醫的診斷與治療

使用可克制病原菌的抗生素 延遲治療只有壞處

膀胱炎、尿道炎的病原菌為大腸菌、淋菌、披衣菌（衣原體）等，患者可進行尿液檢查以找出是圓種病原菌，並使用可克制病原菌的抗生素。

通常數日之後疼痛便會消失，1星期到10天左右尿液中的細菌也會消失，病況就會好轉。

但如果延遲治療，或者根據自己的判斷便終止服藥，炎症可能會再度復發甚至惡化而出現分泌物或膿，或者細菌沿著尿道往上蔓延，對於腎臟機能會帶來負面影響。

中醫的診斷與治療

對於輕微膀胱炎、尿道炎、提升體力、調節免疫力等有效

當症狀嚴重時，以抗生素治療為優先。中醫則可以有效治療反覆再發作的情況或者慢性化的炎症。

在沒有確認出病原菌，但卻持續出現排尿疼痛或頻尿時，或者想要恢復體力、增強抵抗力時，或者在服用抗生素產生副作用時，想要間隔服用的期間時，中醫都是很有效果的。

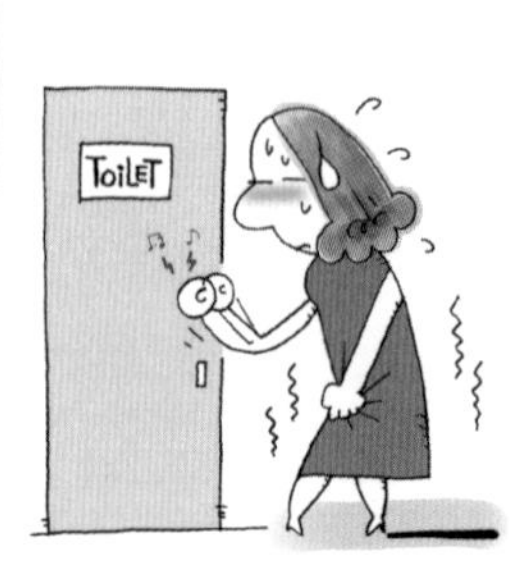

常用的中醫處方

■實證

【龍膽瀉肝湯▼300頁】

用於體格好、有體力者的膀胱炎、尿道炎等泌尿器官疾病的所有症狀（排尿疼痛、餘尿感、頻尿、尿液渾濁等）。

【大黃牡丹皮湯▼279頁】

用於比較有體力者，對於下腹部疼痛或排尿時疼痛、便祕、不安感、心悸、血尿等有效。

■非實非虛證（中間證）

【五淋散▼260頁】

用於體力中等者的慢性尿道發炎。用於頻尿、排尿疼痛、餘尿感、尿液渾濁、血尿等症狀。

【豬苓湯▼283頁】

用於膀胱炎、尿道炎的治療，對於排尿疼痛、餘尿感、排尿困難、尿量減少、血尿等症狀有效。

【五苓散▼260頁】

用於口乾舌燥、不論喝多少水，尿量還是減少、水腫等症狀。

虛證 的代表性處方與自覺症狀

清心蓮子飲

用於體質虛弱者的慢性膀胱炎等泌尿器官疾病

口乾舌燥

腸胃虛弱

頻尿
排尿疼痛
餘尿感
排尿困難

（虛冷
全身倦怠感
神經過敏）

■虛證

【清心蓮子飲▼277頁】

用於體質虛弱者的慢性膀胱炎等泌尿器官疾病。對於頻尿、排尿疼痛、餘尿感、排尿困難、神經過敏等有效。

【豬苓湯合四物湯▼283頁】

用於血色不良者，因膀胱炎、尿道炎等造成的血尿、排尿疼痛、餘尿感等症狀慢性地出現時。

【當歸芍藥散▼286頁】

常用於體質虛弱者，改善排尿次數或尿量減少、貧血、下腹部疼痛等症狀。

【八味地黃丸▼290頁】

用於體力低下、中年以上者，出現排尿困難、頻尿、尿量減少或過多、疲勞倦怠感、虛冷等症狀時。

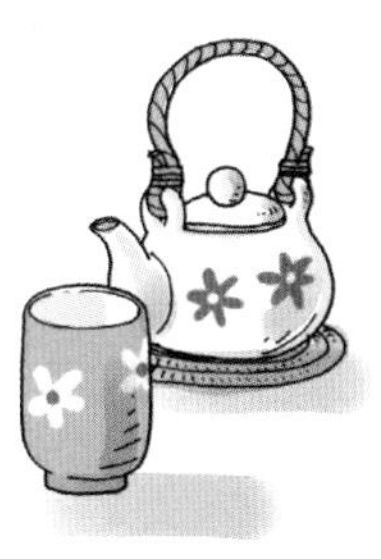

尿路結石

從腎臟、輸尿管、膀胱、尿道為止的尿路上出現結石，導致劇痛與閉尿。

什麼樣的症狀？

結石阻礙尿液排出造成劇痛，無法排尿或者出現血尿

尿路結石是從腎臟到尿道的路徑上所出現的，由尿液成分的結晶所形成的小石狀物體。

多發生在男性，大小約沙粒程度到10毫米（10mm）左右，數量從一個到數個。

結石會阻礙尿液排泄，一旦刺激到輸尿管壁，從背部到脇腹便會出現被稱為疝痛的劇烈疼痛，排尿時也可能會產生疼痛。

當結石阻塞膀胱內的尿道口或尿道，便無法排尿（閉尿）或者會出現血尿。

西醫的診斷與治療

大結石利用手術或ＥＳＷＬ 小結石利用藥物排出

尿路結石根據結石所在位置的不同，分別稱為腎臟結石、輸尿管結石、膀胱結石、尿道結石等。

經X光或超音波檢查，如為8毫米以下的結石，大量喝水使其自然排出，或者使用解除尿管緊張的藥物便可排出。

無法自然排出的大結石，從體外照射電震波來震碎結石的體外震波碎石術（ＥＳＷＬ），或者內視鏡手術，都可有效消除結石。手術後再利用藥物或飲食來慢慢改善「結石體質」。

中醫的診斷與治療

大結石利用西醫治療 小結石或者預防則利用中醫

尿裏出現的結石自古便稱為石淋或砂淋，中醫的作用在於趁結石還小的時候便將之排出，而且緩解疼痛的處方也已經確立。

另外，中醫也被認為對於反覆出現結石的「結石體質」改善是有效果的。

與西醫治療併用，可以減輕症狀與預防復發。

常用的中醫處方

■實證

【龍膽瀉肝湯▼300頁】

對於比較有體力者的尿道炎、膀胱炎的治療有效。用於有排尿疼痛、餘尿感、頻尿、尿液渾濁等症狀時。

【大黃牡丹皮湯▼279頁】

此方為提供比較有體力者治療瘀血（下腹部抵抗感強等）的祛瘀劑，用於下腹部疼痛或排尿困難等症狀明顯時。

【桃核承氣湯▼284頁】

用於體力充實者的便祕、下腹部抵抗感（瘀血症狀）、排尿困難、腿與腰部冰冷等症狀。

■非實非虛證（中間證）

【豬苓湯▼283頁】

不限於體力程度，用於治療腎結石、尿路結石、膀胱炎、尿道炎等。對於尿量減少、血尿、排尿時疼痛、餘尿感、排尿困難、水腫等症狀有效。

中間證 的代表性處方與自覺症狀

豬苓湯

不限於體力程度，用於治療腎結石、尿路結石、尿道炎、膀胱炎等

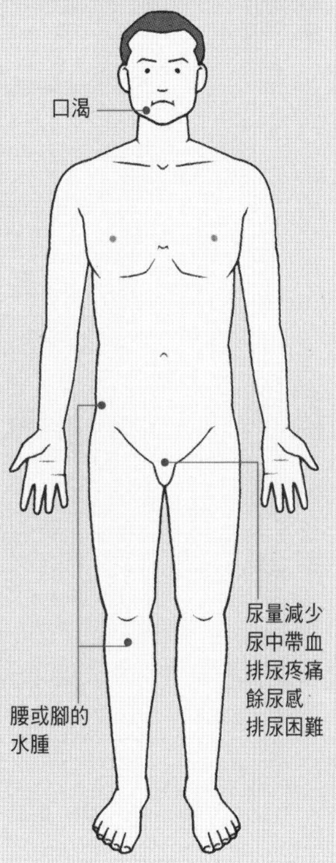

【芍藥甘草湯▼270頁】

不限於體力程度，用於因腎結石或膀胱結石而造成肌肉痙攣並伴有劇痛時。

【桂枝茯苓丸▼256頁】

用於體格中等者，有臉色不良、下腹部疼痛或下腹部抵抗感、熱潮紅與腳冰冷、熱潮紅、肩膀痠痛、頭痛等，因瘀血而造成排尿異常的改善。

■虛證

【當歸芍藥散▼286頁】

用於體質虛弱、臉色不良、下腹部疼痛、倦怠感、水腫、尿量減少、虛冷等症狀的人。本方有和血利水、補虛益氣的功能，治療一切因血虛與水氣所引起之諸症。

【大建中湯▼279頁】

對於體力低下者的劇烈腹痛、腹部感覺冰冷、腸蠕動異常、腹部膨脹感、腹部緊張感、嘔吐、手腳冰冷等伴隨尿路結石出現的症狀都有效果。

攝護腺肥大

男性的更年期障礙之一，會出現夜間頻尿排尿困難等情形。

什麼樣的症狀？

無法順暢地排尿，餘尿增加，尿路感染

攝護腺（前列腺）位於男性的膀胱下方，纏繞在尿道起始處的栗形器官，與排尿調節和精液成分的分泌有關係。

一進入中老年期，攝護腺的組織會增生而壓迫尿道，也會刺激膀胱周邊的神經與肌肉。因此會頻繁地出現尿意，但另一方面排尿的力道卻變衰弱，而使得排尿時間延長並且出現餘尿感。

如果不解決這個問題，不但會演變成排尿困難，甚至會造成尿路感染或腎盂腎炎。

西醫的診斷與治療

初期靠藥物療法惡化便需進行手術

原因可能是由於老化、性荷爾蒙失去平衡，致使攝護腺增生、肥大性所致。初期通常以荷爾蒙補充劑進行藥物治療，當排尿障礙嚴重時就必須進行手術。

近來一般的方法是，以附有內視鏡的管子從尿道進入，將肥大組織切除，由於不需動刀，對患者的負擔小，也很適合老年人。

另外，由於攝護腺肥大與攝護腺癌的症狀很相似，所以當自覺有排尿困難時，請務必立即就醫，延後治療對身體不利。

中醫的診斷與治療

將症狀視為「腎虛」所致利用中醫來緩解症狀

中醫將攝護腺肥大視為由於「腎虛（生命力與精氣降低）」所導致。因此對於攝護腺肥大，採用的是對腎虛有效果的處方。

在排尿困難的症狀進展時期，使用中藥被認為有益；即使打算進行手術，對於症狀的減輕或復發的預防也有效。最近研究報告指出，可多食用南瓜子或石榴汁改善。

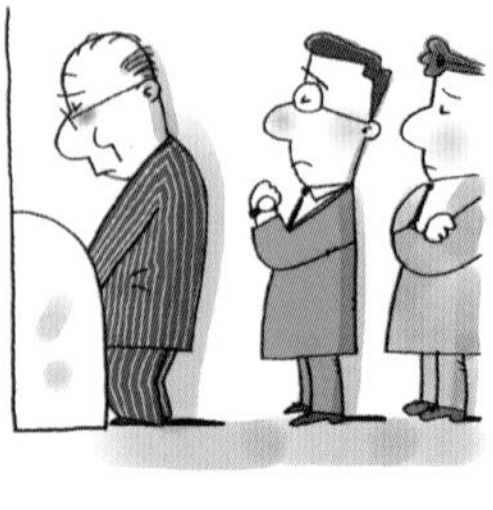

常用的中醫處方

■實證

【大黃牡丹皮湯▼279頁】

針對有下腹部疼痛或是容易便祕的人，用於緩解排尿困難、頻尿等症狀。

【桃核承氣湯▼284頁】

針對有頭痛或熱潮紅傾向、容易便祕的人，用於緩解排尿障礙。

■非實非虛證（中間證）

【桂枝茯苓丸▼256頁】

用於體格中等者的頻尿、多尿、下腹部疼痛、頭痛、熱潮紅等因瘀血所造成的所有症狀。

【豬苓湯合四物湯▼283頁】

用於攝護腺肥大、尿道炎、膀胱炎等病。對於餘尿感、排尿困難、尿量減少等症狀有效。

【豬苓湯▼283頁】

不論體力程度，用於治療泌尿器官發炎所引起的症狀。對於排尿時疼痛、餘尿感、排尿困難、尿量減少、血尿等症狀有效。

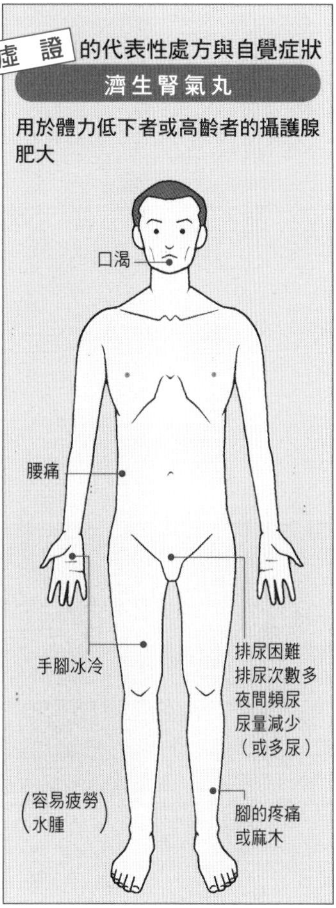

【龍膽瀉肝湯▼300頁】

常用於比較有體力者，因泌尿器官發炎所引起的所有症狀（如排尿疼痛、餘尿感、頻尿、尿液渾濁等等）。

■虛證

【八味地黃丸▼290頁】

用於體力低下、中年以上者的攝護腺肥大。對於排尿困難、尿量減少、多尿、夜間頻尿等症狀有效。

【六味丸▼302頁】

用於治療容易疲勞、虛弱體質者的排尿困難、頻尿、水腫等症狀。

【清心蓮子飲▼277頁】

用於體質虛弱者因泌尿器官慢性疾病所造成的餘尿感、頻尿，以及虛冷、倦怠感、口渴等症狀。

【濟生腎氣丸（日本為牛車腎氣丸）▼259頁】

用於體質虛弱者或高齡者的頻尿、腳的疼痛或麻木、腰痛等，以及排尿異常（尿量減少或多尿）、水腫、精力減退等。

虛證的代表性處方與自覺症狀

濟生腎氣丸

用於體力低下者或高齡者的攝護腺肥大

口渴
腰痛
手腳冰冷
排尿困難
排尿次數多
夜間頻尿
尿量減少
（或多尿）
（容易疲勞
水腫）
腳的疼痛
或麻木

ED（勃起障礙）

由於男性性器官沒有充分勃起而無法性交，為男性更年期障礙症狀之一。

什麼樣的症狀？

雖有性慾，但男性性器沒有充分勃起，無法性交

勃起障礙（ＥＤ）有三種類型，身體沒有問題卻只出現勃起障礙的機能性障礙，以及因為疾病或障礙等某種問題所造成的器質性障礙，以及兩者複合的狀況。

健康的男性在睡眠當中會數度勃起。但是如果有器質性的障礙，這種生理反應便會消失。

症狀有完全無法勃起、雖勃起但硬度不夠，以及插入之後萎縮等各種型態。

陽痿大多數是因精神障礙所致，也有些是因性交環境不良及缺少正確知識所致。

西醫的診斷與治療

原因有許多種，找出原因最重要

因為機能性障礙所造成的ＥＤ，可能是由於對女性的恐懼、對性交的不安、對自己性器的自卑感、壓力等各種心理上的暗示而妨礙了勃起，這種情形被認為只要條件（因素）改變便可能勃起。因而必須進行心理諮詢等精神療法。

若是因為器質性障礙所造成的ＥＤ，則可能是由於陰莖或神經的損傷、血液循環障礙、腎功能不全、藥物的不舒服等原因所造成。

以原因的治療為優先，血管擴張藥物也可能有效果，總之必須接受醫師的管理。

中醫的診斷與治療

「腎虛」為精力減退的原因，改善腎功能克服更年期障礙

中醫認為所謂「腎」的功能，不只是將體內廢物轉變成尿液以排出體外而已，同時還認為「腎」是掌管與生俱來的能量，或生命力的場所，與西醫所說的「腎」不同。

中醫認為腎失去力量的狀態，就是生殖能力減退或者老化。因此要利用改善腎機能的處方，以期恢復精力。

常用的中醫處方

■實證

【大柴胡湯▼280頁】

用於體格好、比較有體力的人，且有胸脇苦滿、便祕傾向者的高血壓、膽結石、肝機能障礙等，除此之外還可用於精力減退、動脈硬化、腸胃疾病、支氣管哮喘、失眠、神經衰弱、肥胖等，運用範圍廣泛。

【柴胡加龍骨牡蠣湯▼261頁】

用於比較有體力者的神經症、憂鬱症狀，此外還有勃起障礙、更年期障礙、心臟性神經症等。

■非實非虛證（中間證）

【四逆散▼267頁】

用於比較有體力者，對於伴有胸脇苦滿的神經症、胃痛、腹痛、腹瀉等症狀有效。

■虛證

【八味地黃丸▼290頁】

對於體力低下、中年以上者的勃起障礙有效。用於有明顯倦怠感、腰與腳疼痛或麻痺、尿量減少或增加、夜間頻尿、口渴、腰痛等症狀的人。

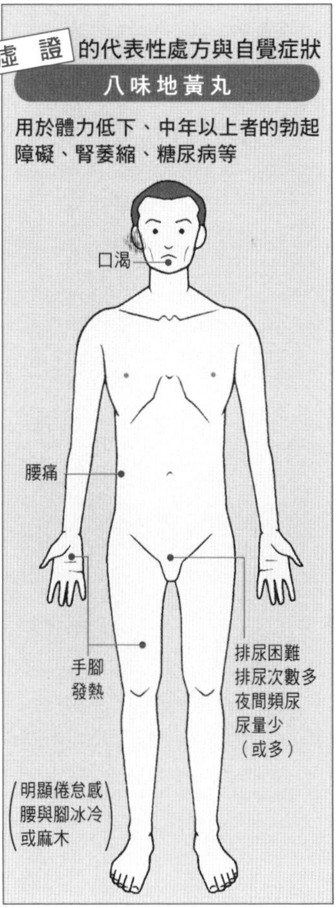

【補中益氣湯▼295頁】

腸胃功能衰弱、有明顯倦怠感與食慾不振的人，有貧血傾向且有夜間盜汗症狀的人，用以恢復體力，藉此可間接期待勃起障礙的復原。

【六味丸▼302頁】

常用於治療容易疲勞、腿部到腰部無力感，尿量減少或多尿等排尿困難，以及伴有頻尿症狀的精力減退等。

【濟生腎氣丸▼259頁】

用於虛弱體質者或老年人的頻尿、手腳冰冷或麻木、疼痛、腰痛，此外也用於排尿異常（尿量減少或多尿）、精力減退等。

【桂枝加龍骨牡蠣湯▼254頁】

用於治療虛弱體質、容易疲勞、容易興奮者的陽痿（勃起障礙）或遺精、神經衰弱等。

虛證的代表性處方與自覺症狀

八味地黃丸

用於體力低下、中年以上者的勃起障礙、腎萎縮、糖尿病等

口渴
腰痛
手腳發熱
排尿困難
排尿次數多
夜間頻尿
尿量少（或多）
明顯倦怠感
腰與腳冰冷或麻木

症狀病歷⑤

排尿的問題

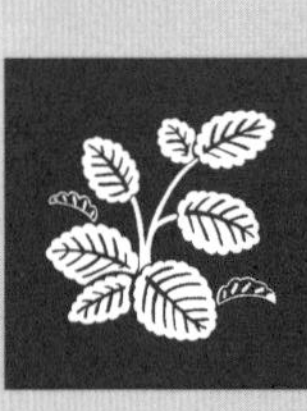

因為治療漏尿問題就連勃起障礙也獲得改善的M先生

M先生（68歲、男性）約1星期前開始，在走路時會出現漏尿問題。上廁所次數白天約10次，夜間2到3次，每次的尿量都比以前少，但並沒有餘尿感。

以前曾經因為其他症狀而服用過中藥，所以這次也到中醫門診接受診察。

◎診　察　身高170cm、體重70kg、血壓120／70mmHg、脈搏一分鐘70次。另外，聽說曾經作過闌尾切除手術。

望診的結果，舌質暗紅而溼潤，舌苔薄白。

切診的結果，脈搏沉弱但有緊張感（緊）。腹部的力氣稍弱（虛），尤其下腹部的力氣感覺更弱（小腹不仁）。

◎處　方　攝護腺稍稍肥大，如果是在泌尿科可能會給予α阻斷藥；而根據中醫綜合診斷結果，認為是以腎虛為主的尿失禁，因此給予八味地黃丸的處方。

患者在2星期後回診，夜間排尿次數降為0至1次，因而能睡得很沉。

1個月後再回診時，患者說出了在第一次就診時沒有說的事情：「這幾年早上起床已經不再勃起，但在服用八味地黃丸之後，每天早上又恢復勃起，感覺像是變年輕了一般，覺得很高興。之前因為尿失禁而消沉的心情也變得開朗起來，又重拾了自信。」

當然患者的尿失禁也已經完全消失，可以再度自由地做運動，感到非常高興。

雖然這個結果與漏尿的主訴無關，但就連難以啟齒的煩惱也同時改善了，非常令人喜悅的收場。

男性的排尿相關問題往往與勃起障礙有關，在中醫學都是視為一體的症狀。

治療勃起障礙，連同其他症狀也一起改善的例子相當多。

中醫學將隨著老化出現的各種症狀稱為「腎

虛」，相關治療方法也有很多種。所以，在你認為「反正上了年紀了……」而放棄之前，請記得也曾經有過上述的例子。

打噴嚏或者大笑時出現漏尿問題的K小姐

K小姐（43歲、女性）在生了第2胎之後發現，每當打噴嚏或者提重物時，就會出現漏尿問題。一開始都強忍著，但是就在與朋友吃飯聊天時，在大笑的瞬間又漏尿，因為感覺很丟臉，就連飯都吃不下了。

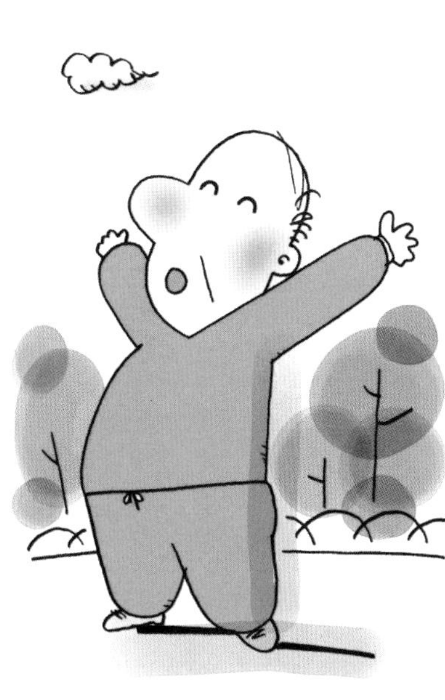

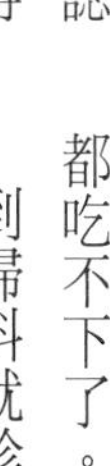

到婦科就診時，女醫師說這是泌尿科的疾病，而且「約有3成的女性都有尿失禁的問題」，K小姐因此感覺輕鬆了許多。

到了泌尿科也碰到了女醫師，於是便將症狀說明，結果是「典型的應力性尿失禁」。

醫師首先建議她做骨盆腔底肌肉群強化的體操，就是每天做10分鐘簡單的體操，以腹肌鬆弛的姿勢，反覆進行骨盆底肌群的鬆弛與緊張。

約2個月之後稍微感覺比較好了，但之後卻不再有什麼變化，因此便希望嘗試中醫治療而來到醫院。

◎診　察　身高158cm、體重40kg，體型瘦。中醫的診察結果，舌胖溼潤，舌苔薄白，脈沉虛，經腹診確認有輕度的胸脇苦滿與腹部動悸。

◎處　方　這些情況就是中醫所說的「氣虛」的典型現象。因此給予補中益氣湯的處方，約半年症狀便明顯改善。

尿失禁

多見於中老年女性的症狀，可以改善，不需要感到羞恥。

什麼樣的症狀？

無法自主控制而漏出沒有尿意卻漏尿

年輕的時候可以忍住而不會漏尿，然而一過了中年，與自己的意識無關，稍微的振動便會漏尿。

應力性尿失禁多見於女性，這是由於骨盆腔內的肌力降低所導致。像是打噴嚏等等，腹部在無意中用力的時候，尿液就會漏出。

另外，急迫性尿失禁是神經性的問題，出現明顯尿意而無法忍住的情況；而反射性尿失禁，則是沒有尿意卻漏尿的情況。

引發此症的疾病包括腦脊髓的疾病，以及外傷、神經系統障礙。

西醫的診斷與治療

老化、體力降低、虛冷等原因，以增強肌力的運動來應對

應力性尿失禁、急迫性尿失禁、反射性（滿溢型）尿失禁，都是因老化而肌力降低或反射神經衰退、腦血管障礙而產生的。

像是應力性尿失禁，是由於約束尿道的骨盤腔肌肉收縮功能差或因懷孕與生產而變弱，或者尿道括約肌因老化而變弱所導致，這些都是一種生理上的變化。

因為在意漏尿問題而減少出門或與人交際，這反而是個問題。有意識地進行縮提肛運動等體操，是有可能改善的。

中醫的診斷與治療

著眼於腎虛與虛冷以改善體質為目標

中醫認為「尿失禁」是由於「腎虛」所致，所以以改善腎機能為目標。另外，不論尿失禁的類型為何，都與體力衰退或虛冷有關，所以也提供可改善體質與身體狀況的處方。

單獨使用中醫也可以，與西藥併用並透過運動療法來輔助等方式也是可行。

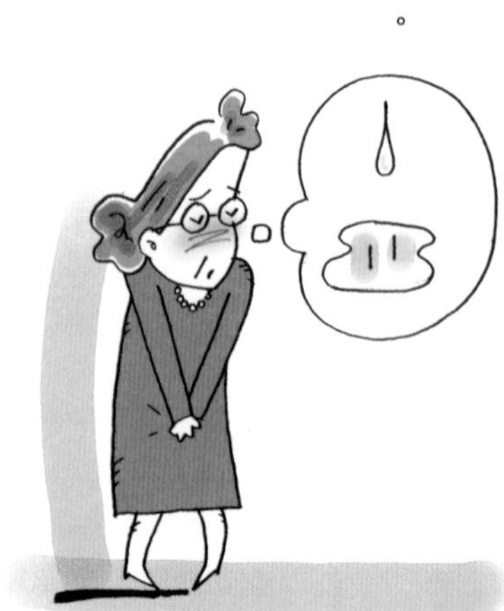

常用的中醫處方

■非實非虛證（中間證）

【龍膽瀉肝湯▼300頁】
除了急迫性尿失禁，也用於尿道炎、膀胱炎等泌尿器發炎的所有症狀（排尿疼痛、餘尿感、頻尿、尿液渾濁等）。

【四逆散▼267頁】
除了急迫性尿失禁外，也用於比較有體力者的伴有胸脇苦滿（18頁）的腹痛、腹瀉，以及神經質體質等。

【五苓散▼260頁】
不論體力程度，用於即使有喝水尿量還是減少、口乾舌燥、水腫、胃內停水等症狀。

■虛證

【八味地黃丸▼290頁】
對於體力低下、中年以上者的手腳冰冷、無力感、排尿困難、尿量減少或過多、餘尿感、夜間頻尿等。另外，對於反射性（滿溢型）尿失禁也有效果。

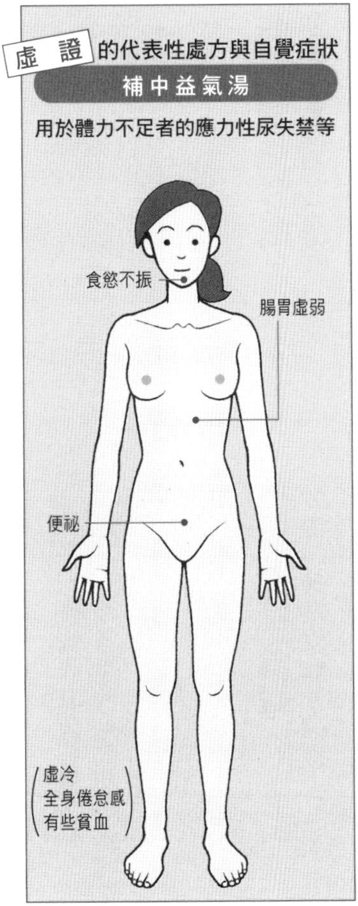

【清心蓮子飲▼277頁】
用於體質虛弱者的尿失禁等泌尿道疾病。對於餘尿感、頻尿等症狀也有效果。本方以治膀胱溼熱、腎之機制衰退為主。

【濟生腎氣丸▼259頁】
常用於體質虛弱或高齡者的頻尿、腳的疼痛或麻木、腰痛等，此外也用於排尿異常等症狀。另外，對於反射性（滿溢型）尿失禁也有效果。

【補中益氣湯▼295頁】
用於體力不足、腸胃功能衰弱、有明顯倦怠感的人。可幫助恢復體力，對於應力性尿失禁有效果。

【小建中湯▼272頁】
用於體質虛弱兒童的夜尿症，以及容易疲勞的人排尿次數或尿量多的情況。

【半夏厚朴湯▼290頁】
用於體力低下、頻尿、心情容易不足且不安感明顯、有些神經過敏的人。

腰痛

腰痛的原因有很多，最常見的是姿勢不良與運動不足。

什麼樣的症狀？
肌肉或韌帶發炎會產生鈍痛 閃到腰或椎間盤突出會帶來劇痛

腰痛的原因有：

①肌肉或韌帶發炎。

②閃到腰（腰部扭傷）、椎間板突出、變形性脊椎症等疾病。

③內臟疾病的影響等。

①與③的症狀為鈍痛，②的症狀為難以忍受的劇痛，就連步行或稍微的動作都有困難。

較常見的是①所造成的腰痛，在持續不良的姿勢、突然做激烈運動時，或者腰部受冷等時候發生。

另外，不明原因的腰部不適感也包括在內。

西醫的診斷與治療
劇痛持續時需適當休息 疼痛消失之後要鍛鍊肌與腱

腰痛容易發生在運動不足、或者不得不做出對腰部造成負擔的姿勢者身上，這是由於支撐人類直立行走的脊椎肌、腱、韌帶等衰弱所導致的。

如果是因為椎間盤等腰椎肌肉組織、神經受傷，必須維持固定姿勢與休息，甚至可能需要進行整形手術。其他原因所造成的疼痛，則採用患部熱敷或牽引的方法。除了吃止痛藥緩解疼痛，利用伸展操或緩解腰痛的體操來強化肌肉也是很重要的。

中醫的診斷與治療
中醫以提升腰痛治療效果以及預防為目標

中醫可以顧及的並非需要動手術的椎間盤所造成的疼痛，而是慢性的腰痛。

處方的選擇要看腰痛原因、年齡、體力的有無、相關症狀（虛冷或熱潮紅等）的有無與程度等。

除了服用中醫處方之外，同時也可利用緩解腰痛的體操或伸展操、走路等來強化腰與腿。

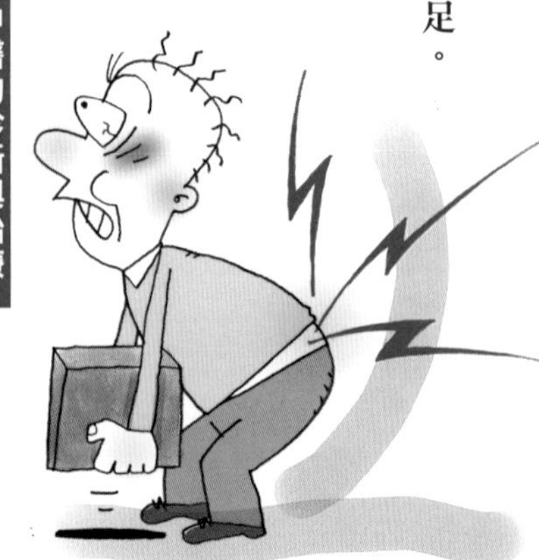

常用的中醫處方

■實證

【桃核承氣湯▼284頁】

用於體力充實者的腰痛。對於下腹部的瘀血或疼痛、腰部及下肢的冰冷很有效果。

■非實非虛證（中間證）

【桂枝茯苓丸▼256頁】

用於體力充實者的血色不良、下腹部疼痛、腳的冰冷、熱潮紅、肩膀痠痛、頭痛等因瘀血所造成的所有症狀。

【芍藥甘草湯▼270頁】

不限於體力程度，用於肌肉痙攣所帶來的劇痛。對於肌肉疼痛、關節疼痛有效果。

【五積散▼259頁】

用於體力中等的人，在虛冷與腰痛、神經痛等症狀加劇時有效。

■虛證

【八味地黃丸▼290頁】

用於體力低下、中年以上者的腰痛、腰的冰冷或麻木、手腳的發熱、腳的麻木或疼痛等。

【疏經活血湯▼279頁】

用於血液循環不良者的腰痛、關節痛、神經痛的治療。對於因為冰冷而腰部疼痛加劇的情況有效。

【當歸芍藥散▼286頁】

用於體質虛弱、臉色不良，有下腹部疼痛、倦怠感、水腫、虛冷等症狀者的腰痛。

【當歸四逆加吳茱萸生薑湯▼285頁】

對於虛冷且體質虛弱者的腰痛、坐骨神經痛、下腹部疼痛有效。

【濟生腎氣丸▼259頁】

用於體質虛弱者或高齡者的腳的疼痛或麻木、腰痛等。

【桂枝加朮附湯▼255頁】

對於體質虛弱、有虛冷症狀者的腰痛或神經痛有效。

【苓薑朮甘湯▼301頁】

用於治療體質虛弱者的腰痛或神經痛。對於從腰部到腳部的冰冷、全身倦怠感等有效。

虛證的代表性處方與自覺症狀

八味地黃丸

用於體力低下、中年以上者的勃起障礙、腎萎縮、糖尿病等

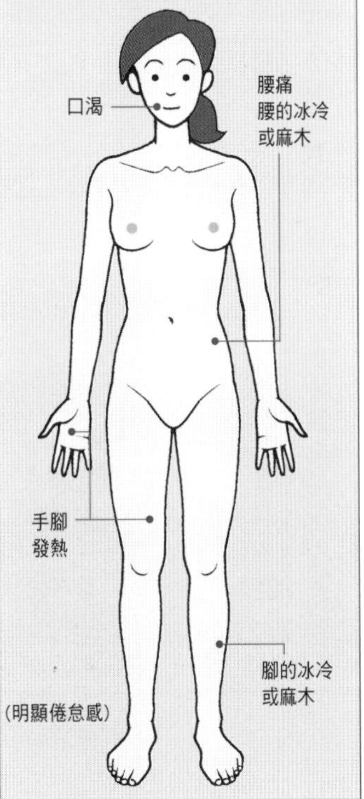

口渴
腰痛
腰的冰冷或麻木
手腳發熱
腳的冰冷或麻木
（明顯倦怠感）

肩膀痠痛、五十肩

肩膀痠痛的原因非常多種，與壓力也有關聯。五十肩則是由於組織的變化或血液循環障礙所造成。

什麼樣的症狀？

頸部、肩膀與背部肌肉僵硬，甚至可能造成手臂無法舉起

從頸部肌肉到肩膀與背部肌肉變得僵硬、緊張、緊繃、疼痛，就是所謂的肩膀痠痛。

肩膀痠痛會讓人感覺沉重、呼吸窘迫，甚至可能會頭痛、頭暈、麻木或感覺冷。

另外，當手臂舉起或伸向背後時，肩膀關節會感覺疼痛而無法持續動作，這便是五十肩（也有人稱為四十肩）。

有兩種情況，突然發炎或感覺疼痛的情況，以及在無意中疼痛慢慢升級的情況。

西醫的診斷與治療

五十肩是老化現象之一，長時間持續的肩膀痠痛可能是疾病所致

肩膀痠痛大多為肩膀周邊肌肉的緊張與疲勞造成，另外也可能由於壓力、眼、耳、鼻、牙齒的疾病、高血壓或低血壓、動脈硬化、心臟、肺、腎臟的疾病、頸部或脊椎的變形或神經的異常等所造成。

如為肌肉疲勞性的肩膀痠痛，泡澡或按摩便可治癒，但如果症狀明顯而且長時間持續的話，則必須進行檢查與治療。五十肩是由於老化、支撐肩膀關節的肌肉或腱發炎所造成，可以利用消炎藥或理學療法來治療。

中醫的診斷與治療

改善水毒或瘀血，同時也重視氣滯與引起疼痛的疾病

中醫認為因虛冷所造成的體液滯留、也就是水毒或瘀血，就是肩膀痠痛或五十肩的原因。如為壓力性疼痛，原因則會再加上「氣（維持生命的能量）」的停滯。

另外，中醫同時也認為這是全身狀態或特定臟器的異常出現在局部的現象，所以也會從這個觀點來選擇適合患者的處方。

常用的中醫處方

■實證

【葛根湯▼247頁】
用於比較有體力、腸胃也強健的人初期的五十肩、肩膀痠痛、上半身的神經痛等。

【大柴胡湯▼280頁】
用於比較有體力、有便祕傾向的人，隨高血壓等所產生的肩膀痠痛症狀，此外，也廣泛運用於精力減退、腸胃病、失眠、神經衰弱、肥胖等。目標症狀為胸脇苦滿。

■非實非虛證（中間證）

【芍藥甘草湯▼270頁】
不限於體力程度，用於緩解因肌肉痙攣所產生的劇痛（肌肉疼痛、關節疼痛）。

【二朮湯▼287頁】
對於比較有體力之人的五十肩有不錯效果。
除了肩膀與手臂疼痛，也用於腸胃不太強健、有水腫性肥胖傾向等情況。

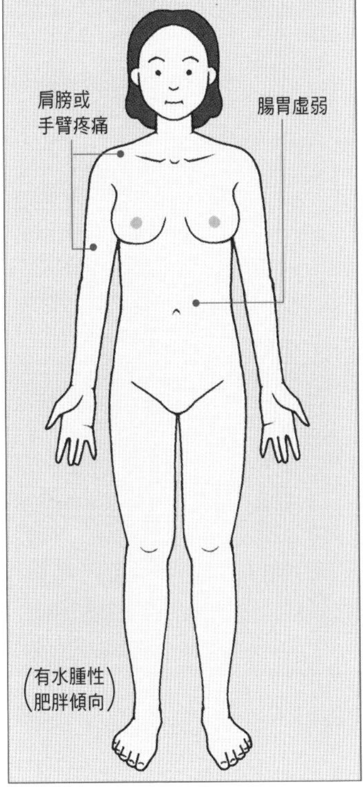

【五積散▼259頁】
用於體力中等者的關節疼痛、神經痛、虛冷等。對於因虛冷而疼痛加劇的人有效。

【桂枝茯苓丸▼256頁】
用於體格中等者的血色不良、下腹部疼痛、腳的冰冷、熱潮紅、肩膀痠痛、頭痛等因女性瘀血所造成的所有症狀。

■虛證

【桂枝加朮附湯▼254頁】
對於體質虛弱、有虛冷症狀者的神經痛或關節疼痛有效。
另外，對於肩膀痠痛、手腳的麻痺與僵硬、手腳的冰冷等也有很不錯的效果。

【當歸芍藥散▼286頁】
用於體質虛弱、血色不良，有下腹部疼痛、倦怠感、水腫、貧血、虛冷等症狀者的肩膀痠痛。

【桂枝加苓朮附湯▼255頁】
用於體質虛弱、尿量減少或水腫顯著者的關節疼痛、神經痛。

中間證的代表性處方與自覺症狀

二朮湯

用於體力中等者的五十肩（四十肩）、肩膀痠痛

類風溼性關節炎

多見於女性的膠原病
這是自體免疫疾病的一種。
可運用中醫提升治療效果，與減輕不舒服。

什麼樣的症狀？

指關節發炎或僵硬 不久便蔓延到全身關節

一開始是手指或腳趾關節腫痛，早上起床時手腳變得僵硬，手也無法握拳。

一旦惡化後，手腳關節也會腫脹、僵硬，甚至長出瘤來，並且開始感覺疼痛。

漸漸地，手指或腳趾關節變形、僵硬而無法活動，炎症也可能波及肺、心臟、消化管道、腎臟、神經等器官。

經檢查可以發現左右對稱的症狀，骨頭凸起或關節附近出現腫瘤，血液中出現類風溼性物質等。

西醫的診斷與治療

免疫異常所造成的疾病，以緩解疼痛的對症療法為主

類風溼性關節炎是一種皮下結締組織疾病，目前認為是免疫系統對關節膜的成分產生錯誤的免疫反應所造成，但原因仍不明確。

誘因為疲勞或營養不足、氣候變化等，病患當中女性多於男性，目前並沒有治癒的方法。

每個人病況進行的程度不一，有些人發炎情況與日俱進，但也有不太惡化的情形，或者惡化、緩解反覆發生。

治療上以對症療法為主，使用藥物有止痛藥、抗炎藥、類固醇等。

中醫的診斷與治療

併用中醫提升治療效果 或減輕不舒服

通常，為了減輕藥物不舒服，或者為了減少類固醇等強效藥物的使用量，而併用中醫處方。

在這種情況下需視體力程度與關節症狀，還有虛冷、水腫、暈眩、月經異常等伴隨症狀的有無，來選擇處方。用藥3星期後如果沒有效果，便需更換處方。

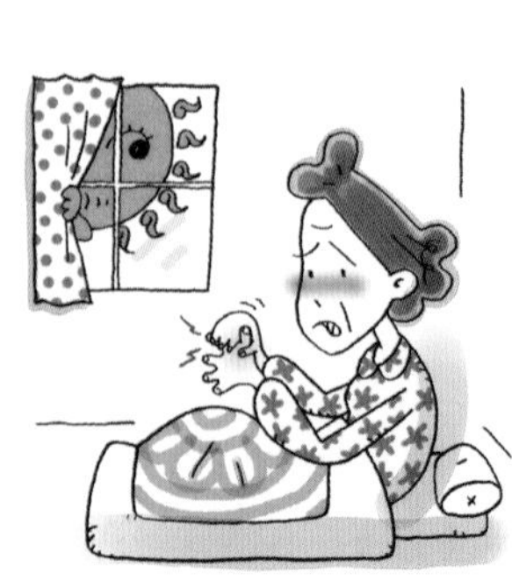

常用的中醫處方

■實證

【越婢加朮湯▼244頁】
用於比較有體力者的類風溼性關節炎、變形性膝關節症等。用於水腫、有出汗但排尿困難、喉嚨乾等症狀時。

【葛根加朮附湯▼246頁】
用於體格好也有體力者的上半身類風溼性關節炎、手臂的關節疼痛、神經的劇烈疼痛等。

【薏苡仁湯▼298頁】
用於比較有體力者的慢性期類風溼性關節炎，以及關節疼痛、肌肉疼痛。含有麻黃與薏苡仁，兩者加乘效果可提升止痛作用。

【麻黃湯▼296頁】
麻黃具有抑制疼痛的效果。用於有體力者的代表性解熱止痛劑。除了感冒所有症狀之外，也用於緩解類風溼性關節炎的疼痛。

【葛根湯▼247頁】
用於比較有體力、腸胃也強健者的肩膀痠痛、上半身的神經痛等。可緩解類風溼性關節炎初期出現的頸部肌肉或肩膀的僵硬。

【桃核承氣湯▼284頁】
用於體力充實者伴隨類風溼性關節炎所產生的瘀血症狀（50頁）之袪瘀血劑。

■非實非虛證（中間證）

【柴苓湯▼264頁】
由具有消炎作用與抗過敏作用的小柴胡湯，以及可以消除水腫的五苓散組合而成，對於關節發炎具有緩解效果

【桂枝茯苓丸▼256頁】
用於改善體力中等者伴隨類風溼性關節炎所產生的瘀血症狀（50頁）。

【五積散▼259頁】
用於體力中等者的關節疼痛、神經痛、虛冷等。對於腰與腳冰冷但上半身熱潮紅的情況，以及因為溼冷而疼痛加劇的情況有效。

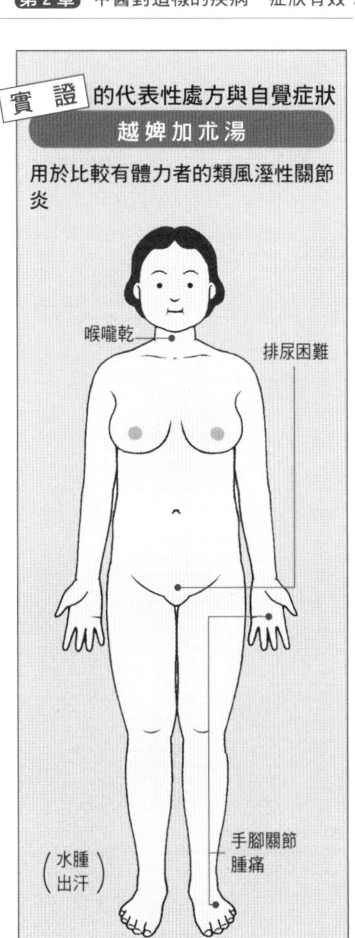

虛證的代表性處方與自覺症狀

大防風湯

用於體力低下者的類風溼性關節炎、關節炎等

（肌肉萎縮）

關節腫脹、疼痛、麻痺
關節硬直

■虛證

【大防風湯▼281頁】（日本用方）

用於體力低下者的類風溼性關節炎或關節炎。對於關節腫脹、僵硬、肌肉萎縮等症狀有效。

【桂枝芍藥知母湯▼257頁】

用於體質虛弱者的手腳關節慢性疼痛、腳的腫脹。除了類風溼性關節炎之外，對於變形性關節症、關節炎等也有效果。

【桂枝加朮附湯▼254頁】

對於體質虛弱、有虛冷症狀者的神經痛或關節疼痛有效。對於肌肉疼痛、手腳的麻痺與僵硬、手腳的冰冷、伸屈困難等症狀有效果。

【真武湯▼276頁】

用於改善新陳代謝低下者的手腳或腰的冰冷、明顯倦怠感等。真武湯當中的附子具有緩解慢性炎症、疼痛、冰冷以及改善體質等效果。

【疏經活血湯▼278頁】

用於血液循環不良者的各種關節痛、神經痛等。對於從腰到腳的肌肉、關節、神經的疼痛，因為冰冷而疼痛加劇的情況有效。

【八味地黃丸▼290頁】

用於體力虛弱、中年以上者的腳的麻痺或疼痛、腰痛、坐骨神經痛、排尿困難等症狀的緩解。

【防已黃耆湯▼294頁】

用於虛弱體質者的關節炎、關節痛。常用於臉色蒼白且有水腫性肥胖、容易冒汗、尿量少的女性，對於變形性膝關節症有效果。也可用於類風溼性關節炎。

【當歸四逆加吳茱萸生薑湯▼285頁】

用於虛冷且體質虛弱者的腰痛、坐骨神經痛、下腹部疼痛、腳的疼痛等。尤其是對於因為冰冷而疼痛加劇的情況有效。

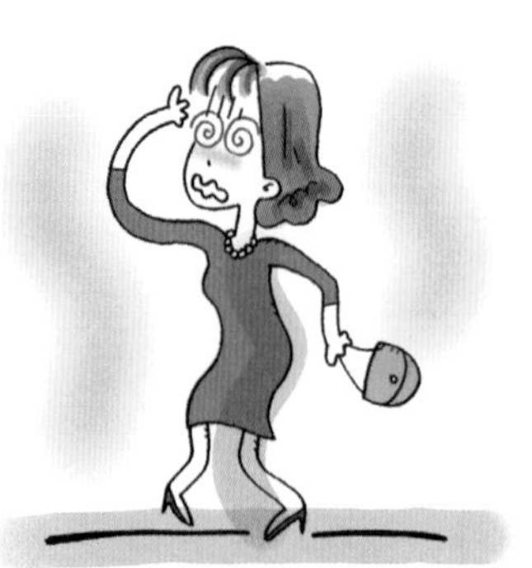

症狀病歷⑥

類風溼性關節炎

過了40歲，手便開始變僵硬的B小姐

B小姐（43歲、女性）在過了40歲之後開始，早上起床時手會變得僵硬。一開始約幾分鐘後就會復原，但慢慢地變僵硬的時間越來越長。一年前開始兩手指的第二關節會疼痛，最近則是手腕與膝蓋疼痛，嚴重的時候甚至會腫脹，並伴有發紅和熱感。

到骨科就診，經血液檢查，炎症反應與風溼性反應都呈陽性，被診斷為初期的類風溼性關節炎。醫師不只給了止痛藥，也建議服用抗風溼藥。

◎診　察　B小姐的情況是關節發熱症狀明顯，依照中醫的見解，脈搏是一碰觸就可以感覺跳動（浮脈）的狀態，腹力結實（按壓腹部感覺有紮實的抵抗感）。

◎處　方　基於上述診斷，最後選擇了越婢加朮湯，西藥則只併用了止痛藥。

開始服用3個月之後，手部僵硬的時間縮短，關節發熱的情況也減少了。

雖然血液檢查的結果仍有輕度炎症反應，但像過去一樣會對日常生活造成障礙的疼痛已經不再出現。目前已不再服用抗風溼藥，病況發展正在觀察當中。

有不少人就是像這樣的情況，服用了中藥，不但改善了類風溼性關節炎的症狀，就連全身狀態也變得安定，而使得適當的治療得以持續下去。不是依照疾病的名稱，而是看關節的狀態，以及患者的體質等來決定處方，這一點可以說就是中醫的特徵。

治療上最重要的就是預防骨、關節的變形。不論西醫還是中醫都是以這個目標來治療，有必要的話也積極地運用西藥，以確保個人的生活品質，這一點是很重要的。

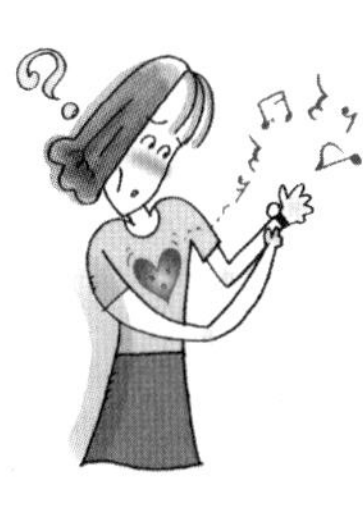

神經痛

沿著末梢神經出現刺痛。
可分原因明確與原因不明的情況。

什麼樣的症狀？

刺痛蔓延到顏面、脇腹、從腰到腳跟之間

眼睛周圍、從鼻子到耳朵、從嘴巴到下顎所產生的疼痛，稱為三叉神經痛。有可能是由於帶狀疱疹的後遺症或腫瘤等原因所造成，也有原因不明者。

沿著從背部到脇腹的肋骨所產生的疼痛為肋間神經痛，原因可能是由於骨折、變形性脊椎症、骨質疏鬆、疱疹感染等所造成。

因為椎間盤突出等所造成、沿著腳的內側神經所產生的疼痛則是坐骨神經痛。除此之外，喉嚨、後頭部、大腿也會產生神經痛。

西醫的診斷與治療

找出疼痛的原因利用止痛藥來控制

末梢神經的某個部分受到某種刺激而產生刺痛，這便是神經痛。疼痛是突發性的，持續時間從數秒到數分鐘，停止疼痛後又復發，不斷反覆。

用手指按壓曾經疼痛過的地方、擺出某種姿勢、咳嗽或打噴嚏，都可能是造成疼痛的原因。

雖然對運動或知覺並不會造成障礙，但在疼痛明顯時可以用止痛藥、抗痙攣藥、抗焦慮藥等來緩解。如果原因明確，便針對原因來治療。

中醫的診斷與治療

著眼於全身症狀而非局部也應對水毒、瘀血的症候

中醫將神經痛視為身體的疼痛、因水毒或瘀血所導致的症候來處理。例如因為冰冷而症狀惡化時使用溫熱身體的溫補劑，疼痛劇烈時使用含有具止痛作用的附子處方；證實有水毒症狀則使用利水劑，有瘀血的話便使用祛瘀血劑。

神經痛會發生在身體各部位，使用的中藥會隨部位不同而異。

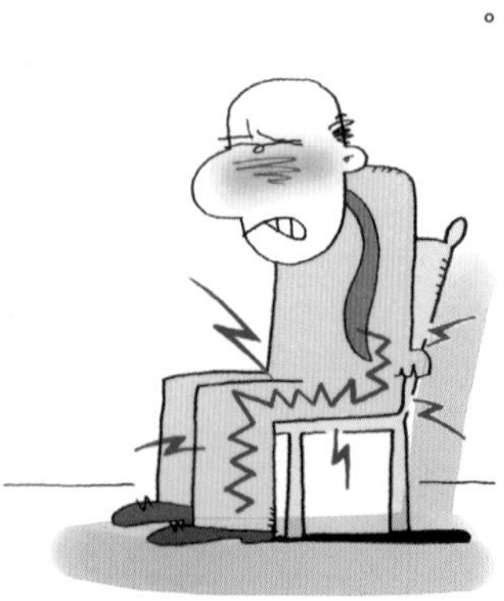

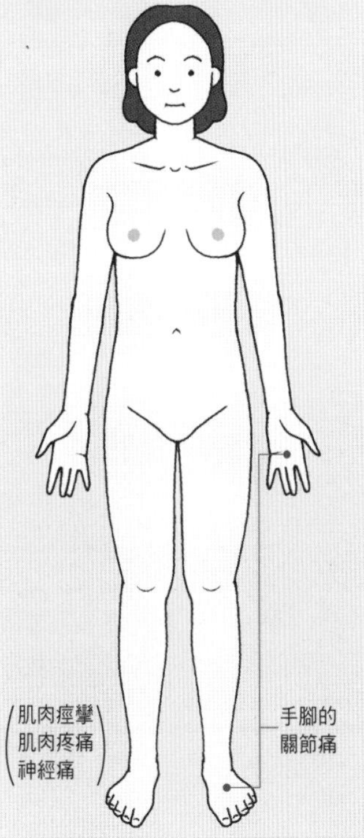

常用的中醫處方

■實證

【葛根湯▼247頁】

用於比較有體力、腸胃也強健者的上半身神經痛、頸部肌肉或肩膀的痠痛、初期的五十肩等。對於因感冒而產生的所有炎症也有效果。

【葛根加朮附湯▼246頁】

用於體格好也有體力者的肩膀周邊劇烈神經痛、五十肩、手臂關節痛等。

【麻杏薏甘湯▼297頁】

用於體格好也有體力者的神經痛、關節疼痛、肌肉疼痛、類風溼性關節炎等。

■非實非虛證（中間證）

【芍藥甘草湯▼270頁】

不限於體力程度，用於因肌肉痙攣所產生的疼痛、神經痛。

【五積散▼259頁】

用於體力中等者，因為冰冷而神經痛、關節疼痛加劇的情況。

■虛證

【麻黃附子細辛湯▼296頁】

用於體質虛弱或高齡者的手腳疼痛、虛冷等。

【桂枝加朮附湯▼254頁】

對於體質虛弱、有虛冷症狀者的神經痛或腰痛有效。

【疏經活血湯▼278頁】

用於治療血液循環不良者的神經痛、腰痛、關節疼痛等。也可用於因為冰冷而疼痛加劇時。

【芍藥甘草附子湯▼270頁】

用於體質虛弱、有虛冷症狀者的慢性神經痛。尤其以坐骨神經或關節痛為目標。

【苓桂朮甘湯▼301頁】

用於體質虛弱者的神經症、自律神經失調、暈眩等。

【當歸湯▼287頁】

用於體質虛弱者帶有血色不良、虛冷症狀的肋間神經痛。

【當歸芍藥散▼286頁】

用於體質虛弱者的坐骨神經痛、腰痛、虛冷等症狀。

中間證的代表性處方與自覺症狀

芍藥甘草湯

不限於體力程度，用於神經痛、肌肉疼痛

（肌肉痙攣
肌肉疼痛
神經痛）

手腳的
關節痛

變形性膝關節症

由於膝關節的軟骨萎縮而產生疼痛。在肘關節與股關節也會發生的退化現象。

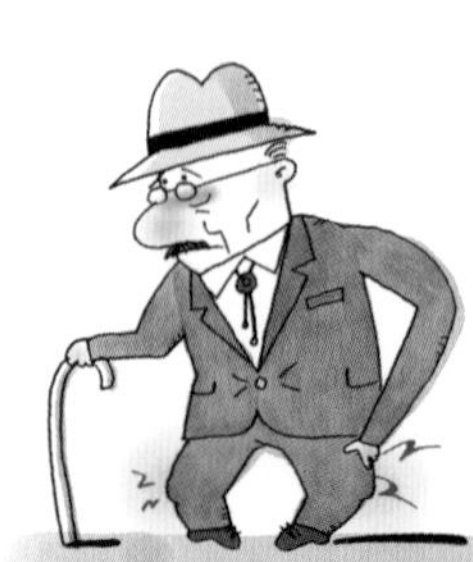

什麼樣的症狀？

膝蓋無法彎曲、無法跪坐甚至無法走路

膝關節的軟骨，在大腿骨與脛骨之間擔負著緩衝的角色。

如果是因為老化或體重增加而造成軟骨萎縮的話，便會引起發炎，只要一活動便會產生疼痛。常見於中年女性，有些人甚至會出現關節內積水。

當症狀惡化，關節會變形，甚至造成半月板或韌帶的損傷。這樣一來，膝蓋便無法伸屈、無法跪坐，上下樓梯等會給膝蓋帶來負擔的動作也會變得疼痛難行，對生活造成了障礙。

西醫的診斷與治療

當疼痛與變形嚴重時便需進行手術，同時要注意減輕膝蓋的負擔

膝關節症被認為好發於過胖的中年女性或有O型腿的人。

在骨科會給予消炎止痛的處方，以及注射可保護軟骨透明質酸（玻尿酸）的成分。如果疼痛很嚴重，或者骨或軟骨變形嚴重，便需進行手術。

日常生活需注意的是要進行減重、不要讓膝蓋受冷、做適度的運動以鍛鍊膝蓋周圍的肌肉等等。另外，不要穿不合腳的鞋子，鞋底放入腳墊等來矯正O型腿等也是很重要的。

中醫的診斷與治療

可排除水毒並具止痛效果與保溫效果的處方

中醫將膝蓋積水的現象稱為「水滯」，為水毒的一種，所以處方的目的便是除去水。對於初期的變形性膝關節症相當有效。

使用的處方以含有消炎止痛效果好的麻黃處方為主，以及含有具利水作用的茯苓與防已的處方，還包括可溫熱身體並具止痛作用的桂枝等藥的處方。

常用的中醫處方

實證

【桃核承氣湯▼284頁】

用於體力充實者的關節疼痛或腫脹，另外也用於便祕，以及下腹部有抵抗感的瘀血症狀。

【桂枝茯苓丸▼256頁】

通常用於改善體格中等者的血色不良、下腹部疼痛、腳的冰冷、熱潮紅、肩膀痠痛、腰痛等所有瘀血症狀。

非實非虛證（中間證）

【越婢加朮湯▼244頁】

用於比較有體力者的變形性膝關節症、類風溼性關節炎、腎炎等。用於有水腫、口渴、出汗、排尿困難、咳嗽等症狀時。

【薏苡仁湯▼298頁】

除了用於較有體力者的變形性膝關節症，也用於類風溼性關節炎、肌肉疼痛、腰痛等。

虛證

【防已黃耆湯▼294頁】

中間證的代表性處方與自覺症狀

防已黃耆湯

用於虛弱體質者的關節炎、關節痛

腹部虛軟
腹部膨脹
尿量少
臉色蒼白
肥胖
容易水腫
容易冒汗
全身倦怠感

常用於體質虛弱者的關節炎、關節痛。尤其對於臉色蒼白、水腫型肥胖體型的女性，以及有容易疲勞、容易冒汗、尿量少等症狀的人有效果。

【大防風湯▼281頁】（日本用方）

用於體力衰弱者的關節炎、類風溼性關節炎，對於關節腫脹、僵硬、肌肉萎縮等症狀有效。

【桂枝芍藥知母湯▼257頁】

用於虛弱體質者的手腳關節慢性疼痛。除了變形性關節症之外，對於類風溼性關節炎、關節炎等也很有效。

【八味地黃丸▼290頁】

對於體力低下、中年以上者的腳麻木或疼痛、腳氣、腰痛等有效。用於有腰腳虛冷或麻木、手腳發熱等症狀時。

本方可應用於知覺麻痺、腳氣上升、糖尿病及婦人雜病，是腎臟、副腎性器等機能衰退的良方。

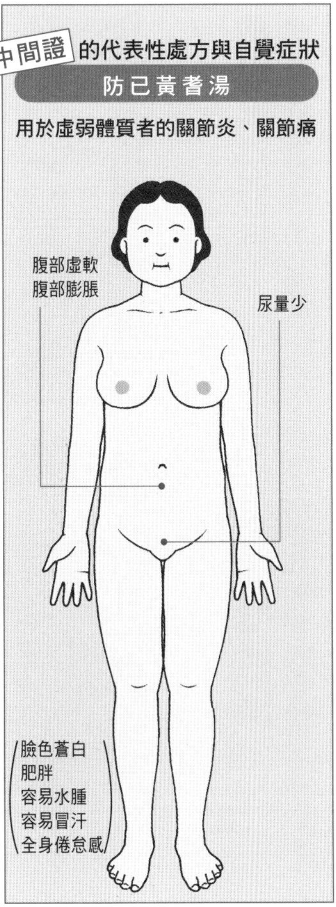

腦中風後遺症

腦出血或腦梗塞發生之後，依據患部的不同，有可能會產生運動、語言、知覺能力等方面的障礙。

什麼樣的症狀？

根據出血或梗塞的位置會出現各種症狀與障礙

腦中風包含了腦出血、腦梗塞以及蜘蛛膜下出血。

腦內一旦發生大出血或大梗塞，如果急救延遲的話，有可能會危害性命；即使幸運救回一命，根據發生部位的不同，很有可能會留下手腳麻痺或麻木、無法順暢說話、想不出人或物的名字、計算或記憶能力降低等後遺症。

後遺症的障礙種類或程度，根據因出血或梗塞而損壞的腦神經的位置或規模而有所不同。

腦中風可謂死亡率最高的一種。

西醫的診斷與治療

病發後的復發預防與全身調理並開始訓練以恢復身體機能

腦中風發作之後兩星期內的急性期，治療措施方面集中在降低腦內壓力、溶解血栓、使血液不容易凝固，並且改善腦部與全身的狀態。其次便是活動麻痺的手腳、寫字、說話等，因應障礙的程度開始訓練以期恢復身體功能。這些復健越早進行，後遺症的恢復便會越快。

過了急性期，便要開始真正的機能恢復計畫。

腦中風的後遺症多是運動麻痺、知覺麻痺，語言、視力、精神的障礙等，應積極作各種復健治療。

中醫的診斷與治療

隨著復建的開始使用中醫是很有效果的

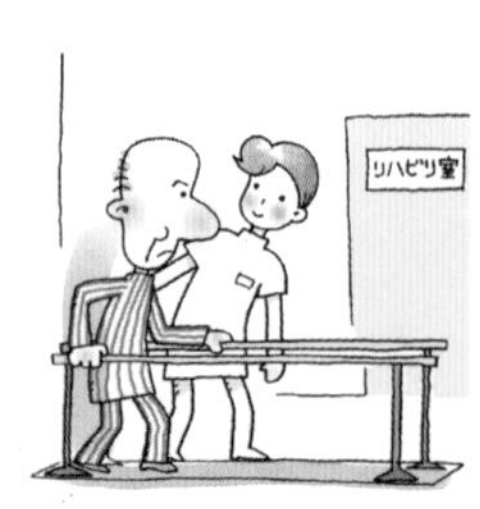

中醫除了用於改善麻木、麻痺、痙攣等症狀，也可減輕不安、失眠、頭痛等。在急性期需注意中藥的服用量要控制在最小，以免增加身體負擔。

藥方以可以改善瘀血（50頁）的祛瘀血劑為中心，並視血壓、熱潮紅等情形來決定處方。此外，針灸治療可發揮很大效用。

■實證

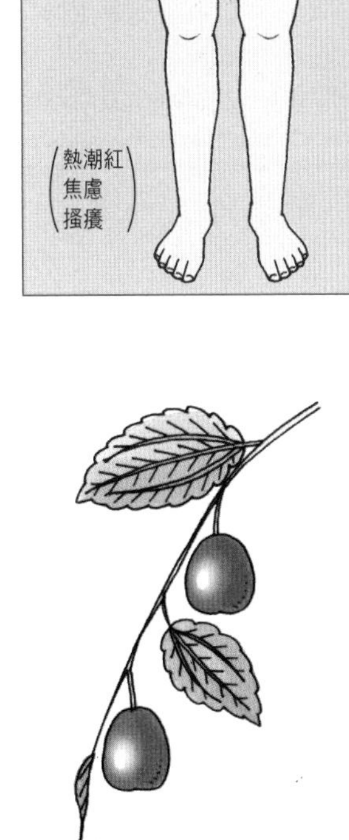

【黃連解毒湯▼245頁】

用於比較有體力者的腦出血預防，以及高血壓、神經症。對於語言障礙、記憶障礙、步行困難、知覺障礙等神經症狀，焦慮、不安、失眠等神經症狀，以及臉色泛紅、眼睛充血、頭痛、心悸、頭暈等症狀有效果。

【三黃瀉心湯▼264頁】

常用於比較有體力者的腦出血預防，以及腦中風後遺症的改善。另外對於高血壓症狀的緩解也有效果。

【大柴胡湯▼280頁】

用於體格好、比較有體力且有便祕傾向者高血壓、動脈硬化、腦出血的預防、肥胖症等，運用範圍廣泛。除了便祕、腹瀉、耳鳴、肩膀痠痛、胸脇苦滿之外，對於焦慮、興奮、不安等精神症狀的緩解也有效果。

【桃核承氣湯▼284頁】

用於體力充實者，對於腦出血的預防與復發的預防，頭痛、暈眩等高血壓全體症狀的緩解，以及下腹部抵抗感（瘀血症狀）等有效。

■虛證

【疏經活血湯▼278頁】

常用於治療血液循環不良者的神經痛、關節痛等。用於身體的麻痺、麻木、知覺障礙的復原或疼痛的緩解。

【真武湯▼276頁】

用於改善新陳代謝低下者或體質虛弱者因腦中風後遺症所造成的運動麻痺或知覺障礙。對於手腳冰冷、倦怠感等也有效果。

【大防風湯▼281頁】（日本用方）

用於改善體力虛弱者，因腦中風後遺症所造成的運動麻痺、關節疼痛或僵硬、肌肉萎縮等症狀。

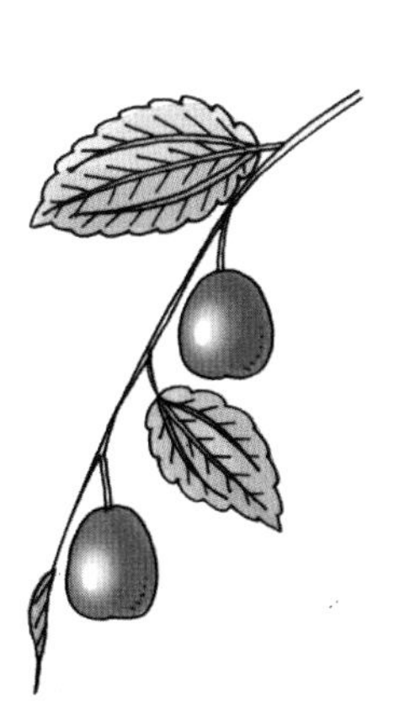

癲癇

由於腦神經異常興奮，而突然產生意識障礙、痙攣、腹痛等。

什麼樣的症狀？

突然出現意識障礙，並伴有痙攣、頭痛、腹痛等

由於腦的一部分發生電性興奮（也就是不正常的電子傳遞，俗稱放電），隨著意識障礙的出現，會產生手腳肌肉的不隨意運動。

意識障礙的程度有好幾個階段，從突然翻白眼倒地、對旁人的呼喚沒有反應、全身肌肉持續痙攣（大發作），到短時間失去意識或僅發生一部分的肌肉收縮之後便復原（小發作）。

發作前後還可能會出現頭痛、發汗、腹痛、噁心等症狀。有些又會馬上恢復，對發作狀態不復記憶。

西醫的診斷與治療

原因不明的癲癇為難治性應規律生活以抑制發作

癲癇可分原因不明的電性興奮放電在腦中突發的原發性癲癇（特發性癲癇），以及因腦神經外傷或發炎、腫瘤的刺激所產生的繼發性癲癇（症候性癲癇）。

原發性癲癇為難治性質，繼發性癲癇則只要治療導致的疾病便可能消失。

癲癇發作時需使用可強力控制腦內放電的抗癲癇藥，如為原發性癲癇，一生都需要服藥。睡眠不足、過勞、飲酒等都可能誘發，所以生活作息的講究也非常重要。

中醫的診斷與治療

促進神經的活動，同時改善身體狀態以減輕發作

中醫治療癲癇的方法，是以促進腦神經的成長或活動，以及全身狀況的改善為目標。

中醫認為癲癇發作是由於「肝」的陽氣過剩，所以處方以可以對抗的柴胡劑為中心。可以與抗癲癇藥併用，但即使症狀改善了，也不可以中斷或中止服用抗癲癇藥。另外，針灸也獲得不錯效果。

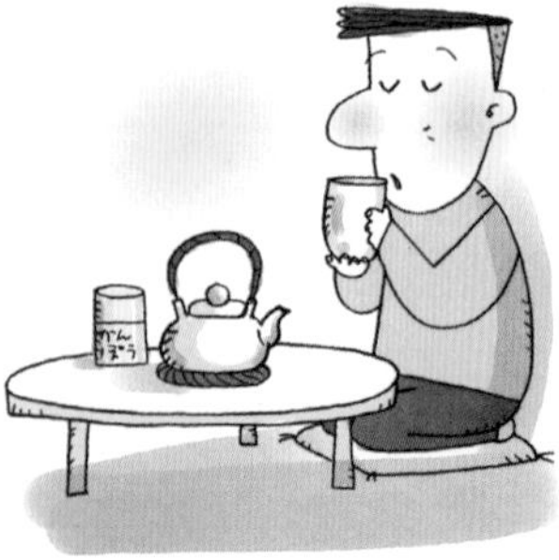

常用的中醫處方

■實證

【柴胡加龍骨牡蠣湯▼261頁】

用於比較有體力者的癲癇、神經症、高血壓症狀等。在不安、焦慮、頭痛、心悸、胸脇苦滿、熱潮紅等症狀明顯時有效。

■非實非虛證（中間證）

【柴胡桂枝湯▼262頁】

用於體力中等者的癲癇、感冒、腸胃炎等。

可以與抗癲癇西藥併用。對於胸脇苦滿、胸部痞脹、夜間盜汗、頭痛、噁心等症狀有效。

【小柴胡湯▼272頁】

用於體力中等者的各種慢性疾病（肝臟疾病、腎臟障礙、支氣管炎等），以及改善體質。

對於胸脇苦滿、疲勞倦怠感、舌苔白、口苦等症狀也有不錯效果。

【桂枝加龍骨牡蠣湯▼254頁】

用於改善體質虛弱的人或兒童的神經過敏、容易疲勞、容易興奮體質，具有預防發作的效果。

■虛證

【抑肝散▼298頁】

用於改善體質虛弱的人或兒童的神經過敏、容易興奮、易怒體質，具有預防發作的效果。

【抑肝散加陳皮半夏▼298頁】（日本用方）

針對體力低下者或兒童，用於神經過敏、容易興奮、易怒、睡不著等狀況的改善，亦具有預防發作的效果。

【甘麥大棗湯▼249頁】

用於較沒體力的女性或兒童的癲癇、不自主抽動（妥瑞氏症）、自律神經失調、失眠、夜啼（兒童）、抽蓄、神經症等。對於出現頻繁的呵欠、興奮、悲觀的言行舉止等情況有效。

本方也是治療臟躁病的常用方劑，對於易驚易怒、情緒易波動、煩悶急躁、精神恍惚有不錯效果。

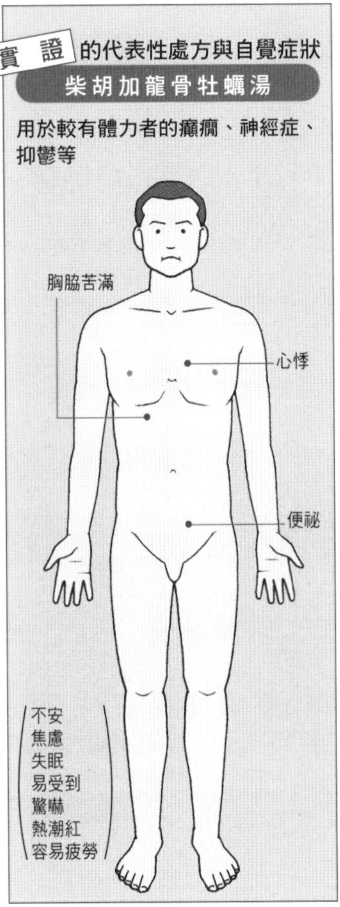

實證的代表性處方與自覺症狀

柴胡加龍骨牡蠣湯

用於較有體力者的癲癇、神經症、抑鬱等

胸脇苦滿
心悸
便祕
不安
焦慮
失眠
易受到驚嚇
熱潮紅
容易疲勞

帕金森氏症

調節肌肉緊張或運動的神經，由於傳導物質的不足，而使所有的動作都受到阻礙。

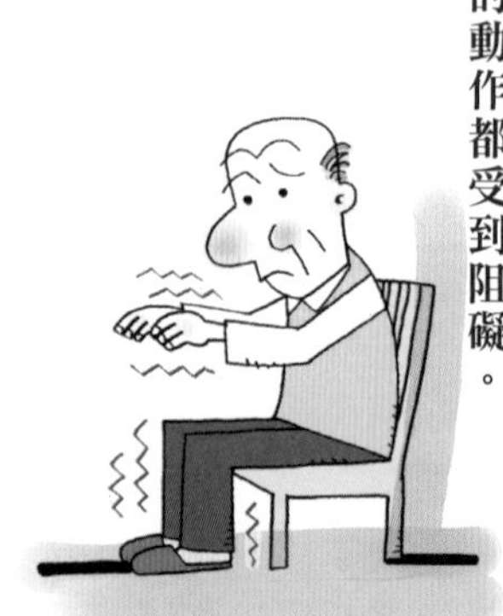

什麼樣的症狀？

手腳顫抖、動作緩慢而且容易跌倒

初期症狀是靜止不動時手會顫抖，就連做小動作也變得不順暢。首先是從身體的單側開始，不久兩邊都會變得一樣。

一旦惡化，頸部或臉部肌肉會變僵硬，不只轉頭、低頭的動作都會變得不自在，表情也會變僵硬，看起來就像是變成了撲克臉。

當肌肉硬化的情形擴及全身，不論做什麼動作都會花更多時間，走路時也會容易跌倒。

如果病情更惡化，患者還會流口水，反應遲鈍、呈輕微癡呆狀態。

西醫的診斷與治療

原因為神經傳導物質不足雖需花長久時間，但可能改善

手顫抖、肌肉僵硬、動作變得遲緩的症狀，是由於傳遞訊號給神經細胞的乙醯膽鹼、多巴胺等傳導物質不足所致。

在治療上，補充不足的多巴胺，或者促進其分泌與作用的藥物，如今都已經被開發出來。

調節這些藥物的量並不容易，服用之後可能造成症狀更明顯，或者出現幻覺、嘔吐等不適，但卻必須長期服用。

患者易容易煩惱、憂鬱，所以可以給予勇氣方面的精神治療。

中醫的診斷與治療

中醫用於症狀的緩解尤其對於初期症狀的消解有效

中醫常用的處方是對於肌肉的硬化與顫抖頗有療效的抑肝散。另外也有因應證或伴隨症狀的處方。

與西藥併用，可減緩症狀的惡化或西藥的不適，也可以期待減少西藥的用藥量。尤其對於初期症狀的控制，中藥的效果已經獲得確認。

這種疾病用針或灸雖然無法完全治癒，但可達到某種程度的緩和。

常用的中醫處方

■實證

【黃連解毒湯▼245頁】

針對比較有體力的人，用於改善隨帕金森氏症而產生之精神症狀當中的焦慮、不安、失眠、神經質、熱潮紅等。

■非實非虛證（中間證）

【抑肝散▼298頁】

針對虛弱體質者，用於緩解隨帕金森氏症而產生之精神症狀當中的神經過敏、容易興奮、易怒等。

虛證的代表性處方與自覺症狀

真武湯

用於體質虛弱，有全身倦怠感、無力感的人的暈眩

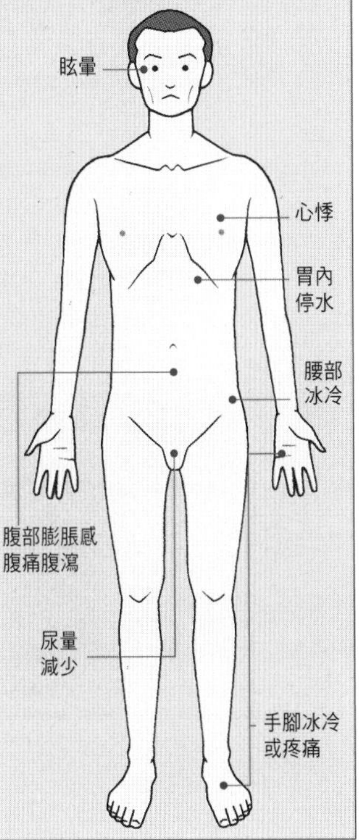

眩暈
心悸
胃內停水
腰部冰冷
腹部膨脹感
腹痛腹瀉
尿量減少
手腳冰冷或疼痛

■虛證

【真武湯▼276頁】

用於體質虛弱者的運動麻痺或知覺障礙。對於手腳的冰冷或疼痛、腰部冰冷、全身倦怠感、無力感等有效果。

【鈎藤散▼282頁】

具有血管擴充作用，用於緩解慢性頭痛、熱潮紅、耳鳴等高血壓、動脈硬化症狀，同時也可以用於自律神經失調。

【補中益氣湯▼295頁】

腸胃功能低下、有明顯倦怠感或食慾不振的人，用於恢復體力，進而可以抑制帕金森氏症的惡化。

【六君子湯▼299頁】

用於消化機能低下、食慾不振或容易疲勞、貧血、手腳冰冷等症狀明顯的人。

【半夏白朮天麻湯▼292頁】

用於緩解腸胃衰弱、有虛冷症狀者的頭暈。對於頭重感、頭痛、餐後的手腳沉重也有效果。

本方具有收縮、緩和、鎮靜痙攣的藥效以及抑制肌肉抽筋的作用。

【八味地黃丸▼290頁】

用於中年以上、體力低下的人，對於有明顯疲勞、倦怠感，手腳冰冷或發熱症狀的人有效果。

【當歸芍藥散▼286頁】

除了用於體質虛弱，有血色不良、疲勞倦怠感、虛冷等症狀的人外，也用於有更年期障礙的女性。

異位性皮膚炎

發生在過敏體質幼兒身上的皮膚炎，症狀會隨著年齡改變。

什麼樣的症狀？

明顯搔癢，不斷地抓的話皮膚會變粗糙、乾燥而且變厚

異位性皮膚炎是發生在有支氣管哮喘或鼻炎等過敏體質者身上的溼疹性皮膚炎。

在幼兒期（直到約3歲左右）頭皮或顏面會長出明顯搔癢的溼性疹子，慢慢的再擴及到全身。兒童期（至10歲為止）手肘或膝蓋的內側，或者臀部的皮膚會乾燥、變厚，臉部也會變得乾燥，耳朵或嘴唇會部分皸裂，中醫稱為四彎風。

到了青春期可能自然痊癒，但也可能慢性化，即使成人之後仍會發紅或腫脹。

西醫的診斷與治療

用藥控制搔癢與炎症消除誘因與照護皮膚

異位性皮膚炎的治療，通常使用可緩解搔癢的抗組織胺劑，以及可改善皮膚症狀的類固醇等藥物療法為中心。

另外，異位性皮膚炎的誘因就是過敏反應，因此要先確認找出過敏原，像是食物、塵蟎的種類，並且杜絕接觸機會，或者讓身體慢慢習慣過敏原。

另外，精神上的壓力也可能是一項誘因。維持皮膚的清潔則是消除誘因的第一要務。該病症狀會隨著季節的變化減輕或惡化。

中醫的診斷與治療

綜合證、皮膚症狀、伴隨症狀來決定處方

治療異位性皮膚炎的中醫處方，依照體力的差別、皮膚狀態的差異、年齡與相關症狀等來選擇。

而所謂的皮膚狀態的差異，就是指皮膚狀態是乾性、還是溼性，或者是否出現紅斑等。如果搔癢情況嚴重，以西醫治療為優先，如果擔心會有不舒服或者已經慢性化，則適合使用中醫治療。

常用的中醫處方

■實證

【黃連解毒湯▼245頁】

除了用於緩解較有體力者的皮膚炎、皮膚搔癢症的搔癢症狀之外，也用於緩解高血壓症狀，更用於出現熱潮紅、臉色泛紅、眼睛充血、失眠、頭痛等症狀時。

【消風散▼274頁】

用於比較有體力者的溼疹、蕁麻疹、皮膚搔癢症等皮膚疾病。

對於具有長年無法治癒、患部嚴重搔癢、每當天氣變暖便惡化等特徵的溼疹有效。

【治頭瘡一方▼282頁】（日本用方）

常用於體格好也有體力者（主要針對兒童）的溼疹、皮膚炎。對於頭或臉部結痂或潰爛、明顯的搔癢有效。

【葛根湯▼247頁】

針對比較有體力、腸胃強健者的溼疹或蕁麻疹。對於感冒初期的所有發炎症狀也有效果。

【白虎加人參湯▼292頁】

用於比較有體力者的溼疹、皮膚炎、發熱性疾病等。對於高燒、口渴、嗜飲水、發汗劇烈、顏面發熱等症狀有效。

【越婢加朮湯▼244頁】

用於比較有體力者的異位性皮膚炎、溼疹。對於水腫、口渴、出汗、排尿困難、咳嗽等症狀有效。

■非實非虛證（中間證）

【十味敗毒湯▼271頁】

對於皮膚疾病的初期或因溼疹、蕁麻疹、香港腳等而皮膚乾燥的症狀有效，對於過敏性溼疹也有效果。除了皮膚的症狀之外，對於神經質且有胸脇苦滿症狀時也是很有效果的。

實證的代表性處方與自覺症狀

黃連解毒湯

用於比較有體力者的皮膚炎、皮膚搔癢症

頭痛
眼睛充血
暈眩
失眠
臉色泛紅
心悸
胃部痞脹感
（出疹
搔癢
焦慮
熱潮紅傾向）

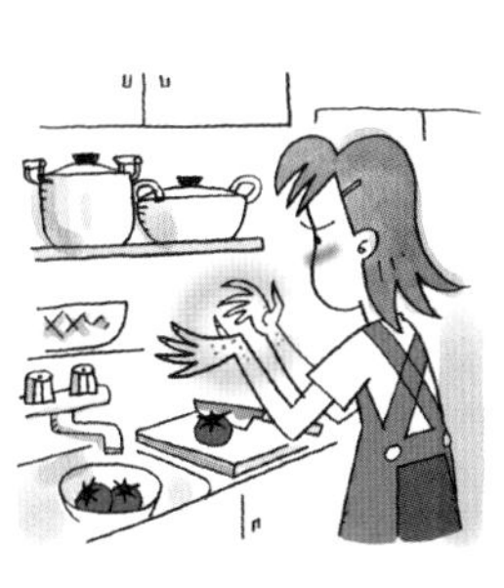

虛證的代表性處方與自覺症狀

桂枝加黃耆湯

用於虛弱體質者的皮膚炎、痱子等

頭痛

上半身容易流汗

腳冰冷

夜間盜汗
痱子
發燒
畏寒

【溫清飲▼244頁】

用於體力中等者的異位性皮膚炎、溼疹、皮膚搔癢症、口內炎等。對於皮膚搔癢或出現熱感時也有效。

【柴胡清肝湯▼263頁】

用於治療神經質且容易興奮、焦躁的兒童之溼疹。對於有皮膚微黑、手掌或腳底容易出汗、腺病體質（淋巴節容易腫脹、容易長溼疹、黏膜容易發炎等）等現象的人，可有效改善體質。

【荊芥連翹湯▼252頁】

用於慢性化的痤瘡、鼻炎、扁桃腺炎。除了可用於皮膚過敏兒童的體質改善，對於鼻、耳、扁桃腺容易多次發炎的人尤其有效。

【五苓散▼260頁】

不論體力程度，用於有尿量減少、口渴、水腫、水滯等症狀時。

【柴胡桂枝湯▼262頁】

常用於比較有體力者，在有微熱、食慾不振、胸脇苦滿、關節疼痛等症狀時，有改善體質作用。

■虛證

【黃耆建中湯▼244頁】

用於體力不好、容易疲勞者的體質改善。尤其對於出疹、皮膚潰爛、夜間盜汗等症狀有效。

【桂枝加黃耆湯▼252頁】

用於虛弱體質者的多汗症、夜間盜汗、痱子、感冒等，對於溼性的出疹有效果。用於上半身容易流汗、腳冰冷的人。

【小建中湯▼272頁】

用於體質虛弱者或孩童的體質改善。對於神經質且有貧血、腺病體質（淋巴節容易腫脹、皮膚、黏膜容易發炎）等現象有效。

【十全大補湯▼270頁】

用於體質虛弱者的慢性溼疹、搔癢。尤其對於虛冷、皮膚同時溼且乾的情況有效果。

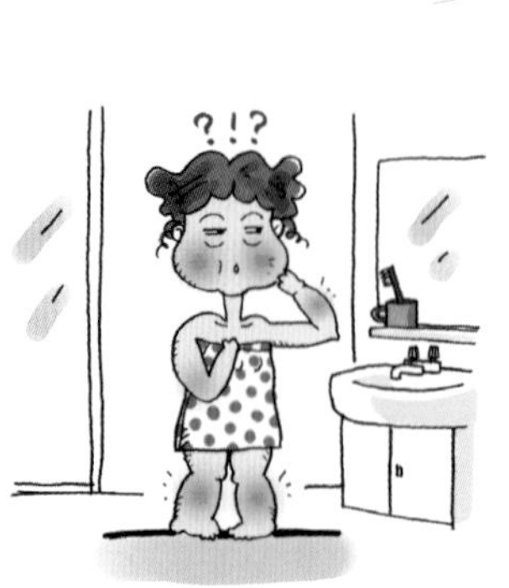

症狀病歷⑦

異位性皮膚炎

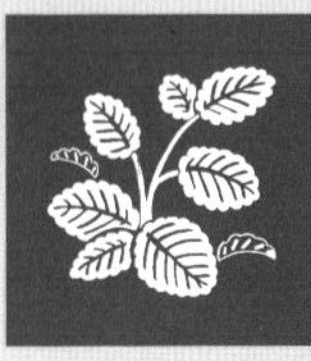

大量使用類固醇而出現反彈現象的A小姐

A小姐（23歲、女性）是一位公司職員。嬰幼兒時期曾經因為手肘與膝蓋內側、頸部等處出現溼疹而在皮膚科接受治療。之後一直維持安定的狀態，直到開始要進入職場工作，又變得嚴重了。全身長滿了皮疹，顏面發紅疹、皮膚像頭皮屑一樣片片脫落，越來越明顯。為了面試，自行大量服用了類固醇，情況暫時受到控制。之後因為害怕會變成類固醇依賴而終止服用，但卻出現了反彈效應。

◎診　察　在中醫醫院接受診察時，患者的皮膚所滲出的體液彷彿要滴落一般，情況看起來很嚴重。體表發熱程度像是要冒出蒸氣，但在炎夏的診察室中卻冷得直發抖。皮膚交錯著潮溼部分與乾燥部分。判斷結果是患者受到二次感染，在與皮膚科醫師會診之下，病患接受適當的類固醇治療，同時也開始了中醫治療。

◎處　方　首先使用黃連解毒湯加石膏，消除體表的熱，緩解搔癢情形。因嚴重搔癢而感到焦躁時，以抑肝散合方。針對因為停藥所產生的反彈性惡化而筋疲力盡的身體，併用了十全大補湯，得到很好的效果。增加具滋潤作用的地黃與防止體液漏出的黃耆分量，強化皮膚的防禦機能。

6個月之後，成功地減少了類固醇的用量，現在只藉著以保溼為主的護膚與中醫的內服藥，達到了健康狀態。因為抓癢的次數減少，皮膚黑色素的沉澱也就變得越來越淡。看著長年抗病的記號、也就是色素沉澱慢慢地消失了，不只A小姐，就連參與治療的醫師也覺得高興。

話說來醫院的患者，每個人的狀況都不相同。對什麼樣狀態下的患者，要選用哪一種中藥，以及時間上要如何拿捏，才是對患者最佳的選擇，我們仍在持續研究當中。

面皰、膿皰症

堆積在毛孔的皮脂化膿而成的面皰，以及因葡萄球菌入侵皮下化膿而成的膿皰症。

什麼樣的症狀？

皮脂堆積在毛孔而形成的面皰
因化膿菌入侵而腫起的膿皮症

面皰（尋常性痤瘡）是指顏面等部位的毛囊皮脂堆積、感染雜菌而長出的皮疹。有面皰、丘疹、膿皰三個階段，也可能在中間的階段便治癒。

而膿皮症是一種皮膚感染症。當化膿菌（葡萄球菌）從毛孔入侵，感染了毛囊而造成發炎，便會形成紅腫。一開始會疼痛，但當膿從隆起的硬塊中流出，便會自然痊癒。

面皰如果置之不理，毛細孔就會突出，周圍逐漸發紅（丘疹），丘疹化膿後就會變成疤臉。

西醫的診斷與治療

面皰要清洗油脂
膿皮症要保持皮膚清潔

面皰多見於皮脂分泌旺盛的青春期，經常長在顏面、頸部、背部。肝機能低下時或者便祕時也會出現。在還輕微的時候，要經常洗臉以去除油脂，並擦含有硫黃或抗生素成分的化妝水。

而膿皮症只長在一個毛囊稱為癤，長在許多毛囊稱為癰（中文意為皮膚和皮下組織的化膿性及壞死性炎症），長在臉上的稱為面疔。

當腫脹或疼痛明顯時須注射抗生素。容易有膿皮症者要用心做皮膚保養，隨時保持皮膚與手指清潔。

中醫的診斷與治療

以除「熱」的處方為中心，證與相關症狀等也需留意

中醫認為面皰或膿皮症等皮膚的炎症為「熱」，常用的藥方為可以讓熱冷卻下來的清熱劑。

由於清熱劑具有消炎、解熱、抗菌等效果，最適合用於皮膚的感染性炎症。

另外，熱潮紅、發熱、顏面赤紅等相關症狀或伴隨症狀的有無也會受到重視。

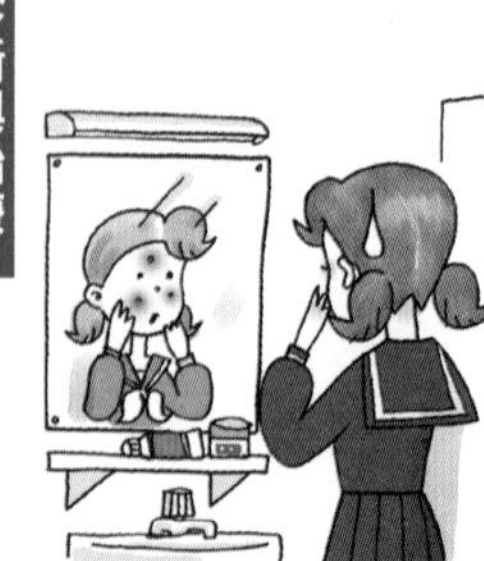

常用的中醫處方

■實證

【清上防風湯▼277頁】

用於體格好也有體力者的面皰治療。另外，對於溼疹、化膿性溼疹、鼻赤紅等症狀也有效果。

【桃核承氣湯▼284頁】

用於體力充實者，可改善面皰或溼疹，以及造成面皰的原因之一，便祕。或者在下腹部有抵抗或瘀血症狀時使用。

■非實非虛證（中間證）

【十味敗毒湯▼271頁】

用於比較有體力者的面皰、香港腳、急性溼疹或過敏性溼疹、蕁麻疹等。尤其在患部乾燥、分泌液少、開始腫痛的初期有效。

【桂枝茯苓丸▼256頁】

用於改善體格中等者的面皰、溼疹、蕁麻疹。尤其是在有下腹部疼痛、腳冰冷、熱潮紅、肩膀痠痛、頭痛等因瘀血（50頁）所產生的症狀時有效。

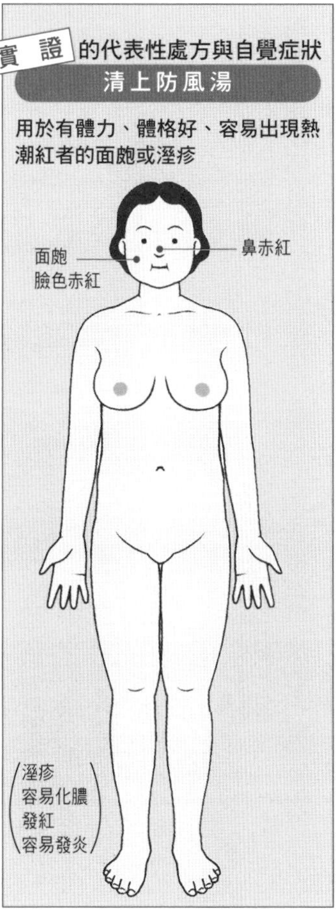

【桂枝茯苓丸加薏苡仁▼256頁】

用於改善體格中等者的面皰、黑斑、雀斑、蕁麻疹、手掌角化症等。尤其是在下腹部疼痛、腳冰冷、熱潮紅、肩膀痠痛、頭痛等瘀血症狀（50頁）時有效。

【荊芥連翹湯▼252頁】

除了用於改善體力中等、手或腳的內側容易發汗者的面皰之外，也用於治療鼻蓄膿症、慢性鼻炎等。對於耳、鼻、扁桃腺容易反覆發炎的情況有效。

本方用於面皰化膿症，以病在上焦為主，尤以腺病性體質或膚帶暗褐色、掌足有細汗，而脈腹俱緊張的患者。

■虛證

【當歸芍藥散▼286頁】

用於體質虛弱、容易疲勞者的面皰、黑斑、凍傷、水腫等。對於血色不良、下腹部疼痛、倦怠感、尿量減少、虛冷等症狀有效。

實證的代表性處方與自覺症狀

清上防風湯

用於有體力、體格好、容易出現熱潮紅者的面皰或溼疹

面皰
臉色赤紅

鼻赤紅

（溼疹
容易化膿
發紅
容易發炎）

皮膚搔癢

皮膚過於乾燥、攝取過多刺激性食物，便會出現搔癢。

什麼樣的症狀？

沒有出現皮膚症狀卻出現局部或全身的搔癢

也稱為皮膚搔癢症，沒有溼疹等病變但皮膚卻感覺搔癢。

有兩種情形，頭部或陰部等特定部位的局部搔癢，以及身體各處均感覺搔癢的全身性搔癢。

當皮膚乾燥，或例如長時間使用電毯時，便會出現搔癢。另外，辛辣食物或酒精攝取過多、毛料或化學纖維等衣物的刺激、在熱水中泡澡太久等也會出現搔癢。

老人時常罹患的老人搔癢症，多數是由糖尿病、胃腸病、腎臟病、精神衰弱症及歇斯底里症所引起。

西醫的診斷與治療

治療導致搔癢的疾病或症狀避免皮膚乾燥與刺激物

局部性搔癢的原因有感染症、泌尿生殖器疾病、痔瘡等。

而全身性搔癢的原因則有糖尿病、腎臟或肝臟、甲狀腺疾病、貧血、妊娠中毒等。

常見於老年人的老人性皮膚搔癢症，乃由於皮膚的脂肪分必減少而使得皮膚乾燥所致。

除了治療導致搔癢的疾病，同時也使用含有甘油或尿素的軟膏、潤膚霜來滋潤皮膚。

若搔癢嚴重，則使用抗組織胺藥物或類固醇軟膏。

中醫的診斷與治療

「風」為搔癢的原因，所以要「防風」並滋潤皮膚

一旦有搔癢感覺就會漸趨嚴重，易抓破皮而變成溼疹。中醫認為皮膚搔癢是由於「風」而引起的。因此使用含有防風或荊芥等具去風作用的生藥處方。另外也使用可滋潤皮膚的「滋潤劑（例如含有當歸、地黃的處方）」，但有可能對消化器官造成負擔，所以需在確認證之後才使用。

常用的中醫處方

■實證

【消風散▼274頁】

用於較有體力者的皮膚搔癢症、溼疹、蕁麻疹、香港腳、汗疹（痱子）。對於長期的搔癢有效。

【白虎加人參湯▼292頁】

用於較有體力者的溼疹、皮膚炎所引起的搔癢、發熱性疾病等。對於高燒、因口渴而嗜飲水、劇烈發汗、顏面發熱等症狀有效。

【黃連解毒湯▼245頁】

除了用於比較有體力者的皮膚搔癢症、皮膚炎之外，也用於緩解高血壓症狀。除了出疹、搔癢等症狀之外，對於熱潮紅、臉色泛紅、神經質、焦慮、失眠、頭痛等症狀也有效果。

■非實非虛證（中間證）

【溫清飲▼244頁】

用於體力中等者的皮膚搔癢症、蕁麻疹、溼疹等。在皮膚乾燥、容易出血時有效。

虛證的代表性處方與自覺症狀

當歸飲子

體質虛弱者（尤其老年人）的皮膚搔癢、溼疹

（溼疹
搔癢
皮膚乾燥）

虛冷

■虛證

【當歸飲子▼285頁】

用於體質虛弱者（尤其是老年人）的皮膚搔癢、溼疹。對於搔癢、因分泌物不足而導致的皮膚乾燥（乾澀）、虛冷等有效。

【真武湯▼276頁】

用於改善體質虛弱者因蕁麻疹、溼疹等而產生的搔癢。對於手腳冰冷、腰部冰冷、腹部軟弱且有胃內停水等症狀有效果。

【梔子柏皮湯▼268頁】

用於體質虛弱者的皮膚搔癢、蕁麻疹、輕微的黃疸等。對於從上腹部到右脇腹（肝臟部位）有壓迫感、皮膚搔癢或眼睛充血、口渴等症狀有效。

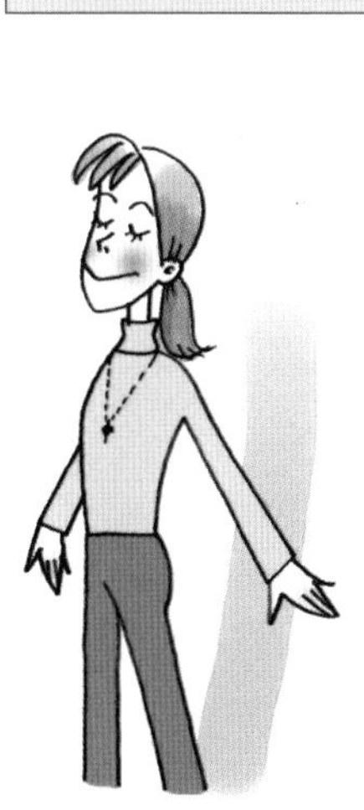

婦女溼疹、皮膚乾澀

由於各種刺激使得皮脂脫落，皮膚變乾燥、變紅、脫皮，進而變薄。

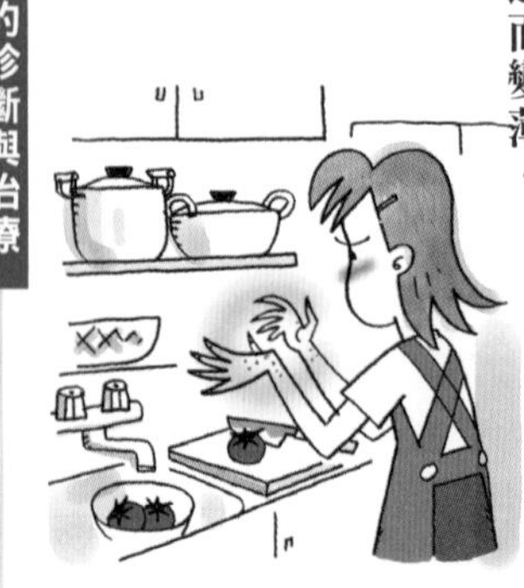

什麼樣的症狀？

水、清潔劑、化妝水、藥品等造成手指皮膚的傷害

婦女溼疹（富貴手）是由於水、清潔劑、食品成分等的刺激，使得皮膚表面的皮脂膜剝落而造成皮膚乾燥、變紅並且脫皮的現象。因為工作需要經常將手浸泡到藥水裏的人也會出現相似症狀。

一旦惡化，指紋會消失、皮膚會出現龜裂，一碰水便感到疼痛，甚至還會出血。

皮膚乾澀則是隨著肌膚光澤消失，皮膚表面變得乾燥而呈現粗荒狀態，其原因被認為是由於過勞或生理不順等身體狀況低下所致。

西醫的診斷與治療

遠離刺激物質以增強體力與抵抗力為原則

廚師、理容師、美容師、打字員、裁縫師等，以及在工作上手指需長時間接受藥物刺激或物理刺激的人，也會出現與婦女溼疹相似的症狀。不過這並非人人都會產生的現象，而是常見於荷爾蒙分泌或末梢神經有障礙的人。

嚴重的婦女溼疹，可使用含有類固醇或尿素的外敷用藥來治療。預防婦女溼疹，可以戴手套以減少直接碰觸水或清潔劑；而要預防皮膚乾澀，第一要務為改善睡眠不足以及飲食習慣。

中醫的診斷與治療

溼疹與皮膚乾澀為瘀血的表徵依照證與伴隨症狀來決定處方

中醫認為溼疹是「瘀血」的表徵，處方以祛瘀血劑為中心。根據證（體力）的差別以及伴隨症狀的有無或程度，處方非常多樣。

肌膚乾澀的情況也一樣，要看體力的有無，以及熱潮紅或皮膚乾燥的程度、貧血等伴隨症狀來選擇適合的處方。溼疹採祛溼性中藥，乾澀採滋潤性中藥。

常用的中醫處方

■實證

【大柴胡湯▼280頁】

除了用於較有體力、有便祕傾向者的蕁麻疹之外，也用於高血壓、膽結石、肝機能障礙等。目標症狀為胸脇苦滿。

■非實非虛證（中間證）

【溫清飲▼244頁】

用於比較有體力者的溼疹、皮膚搔癢症、蕁麻疹等。在皮膚乾燥、容易出血時有效。

【桂枝茯苓丸▼256頁】

用於改善體格中等者的溼疹、蕁麻疹、面皰、皮膚炎等。在有下腹部疼痛、腳冰冷、熱潮紅、肩膀痠痛、頭痛等瘀血症狀時有效。

【桂枝茯苓丸加薏苡仁▼256頁】

用於改善比較有體力者的手腳粗糙、出疹、黑斑、雀斑、面皰、蕁麻疹等。對於熱潮紅、腳冰冷等瘀血症狀時有效。

【紫雲膏▼266頁】

用於治療燒傷、痔瘡疼痛的軟膏。除此之外也用於溼疹、皮膚龜裂、凍傷所造成的龜裂、汗疹等。

【十味敗毒湯▼271頁】

用於比較有體力者的急性溼疹或過敏性溼疹、蕁麻疹、面皰、香港腳等。在患部乾燥、開始腫痛的初期有效。

■虛證

【溫經湯▼243頁】

用於體力低下者的皮膚乾澀、皮膚搔癢症、凍傷、指掌角化症等，對於瘀血症狀有效。

【當歸飲子▼285頁】

用於體質虛弱者的溼疹、搔癢。另外，對於虛冷症以及老年人搔癢改善均具有效果。

虛證的代表性處方與自覺症狀

溫經湯

用於體力低下者的皮膚乾澀、皮膚搔癢症等

頭痛
唇乾
肩膀痠痛
腰痛
手掌發熱
指掌角化症
下腹部冷感或疼痛
月經不順
分泌物多
腹瀉
（皮膚粗糙
搔癢
凍傷）

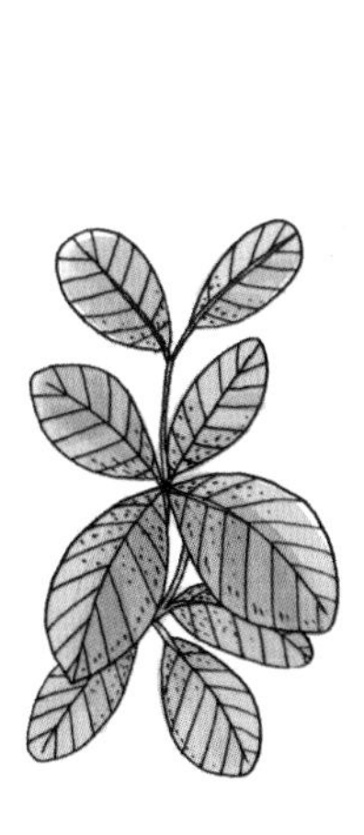

出疹、蕁麻疹

皮膚所出現的各式各樣的變化，蕁麻疹也是出疹的一種。

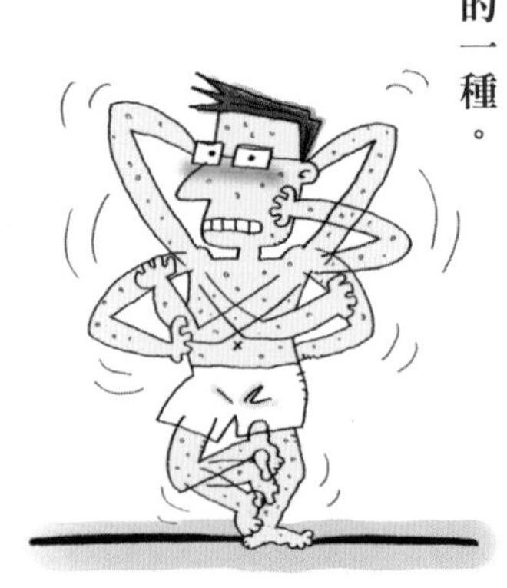

什麼樣的症狀？

蕁麻疹是色紅且平坦的疹子會蔓延且產生劇烈搔癢

出疹指的是皮膚上所產生的變化，其原因與出疹的型態可說非常多樣。

原因有蟲咬等外因性的出疹，以及因內臟疾病或食品、藥劑等所造成的內因性出疹。

出疹的形狀、大小、性質相當多樣，帶有顏色的、腫脹的、潰爛的、硬化的、會產生劇烈疼痛的或搔癢的等等。

而蕁麻疹也是出疹的一種，色紅且平坦地隆起的膨疹會帶來明顯的搔癢，並且擴散開來。

西醫的診斷與治療

遠離導致出疹的刺激物或者改善體質

出疹或蕁麻疹有可能因特定植物或樹木的接觸、溫差（冷氣或暖氣）、衣服等的刺激而造成，或者因為食品或藥品成分引起的過敏反應所導致，以及因為精神上的緊張等因素。

急性的出疹在數小時到數天之內便會消失，但如果慢性化，則可能延長至數週，或者反覆發作。

對於明顯搔癢使用的是抗組織胺藥物，對於慢性化的情況，則只能依賴改善體質或者遠離導致出疹的刺激物。

中醫的診斷與治療

慢性蕁麻疹利用中醫來治療處方也會著眼於全身狀態

中醫相當擅長治療慢性蕁麻疹疾病，認為蕁麻疹是由於體內水分循環不良所造成，處方的話以利水劑為中心。

另外，中醫的處方也不只著眼於皮膚症狀，對於腸胃功能的調整，以及是否因為食物的影響，或者是否有下腹部壓痛及其程度等，也都會考量進來。

常用的中醫處方

■實證

【葛根湯▼247頁】

用於比較有體力、腸胃也強健者的溼疹、蕁麻疹。對於感冒初期的所有發炎症狀也有效果。

【桂枝茯苓丸▼256頁】

用於改善體格中等以上者的蕁麻疹、溼疹、面皰。對於有血色不良、下腹部疼痛、腳冰冷、熱潮紅等瘀血症狀有效。

【消風散▼274頁】

用於較有體力者搔癢症狀明顯的慢性蕁麻疹，或其他慢性皮膚病。尤其是在夏季或溫暖季節症狀容易惡化時有效果。

■非實非虛證（中間證）

【茵陳蒿湯▼243頁】

用於較有體力者的蕁麻疹或皮膚搔癢症，此外也用於肝炎或肝硬化。對於因為肝臟障礙所導致的皮膚症狀有效。尤其是因肝癌、肝硬化造成之膽道阻塞所引起之皮膚症狀。也對慢性腎臟病、胃功能衰竭所引起之皮膚症狀有效。

【茵陳五苓散▼243頁】

用於較有體力者的蕁麻疹、噁心、水腫等。喉嚨乾、尿量減少也有效。

【十味敗毒湯▼271頁】

用於體力中等程度者的蕁麻疹、溼疹（急性與過敏性）等，在皮膚疾病的初期使用。

【升麻葛根湯▼274頁】

不論體力程度，用於各種皮膚疾病（蕁麻疹、溼疹、水痘等）的初期治療。

■虛證

【香蘇散▼258頁】

對於體力低下者的蕁麻疹有效。或用於神經質且腸胃衰弱、有胃內停水症狀的人。

【真武湯▼276頁】

用於新陳代謝低下者的寒冷性蕁麻疹。對於虛冷或明顯倦怠感等症狀有效。尤其對慢性腎臟病、胃功能衰竭所引起之皮膚症狀有效。

中間證的代表性處方與自覺症狀

茵陳五苓散

用於體力中等程度者的蕁麻疹、肝臟功能障礙、宿醉的噁心反胃等

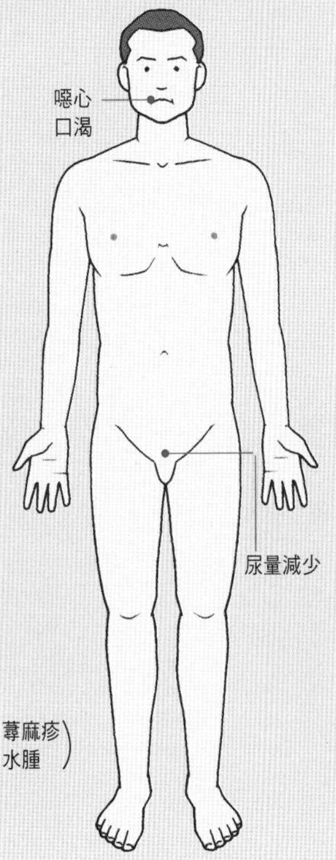

糖尿病

胰島素功能惡化，視力與腎臟機能衰退，動脈硬化逐漸惡化。

什麼樣的症狀？

第一型為口渴、倦怠感、麻木 第二型初期幾乎沒有症狀

糖尿病大致可分為兩型。第一型為胰島素分泌完全停止的類型，第二型為因肥胖等因素使得胰島素作用降低的類型，台灣人與日本人的糖尿病有九成都屬於第二型。

第一型隨著發病會出現口渴、多尿、倦怠感等症狀，所以能夠立即診斷出來，第二型則是即使病情已到相當程度也少見症狀。

因此，大部分的人常在失明或腦梗塞等結果出現之後，才會注意到血管的病變情況與上述重大合併症的存在。

西醫的診斷與治療

早期發現，配合類型控制血糖預防合併症

高血糖狀態一直存在，全身血管受到損害，重要的臟器與器官的功能也會受到損害，這便是糖尿病。因此早期發現並且持續適當的血糖控制是治療糖尿病的基本。

第一型糖尿病需自行注射胰島素來控制血糖，相對之下第二型糖尿病則要在飲食療法與運動療法的基礎上，在必要時加入藥物療法來控制血糖。

邊際型糖尿病等在病況還輕微的時候，通常只要透過減重便能夠阻止惡化的情形。

中醫的診斷與治療

糖尿病治療基本為血糖控制 中醫可改善症狀與預防合併症

正在進行血糖控制的患者，可藉著改善自覺症狀與預防合併症，來延遲病情的惡化。

中醫認為糖尿病是典型的因瘀血所造成的病症，因此處方以祛瘀血劑為中心。同時也認為這是由於「脾」的機能低下所造成的「溼濁（水腫型肥胖）」，並以此來考量處理方式。

■實證

常用的中醫處方

【白虎加人參湯▼292頁】

用於比較有體力、體格好者的初期糖尿病（邊際型糖尿病）。對於口渴、嗜飲水、尿量多、顏面發熱、手腳冰冷、唇乾舌燥等症狀有效。

【防風通聖散▼294頁】

用於治療體格好、有體力者，其造成糖尿病的原因為肥胖症。在有所謂的脂肪肥大（啤酒肚），且有水腫、尿量減少、便祕、胃灼熱、肩膀痠痛等症狀時選用此方。

【大柴胡湯▼280頁】

有體力、體格健壯的人，用於治療造成糖尿病原因的肥胖症、高血壓、動脈硬化、脂肪肝。有胸脇苦滿、肩膀痠痛、頭痛等症狀時選用此方。

■非實非虛證（中間證）

【桂枝茯苓丸▼256頁】

用於改善體格中等程度者的更年期障礙、高血壓症狀等，因瘀血所造成的熱潮紅、暈眩、肩膀痠痛、腳冰冷等所有症狀。

【五苓散▼260頁】

不論體力程度，用於改善因糖尿病所造成的口渴、尿量減少、水滯症狀等。

【柴苓湯▼264頁】

用於改善體力中等程度者的噁心、食慾不振、喉嚨乾、尿量減少等症狀。用於水腫、腹瀉、急性腸胃炎、中暑、宿醉等情形。

【柴胡加龍骨牡蠣湯▼261頁】

用於比較有體力者，因糖尿病而容易引起冠狀動脈硬化的預防。對於精神上不安定，且容易受到驚嚇、焦慮、心悸、失眠、胸脇苦滿等有效。

■虛證

【八味地黃丸▼290頁】

常用於體力衰弱、中年以上的糖尿病患，此外也用於高血壓、攝護腺肥大等症。對於有明顯疲勞倦怠感、尿量減少、夜間頻尿、手腳感覺冰冷與發熱交互發生等症狀都非

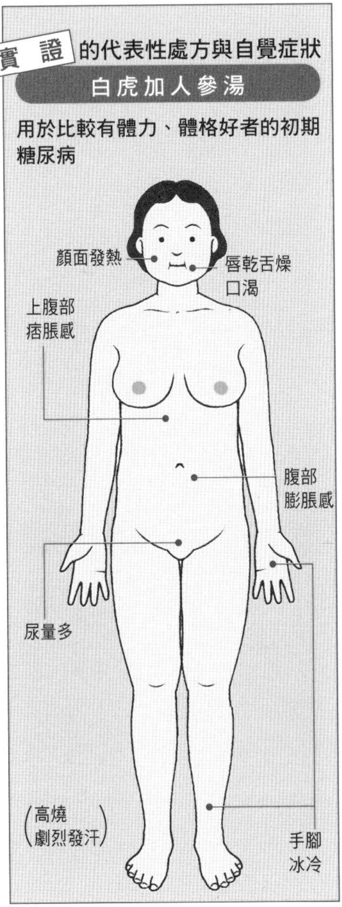

實證的代表性處方與自覺症狀

白虎加人參湯

用於比較有體力、體格好者的初期糖尿病

虛證的代表性處方與自覺症狀

八味地黃丸

用於體質虛弱者的糖尿病

口渴

腰痛
腰部冰冷
或麻木

排尿困難
排尿次數多
尿量多或少
夜間頻尿

腳冰冷
或麻木

（明顯
疲勞倦怠感）

常有效。

【濟生腎氣丸▼259頁】

不論體力程度，常用於糖尿病性神經障礙。對於手腳麻木、疼痛、冰冷，腰痛、頻尿、排尿困難、口渴等有效。

【桂枝加朮附湯▼255頁】

用於體質虛弱且有虛冷症狀者的關節痛、關節炎、神經痛等。

用於緩解有手腳麻痺或麻木、手腳伸屈有困難等症狀的糖尿病性神經障礙。

【柴胡桂枝乾薑湯▼262頁】

用於體質虛弱者的神經症、更年期障礙、失眠、心臟性神經症，也用於改善甲狀腺機能亢進的症狀。

對於體型瘦且血色不良、虛冷、食慾不振、胸脇苦滿、心悸、呼吸急促等症狀具有效果。

【四君子湯▼267頁】

用於體質虛弱者，因糖尿病出現的腸胃機能低下、慢性胃炎、胃消化不良、胃下垂、倦怠感、手腳冰冷等，或在有胃內停水症狀時使用。

【清心蓮子飲▼277頁】

用於緩解體質虛弱者的疲勞倦怠感、口渴、排尿困難、隨糖尿病出現的餘尿感、頻尿、排尿疼痛等，此外也用於泌尿器官疾病（膀胱炎、腎盂腎炎等）。

【防已黃耆湯▼294頁】

用於虛弱體質者的糖尿病（第二型）、肥胖症、水腫性肥胖。對於改善糖尿病的一大原因肥胖症具有效果。

【六味丸▼302頁】

用於緩解虛弱體質者隨糖尿病所產生的排尿困難、水腫、搔癢、腳與腰部的麻木、腰痛等症狀。

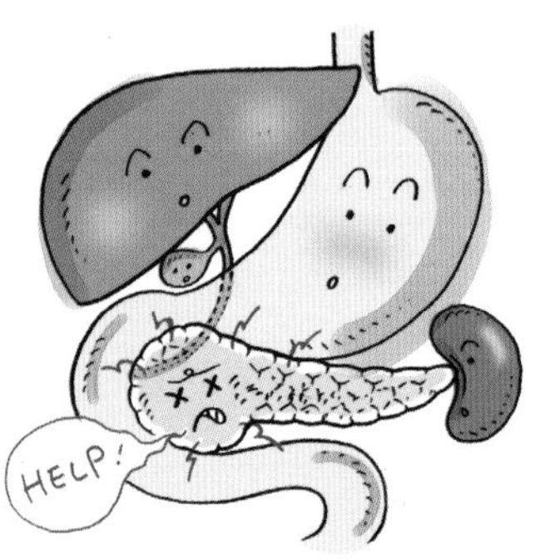

症狀病歷⑧

糖尿病

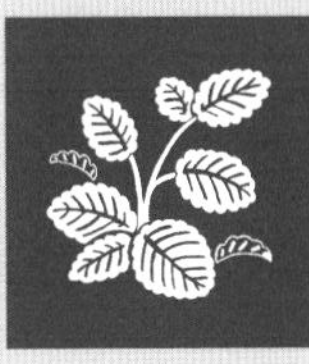

健康檢查時被診斷為糖尿病預備軍的H先生

H先生（58歲、男性）是就職於商社的營業人員，學生時代曾參加過足球社，似乎對於自己的體力相當有自信。

但由於過勞與應酬不斷導致生活不正常，再加上運動不足，這兩三年來體重逐漸增加，並出現頻尿與口渴等自覺症狀，不但容易疲勞，而且感覺精力減退。

在他到中醫就診前的兩個月，於公司的健康檢查中，餐前血糖值為115mg／dl、HbA1c 6.0%，被指出數值過高，診斷為有糖尿病疑慮。接著再進一步接受精密檢查，確定為邊際型糖尿病，並接受飲食與運動療法的指導。

他的雙親都有糖尿病，尤其母親曾因糖尿病導致眼底出血與視網膜剝離而接受過手術，再加上腎臟功能不全，經歷過洗腎。他擔心自己是否也會一樣，所以想要利用中醫來預防糖尿病，因而接受診察。

◎診　察　初診時，身高180cm、體重80kg，BMI值為24.6，傾向肥胖。營養狀態良好，除了頻尿、口渴、疲勞感之外，沒有其他自覺症狀。

中醫醫學診察結果，舌質稍微溼潤，脈搏沉弱，腹部力量中等程度，下腹部中央軟弱（小腹不仁）。

◎處　方　綜合上述診斷，判斷為腎虛證，並給予八味地黃丸的處方。同時指示他需繼續進行飲食與運動療法。

2星期之後，原本透過飲食與運動幾乎都無法改善的頻尿、口渴等減輕了許多。4星期之後，倦怠感消失，而且自覺症狀全部不再出現。12週之後驗血，餐前血糖值為90mg／dl、HbA1c 5.7%，已經恢復正常，體重也減為77kg。H先生希望今後也繼續服用中藥。

痛風

血液中的尿酸量增加，其結晶沉澱在關節等處，而引起發炎。

什麼樣的症狀？

腳趾關節、腳跟、膝蓋、手肘等處，反覆出現明顯疼痛

生物細胞核當中的一個物質——普林，它的代謝最終產物便是尿酸。如果體內尿酸製造過多，或者無法從腎臟被排泄掉，而使得其在血液中的濃度增加（高尿酸血症），其結晶便會在腎臟或關節處沉澱。當沉澱越來越多，會刺激關節、神經，引發炎症與劇烈疼痛，甚至結石造成無法走路。

疼痛會在數日內消失，但如果慢性化（復發），便會引起關節與骨骼的變形或痛風腎病變，也可能導致尿路結石與腎功能不全。

西醫的診斷與治療

找出高尿酸血症的原因以飲食療法與藥物來控制

一旦知道有高尿酸血症，需檢查一天內的尿酸排泄量，並判斷出原因是由於尿酸的製造過多，或是排泄機能降低所致，或者兩個原因兼具，以決定藥物的種類。

當痛風發作、疼痛劇烈時，除了使用抗發炎藥等藥物，也可能使用類固醇。

在預防與治療方面，消除肥胖為治療的大方向，所以飲食療法與運動療法都很重要。飲食方面要注意不攝取過多的魚卵、肝臟、蝦、啤酒等普林含量較多的食品。

中醫的診斷與治療

因瘀血與水的滯留所造成的痛風處方以祛瘀血劑和利水劑為主

痛風原本就容易發生於有高血壓、高血脂症、肥胖症等生活型態疾病的人。

中醫認為這些疾病是由於身體中的血停滯（瘀血）以及水分代謝不良（水毒）所引起，因此常用的處方為祛瘀血劑和利水劑。

此外也會根據證來開立可緩解關節疼痛的處方。

常用的中醫處方

■實證

【大柴胡湯▼280頁】

用於有體力、體格健壯、容易便祕者的高尿酸血症，以改善體質。另外也用於高血壓、膽石症、肝機能障礙。對於胸脇苦滿、便祕、噁心、嘔吐、食慾不振、耳鳴、肩膀痠痛等症狀有效。

【防風通聖散▼294頁】

用於治療體格好、也有體力者的肥胖症、腎臟病、高血壓等症狀。這些疾病都容易引起痛風，此藥便是用於改善容易囤積尿酸者的體質。對於便祕、尿量減少有效果。

【越婢加朮湯▼244頁】

用於改善較有體力者因為痛風所造成的手腳關節疼痛與腫脹。另外，也用於治療腎臟炎、變形性膝關節症、肩關節周圍炎、類風溼性關節炎，在有水腫、容易口渴、大量出汗、排尿困難等症狀時使用。

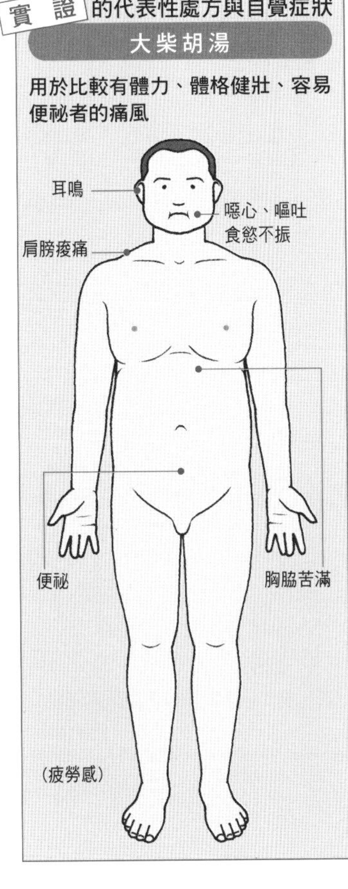

■虛證

【疏經活血湯▼278頁】

用於治療血液循環不良者的關節痛、神經痛等。對於從腰到腳的關節、肌肉、神經的疼痛，遇冷疼痛便加劇的情況有效。

【防已黃耆湯▼294頁】

用於虛弱體質者的關節炎、肥胖症、多汗症等。對於水腫性肥胖且臉色蒼白、水腫、倦怠感、尿量減少等症狀具有效果。

【大防風湯▼281頁】

用於改善體力不足者的關節腫、痛、麻木，關節僵硬、伸屈不易等痛風症狀。

【濟生腎氣丸▼259頁】

不論體力程度，用於改善腳的疼痛、麻木、腰痛等痛風症狀。

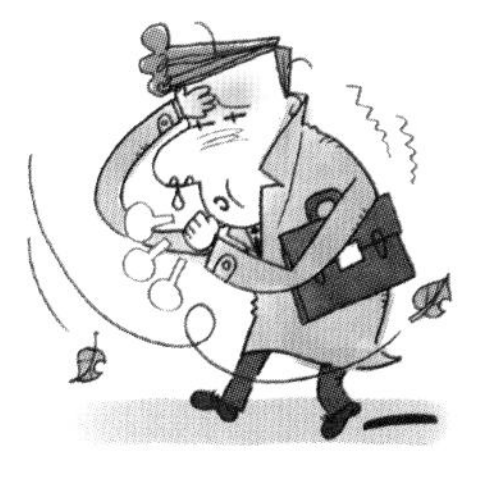

甲狀腺機能障礙

甲狀腺荷爾蒙分泌過盛是甲狀腺機能亢進症，分泌不足為甲狀腺機能低下症。

什麼樣的症狀？

亢進症會消耗體力　低下症會造成代謝降低

甲狀腺荷爾蒙會促進蛋白質的合成，若因巴塞杜氏病或甲狀腺腫大等疾病而分泌過盛，不只甲狀腺會腫起，還會使得心臟或肺臟的功能亢進、交感神經興奮，而出現脈搏過快、心悸、呼吸急促、食慾亢進、發汗、神經過敏等症狀，不斷地消耗體力。

另一方面，如果是慢性甲狀腺炎（橋本病），由於甲狀腺荷爾蒙的分泌低下、代謝受到抑制，會出現水腫、手腳冰冷、食慾不振、倦怠感、氣力不足等症狀。

西醫的診斷與治療

亢進症利用藥物或手術治療　低下症則利用荷爾蒙療法

甲狀腺機能亢進症至今尚未有完全治癒的療法。在治療上以抑制症狀的對症療法為主。

目前有藥物可暫時抑制甲狀腺荷爾蒙的分泌，然而一旦停藥便會立刻復發。

近來所實施的療法則為服用放射性碘來抑制荷爾蒙的產生，或者利用外科手術切除一部分的甲狀腺。

通常甲狀腺功能低下時的症狀稱為黏液水腫，而甲狀腺機能低下症的治療，則是服用荷爾蒙藥物來補充不足的甲狀腺荷爾蒙。

中醫的診斷與治療

掌握證的變化　有助於症狀的改善

因甲狀腺機能亢進而造成基礎代謝亢奮，中醫視為「陽證」或者「實證」，如果放任這樣的病態不管，最後會造成精力的空耗、體力的浪費，而慢慢變消瘦且轉為「虛證」。

相反的機能低下則被視為「虛證」。中醫則是要掌握證的變化，將處方用於症狀的改善。

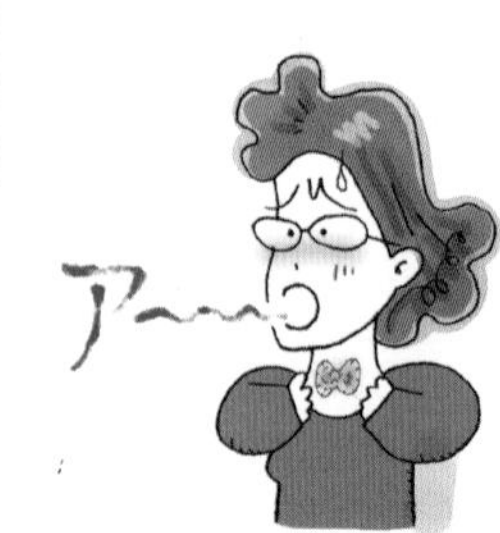

■實證

常用的中醫處方

【柴胡加龍骨牡蠣湯▼261頁】

常用於改善比較有體力者的神經症、心悸、不安、焦慮等甲狀腺機能亢進的症狀，對於容易受到驚嚇、胸脇苦滿等症狀有相當不錯的效果。

■非實非虛證（中間證）

【四逆散▼267頁】

用於體力中等程度者，改善神經質、焦慮等甲狀腺機能亢進的症狀。對於胸脇苦滿、心悸、腹瀉、手腳冰冷等症狀有效。

■虛證

【柴胡桂枝乾薑湯▼262頁】

用於體質虛弱者的神經症、更年期障礙、失眠、心臟性神經症，也用於改善甲狀腺機能亢進的症狀。對於體型瘦且血色不良、虛冷、食慾不振、胸脇苦滿、心悸、呼吸急促等症狀具有效果。

【酸棗仁湯▼265頁】

用於體質虛弱者的失眠、精神上的疲倦、嗜睡、不安感等。在改善甲狀腺機能低下症的症狀方面，對於連續的失眠、手腳發熱、熱潮紅、焦慮感等有效。

【桂枝加龍骨牡蠣湯▼254頁】

用於體質虛弱、容易興奮者的失眠、心悸等。用於出現明顯不安感、熱潮紅、暈眩、耳鳴、臍上感覺動悸等症狀時。

【炙甘草湯▼269頁】

用於體質虛弱、容易疲倦者的心悸、呼吸急促，以及甲狀腺機能亢進所造成的呼吸困難。對於臉色不好、有貧血傾向、便祕、熱感等情況具有效果。

【甘麥大棗湯▼249頁】

用於體力低下者、女性或兒童的失眠、焦慮、神經症、痙攣、小兒夜啼等。本方皆甘潤生陰之藥，能滋臟氣、養心氣，鎮靜腦神經，緩和神經興奮。

虛證的代表性處方與自覺症狀

炙甘草湯

用於體質虛弱、容易疲倦者的因巴塞杜氏病所造成的呼吸困難

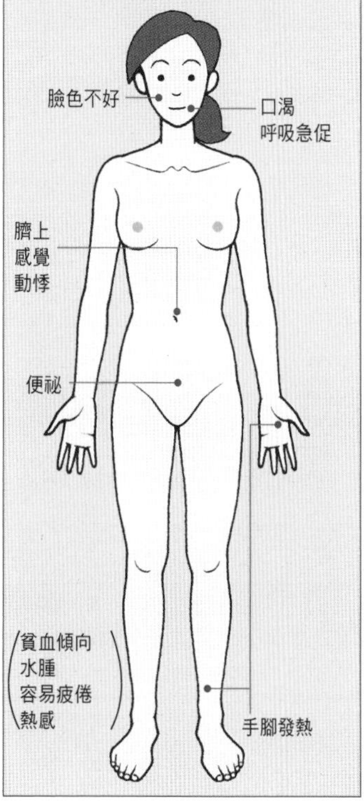

神經症

不安、恐懼、憂慮佔據心頭，行動受到制約，對生活也形成障礙。

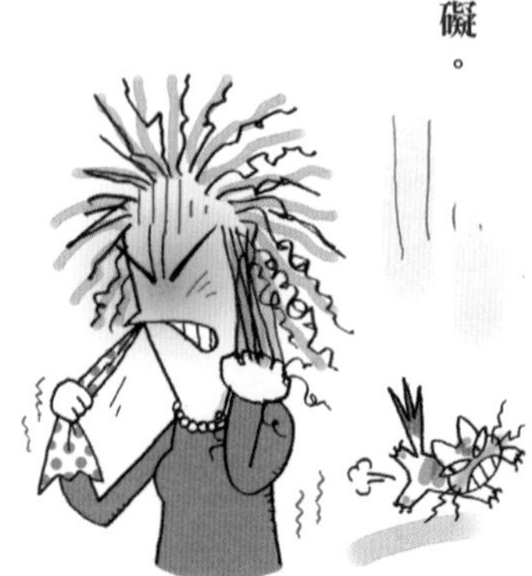

什麼樣的症狀？
不安情緒佔據心頭 行動與生活都受到扭曲

神經症是受到明顯不安情緒籠罩所導致的一種心理疾病，根據症狀出現方式與不安原因，可分為不安障礙、強迫性障礙等種類。不安障礙是指因為毫無根據的不安而導致心神不寧的狀態；強迫性障礙則是不斷地重複關門、關火、說話內容等，並成為一種強迫觀念的情形。

由於精神上的壓力，出現非常興奮、混亂、痙攣或僵硬等情形，一般稱為歇斯底里。

本病症狀可分生理引起的轉換反應及心理引起的解離反應。

西醫的診斷與治療
與精神障礙不同 有許多種類

神經症過去被稱為精神衰弱，而且各種神經症全部都包含在一起，現在則是大致分類為神經症性障礙、壓力障礙、身體表現性障礙。不安障礙（不安神經症）或強迫性障礙（強迫症）等則只是神經症性障礙當中的一種。

這些障礙的共通點是，病患對於自己的病態式不安與行動有過度的自覺而感到痛苦。這一點便是與精神分裂症等神經障礙之間進行鑑別時的要點。治療方式以精神療法為原則，舒緩患者不安感。

中醫的診斷與治療
視為「氣」的停滯 從身心合一的觀點來考量

中醫將各種神經症性障礙，視為由於「氣」的流動停滯所造成。而「氣」的停滯狀態則稱為「氣滯證」。將心與身體視為一體的中醫，認為心的狀態會展現在身體的狀態上，因而會從瘀血、水腫、心悸等身體症狀，辨別出不安、憂鬱等精神症狀以應對之。

用針灸或按摩神門穴亦有療效。

常用的中醫處方

■實證

【柴胡加龍骨牡蠣湯▼261頁】

用於改善比較有體力者的神經症、心悸、更年期障礙等，對於不安、焦慮、容易受到驚嚇、胸脇苦滿、頭痛、肩膀痠痛等症狀有效。

【桃核承氣湯▼284頁】

除了用於體力充實者的不安、興奮，也用於月經不順、高血壓症狀等。對於興奮症狀、瘀血症狀（下腹部抵抗感、壓痛等）、便祕等具有療效。

■非實非虛證（中間證）

【四逆散▼267頁】

用於體力中等程度者的神經症、所謂的歇斯底里等，對於焦慮、胸脇苦滿、心悸、腹瀉、手腳冰冷等症狀有效。

【加味逍遙散▼248頁】

用於比較有體力的人，尤其是女性的神經症、自律神經失調、月經不順等。對於容易疲勞、不安、焦慮、頭痛等症狀有效。

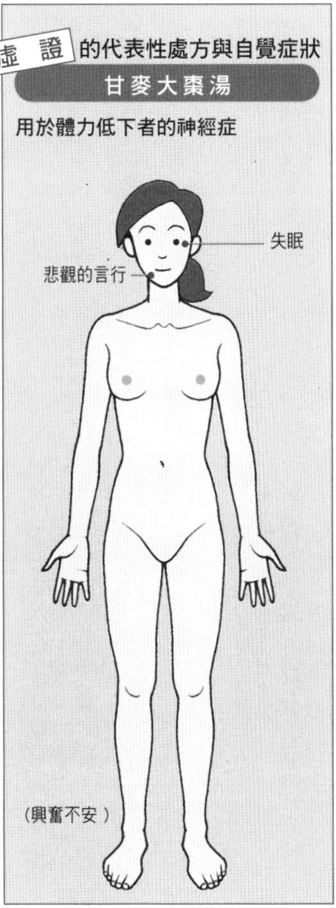

■虛證

【甘麥大棗湯▼249頁】

用於體力低下者的發作性興奮、神經症、兒童的痙攣等。

此外，也以兒童頻繁的呵欠、女性的悲觀言行、興奮、不安感、失眠等為目標症狀。

【抑肝散▼298頁】

用於虛弱體質者或兒童的神經症、失眠、痙攣、小兒夜啼等。有神經過敏而容易興奮等症狀時，可選用此方。

【芎歸調血飲▼251頁】

用於虛弱體質者病後、產後的體力低下，以及神經症、月經不順等。貧血、食慾不振、腹瀉、便祕、腹痛、頭痛、暈眩、熱潮紅等為目標症狀。

本方不分老少男女，凡因肝氣亢盛，出現神經症狀，易怒性躁、興奮不眠，均適用之。主要是鎮靜作用，祛除交感神經緊張。

虛證的代表性處方與自覺症狀

甘麥大棗湯

用於體力低下者的神經症

失眠

悲觀的言行

（興奮不安）

憂鬱、自律神經失調

心情鬱悶為兩者共同點，但憂鬱和自律神經失調，是全然不同的。

什麼樣的症狀？

因憂鬱而意興闌珊 身體也感覺不舒服

由於憂鬱的情緒支配了整個人，對事物都採取悲觀的、否定的態度，對任何事情都提不起勁、變得退縮等精神狀態為憂鬱的特徵。若演變成重症，很有可能會否定自我價值，僅是些微小事的觸動，便會企圖自殺。

自律神經失調則是因為控制呼吸、循環等生理機能的自律神經功能失調，而出現頭痛、焦慮、肩膀痠痛、虛冷等身體不適症狀（不定陳述症候群），因而使得心情持續煩悶。

西醫的診斷與治療

憂鬱需要身邊親友的支援， 自律神經失調多見於更年期女性

憂鬱多見於認真、刻板、責任感重、會顧慮周遭人們感受的人身上。即使是小小的失敗，也會歸咎自己而經常感到煩惱、心情鬱悶、疲勞感、失眠、食慾不振等。

由於本人很少會主動積極尋求出路以轉換情緒，所以周圍人們的關懷與支援是很重要的。嚴重者需使用抗憂鬱藥物。

自律神經失調係指交感與副交感神經調節發生異常，多見於更年期女性。以自律神經調整藥或血管收縮藥、心理療法等來治療。

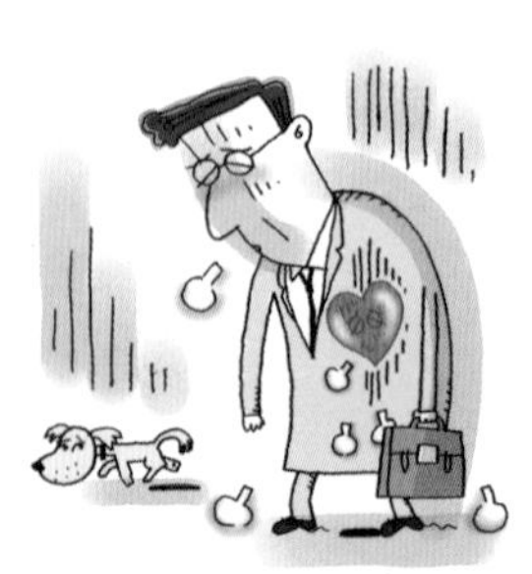

中醫的診斷與治療

診斷為瘀血、氣鬱、氣虛等 處方視證、體質、症狀而定

中醫將憂鬱與自律神經失調的發生，視為與「瘀血」、「血虛」、「血鬱」、「氣虛」有關。配合證與伴隨症狀會給予祛瘀血劑、氣劑、柴胡劑等處方。另外，也常用含有「鈎藤」的處方。在因不舒服感強而無法使用抗憂鬱藥等情形之下，中醫經常使用。

用針刺內關穴也是不錯的選擇。

常用的中醫處方

■實證

【柴胡加龍骨牡蠣湯▼261頁】

用於改善比較有體力者的抑鬱、神經症。在有不安、焦慮、失眠、心悸、容易受到驚嚇、胸脇苦滿、暈眩、熱潮紅、倦怠感等症狀時選用此方。

【大承氣湯▼280頁】

用於有體力、體格健壯者的神經症或便祕等。有熱潮紅或發熱、口渴等症狀時選用此方。

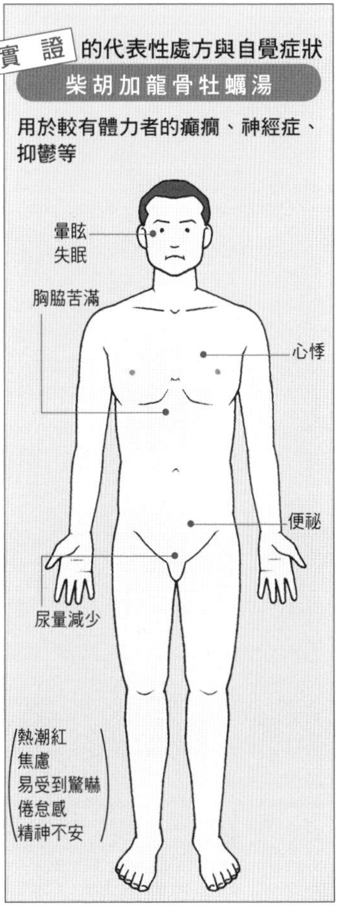

【女神散▼288頁】

用於比較有體力的人，除伴隨自律神經失調而出現的熱潮紅、暈眩之外，也用於神經症、失眠等。對於頭痛、心悸、不安、肩膀痠痛等症狀有效。

■非實非虛證（中間證）

【半夏厚朴湯▼290頁】

用於體力中等者，除了頻尿還有容易心情不佳、不安感明顯、神經過敏等情形。

【柴朴湯▼263頁】

用於體力中等者情緒不佳。有食慾不振、倦怠感，以及喉嚨、食道有異物感等症狀時選用此方。

■虛證

【香蘇散▼258頁】

用於體力低下者的神經症。有腸胃衰弱、神經質且感覺焦慮不安、失眠、胃內停水症狀時選用此方。

【加味歸脾湯▼248頁】

用於腸胃衰弱、體質虛弱者的抑鬱反應、神經症、自律神經失調、失眠等。對於血色不良、有貧血傾向、心悸、夜間盜汗等症狀有效。

【柴胡桂枝乾薑湯▼262頁】

用於體質虛弱者的神經症、心臟性神經症。對於體型瘦且臉色不良、容易疲勞、虛冷、貧血、神經過敏等症狀具有效果。

本方對於更年期障礙之憂鬱與自律性神經失調症可發揮鎮靜除煩、寬胸解鬱、安神醒腦之作用。

實證的代表性處方與自覺症狀

柴胡加龍骨牡蠣湯

用於較有體力者的癲癇、神經症、抑鬱等

暈眩
失眠
胸脇苦滿
心悸
便祕
尿量減少
熱潮紅
焦慮
易受到驚嚇
倦怠感
精神不安

過敏性腸症候群

主要訴求為腹痛與腹瀉的公司職員S先生

S先生（25歲、男性）從國中開始只要一緊張，就經常會腹痛與腹瀉。進入高中之後，還曾經因為對腹痛與腹瀉感到不安而無法上學。之後在住家附近的內科，被診斷出有過敏性腸症候群，於是接受止瀉與改善腸道運動的藥物治療，症狀稍微穩定了下來。

然而在大學畢業進入公司就職之後，面對群眾的機會與工作上的壓力增加，最近症狀逐漸惡化，不只止瀉藥變得越來越沒有效果，亦因為擔心上班之前或途中，會出現腹痛與腹瀉而感到非常不安，通勤上班變得非常痛苦。上網想要找到解決方法，因而求助中醫。

◎診　察　西醫診斷的結果為腹瀉型過敏性腸症候群。過敏性腸症候群多見於有身心問題的人，S先生在性格心理學檢查中，也被診斷為神經症。腹部X光檢查發現大腸裏殘留許多糞便，因此他的腹瀉狀況為伴隨有潛在性便祕的腹瀉。

而根據中醫醫學診斷，舌診中發現他的舌質稍微乾燥，伴有淡紅色的薄白苔，並確認出有舌下靜脈曲張。脈診結果為脈搏沉數，腹診結果則是腹部膨脹（腹滿），兩側肋骨下方有壓痛與抵抗（胸脇苦滿），腹直肌緊繃。另外也發現，肚臍的右側與乙狀結腸附近也有壓痛（經判斷為瘀血）。

◎處　方　一開始給予常用於腹瀉型過敏性腸症候群的桂枝加芍藥湯的處方。之後腹痛與腹瀉情形雖然緩解了，但胃的不舒適感仍然存在，所以更換處方為柴胡桂枝湯，之後腹瀉與胃的不舒適感都獲得緩解，治療過程良好。

一般來說，針對腹瀉型過敏性腸症候群，除了桂枝加芍藥湯之外，也會使用半夏瀉心湯、小建中湯、斷痢湯（日本方）等處方，而對於腹瀉便祕交替型，則使用柴胡桂枝湯、加味逍遙散、四逆散等處方。

主要訴求為腹痛與便祕的公司職員N小姐

接著是N小姐（30歲、女性），她也是公司職員，一直以來每當緊張便會有便祕傾向，但從未對日常生活造成困擾。

3年前轉換跑道到新的公司就職，由於職場的氣氛和工作內容與過去大不相同，而且壓力也大，從那時候開始，在上班前經常都會腹痛。

半年前因為嚴重腹痛造成無法走路而緊急就醫，也做了大腸內視鏡檢查，但並沒有發現特別異常之處，最後診斷為過敏性腸症候群。

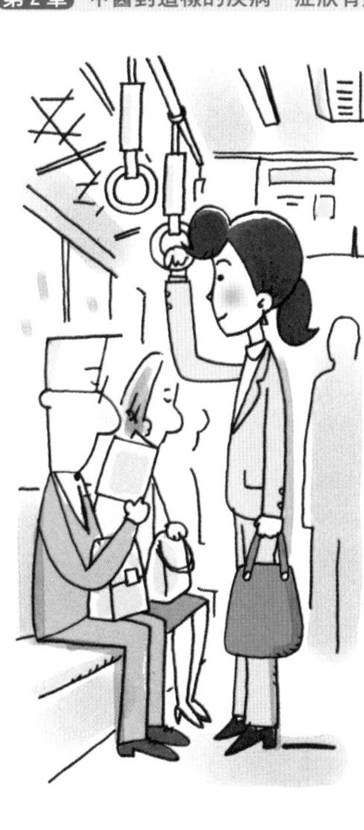

最近一直使用瀉劑與改善腸道運動的藥，然而增加瀉劑便會使腹痛加劇，但若減少瀉劑則糞便無法排出，便祕與腹痛一直無法得到良好控制，最後經熟人介紹，轉向中醫求診。

◎診　察　西醫診斷的結果，N小姐為便祕型過敏性腸症候群，性格心理學檢查結果則為有輕度抑鬱傾向與氣力不足情形。腹部單純X光檢查發現，胃與大腸左上屈曲部（脾彎曲部）囤積了大量氣體，也發現了大量的糞便囤積至此部位。

而根據中醫醫學診斷結果，舌診雖無特別之處，脈診則發現有流動不順的情形（清脈），腹診結果則是腹部膨脹且僵硬（腹滿），胃部有噗嚓噗嚓水聲（胃內停水），右下腹部有壓痛（判斷為瘀血）。

◎處　方　給予桂枝加芍藥大黃湯的處方，但之後腹滿情形並沒有趨緩，於是改用大建中湯，之後腸內氣體變得容易排出，腹部腫脹情況比以前減輕，也變得比較不容易出現腹痛了。

失眠

也有因疾病而造成的失眠，但幾乎都是精神上的因素。

什麼樣的症狀？

睡不著、沒有睡意 半夜醒來之後便再也無法入睡

失眠指的是上床熄燈之後還是無法入睡的狀態，以及即使有睡著但睡眠不足的感覺卻很明顯；或者在半夜或清晨因為感覺痛苦或作惡夢而醒來，之後便再也無法入睡的狀態反覆出現。

失眠原因很清楚的有周遭的聲音、不熟悉的環境、高血壓、腦動脈硬化、呼吸器的疾病、頭痛、牙痛、咖啡因等；以及神經症（心理障礙、性格障礙）因素導致的情況，像是因為不安、憂慮、恐懼而無法入睡等。

西醫的診斷與治療

重度失眠需藥物療法 利用運動或轉換心情也可改善

因為疾病或疼痛所導致的失眠，只要治好疾病便可解決。

而神經症性失眠，如為短暫現象並不需擔心。如果入眠障礙或睡眠障礙一直持續，使得精神明顯消耗，則可改變寢室陳設或養成在白天去散步等輕度運動的習慣，透過這些生活環境上的改變，便可以獲得改善。

如果是因為不安或憂慮等所導致的失眠，則必須透過心理療法或心理諮詢，或者使用睡眠導入劑或抗焦慮藥來解決。

中醫的診斷與治療

因身心不均衡所致 著眼於相關症狀來解決失眠

中醫並沒有誘發睡眠的處方。而是將失眠視為全身狀態的不協調或者身心的不均衡所導致的症狀，從身心如一的觀點來解決這個問題。

神經症性失眠經常伴有熱潮紅、暈眩、肩膀痠痛、腳冰冷、便祕等相關症狀，中醫處方除了要消除這些症狀，也會加入可緩解緊張的處方。

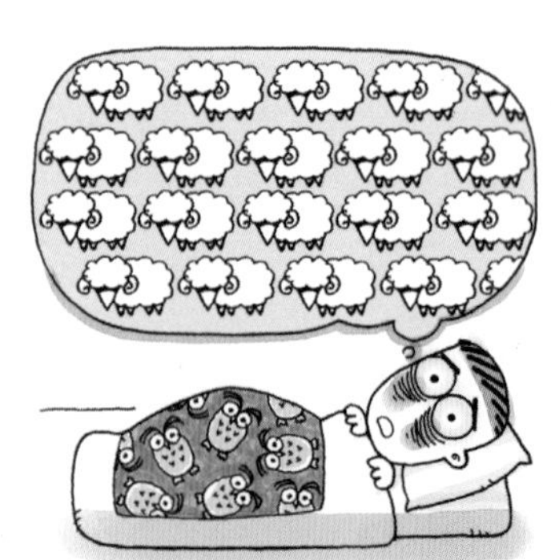

常用的中醫處方

■實證

【柴胡加龍骨牡蠣湯▼261頁】

用於比較有體力者的失眠、神經症、高血壓症狀。對於不安、焦慮、心悸、胸脇苦滿、熱潮紅等症狀有效。

【黃連解毒湯▼245頁】

以消炎、解熱、鎮靜、抗菌、利尿、精神安定等為目的，廣泛被運用的處方，用於比較有體力者的失眠、神經症等。

【三物黃芩湯▼265頁】（日本用方）

用於改善發生失眠的原因之一——手腳發熱。

■虛證

【加味歸脾湯▼248頁】

用於體質虛弱者的失眠、神經症、自律神經失調、腸胃虛弱者的貧血以及有不安、焦慮、容易疲勞、頭痛、肩膀痠痛、上腹部輕微抵抗感與壓痛等症狀時選用此方。尤其對經前症候群、更年期障礙有效。

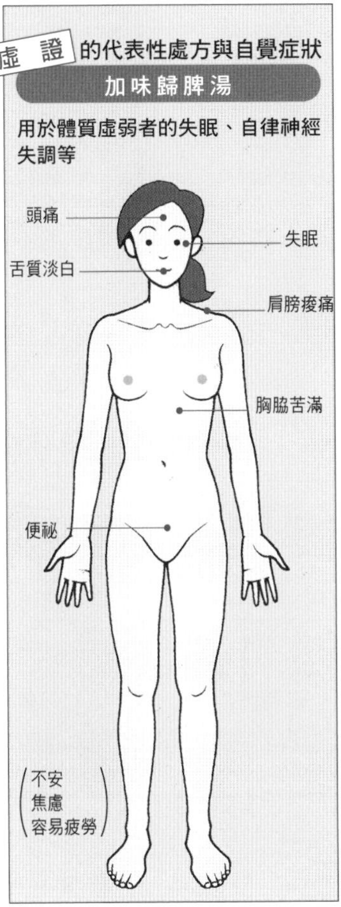

【加味逍遙散▼248頁】

用於比較沒有體力的人，尤其是女性的失眠、自律神經失調、月經困難症、低血壓、虛冷等。

【歸脾湯▼250頁】

用於體力低下、腸胃虛弱者的神經症、失眠、貧血。對於不安或抑鬱情緒明顯、血色不良、呼吸急促等症狀有效。

【酸棗仁湯▼265頁】

用於體質虛弱者的失眠、心悸。對於疲勞感明顯卻睡不著、手腳發熱、熱潮紅、焦躁感等症狀有效。

治療因肝血不足，陰虛陽亢所致之憂煩失眠，是收斂性神經強壯鎮靜劑，具有補肝寧神之作用。

【竹茹溫膽湯▼281頁】

用於沒有體力的人，在感冒或流感的恢復期仍持續發燒，或者因咳嗽、痰等而無法入睡時有效。

【抑肝散▼298頁】

用於虛弱體質者或兒童的失眠、神經症、夜啼等。

更年期障礙

女性卵巢機能開始衰退，
荷爾蒙分泌紊亂，
出現各式各樣的症狀……。

什麼樣的症狀？
頭痛、熱潮紅、手腳發熱、肩膀痠痛、腰痛、焦慮等

女性在過了40歲之後卵巢機能開始下降，在45～55歲期間面臨停經，其前後數年因為卵巢荷爾蒙的減少，使得自律神經受到影響，產生了各式各樣的不定陳述症候群的症狀（令人不愉快的症狀），這便是所謂的更年期障礙。

代表性症狀有心悸、熱潮紅、暈眩、虛冷、頭痛、肩膀痠痛、失眠、腰痛、便祕、皮膚粗糙等身體症狀，以及焦慮、憂鬱等精神症狀。並非所有女性都會出現這些症狀，且發生情形也不盡相同。

西醫的診斷與治療
如果對生活造成障礙適用荷爾蒙補充劑等藥物療法

更年期障礙的症狀，有些人是數種症狀交替出現，只要對日常生活沒有造成巨大障礙，並非一定要接受治療，只要等候身體慢慢去適應卵巢機能衰退的情形就可以了。

當令人不愉快的症狀明顯，並對生活造成障礙，則可使用雌激素補充劑，進行荷爾蒙補充療法。另外，也可運用自律神經調整藥或抗焦慮藥等心理療法。許多婦女十分擔心服用荷爾蒙會造成乳癌或子宮頸癌之病變，於是拒絕服用，但反而造成生活品質的低落。

中醫的診斷與治療
更年期障礙為中醫擅長領域與荷爾蒙補充療法併用效果佳

中醫自古以來便將女性生理相關的不定陳述症候群稱為「血道症」，並將更年期障礙也視為其中一例。也就是說，將更年期障礙視為因為瘀血連帶產生氣滯與水毒的情形，對於同時出現身體症狀與精神症狀的病例也可應對。處方以祛瘀血劑為主，選用的是可導正氣與水平衡的處方。

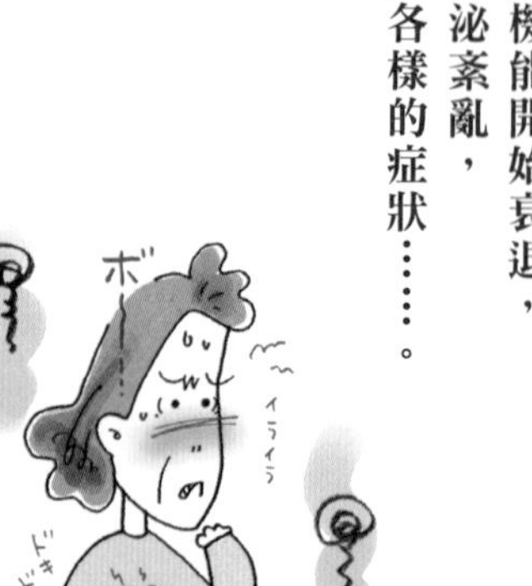

常用的中醫處方

■實證

【三黃瀉心湯▼264頁】

用於比較有體力的女性的更年期障礙與高血壓症狀。在熱潮紅、肩膀痠痛、耳鳴、失眠、不安等症狀明顯時選用此方。

【桃核承氣湯▼284頁】

用於體力充實的女性更年期障礙、月經困難症，或下腹部抵抗感（瘀血）、頭痛、熱潮紅、暈眩、便祕、腰與下肢的冰冷等症狀。

【柴胡加龍骨牡蠣湯▼261頁】

用於比較有體力的女性的更年期障礙、神經症、心悸。對於不安、焦慮、容易受到驚嚇、胸脇苦滿等症狀有效。

【黃連解毒湯▼245頁】

以降血壓、消炎、解熱、鎮靜、抗菌、止血、利尿、精神安定等為目的廣泛被運用的處方。

也用於比較有體力女性的熱潮紅、失眠、神經症、焦慮、臉色赤紅、高血壓症狀等，為適用性非常廣泛的一帖處方。

【通導散▼284頁】（日本用方）

用於相當有體力的女性的更年期障礙、月經不順。

除了下腹部有抵抗感、壓迫感的瘀血症狀、便祕之外，對於頭痛、因熱潮紅而臉色赤紅、失眠等症狀也有效果。

【三物黃芩湯▼265頁】（日本用方）

常用於比較有體力的女性的更年期障礙、自律神經失調、神經症、失眠等。

也可用於出現口渴、微熱、手腳發熱、手腳皮膚潮紅等症狀時。

■非實非虛證（中間證）

【桂枝茯苓丸▼256頁】

用於體格、體力中等且有瘀血的女性的更年期障礙或婦科疾病。

對於氣色不佳、下腹部疼痛、腳冰冷、熱潮紅、肩膀痠痛、頭痛、焦慮等症狀有效。

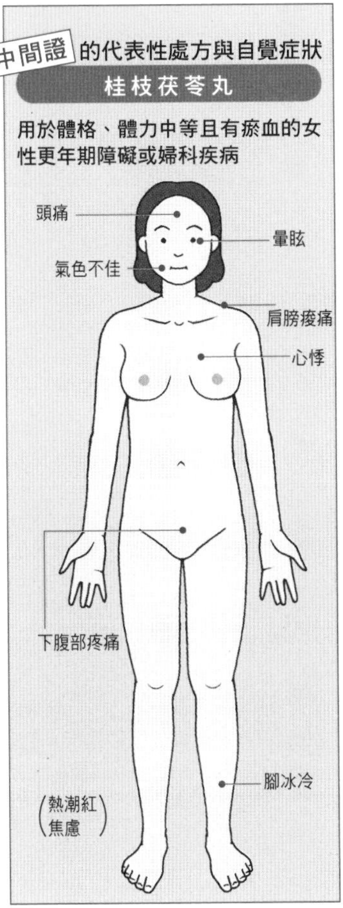

中間證的代表性處方與自覺症狀

桂枝茯苓丸

用於體格、體力中等且有瘀血的女性更年期障礙或婦科疾病

【加味逍遙散▼249頁】
針對更年期障礙最常使用的處方。用於比較有體力的女性的更年期障礙、月經不順、月經困難、自律神經失調等。用以應付容易疲勞、不安、失眠、焦慮、頭痛、熱潮紅、肩膀痠痛、便祕、虛冷等各種症狀。

【女神散▼288頁】（日本用方）
用於比較有體力的女性的更年期障礙、月經不順、產前產後的神經症等。用以應付熱潮紅、暈眩、上腹部痞脹感、胃消化不良等各種症狀，以及原因不明確的不舒適感。尤其在伴隨有熱潮紅、發熱、暈眩時有效。

【溫清飲▼244頁】
用於比較有體力的女性的更年期障礙、月經不順、血道症（子宮疾患）等。目標症狀為不安、熱潮紅、皮膚乾燥、出血傾向等。

【甘麥大棗湯▼249頁】
用於體力比較偏弱的女性的自律神經失調、神經症等。在言行悲觀、異常興奮、不安、失眠等情況明顯時選用此方。

【五積散▼259頁】
用於體力中等女性的更年期障礙、神經痛、虛冷症等。在出現腸胃虛弱，遇冷時腰、關節、下腹部、腳便感覺疼痛、容易疲勞等症狀時選用此方。

【川芎調茶散▼278頁】
用於體力比較衰弱的女性，感冒初期的頭痛、突發性的頭痛。除了頭痛，對於暈眩、畏寒、發燒等典型的感冒症狀也有效果。

■虛證

【溫經湯▼243頁】
用於體力比較衰弱女性的更年期障礙、月經不順、月經困難等。對於口渴、下腹部冰冷或疼痛、分泌物多、腹瀉、頭痛、腰痛、肩膀痠痛等有效。

【芎歸調血飲▼251頁】（日本用方）
用於虛弱體質女性的更年期障礙、月經不順、產前產後的體力改善等。用以應付食慾不振、腹瀉、便祕、暈眩、熱潮紅等各種症狀。

【柴胡桂枝乾薑湯▼262頁】
用於體質虛弱女性的更年期障礙、神經症、失眠、心臟性神經症等。對於體型瘦且血色不佳、虛冷、口渴、心悸、呼吸急促等症狀具有效果。

【四物湯▼268頁】
用於體質虛弱、沒有腸胃障礙女性的更年期障礙、月經不順、虛冷等。具有促進血液循環的效果。在出現皮膚乾澀、膚色與光澤不良、手腳冰冷、貧血、眼睛模糊等情況時選用此方。

【當歸芍藥散▼286頁】
用於體質虛弱女性的更年期障礙、貧血、月經不順等。對於腰與下肢冰冷、貧血、疲勞感、血色不良、下腹部疼痛、頭重感、肩膀痠痛等有效。

【半夏白朮天麻湯▼292頁】
用於腸胃衰弱、有虛冷現象的女性，針對更年期障礙中的頭痛、眩暈症狀明顯的人使用。另外對於肩膀痠痛、頭重感、噁心、餐後的手腳沉重感等也有效果。

【防已黃耆湯▼294頁】
用於體質虛弱女性的肥胖症、關節痛、多汗症、水腫等。
在出現水腫性肥胖且臉色蒼白、容易水腫、容易疲勞、尿量減少等症狀時也可選用此方。

【抑肝散▼298頁】
用於虛弱體質女性的神經症、失眠等。
對於神經過敏且容易興奮、易怒、眼瞼與臉部肌肉痙攣等症狀有效。

【苓桂朮甘湯▼301頁】
用於體質虛弱女性，更年期障礙症狀中的起立眩暈或者眩暈症狀明顯者。此外對於心悸、熱潮紅、尿量減少等也有效果。

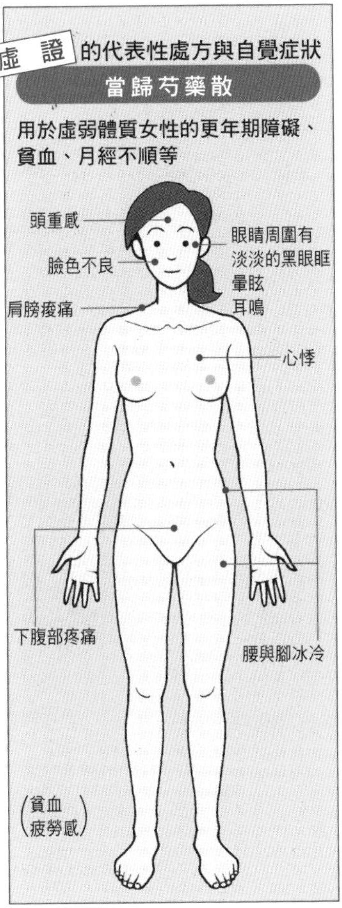

針對骨質疏鬆症的中醫處方

西醫診斷認為乃因骨質減少而容易發生骨折的狀態。中醫則以改善全身狀態致力於骨質疏鬆的預防（198頁）。

■虛證

【十全大補湯▼270頁】
用於體型瘦，容易疲勞、血色不良、食慾不振等現象的女性。

【補中益氣湯▼295頁】
針對有疲勞倦怠感、夜間盜汗、肚臍周邊感覺動悸的女性，用於改善體質、恢復體力。

【清暑益氣湯▼277頁】
有中暑、全身倦怠感、食慾不振現象，體力、體質虛弱的女性，用於恢復體力。

【八味地黃丸▼290頁】
針對有疲勞倦怠感、手腳冰冷、經常感到腰痛等現象的女性，可用於改善體質，增進血液循環，提升精力。

骨質疏鬆症

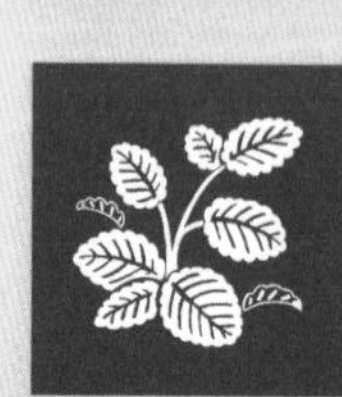

因為腳麻木而就診，意外發現骨質疏鬆症的A女士

A女士（76歲、女性）從年輕時便有腰痛的毛病，尤其在天氣寒冷時症狀便會加重。晚上睡覺時如果不穿襪子，會因為腳冷而無法入睡。約2年前開始走路時會感覺兩腳麻木，於是便到住家附近的骨科就診。

經腰部X光檢查，發現了符合年齡的變形，經醫師建議作骨質密度檢測。結果骨質密度只有同年齡層女性的82%，與年輕健康女性相較則只有69%。因此被診斷為骨質疏鬆症，處方為鈣劑、維他命D製劑以及抑制骨質流失的藥。

但是在服藥之後胃部出現不舒適感，對持續服用感到相當不安，所以便想要嘗試中醫治療。

◎何謂骨質疏鬆症

骨質疏鬆症的定義為「因為骨鹽量不足與骨的微細構造劣化，導致骨骼脆弱化，其結果造成骨折危險性增加的全身性疾病」。如果發生骨折，嚴重者有可能變成無法行動只能臥病在床。罹患骨質疏鬆症初期，一般幾乎都不會對日常生活造成障礙，所以常常都是因為有其他症狀出現而到醫院就診，經醫師建議接受骨質密度檢測之後，才發現有骨質疏鬆現象。而一旦開始服藥，就將是長期抗戰。為了改善骨質密度，通常需要一到兩年的時間。

骨質疏鬆症的原因不只是因為老化。根據某項報告，骨質20到50%與環境因素有關，尤其近年來有許多人在成長期過度減肥或者攝取過多的速食，所以即使是比較年輕的世代，也發現了骨質密度不足的問題。

中醫在這方面也有所研究，在治療上不只是將它視為骨骼的疾病而已，而是視為受到環境與身體內部各種影響的全身性疾病。中醫治療並非提供可提升骨質密度的藥方，而是根據伴隨症狀與中醫醫學的判斷來選擇處方，讓持續用藥的成效明確化。

◎診　察　A女士的情況，有腰痛與腳麻等現象，水腫與虛冷情況明顯，夜間上廁所次數也多。另外在診察上，經腹診判斷為腎虛與典型的小腹不仁（下腹部力弱）。

◎處　方　為A女士選擇的處方是濟生腎氣丸。

濟生腎氣丸是補腎的代表性處方。腎為東洋醫學所說的「五臟（心、肝、脾、肺、腎）」之一，與西醫所說的腎臟是不同的。腎虛指的是腎衰弱的意思，以症狀來說其特徵為視力降低、耳鳴、夜間頻尿、腰痛、性慾下降等。

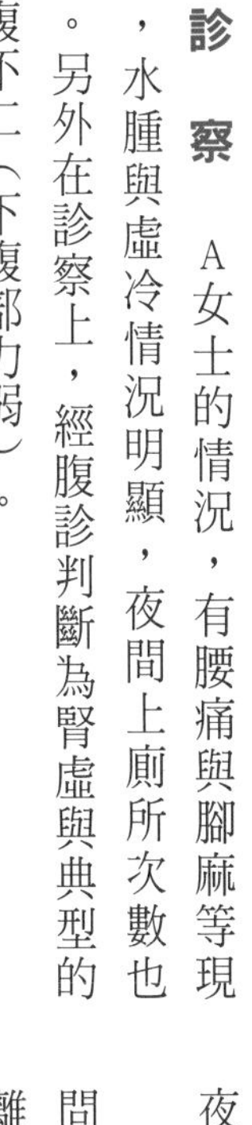

服用濟生腎氣丸之後，A女士的腰痛、麻木的問題慢慢獲得改善，不需休息而能持續步行的距離也變長了。原本4、5次的夜間排尿也減少到1、2次。

一年之後再做骨質密度檢測，骨質改善了4％。或許4％看起來很少，但根據西醫的臨床報告，連續服用抑制骨質流失的藥2至4年，骨質的改善頂多也只能達到6到9％。骨質密度一旦下降，想要改善就是那麼困難。如果不服用任何治療藥物，骨質便會持續減少。

中藥改善了A女士的腰痛與虛冷等症狀，這表示服藥是有其意義的，再加上同時還防止了骨質密度的下降，對於A女士來說意義是非常重大的。

月經不順、月經痛

月經週期混亂的月經不順，以及帶來難耐疼痛的月經痛。

什麼樣的症狀？

月經週期與經血量的混亂 明顯的下腹部疼痛與腰痛

每位女性的月經週期不盡相同，一般週期約25日～35日。比這個期間短或長，均被視為月經不順。另外，經血量過多或過少也屬於月經不順的範疇。

而月經來潮時或者之前，出現明顯的下腹部疼痛或腰痛，就是所謂的月經痛。

除了月經痛，還有頭痛、不舒暢感、噁心、焦慮等症狀，則稱為月經困難症。

患者宜瞭解月經不順症狀會週期性發生，以克服恐懼。

西醫的診斷與治療

因子宮或卵巢疾病造成 或者是因為壓力

月經不順或月經痛通常是由於子宮或卵巢疾病（子宮頸炎、子宮內膜異位症、卵巢炎等）、荷爾蒙分泌異常或其他疾病所造成。

而沒有上述異常卻出現月經不順或月經痛，稱為機能性月經困難症。多見於年輕女性，一般認為是由於環境的變化等所導致的精神上的不安或壓力，擾亂了荷爾蒙的平衡所致。

症狀明顯時，通常使用止痛藥或荷爾蒙療法，根據病情也可能進行手術。

中醫的診斷與治療

調整荷爾蒙的均衡 以中藥緩解緊張與不安

中醫認為月經不順、月經痛是由於「瘀血」造成，所以處方以祛瘀血劑為主。

另外，對於機能性月經異常，則判斷為因為過度節食或者壓力等因素，而使得「氣」、「血」、「水」失去平衡所致。

因應疼痛、熱潮紅、虛冷等症狀，有各式各樣的處方。

常用的中醫處方

■實證

【通導散▼284頁】（日本用方）

用於相當有體力的女性的月經不順、更年期障礙等。在出現下腹部抵抗感、壓迫感的瘀血症狀，以及便祕、頭痛、熱潮紅、失眠等症狀時使用。

【桃核承氣湯▼284頁】

用於體力佳的女性的月經困難症、更年期障礙等。對於下腹部抵抗感（瘀血）、頭痛、熱潮紅、暈眩、便祕、腰與腳的冰冷等症狀皆有效。

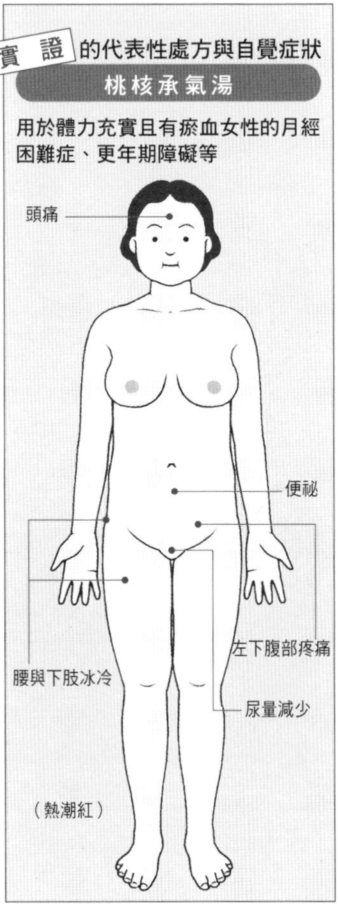

實證的代表性處方與自覺症狀

桃核承氣湯

用於體力充實且有瘀血女性的月經困難症、更年期障礙等

頭痛
便祕
左下腹部疼痛
腰與下肢冰冷
尿量減少
（熱潮紅）

■非實非虛證（中間證）

【桂枝茯苓丸▼256頁】

用於體格、體力中等且有瘀血的女性的月經不順、月經痛、婦科疾病。對於血色不良、腳冰冷、熱潮紅、肩膀痠痛、頭痛、心悸、焦慮等症狀有效。

【溫清飲▼244頁】

用於比較有體力的女性月經不順、更年期障礙、血道症（子宮疾患）等。目標症狀為熱潮紅、皮膚乾燥、出血傾向等。

【芍藥甘草湯▼270頁】

不限於體力程度，用於月經痛的止痛。

■虛證

【溫經湯▼243頁】

用於體力不足女性的月經不順、月經困難、更年期障礙等。目標症狀為口渴、下腹部的冰冷與疼痛、分泌物多、腹瀉、頭痛、腰痛、肩膀痠痛等。

【芎歸膠艾湯▼251頁】

用於沒有腸胃障礙、體質虛弱女性的性器官出血、經血量過多等下半身的出血。

【當歸芍藥散▼286頁】

用於體質虛弱女性的月經不順、更年期障礙、貧血等。目標症狀為腰與下肢冰冷、貧血、疲勞感、血色不良、下腹部疼痛、頭重感、肩膀痠痛等。

症狀病歷⑪

月經痛

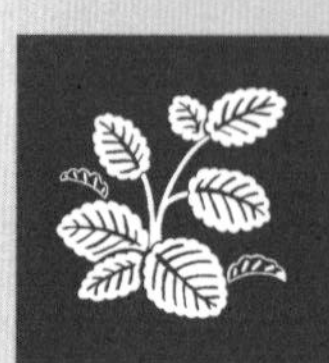

選擇止痛藥與荷爾蒙劑以外治療法的N小姐

N小姐（29歲、職員）這幾年月經痛的問題越來越嚴重，但還是一直沒有就醫。就在某個冬天早上，在人潮洶湧的上班途中，疼痛加劇的N小姐蜷縮在月台上，而後便被救護車送往婦產科。

在婦產科用藥之後，疼痛在20分鐘左右便受到控制。但是仍然不知道疼痛的原因。經超音波檢查，並沒有明顯的子宮肌瘤，也沒有子宮內膜異位症或貧血，經癌症篩檢結果也沒有任何異常。但那種劇痛到底是怎麼一回事？

為她進行檢查的醫師對她說明，月經痛要儘早服用止痛藥，雖然沒有發現疾病，但如果影響到了日常生活，可以選擇低劑量的口服避孕藥或暫時中止月經的荷爾蒙治療。

但是，當年秋天即將結婚，而且希望趕快生小孩的她，打算尋求止痛藥與荷爾蒙劑以外的治療法，於是便來中醫門診尋求協助。

◎診　察　走進診療室的N小姐是個苗條纖瘦、肌膚細緻白皙的美人，在寒冷的冬天也穿著短裙與便鞋的單薄衣著。經問診得知，月經前除了會出現水腫、焦慮、偏頭痛之外，還有肩膀痠痛，甚至鼻炎。檢查舌頭發現，舌頭溼潤、舌上有輕微齒痕，舌下靜脈曲張。脈搏沉弱。診察腹證，發現她的腹力稍稍虛弱，腹直肌有細微的痙攣，肚臍周圍的壓痛（按壓會感覺疼痛）相當明顯，此外還有手腳冰冷。因此判斷為水毒與瘀血。

◎處　方　首先建議她衣著不要太單薄，注重身體的溫暖，也不要攝取過多的水分，並請她服用當歸芍藥散兩個月。在服用之後身體變暖了，月經前的水腫也不見了。之後再增加當歸建中湯，4個月之後，經痛便完全消失了，而且就連頭痛也消失了。如今她已經不再有「如果結婚當天碰上月經來的話該怎麼辦」的煩惱了。中醫治療順利的話，就會像這樣慢慢的調整體質，並可以緩解多種症狀。

止痛藥也解決不了併有頭痛問題的W小姐

W小姐（29歲、職員）從小就有頭痛的問題。最近，尤其是在進入生理期之前，整個頭便會出現刺痛。在生理期之前約1星期，幾乎每天都要吃市售的止痛藥，但疼痛並不會完全消失，一旦出現劇烈疼痛，還會感到噁心，有時候還真的嘔吐了幾次。

擔心身體出了什麼問題，於是做了電腦斷層掃描和磁核共振檢查，但卻沒有發現任何異常。最後被診斷為偏頭痛，並拿了藥。當疼痛發作時服藥，經過約30分鐘到1小時後疼痛是趨緩了，但每次生理期之前依舊還是會頭痛。

原本手腳就會冰冷，夏天即使在家也會穿襪子。當身體變冷，就很容易頭痛。另外也經常感覺肩膀痠痛，尤其是在頭痛時，肩膀也跟著沉重起來。

她希望有個不需要吃止痛藥的好身體，於是來到中醫求診。

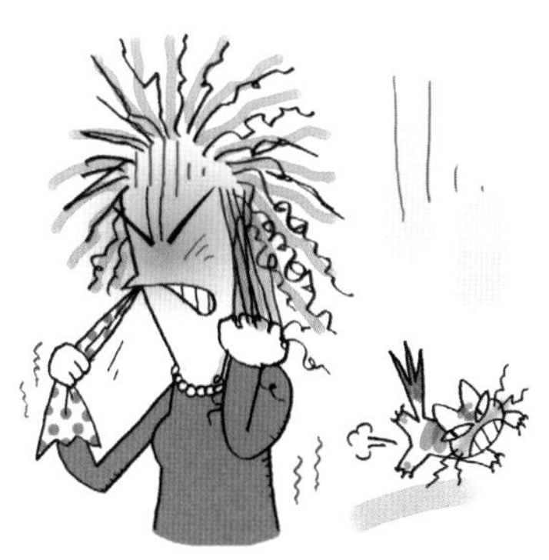

◎診　察　身高155cm、體重48kg、血壓112／76mmHg，經舌診確認舌頭乾、微白、有薄白苔。脈搏沉細，腹診確認腹力虛，有上腹部痞脹與壓痛、下腹部虛弱、手腳冰冷。

◎處　方　給予吳茱萸湯科學濃縮製劑的處方。服用約3星期之後，像以前一樣的劇烈頭痛已經不再出現，僅剩下約1星期才出現一次的輕微頭痛。即使需要吃止痛藥，1個月內頂多也只使用了1、2錠，甚至還出現了一整個月都不需要吃止痛藥的情形。

身體也變暖和起來，在家裏已經不需要再穿襪子了。另外也感覺肩膀的緊張好像也鬆弛了。

孕吐

懷孕第五到六週開始出現的噁心、頭痛、食慾不振等症狀。

什麼樣的症狀？

噁心、食慾不振、頭痛、心悸、暈眩、失眠、倦怠感

從懷孕第5～6週開始出現的噁心、嘔吐、頭痛、食慾不振等症狀便是孕吐現象。特別嚴重的孕吐則稱為妊娠惡阻。

每位孕婦出現的症狀都各有差異，有些人甚至是不太會出現孕吐症狀。

孕吐通常在第10週左右到達巔峰，之後狀況便慢慢轉輕，到了第14～18週便消失。

孕吐可能是由於荷爾蒙分泌的變化、因妊娠所產生的精神上壓力所致，但確切原因並不清楚。

西醫的診斷與治療

嚴重的孕吐可能造成營養或水分不足，甚至造成電解質異常！

輕微的孕吐只要保持安靜狀態，並攝取充足的水分與少量好消化、營養價值高的食物，孕吐便會獲得減輕。

嚴重孕吐如果影響到進食，甚至連水分也無法好好攝取，便會演變成一種營養失調與脫水狀態。這樣一來身體便會分解脂肪以獲得能量，而使得體內的酮體這項廢物增加。另外，脫水會擾亂體液的電解質平衡，還會使血液的黏度上升。

如果出現這樣的情形就必須注射含葡萄糖的生理食鹽水點滴。

中醫的診斷與治療

即使是在懷孕中也可以安心使用儘早使用以減輕症狀

中醫認為孕吐與妊娠惡阻是由於「水」或「血」失去平衡所致，因此處方以利水劑或祛瘀血劑為主，配合孕婦的體質與體力來挑選。

中醫有許多處方就連孕婦也可以安心使用，除了可減輕症狀外，也為了防止全身症狀惡化，最好儘早使用，在中醫師的指示下正確用藥，一定能確保母嬰平安。

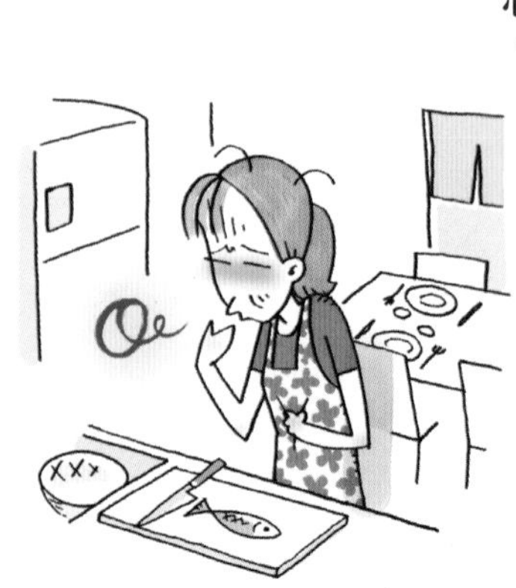

常用的中醫處方

■實證

【小半夏加茯苓湯▼274頁】

用於比較有體力女性的孕吐與相關症狀。對於噁心、嘔吐、上腹部痞脹感、暈眩、心悸、口渴、胃內停水等症狀有效。

■非實非虛證（中間證）

【半夏厚朴湯▼290頁】

用於體力中等者的孕吐、喉嚨的異物感、神經症等。對於心情鬱悶、喉嚨或食道有阻塞感、心悸、暈眩、虛冷等有效。

【五苓散▼260頁】

不論體力程度，用於口渴、尿量減少等症狀。在出現噁心、嘔吐、腹痛、腹瀉、水腫等症狀時使用。

【茯苓飲合半夏厚朴湯▼293頁】（日本用方）

用於體力不足女性的孕吐、神經性胃炎等。對於心情鬱悶、喉嚨似乎有異物阻塞的感覺、胃有膨脹感等症狀有效。

中間證的代表性處方與自覺症狀

小半夏加茯苓湯

用於比較有體力女性的孕吐與相關症狀

暈眩

噁心、嘔吐
口渴

心悸

上腹部
痞脹感

胃內停水

■虛證

【桂枝人參湯▼255頁】

用於體質虛弱女性的孕吐、慢性胃炎、頭痛、心悸等。虛冷、血色不良、腹瀉、腹痛、發燒等症狀時使用。

【人參湯▼288頁】

用於體質虛弱女性的孕吐、胃炎、食慾不振等。對於腸胃衰弱、胃痛或胃消化不良、手腳冰冷、尿量增加等情況有效。

【當歸芍藥散▼286頁】

用於體質虛弱女性的孕吐、更年期障礙、貧血、月經不順等。對於腰與下肢冰冷、貧血、容易疲勞、血色不良（眼下黑眶）、尿量減少等有效。

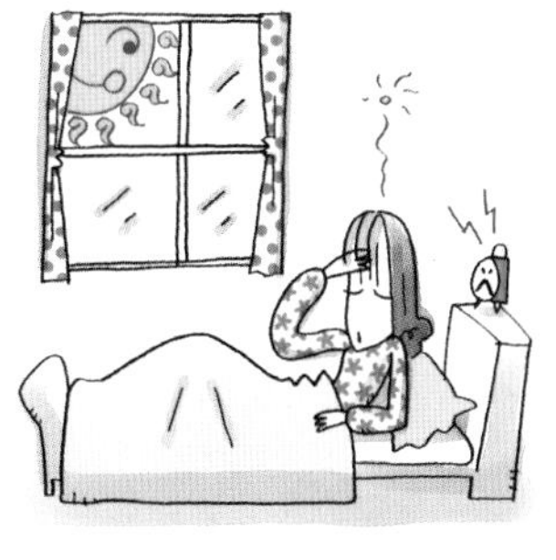

不孕症

即使一直過著正常的夫妻生活，經半年以上都未能懷孕，便稱為不孕症。

什麼樣的症狀？

想要小孩 卻一直無法懷孕

男女伴侶雙方在精子與卵子功能製造正常、生殖器官亦沒有異常下，經一般的性行為便可能懷孕。但如果希望有小孩並持續有性生活，經過半年卻都沒有懷孕，便是不孕症。完全沒有任何懷孕經驗者稱為原發性不孕症，曾有懷孕過但之後無法懷孕的情形，則稱為續發性不孕症。

原因可能是精子或卵子、或者男女生殖器任一方或雙方均有問題所導致。但也可能是上述情形以外的原因。

西醫的診斷與治療

先決條件為掌握原因 沒有必要放棄懷孕

不孕症的原因有排卵障礙、輸卵管炎、子宮內膜炎等女性方面的問題，或者勃起障礙、射精障礙（無法性交）、無精子症、精子數目少、活動力差等男性方面的問題。也有例子是免疫性的精子與卵子不和的情形。

在治療上，女性可使用排卵誘發劑或進行手術矯正輸卵管或子宮的異常，男性則可利用心理療法或荷爾蒙療法。

體外受精（試管嬰兒）或人工受孕也是常見的方法。

中醫的診斷與治療

對於沒有任何異常問題的不孕症 中醫處方可能奏效

如果確認原因為子宮或卵巢的發育不全、荷爾蒙分泌不足等，中醫處方可在荷爾蒙調節能力與懷孕所需環境的充實方面，與西藥共同提供治法。

另外，如為原因不明的不孕症，而且女性確認有寒證或瘀血等情形，使用中醫處方可能會有效果。

另可選擇適當部位針灸。

常用的中醫處方

■實證

【桃核承氣湯▼284頁】

用於體力佳的女性的月經不順、月經困難、更年期障礙等。對於下腹部抵抗感（瘀血）、頭痛、熱潮紅、暈眩、便祕、腰與下肢的冰冷等症狀有效。

■非實非虛證（中間證）

【桂枝茯苓丸▼256頁】

因具有改善卵巢機能的效果，用於治療體力中等且有瘀血女性的月經不順與子宮內膜炎。對於血色不佳、瘀血（50頁）、腳的冰冷、熱潮紅、肩膀痠痛、頭痛、心悸、焦慮等症狀有效。

【加味逍遙散▼248頁】

常用於體質有些偏弱的女性的不孕症、月經不順、月經困難症、自律神經失調、神經症等。對於容易疲勞、不安、焦慮、頭痛等症狀均有效。

■虛證

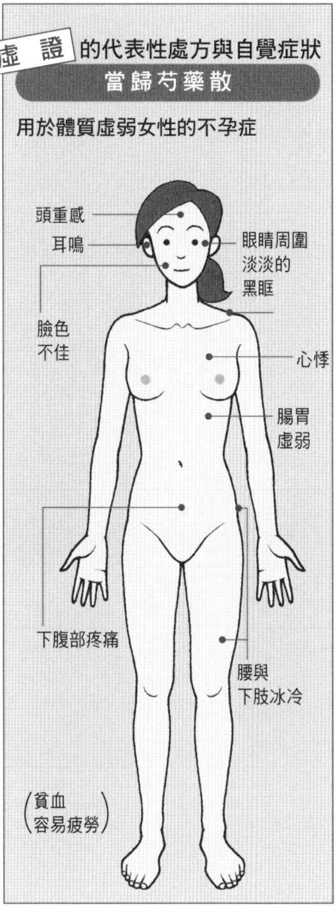

【當歸芍藥散▼286頁】

用於體質虛弱女性的不孕症。對於腰與下肢冰冷、貧血、容易疲勞、下腹部疼痛、暈眩、心悸、眼睛周圍有淡淡黑眶等情形具有不錯效果。

對生殖系統發育不全造成之不孕非常有效。

【溫經湯▼243頁】

用於體力不足女性的月經不順、月經困難症、更年期障礙等。對於口渴、下腹部冰冷與疼痛、分泌物多、腹瀉、頭痛、腰痛、肩膀痠痛等有效。

【四物湯▼268頁】

用於體質虛弱女性的月經不順、更年期障礙等所有婦科疾病。對於貧血、虛冷、有些便祕傾向等症狀具有效果。

【六君子湯▼299頁】

除了用於體質虛弱女性的體質改善外，也用於胃炎、食慾不振等。對於虛冷、貧血、胃腸消化不良等有效。

冷症

西醫並沒有冷症的概念，這是中醫擅長的領域。

什麼樣的症狀？
手、腳、腰等只有特定部位感到冰冷

當身體的其他部分都沒有什麼感覺到問題，就只有手、腳、腰等特定部位感到冰冷，這便是所謂的虛寒（冷症）。

多見於女性，尤其是年齡越大越常見，65歲以上約有6成、75歲以上約有8成都有虛寒的問題。

而且，除了虛寒，同時也伴有疼痛感的病例也並不少見。

必須在冷氣強的辦公室內，長時間在辦公桌前工作的年輕女性，即使在炎夏也感到冰冷與疼痛的例子正在增加當中。

西醫的診斷與治療
自律神經功能失調血液循環不良也是原因

動脈血栓症或栓塞症、雷諾氏症等疾病也可能造成虛寒，但如果沒有這些疾病卻感到冰冷，便是所謂的冷症（或稱虛寒症）。

這可能是由於控制血液循環的自律神經功能失調，末梢血管收縮而造成血行不暢所致。因為冷氣而造成的虛寒或疼痛，也被認為是自律神經性的現象。

另外，在更年期障礙或月經不順時出現的虛寒，通常是由於女性荷爾蒙的分泌異常或精神上的壓力所造成。

中醫的診斷與治療
虛寒是中醫的擅長領域對於非疾病造成的虛冷有效

中醫將冷症區分為由於隨腸胃機能衰弱所產生的「水毒」所致的虛寒、因為「瘀血」所造成的虛寒、因為「氣逆」所造成的虛寒，以及因為新陳代謝不良所造成的全身性的虛寒等。

判斷出上述冷症之後，還要看體力（證）與伴隨症狀的出現方式，綜合之後才決定出處方。

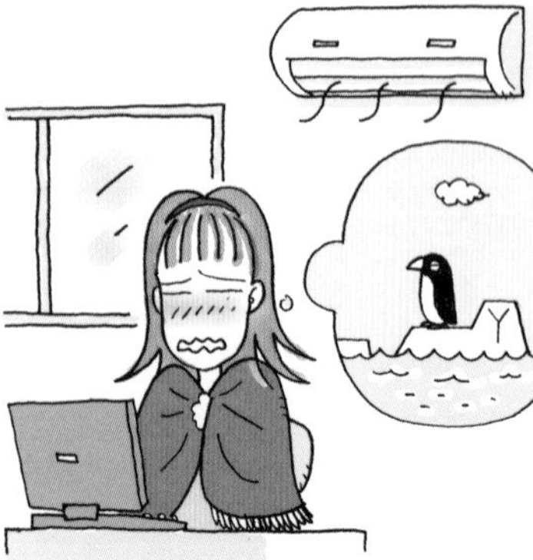

常用的中醫處方

■實證

【桃核承氣湯▼284頁】

用於體力佳的女性的冷症、月經困難症等。對於腰與下肢的冰冷、下腹部抵抗感（瘀血）、頭痛、熱潮紅、暈眩、便祕等症狀有效。

【桂枝茯苓丸▼256頁】

用於治療體格、體力中等程度以上，且有瘀血的女性的更年期障礙與全部的婦科疾病。對於腳的冰冷、血色不佳、下腹部疼痛、頭痛、焦慮等症狀有效。

■非實非虛證（中間證）

【五積散▼259頁】

用於體力中等程度女性的冷症、更年期障礙、神經痛等。在出現腸胃虛弱、遇冷時腰、關節、下腹部、腳便感覺疼痛、容易疲勞等症狀時選用此方。

【加味逍遙散▼248頁】

用於體力比較偏弱女性的冷症、失眠、月經困難症等。出現容易疲勞、不安、焦慮、頭痛、肩膀痠痛、便祕等症狀時選用此方。

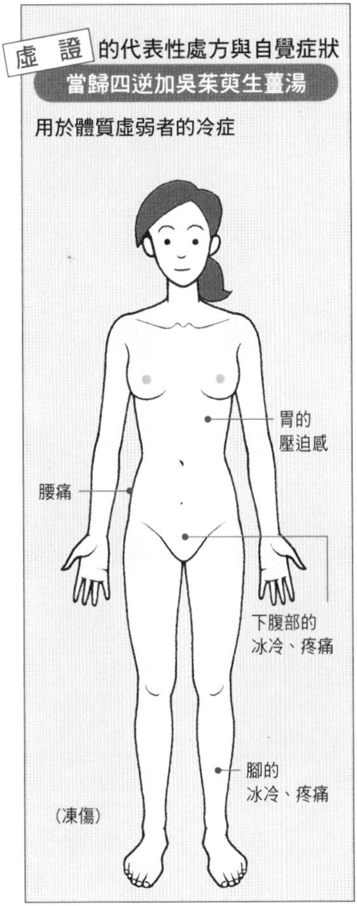

■虛證

【當歸四逆加吳茱萸生薑湯▼285頁】

用於有冷症且體質虛弱的女性。對於伴隨虛冷出現的腳或下腹部疼痛、胃的壓迫感、凍傷等有效。

【大建中湯▼279頁】

用於體力低下者腹部或手腳的冰冷、腹部膨脹感、劇烈腹痛等。

【補中益氣湯▼295頁】

用於腸胃功能衰退、有明顯倦怠感或食慾不振的人，也用於恢復體力，並期望間接改善冷症的人。

【桂枝加朮附湯▼254頁】

常用於體質虛弱且沒有腸胃障礙者的冷症、凍傷、月經不順、貧血等等。

本方能旺血行，溫暖身體、強化臟腑器官之功能；不僅溫裏並固衛氣，補脾養氣、生津利尿，對手足逆冷、四肢沉重疼痛有明顯效果。

貧血

由於運送氧氣的紅血球功能降低，或者造血機能衰弱所致。

什麼樣的症狀？

紅血球數量減少或功能衰退造成心悸、呼吸急促、倦怠感等

貧血分為數種，共通點是紅血球不足或功能降低，其結果造成全身細胞處在缺氧狀態。

貧血症狀基本上是由於氧氣不足所造成，有些貧血患者還會有紅血球成分不足所產生的症狀。

最常見的缺鐵性貧血，是因為運送氧氣能力衰弱，因此出現倦怠感、頭痛、暈眩、心悸、呼吸急促、感覺冷等症狀。除此之外，溶（融）血性貧血還會出現黃疸，再生不良性貧血則還會有免疫力降低與紫斑等症狀。

西醫的診斷與治療

因應原因，補充不足的血液成分或者移植造血細胞

缺鐵性貧血，由於血液運送氧氣的能力不夠充分，在治療上是以藥物或飲食來補充鐵分。

溶血性貧血則是因為在肝臟或脾臟被破壞的紅血球超過了造血量，而造成紅血球不足。根據原因的不同，治療方式也不同。

再生不良性貧血則是由於骨髓的造血細胞異常，使得紅血球的生產量不足所致。除了以藥物治療，還有輸血與骨髓移植等方式。

除了以上貧血種類，還有惡性貧血與二次性貧血。

中醫的診斷與治療

矯正血虛的中醫假性貧血也是中醫的對象

中醫認為貧血是由於「血虛（血不足）」所致。這是指血不充足的狀態，所以使用含有造血效果高的地黃、當歸、芍藥等處方，再根據伴隨症狀來選擇。

對於沒有明確原因或疾病，但卻臉色發青、經常出現起立性眩暈（姿勢性低血壓）的假性貧血，中醫處方也是有效果的。

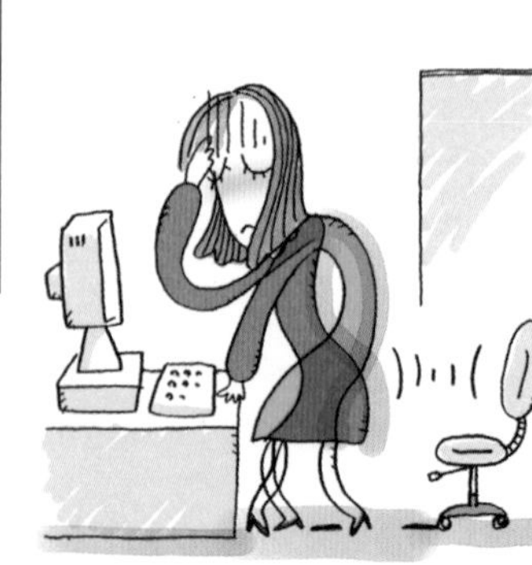

常用的中醫處方

■虛證

【加味歸脾湯▼248頁】

用於體質虛弱、血色不良者貧血或再生不良性貧血、失眠、神經症等。對於焦慮、微熱或熱感、夜間盜汗、食慾不振等症狀有效。

【歸脾湯▼250頁】

用於體力低下、腸胃虛弱者貧血或再生不良性貧血、失眠、神經症等。對於不安或抑鬱情緒、呼吸急促、夜間盜汗、倦怠感、食慾不振等症狀有效。

【四君子湯▼267頁】

除了用於體質虛弱者的貧血，也用於慢性胃炎、腸胃衰弱等。體型瘦且臉色蒼白、虛冷或食慾不振等情況時選用此方。

【十全大補湯▼270頁】

用於病後、手術後、產後，或者因為慢性疾病而體力衰弱者的貧血、疲勞感、食慾不振、手腳冰冷等症狀。對於容易疲勞、臉色蒼白、食慾不振、夜間盜汗等症狀有效。

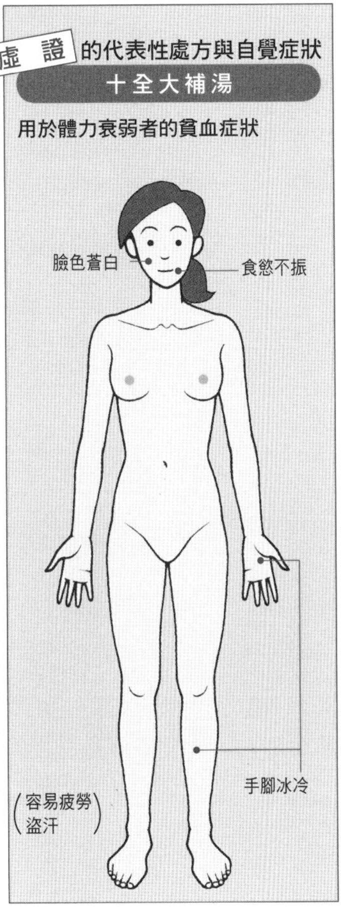

【當歸芍藥散▼286頁】

用於體質虛弱女性的貧血、更年期障礙、月經不順等。對於腰與下肢冰冷、疲勞感、血色不良、下腹部疼痛、頭重感、肩膀痠痛等症狀有效。

【補中益氣湯▼295頁】

用於體力不足、腸胃機能衰弱者的貧血、低血壓等。對於全身疲勞倦怠感、食慾不振、盜汗、畏寒等症狀有效。

【六君子湯▼299頁】

常用於腸胃衰弱、體型瘦、容易疲勞者的貧血、孕吐、胃炎等。

對於食慾不振、上腹部痞脹感、用餐後變得想睡、手腳容易冰冷等症狀有效。

貧血因脾胃虛弱、食慾不振、消化不良、大便溏泄、氣虛有痰所引起者，本方能亢奮胃腸活動力，加強消化吸收。

認知障礙症

記憶障礙或認知障礙階段性地進展，混亂、錯誤逐漸日常化。

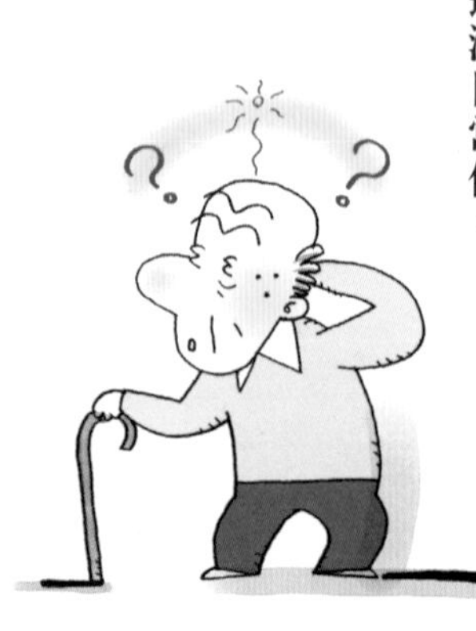

什麼樣的症狀？

阿茲海默症的記憶障礙遠超過健忘症的領域

隨著老化，任何人的健忘都會升級、認知也都會惡化，而認知障礙症便是些症狀的程度病態性的惡化，其原因有阿茲海默症與腦血管障礙等。

阿茲海默症的記憶障礙，遠遠超過健忘的領域，像是不記得用餐時間與次數，就連子女的臉孔、自己的年齡與生日等全都忘記。在認知方面，自己的所在地方、白天夜晚的區別、食物的辨別等都變得模糊不清。另外還可能到處徘徊、走失等等。

西醫的診斷與治療

阿茲海默症與腦血管性認知障礙症是不同的

阿茲海默症是由於腦內神經傳導物質減少或神經細胞萎縮、蛋白質異常等所造成。

腦血管性認知障礙症則是由於腦部的血管障礙（主要為腦梗塞）隨著年齡而增加，根據血行障礙位置的不同，出現記憶或判斷力變遲鈍的現象。阿茲海默症並沒有特效藥，在初期的階段使用膽鹼分解酵素抑制Donepezil（Aricept）來治療是有效果的。而腦血管性認知障礙症則可以利用藥物或復健來延緩惡化。

中醫的診斷與治療

越早期併用西藥與中醫對於精神症狀的改善越能夠發揮效果

中醫適用於初期的認知障礙症。對於異常的行動、幻覺、妄想、神經過敏、意興闌珊等精神症狀的改善可以發揮效果。

另外，對於惡化之後的全身衰弱的延緩也有效果。

而且，即使認知機能衰退，本人的自尊心與感情還是健在的。

常用的中醫處方

■實證

【黃連解毒湯▼245頁】

用於比較有體力者的認知障礙症、腦血管障礙、神經症等。在出現微有熱潮紅傾向、臉色赤紅、眼睛充血、失眠、頭痛、心悸、焦慮、暈眩、口渴、噁心、上腹部或胃痞脹感等症狀時選用。黃連與黃芩具有改善焦慮等精神症狀，以及抑制充血與發炎的效果。

■非實非虛證（中間證）

【鈎藤散▼282頁】

用於中年以上且比較有體力者的慢性頭痛。由於具有血管擴充作用，對於高血壓、動脈硬化的改善具有效果。

■虛證

【抑肝散▼298頁】

通常用於虛弱體質者伴隨認知障礙症而產生的失眠與神經症。亦用於睡眠品質不良、神經過敏、容易興奮、易怒、眼瞼與臉部肌肉痙攣等症狀。

【當歸芍藥散▼286頁】

用於體質虛弱者（主要為女性）貧血、更年期障礙等。對於腰與下肢的冰冷、貧血、疲勞感、血色不良、下腹部疼痛等情形具有效果。

【加味歸脾湯▼248頁】

用於腸胃衰弱、體質虛弱者伴隨認知障礙症而產生的失眠與精神症狀，此外也用於改善神經症、貧血、自律神經失調等。

對於精神不安、心悸、盜汗、倦怠感等症狀有效。

【加味溫膽湯▼330頁】

被認為對於體力比較不好的人的失眠、抑鬱情緒、健忘等症狀有益，尤其因對輕度認知障礙症具有效果而受到矚目。

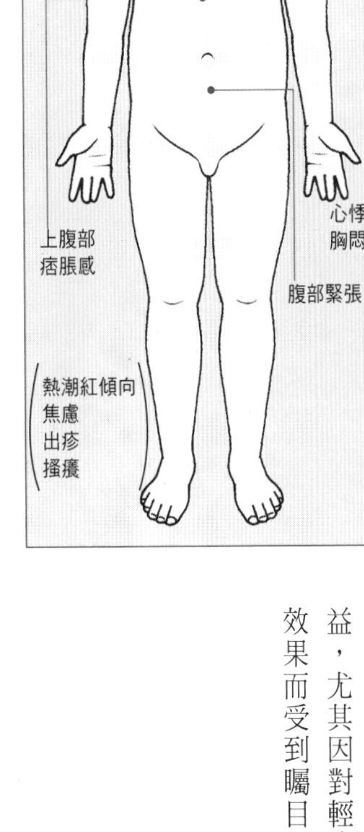

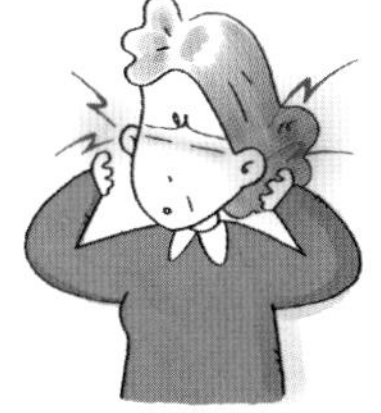

白內障

眼睛的水晶體變得白濁，因而視力下降。

什麼樣的症狀？

如煙霧籠罩的視線 在明亮的地方則視線閃爍

白內障是相當於照相機鏡頭的眼睛水晶體變得白濁，而視力下降的情形。

白內障有兩種，與生俱來的先天性以及非先天性。出現在嬰幼兒身上的便屬於先天性。

後天性的白內障，有因為糖尿病或眼疾等的影響而產生的，也有因為老化而水晶體出現變化所致。

症狀當中的視力降低如果緩慢而不明顯，很有可能會因為原本就有近視而沒有發現。初期有景物模糊、視力減退等等症狀。

西醫的診斷與治療

例用眼鏡矯正來維持視力也可行 利用手術植入眼內鏡片則很便利

利用手術將渾濁的水晶體摘除，並植入塑膠或矽膠製人工鏡片（眼內鏡片）取代，比起以眼鏡矯治視力的方法更便利。手術時間約30分鐘左右，不需住院便可進行。

眼內鏡片（植入式鏡片）和隱形眼鏡一樣，有軟質的與硬質的兩種，也可以搭配各種度數以及遠近視兩用的鏡片。如今也開發出可防紫外線（UV）以及有顏色的產品。

因跌打損傷、刺傷、電擊等所引起的外傷白內障，可進行手術恢復視力。

中醫的診斷與治療

處方以八味地黃丸為主 中醫對初期的白內障可發揮效果

初期的老人性白內障與糖尿病性白內障，可以期待中醫發揮效果。最常用的藥方為八味地黃丸，依照體力與症狀來安排處方。

例如症狀輕者使用六味丸，虛冷和腿無力者則使用八味地黃丸，如果地黃會引起腸胃障礙，則使用人參湯。

使用針灸可使惡化減緩，甚至混濁可被眼球完全吸收而痊癒。

常用的中醫處方

■非實非虛證（中間證）

【大柴胡湯▼280頁】

用於治療比較有體力、有便祕傾向者的白內障、高血壓、肝臟機能障礙等。有食慾不振、胸脇苦滿、噁心、嘔吐、疲勞感等症狀時選用此方。

■虛證

【桂枝加龍骨牡蠣湯▼254頁】

用於體質虛弱、容易興奮者的白內障、眼睛疲勞、失眠等。對於熱潮紅、暈眩、耳鳴、臍上感覺動悸等症狀有效。

【當歸芍藥散▼286頁】

除了用於體質虛弱者的白內障，也用於月經不順、更年期障礙、貧血等。對於腰與下肢的冰冷、貧血、疲勞感、血色不良、下腹部疼痛等情形具有效果。

【人參湯▼288頁】

用於體質虛弱者的白內障、胃炎、腸炎等。有手腳冰冷、尿量異常、腹瀉或腹痛、貧血、血色不良、上腹部有痞脹感、胃內停水等症狀時選用。

【八味地黃丸▼290頁】

用於中年以上、體力低下者的白內障、糖尿病、高血壓等。有明顯疲勞倦怠感、腰與腳冰冷或麻木、尿量異常、腰痛等症狀時選用。

【六味丸▼302頁】

除用於虛弱體質者的白內障、糖尿病、高血壓、動脈硬化之外，也用於排尿困難、頻尿等。對於從腰到腳的無力感、全身倦怠感、發熱等症狀有效。

【濟生腎氣丸▼259頁】

用於體質虛弱老年人的眼睛模糊、糖尿病性神經障礙等。在出現手腳冰冷、腰痛、腰或腳的無力感或麻木、尿量異常、口渴、腳的水腫、疲勞感等症狀時使用。

本方諸藥為滋補強壯藥，能補血潤燥、添精固髓、暖腰膝，對視神經萎縮、視力障礙等症有效。

虛證的代表性處方與自覺症狀

濟生腎氣丸

用於體質虛弱老年人的白內障、眼睛模糊

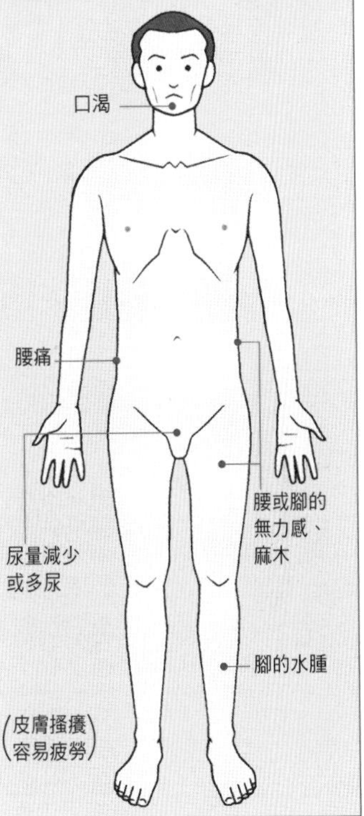

口渴
腰痛
腰或腳的無力感、麻木
尿量減少或多尿
腳的水腫
（皮膚搔癢
容易疲勞）

虛弱兒

總是無精打采、哭聲也小，很容易就感冒、發燒，胃腸吸收不佳，動不動就生病。

什麼樣的症狀？

臉色蒼白、食量小 瘦弱且抵抗力弱

虛弱兒外表上的特徵是總是無精打采（沒有活力）、筋骨瘦弱、膚色蒼白，其他特徵則有很容易就感冒、疲倦，神經質且情緒不穩定，有夜啼、不自主的抽動、夜驚症，以及明顯的焦慮等。

除此之外還有腸胃衰弱、容易腹瀉，以及淋巴腺或扁桃腺容易腫脹的傾向。多半是即使接受診察也找不出特定疾病，在治療上也只有個別的對症療法。

父母在照顧時，應多注意其營養補充，並多活動，提高身體免疫力。

西醫的診斷與治療

問題可能在於自律神經、免疫機能、內分泌機能等等……

兒童的虛弱體質也叫做腺病體質，是因體質發生現性的不安定，且並非由於特定的疾病所導致，可能是支援身體功能的自律神經、內分泌、免疫機能等不夠正常，或對於精神上或者身體上的壓力沒有足夠抵抗力，抑或缺乏足夠強健的力量來維持身體生理上的均衡。

現在的醫學並沒有一舉解決這些原因的方法，而是以減緩症狀的對症療法為主。可能使用改善血液循環的藥或者維他命補充劑，但並非決定性的解決方法。

中醫的診斷與治療

目標為培養不容易感冒的體質 提升腸胃的能力

中醫認為兒童的虛弱體質就是容易感冒的體質，以及腸胃能力不足的狀態，也就是同時有「氣虛」、「瘀血」、「水毒」的狀態，因此以改善上述情況為目標。

要增強抵抗力，就要先強化消化吸收的能力。這樣一來就可以正常進食，全身器官都能強而有力地運作，抵抗力也可以隨之增強。

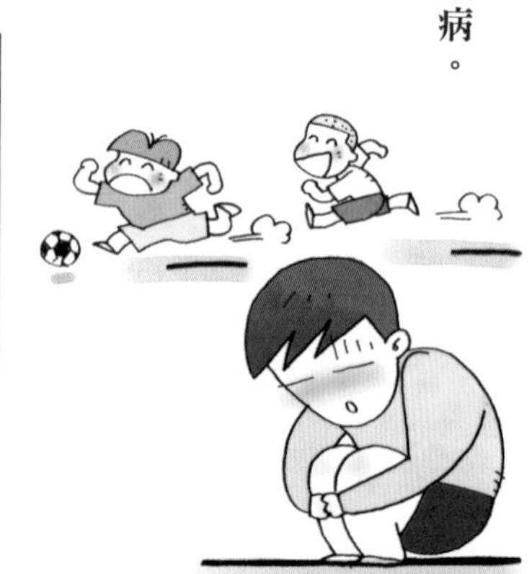

常用的中醫處方

■非實非虛證（中間證）

【柴胡桂枝湯▼262頁】

用於比較有體力者的感冒、胸膜炎、腸胃炎等。對於胸脇苦滿、胸部痞脹、盜汗、頭痛、噁心等症狀有效。

【五苓散▼260頁】

不論體力程度，用於口渴、尿量減少、即使大量飲水也馬上吐出的水滯症狀、腹瀉等。用於出現噁心、嘔吐、腹痛、水腫等症狀時。

【小柴胡湯▼272頁】

除用於體力中等程度孩童的體質改善，也用於病期拉長的感冒或者慢性疾病（肝臟疾病、腎臟障礙、支氣管炎等）。對於胸脇苦滿、全身倦怠感、食慾不振、噁心、嘔吐、腹痛、發燒與頭痛等症狀有效。

【小青龍湯▼273頁】

用於體力中等程度孩童的支氣管炎、支氣管哮喘、咳嗽、腎炎等。

虛證的代表性處方與自覺症狀

人參湯

用於體質虛弱孩童的酮血性嘔吐症、食慾不振

頭痛
臉色不良
嘔吐
食慾不振
胃內停水
腹瀉、腹痛
多尿
（虛冷 貧血）

在出現水狀痰或鼻水、呼吸困難、尿量減少等症狀時使用。

■虛證

【黃耆建中湯▼244頁】

用於體質虛弱孩童的體質改善。尤其對夜間盜汗、皮膚沒有光澤等情況有效。

【人參湯▼288頁】

用於體質虛弱孩童的酮血性嘔吐症（週期性嘔吐）、食慾不振。在出現虛冷、多尿、腹瀉或腹痛、貧血、血色不良、胃內停水等症狀時選用。

【半夏白朮天麻湯▼292頁】

用於腸胃衰弱、體質虛弱孩童的低血壓、胃神經症等。在虛冷、頭重感、頭痛、頭暈、餐後手腳沉重等症狀明顯時使用具有效果。

本藥方亦可以治療因腸胃內傷、虛風內作引起風痰上逆所致的各種疾病，尤以眼暗頭眩、目不敢開、噁心煩亂、出氣短促、胸滿嘔逆等症狀為治療目標。

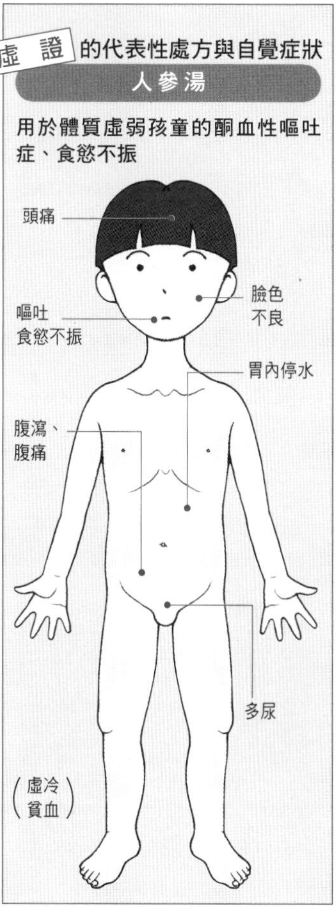

夜尿症

到了可以自我控制排尿的時期，依舊時而在睡覺時尿床。通常為心理因素造成

什麼樣的症狀？

過了4、5歲依然經常尿床心理上的因素所致

夜尿症是指孩童在經過了如廁訓練，學習到排尿行為並且可以自我控制之後，依舊時而在睡覺時尿床的現象。

夜尿症與白天醒著的時候漏尿遺尿現象不同。另外，也可能伴隨白天的尿失禁。

原因可能為心理上的問題或壓力，像是因為弟妹的誕生、家庭不和、家庭問題等導致的心理不安、緊張、廁所恐慌症等，不一而足。多半是因生活養成的一種習慣性夜尿症。

西醫的診斷與治療

如果頻繁地出現可進行治療幫助孩童消除不安與緊張

夜尿症通常會自然地痊癒，但如果頻繁地發生或者孩童本人非常在意，便可考慮接受治療。

如果有可以確認是心理因素，父母需與孩童一起找出原因並解決不安、緊張、恐懼的來源，並消除這些原因。

另外，如果有中樞神經、膀胱或尿道系統異常的話，則必須先治療這些疾病。

如果是孩童排泄行為尚無法自立，或者如廁訓練不夠充分，都必須再進行訓練。

中醫的診斷與治療

對於非疾病造成的夜尿症中醫與行動療法等並行

如果原因為身體的疾病，則進行藥物療法。

如果是由於不安或緊張等因素，可以利用課題實踐並給予讚許以增強自信等行動療法來取代責罵，同時使用中藥可以讓效果提升。

如果伴隨症狀有虛冷現象，則多半為虛證，常用處方為小建中湯或桂枝加龍骨牡蠣湯。

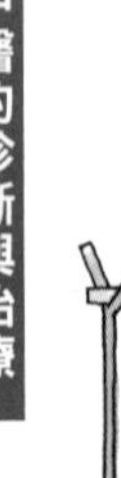

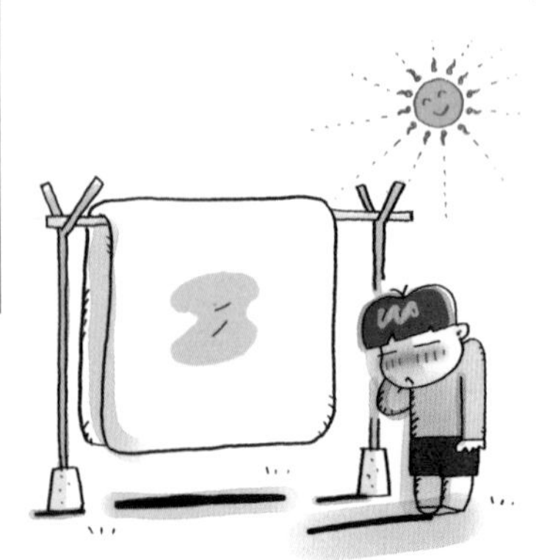

常用的中醫處方

■實證

【越婢加朮湯▼244頁】

用於比較有體力孩童的夜尿症、腎炎、溼疹等。對於水腫、發汗過多、尿量減少等症狀有效。

【葛根湯▼247頁】

用於比較有體力孩童的夜尿症。對於沒有自然的發汗、頭痛、發燒、畏寒等症狀有效。

【白虎加人參湯▼292頁】

用在比較有體力、體格強健的孩童出現劇烈口渴、經常飲水的情況時，也用於預防夜尿症。

■非實非虛證（中間證）

【柴胡桂枝湯▼262頁】

用於改善比較有體力孩童的神經質性體質，藉此可以預防夜尿症。對於胸脇苦滿、腹直肌緊繃等症狀有效。

■虛證

【桂枝加龍骨牡蠣湯▼254頁】

用於體質虛弱、容易疲勞、容易興奮的孩童的夜尿症、神經衰弱、夜啼等。對於不安、神經過敏、頭痛、熱潮紅、暈眩、耳鳴、臍上感覺動悸等症狀有效。

【小建中湯▼272頁】

用於體質虛弱的孩童之夜尿症、夜啼。對於容易疲勞、血色不良、心悸、手腳發熱、頻尿、多尿、神經過敏、食慾不振、腹痛、腹瀉、夜間盜汗等症狀有效。

【苓薑朮甘湯▼301頁】（日本用方）

用於治療體質虛弱孩童的夜尿症、漏尿、腰部冰冷等。在出現從腰部到腳部明顯冰冷、全身倦怠感、排尿次數或尿量增加、起立性眩暈、暈眩等症狀時使用。

虛證的代表性處方與自覺症狀

小建中湯

用於體質虛弱孩童的夜尿症、夜啼

血色不良
食慾不振
腹痛
腹瀉
心悸
頻尿
多尿
手腳發熱
（夜間盜汗
神經過敏
容易疲勞）

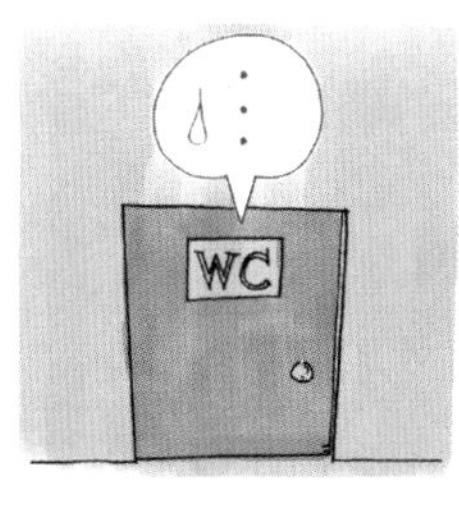
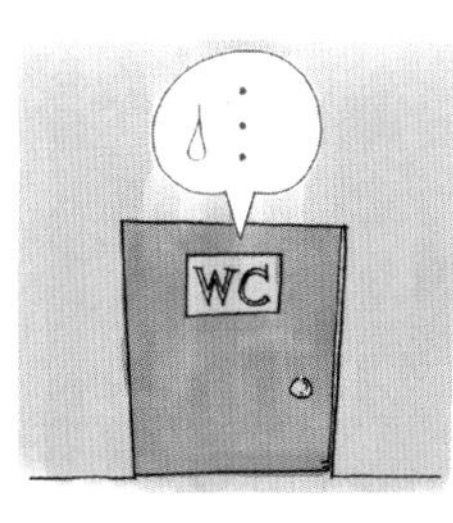

肥胖

肥胖是生活型態疾病等眾多健康障礙的元兇。三高症狀大多由肥胖引起。

什麼樣的症狀？

因為飲食過度與運動不足會招來生活型態疾病

肥胖是由於飲食過度與運動不足而造成，當體重大幅超過標準體重，對健康是有害處的。體重（公斤）除以身高（公尺）的平方所得到的數值為ＢＭＩ，如果超過25，就會被判定為肥胖。

隨著肥胖程度上升，血液中的糖質或脂質（脂肪）會增加，血壓也會上升。肥胖不只會成為生活型態疾病的溫床，也是許多健康障礙的元兇，例如加重心臟或腰、腳的負擔等等。也容易產生心臟病、動脈硬化、痛風等症。

西醫的診斷與治療

生活型態疾病的溫床提高死亡率

糖尿病、高血脂症、高血壓、痛風等生活型態的慢性疾病，全部都是建立在肥胖的基礎上發病的。

生活型態疾病之所以被認為有害，便是因為它會促進動脈硬化，提高因腦梗塞、心肌梗塞而死亡的危險性。其危險性會因為生活型態疾病而提高，如果再加上抽菸，則又再大幅提升。

而且生活型態疾病在初期幾乎都沒有症狀，延遲治療的可能性也很高。因此，養成正確的生活習慣與運動習慣是非常重要的。

中醫的診斷與治療

建立正確的生活習慣並輔以減重任務消除肥胖

中醫並沒有減肥的特殊藥方。想要減重且不造成健康障礙，基本上就是要改變飲食習慣並且養成運動習慣。中醫可以用來輔助這樣的基本功效，功能便是在於消除壓力等肥胖的誘因。

若是因為飲食過度所造成的肥胖，或者體質性的肥胖，還是水毒所造成的水胖等等，處方便是依照造成肥胖的原因來選擇。

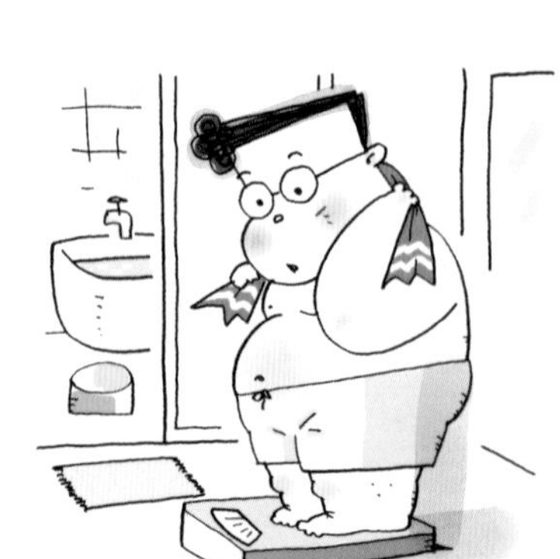

常用的中醫處方

■實證

【大柴胡湯▼280頁】
用於有胸部或脇腹壓迫感或有疼痛的胸脇苦滿、胃的痞脹感、便祕、肩膀痠痛、疲勞感等症狀之肥胖的人。

【大承氣湯▼280頁】
用於治療有體力、體格健壯者的便祕。對於腹部硬且脹且經常便祕、肥胖體質者之便祕、熱潮紅或發熱等症狀明顯的人有效。

【通導散▼284頁】（日本用方）
用於改善比較有體力者的下腹有壓痛或便祕。

【桃核承氣湯▼284頁】
主要用於緩解肥胖女性的高血壓症狀（頭痛、暈眩、肩膀痠痛）。

【防風通聖散▼294頁】
用於治療體力好、有體力者之過度肥胖（啤酒肚）、便祕、尿量減少、胃灼熱、肩膀痠痛等症狀。可使鬱滯體內的食毒、水毒、風毒排泄。

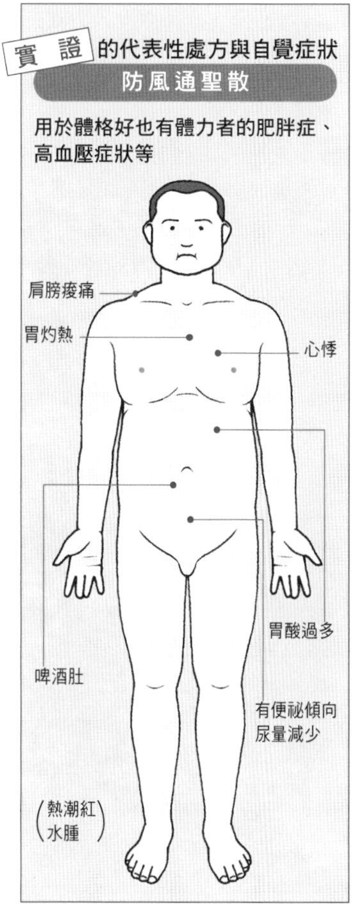

實證的代表性處方與自覺症狀

防風通聖散

用於體格好也有體力者的肥胖症、高血壓症狀等

肩膀痠痛
胃灼熱
心悸
胃酸過多
啤酒肚
有便祕傾向
尿量減少
（熱潮紅
水腫）

■非實非虛證（中間證）

【桂枝茯苓丸▼256頁】
用於緩解因肥胖所引起的高血壓症狀（熱潮紅、肩膀痠痛、頭痛、暈眩、心悸等）。

【加味逍遙散▼248頁】
用於治療女性的月經不順、更年期障礙等。也用於伴隨肥胖或便祕傾向而出現的症狀。

本方有消熱涼血作用，對婦病引起之肥胖能發揮不錯效用。

■虛證

【防已黃耆湯▼294頁】
用於體質虛弱者之肥胖症，尤其是因為水腫性肥胖而容易出汗，有倦怠感、關節疼痛等情形時使用。

【九味檳榔湯▼251頁】（日本用方）
用於有心悸、肩膀痠痛、倦怠感等症狀且有便祕傾向的人。

【當歸芍藥散▼286頁】
用於體質虛弱女性的下腹部疼痛，也用於有疲勞倦怠感、水腫、心悸等隨肥胖症所產生的症狀。

症狀病歷⑫

肥胖

水胖體型、因壓力而飲食過度的M小姐

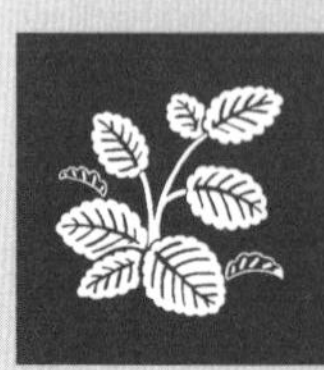

M小姐（38歲、女性）單身，職業為護士。從小學開始就是圓胖體型，但本人似乎並不太介意。高中畢業之後進入護士專科學校，之後為了看護實習以及準備國家考試，慢慢地累積了許多壓力，而有過食的傾向。

可能是因為這個緣故，到了20歲體重已經超過70kg。即使在成為護士之後，體重還是一路增加，健康檢查結果除了肥胖之外，並沒有糖尿病、高血壓、高血脂症等現象。

以前曾經接受家人建議而使用減肥食譜，但因為上夜班而生活不規律，且也完全沒有感受到自覺症狀，所以就沒有認真遵守減肥食譜。

但就在過了30歲之後，身體變得容易疲勞，到了35歲，慢慢感覺到口渴、排尿困難、膝蓋疼痛、腳水腫等症狀，而且還出現了過敏性鼻炎與支氣管哮喘等病症。

就在那段期間，在她任職的醫院住院的糖尿病患者居然問她：「護士小姐也有糖尿病嗎？」同時護理長也提醒她：「要做好自己的健康管理」。於是便下定決心開始嘗試減肥。但是，就因為壓力不斷累積，反而體重增加。此時，看到了某雜誌的中醫減肥報導，於是接受中醫治療。

◎診　察　身高158cm、體重88kg、BMI值為35.3，明顯的肥胖。

總之，M小姐很容易出汗，稍微走路膝蓋便會腫痛。外表看起來膚色白，就是所謂的水腫性肥胖體型。

中醫診察結果，舌質淡白而溼潤，有薄白苔。脈搏浮數，腹部柔軟且大大地膨起。

◎處　方　上述中醫見解顯示水毒、食毒的存在，因此給予防已黃耆湯的處方。

兩星期之後，腳水腫的情況稍微減輕，排尿也變得容易許多。四星期之後，膝蓋疼痛變得緩解，也不再那麼容易出汗。

之後也繼續中醫治療，一年之後，體重減為75kg，腳的水腫完全消失，再過一年之後，體重減為63kg（BMI值為25.2），結果兩年內體重減少了25kg。

由於BMI值仍超過25，依舊還是肥胖，不過膝蓋疼痛消失，變得不容易疲倦，因此也就慢慢地開始嘗試做運動了。

而且令人意外的是，過敏性鼻炎與支氣管哮喘好像也跟著治好了。像這種主要訴求的症狀改善，其他症狀也跟著改善的情況，在中醫治療中經常出現。

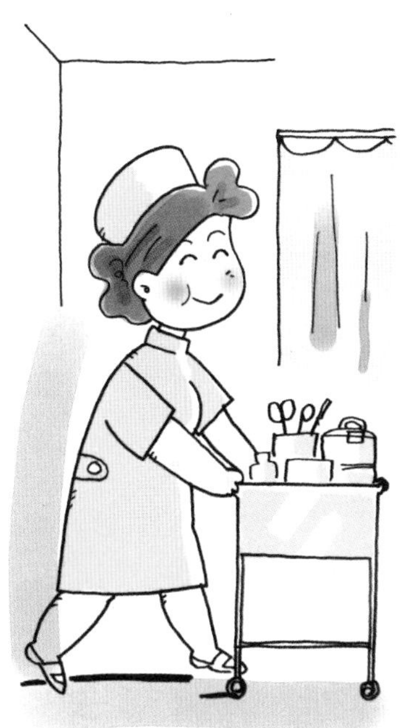

現在的她變得更有自信，工作也能夠處理得俐落有效率，並對於接觸中醫表示慶幸。據說她接下來的目標是標準體重的55kg。

●什麼是BMI值？

BMI是Body Mass Index，稱為身體質量指數。BMI＝體重（kg）÷ 身高平方（m^2）。根據研究報告指出，BMI為22的人最為長壽而且不容易生病。BMI超過25，就會被判定為肥胖。

●標準體重的換算公式：

標準體重（kg）＝身高（m）× 身高（m）× 22

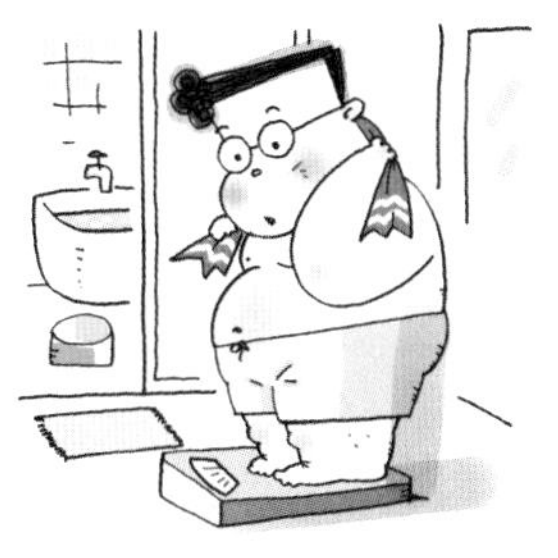

過瘦

沒有特殊疾病或障礙，筋骨卻不紮實，人也沒有精神。體力與抗病力不足。

什麼樣的症狀？

一般為食量小、神經質體力與抵抗力都不充足

BMI數值如果低於18.5，就屬於過瘦。雖然體重輕，但對身體並沒有特別的影響，而且也能夠有精神地活動的話，一般來說就不會有什麼問題。

但原本維持穩定的體重如果突然降低，則可能暗示著疾病或者某種障礙的存在。另外，食量小，稍微多吃一點便感到胸悶，或者腹瀉、便祕，或者因為有憂心的事情而沒有食慾，這樣都會使體力或抵抗力降低。新陳代謝旺盛、內分泌異常或糖尿病都會引起過瘦。

西醫的診斷與治療

過瘦的原因很多消除原因，改變環境

會導致過瘦的疾病有，像是糖尿病、消化器（腸胃、胰臟、肝臟）的異常、肺結核、消化管道的感染症、惡性腫瘤、甲狀腺機能亢進、慢性腎功能不全、神經性食慾不振、憂鬱症等。另外，瀉劑或利尿劑等藥物，或者孕吐，也可能造成過瘦。

因為臟器、器官疾病所導致的過瘦，只要治療疾病便可好轉；而神經性食慾不振、憂鬱症等因心理上的負擔或精神症狀壓抑食慾，則必須毀力改善環境或生活方式。

中醫的診斷與治療

利用補劑來補強衰弱的生命能量並提升抵抗力

中醫處方當中有所謂的「補劑」。這是指運用具補充生命能量作用的東西。

具體來說，其作法有增強消化吸收能力，使臟器機能正常化，使營養的合成或代謝活性化等等。

在這樣的情況下可以配合患者的「證」與症狀來考量的就是中醫。

運動對促進食慾也有效。

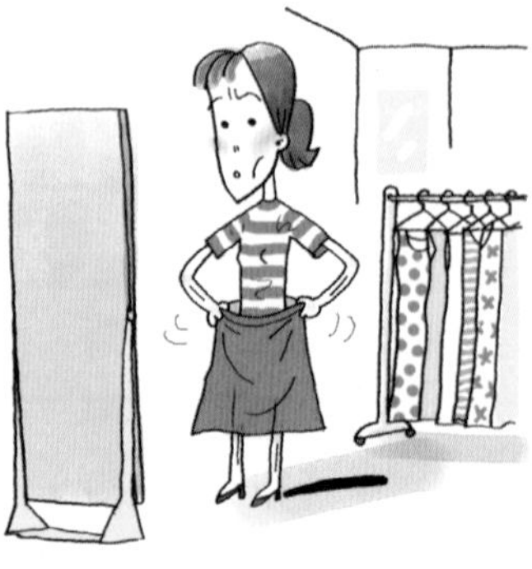

常用的中醫處方

■非實非虛證（中間證）

【柴苓湯▼264頁】

用於有食慾不振、腹瀉、急性腸胃炎、胸脇苦滿等症狀，且明顯過瘦的情形。

【小柴胡湯▼272頁】

用於有慢性疾病、胸脇苦滿、全身倦怠感、食慾不振等症狀且過瘦的人。

【半夏瀉心湯▼291頁】

常用於有慢性腸胃炎、神經性胃炎等疾病，或出現上腹部痞脹感、噁心、嘔吐、舌苔白、食慾不振、胃內停水等症狀的過瘦的人。

■虛證

【補中益氣湯▼295頁】

病後、手術後、產後體力衰退的人，用於恢復體力，或者用於夏季消瘦的人等。

【六君子湯▼299頁】

通常用於因為胃炎、胃下垂、胃鬆弛等而沒有食慾，體質弱且過瘦的人。

【人參湯▼288頁】

因為胃炎、胃鬆弛等而沒有食慾，有腸胃消化不良、胃內停水現象的過瘦之人，用於恢復體力。

【清暑益氣湯▼277頁】

用於體質虛弱者的夏季消瘦現象，對於因為天氣炎熱而食慾不振、腹瀉、倦怠感、發汗等情形明顯時有效。

【十全大補湯▼270頁】

常用於病後、手術後、產後，或者因為慢性疾病而體力衰退，過瘦情形無法改善者，也用於食慾不振、夜間盜汗、倦怠感、手腳冰冷等症狀明顯時。

【四君子湯▼267頁】

因為慢性胃炎等疾病而腸胃機能衰弱，過瘦且臉色不好、容易疲倦，在虛冷、貧血、食慾不振等情況明顯時使用。

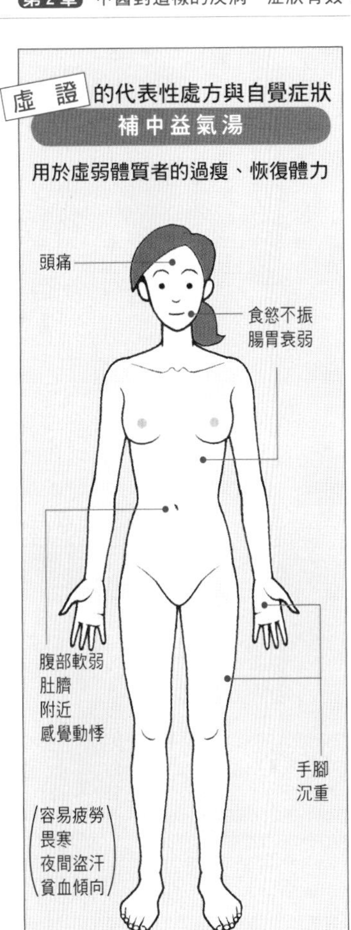

虛弱體質

體型瘦弱、總是無精打采，很容易就感冒發燒、拉肚子。氣色不佳、血液循環不良。

什麼樣的症狀？

平常就沒什麼精神、食量小容易感冒、容易疲勞

虛弱體質者外表上的特徵是，總是無精打采（沒有活力）、容易疲勞、臉色不好，體型也瘦弱。另外還容易感冒，很容易就生病發燒，即使燒退了，也會很快又復發。有些人還有神經質且情緒不穩定的現象出現。

另外，還有消化系統衰弱、容易腹瀉，以及淋巴腺或扁桃腺容易腫脹的傾向。

即使接受診察多半也找不出特定的疾病，在治療上也只有個別的對症療法。

西醫的診斷與治療

問題在於自律神經、內分泌機能、免疫機能等

虛弱體質並非由於特定的疾病所導致，而可能是支配身體功能的自律神經、內分泌、免疫機能等不夠正常，或者對於精神上或身體上的壓力沒有足夠的抵抗力，又或者沒有足夠強健的力量來維持身體生理上的均衡等因素。

現在的醫學並沒有一舉解決這些原因的方法，而是以減緩症狀的對症療法為主。

以上可使用改善血液循環的藥或者維他命補充劑，但並非決定性的解決方法。

中醫的診斷與治療

目標為增強不容易感冒的體質同時提升腸胃的能力

中醫認為虛弱體質就是容易感冒的體質，以及腸胃能力不足的狀態，也就是同時有「氣虛」、「瘀血」、「水毒」的狀態，因此以改善上述情況為目標。

最好能夠併用生活養生處方（適當且規律的飲食與睡眠、進行游泳等運動以及筋骨鍛鍊等），而中藥則可以提升其效果。

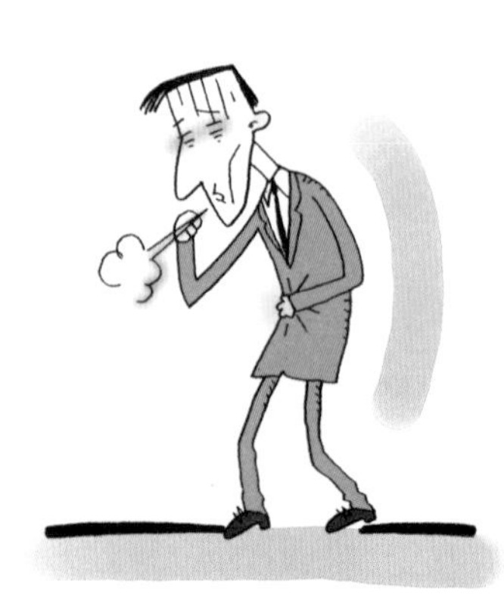

常用的中醫處方

■非實非虛證（中間證）

【五苓散▼260頁】

有水腫、腎病症候群、急性腸胃炎等，在出現噁心、頭痛、口渴、尿量減少等症狀時使用。

【柴胡桂枝湯▼262頁】

用於體力中等程度的人，但有腸胃炎、容易感冒，經常有腹痛、胸脇苦滿、夜間盜汗等症狀出現時也可使用。

【小柴胡湯▼272頁】

感冒拖久不容易好轉，有慢性疾病，在胸脇苦滿或全身倦怠感明顯時使用。

■虛證

【黃耆建中湯▼244頁】

用於病後體力衰弱、容易疲勞、有呼吸急促等症狀的虛弱體質者。

【桂枝加黃耆湯▼252頁】

對於體質虛弱、容易感冒，夜間盜汗、腳冰冷、發燒、畏寒等症狀明顯的人有效。

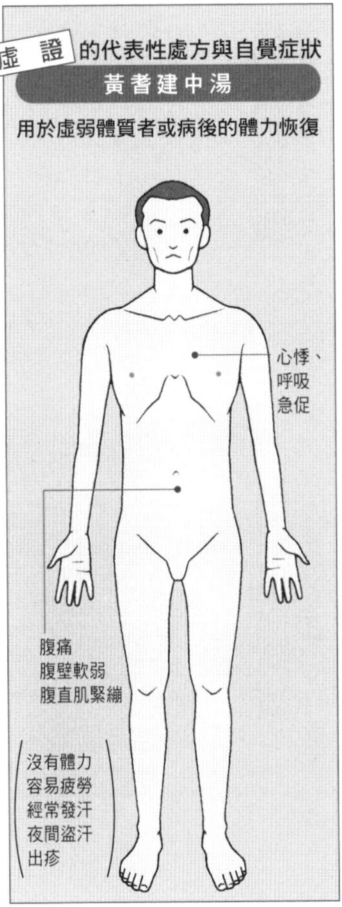

虛證的代表性處方與自覺症狀

黃耆建中湯

用於虛弱體質者或病後的體力恢復

心悸、呼吸急促

腹痛
腹壁軟弱
腹直肌緊繃

沒有體力
容易疲勞
經常發汗
夜間盜汗
出疹

【柴胡桂枝乾薑湯▼262頁】

用於有更年期障礙或神經症，體型瘦且臉色不好，容易疲勞、有貧血傾向的虛弱體質者。

【柴胡清肝湯▼263頁】

用於有慢性腸胃疾病或神經症的人，體質虛弱且容易興奮、焦躁的兒童。

【小建中湯▼272頁】

用於體質虛弱孩童的夜尿症、夜啼、慢性腸胃炎等。

【抑肝散加陳皮半夏▼298頁】

對於體質虛弱的人或神經過敏兒童的失眠、夜啼等有效。

【六君子湯▼299頁】

可用於因胃炎、胃下垂等而沒有食慾、容易疲勞、上腹部有痞脹感的人。

【苓桂朮甘湯▼301頁】

用於體質虛弱者的自律神經失調、暈眩、走路不穩、起立眩暈、神經症等。

容易疲勞
（疲勞感）

原因不明的疲勞感一直持續，起床變成是一件苦差事，毅力也跟著消失。

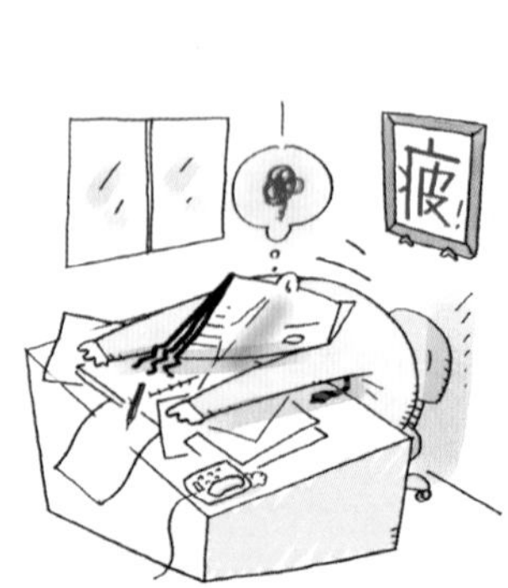

什麼樣的症狀？

疲勞感明顯，一直無法消除 體力很快就消耗殆盡，沒有元氣

疲勞感明顯，即使有充足的休息、睡眠，還是有些許的倦怠感，難度稍微高一點的工作便感疲勞困頓，氣力無以為繼。

如果有這樣的情形，首先可以想到的就是疾病的影響。因為有許多疾病都會帶來明顯的疲勞感。

經檢查如果沒有發現特殊器質性異常，可能就是過勞或者慢性疲勞症候群了。

犧牲了休息或睡眠的時間，持續緊張或工作負擔大的人，疲勞也可能變成慢性化。

西醫的診斷與治療

如為過勞導致務必杜絕生活上的惡性循環

會出現明顯疲勞感症狀的疾病，有低血壓、貧血、心臟功能不全、糖尿病、肝炎或肝硬化、惡性腫瘤等。甲狀腺的疾病、憂鬱症或神經症、更年期障礙、月經困難症等也容易伴有疲勞感。

不是因為緊張或做負擔大的工作所引起，且疲勞無法自然消除，就應該接受檢查以確定原因。如果不是疾病因素，而是因為過勞或慢性疲勞症候群，最好可以改變工作的方式或環境，利用徹底的心情轉變來舒緩疲勞。

中醫的診斷與治療

長久持續的氣虛招來瘀血與水毒

中醫認為疲勞與「氣虛」有深刻的關聯。氣虛就是指缺乏氣力，沒有活力而容易疲倦、無法持之以恆等狀態。當氣虛一直持續下去，便會產生「瘀血」與「水毒」。

中醫認為這樣會讓疲勞感越來越明顯。可適當使用中醫之補氣劑或補血劑。

常用的中醫處方

■虛證

【加味歸脾湯▼248頁】

用於體質虛弱、有貧血傾向，且有失眠、神經症等，累積了身心疲勞的人。

【濟生腎氣丸▼259頁】

對於有容易疲勞、手腳冰冷、腰痛或下肢無力感、口渴等症狀的人有效。

【十全大補湯▼270頁】

用於病後、手術後、產後，或者因為慢性疾病而體力衰弱、沒有食慾、疲勞感明顯時。

【小建中湯▼272頁】

常用於體質虛弱、容易疲勞者的體質改善，以及兒童的夜尿症、夜啼等。

【清暑益氣湯▼277頁】

用於體質虛弱的人，因天氣炎熱而出現全身倦怠感，並伴有食慾不振、腹瀉、發汗等症狀時。

【人參養榮湯▼289頁】

凡有積勞虛損、五臟氣竭、津液枯燥，呈現貧血而全身衰弱、膚色無澤、毛髮脫落症狀者，可用此方適當調理。

用於病後、手術後恢復體力，慢性疾病造成的疲勞倦怠感的消除。

【八味地黃丸▼290頁】

常用於因糖尿病、慢性腎臟炎、更年期障礙等而出現明顯疲勞倦怠感的人。

【半夏白朮天麻湯▼292頁】

用於因慢性胃炎、胃下垂等而腸胃衰弱、手腳冰冷、容易疲勞的人。

【補中益氣湯▼295頁】

用於病後、手術後、產後的體力恢復、虛弱體質的改善等。對於腸胃功能不好、手腳有明顯倦怠感、沒有精神的人有效。

【六君子湯▼299頁】

用於因為貧血、胃炎、胃下垂等而沒有食慾、容易疲倦、上腹部有痞脹感的人。

虛證的代表性處方與自覺症狀

人參養榮湯

虛弱體質者病後用於恢復體力及氣力

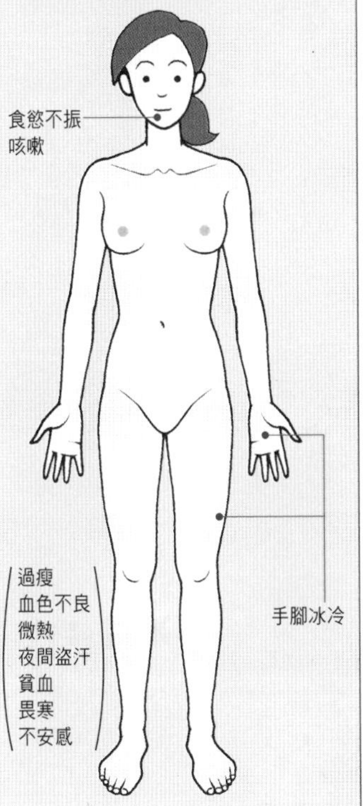

發燒

暗示著有各式各樣的疾病或障礙存在的一種全身症狀。

什麼樣的症狀？

體溫比標準溫度高依原因的不同有各種類型

調節體溫的部位是腦的下視丘，當所感染的病原菌或者疾病所造成的炎症等所製造出來的物質刺激了體溫調節中樞，其功能便會失常，而使體溫上升到標準（攝氏36.5度）以上，成為發燒狀態。

當發燒到39度以上，還會產生發汗、畏寒，以及顫抖、意識模糊等症狀。另外，依原因不同，會有一天之內溫差幅度小或大、間隔數日反覆高低溫等不同的類型。

發燒若是緩慢升高，表示病情正在惡化。

西醫的診斷與治療

原則上發燒時要安靜休養，不要忽略任何變化

發燒的時候，原則上就是要安靜休息。流汗的話就要擦拭，經常更換內衣，覺得冷則必須要保溫。

發燒的方式與伴隨症狀和過去的經驗不相同，或者全身狀態惡化時，不要猶豫，趕緊去看醫生。

高齡者的標準體溫較低，即使惡化也不會發高燒，有可能因此而延遲了肺炎等疾病的發現。另外，如果持續發燒，有可能因為脫水等而抵抗力降低。嬰幼兒則容易發生急遽變化，而且發燒的情形很容易就會被忽略，必須特別注意。

中醫的診斷與治療

熱感與體溫上升為「發燒」也可因應會瑟瑟發抖的「寒」

中醫將體溫的上升視為「熱」，而體溫沒有上升但感覺熱，也視為一種熱。相反的，體溫上升沒有感覺熱，而覺得冷，稱為「寒」。

當感覺熱與體溫上升的條件同時具備，便是「發燒」，熱隱藏在體內沒有呈現出來的狀態稱為「微熱」，即使穿好幾件衣服還是瑟瑟發抖的狀態則稱為「惡寒」。

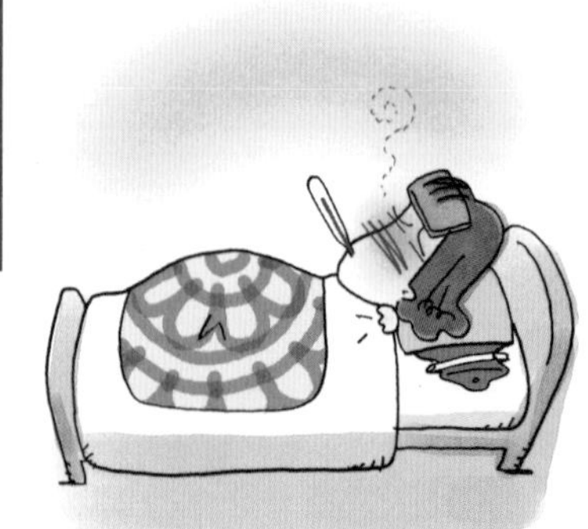

常用的中醫處方

■實證

【黃連解毒湯▼245頁】

黃連、黃柏、黃芩、山梔子等四種成分有解熱、消炎、鎮靜、抗菌等作用。

【葛根湯▼247頁】

常用於治療陽證的熱，也就是有體力者的發燒或感冒的全部症狀。對於不太流汗、頭痛或畏寒等情形有效。

【白虎加人參湯▼292頁】

用於治療比較有體力、體格也強健者的所有發熱性疾病。

【麻黃湯▼296頁】

用於發高燒卻沒有流汗、明顯畏寒、關節疼痛、伴隨有咳嗽或喘鳴的感冒、支氣管哮喘等情形。

■非實非虛證（中間證）

【柴胡桂枝湯▼262頁】

用於體力中等程度的人，因為感冒而持續發燒，並有胸脇苦滿、夜間盜汗等症狀時。

【小柴胡湯▼272頁】

用於因為感冒而持續發燒，熱感或畏寒、胸脇苦滿、全身倦怠感明顯時。

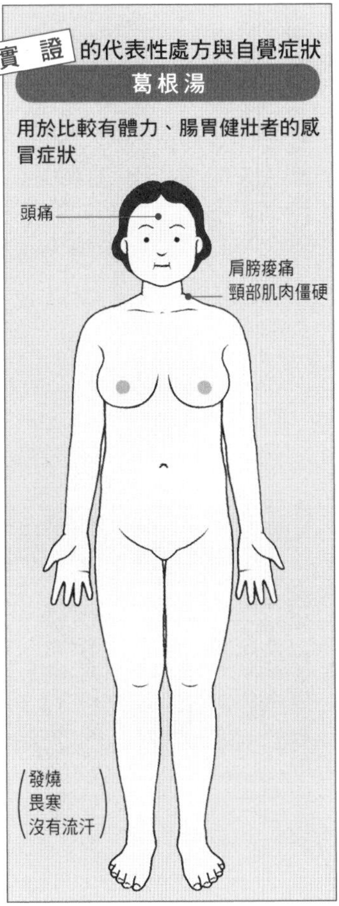

■虛證

【桂枝湯▼255頁】

除了用於治療體力衰弱者的感冒初期症狀、伴隨有發汗與畏寒的發燒之外，對於神經痛、類風溼性關節炎也有效果。

【香蘇散▼258頁】

用於體力低下、腸胃衰弱、神經質者的初期感冒、頭痛等。

【柴胡桂枝乾薑湯▼262頁】

用於虛弱體質、體型瘦、臉色不佳、容易疲勞，有心悸、呼吸急促、夜間盜汗等症狀的人的感冒。

【麻黃附子細辛湯▼296頁】

對於陰證的熱，也就是伴隨有明顯畏寒現象的微熱、體質虛弱的人，或老年人之感冒初期的所有症狀有效。本方尚有助陽解表、溫經散寒之功。

實證的代表性處方與自覺症狀

葛根湯

用於比較有體力、腸胃健壯者的感冒症狀

水腫

體液當中增加的水分，無法順利排泄或者滯留的現象。

什麼樣的症狀？

由於水分代謝出問題使得水停留在臉或者腳

即使是健康的人，如果在前一天晚上喝酒過量或者接連的睡眠不足，眼瞼或眼睛周圍便會腫脹。

長時間站立工作，腳也會變得沉重而浮腫。這些是由於酒精代謝後所增加的水分，或者因為肌肉疲勞或發炎之故，使得血液或細胞排出的水分無法被順暢循環、排泄，造成體液呈現多水狀態而產生的。

如果是暫時性的現象並不需擔心，但如果持續數日或者反覆出現，有可能是因為腎臟疾病或肝臟疾病所導致。

西醫的診斷與治療

用手指按壓會或不會留下痕跡可大致掌握原因

水腫（浮腫）分為兩種，用手指按壓會留下痕跡者，以及具彈性、不會出現痕跡者。

腎臟病、心臟病、肝臟病、荷爾蒙的疾病、藥物不舒服等所造成的浮腫，以及原因不明的特發性浮腫，用手指按壓會下陷，並且下陷會持續一段時間。浮腫的程度越強，下陷就越深，恢復原狀所需的時間也就越久。相對之下，甲狀腺機能低下症或膠原病所造成的浮腫、也就是血管神經性浮腫，在按壓之後很快就會恢復原狀。

中醫的診斷與治療

水腫是「水毒」的表徵以胃的聲音來診斷

中醫認為水腫是「水毒」的表徵。這是由於體液的分布、代謝、分泌等的異常所造成，這樣的看法與西醫的診斷幾乎一致。

中醫可以舌質舌象是否肥胖、胃的振水聲（仰躺之後輕敲胃部可聽到啵嚓啵嚓的聲音，即胃內停水）來診斷，同時也會看水腫以外的症狀來挑選處方。

常用的中醫處方

■實證

【防風通聖散▼294頁】

用於體格好、有體力者的水腫或肥胖症、便祕、高血壓症狀（心悸、肩膀痠痛、熱潮紅）等。

■非實非虛證（中間證）

【茵陳五苓散▼243頁】

用於體力中等者因宿醉、肝炎等所造成的水腫。對於口渴、尿量減少、輕微黃疸等症狀有效。

【五苓散▼260頁】

水腫、急性腸胃炎、腎臟病、糖尿病等患者，在出現口渴、尿量減少等症狀時可使用。

【柴苓湯▼264頁】

用於有口渴、尿量減少、胸脇苦滿等症狀的體力中等者的水腫。

【木防已湯▼297頁】

用於因心臟功能不全而身體浮腫的人。對於有口渴、尿量少、心悸、呼吸急促等症狀的人有效。

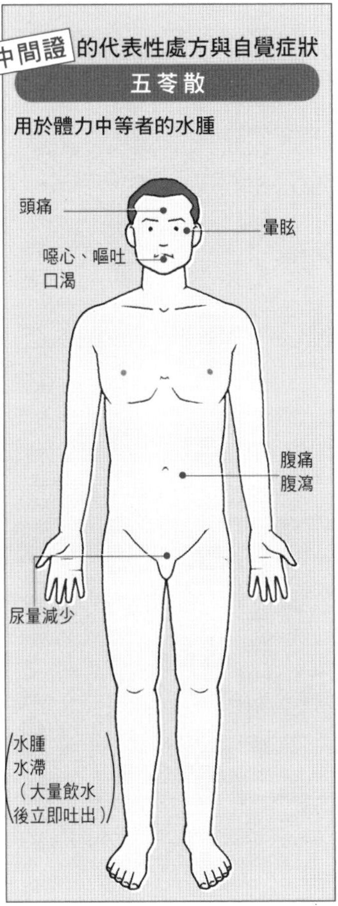

■虛證

【六味丸▼302頁】

常用於體質虛弱者，有容易疲勞、口渴等情況，因排尿困難造成的水腫。

【濟生腎氣丸▼259頁】

對於容易疲勞、手腳冰冷，腳出現水腫或無力感，同時還有腰痛、口渴、排尿困難等症狀的人有效。

【當歸芍藥散▼286頁】

用於體質虛弱女性的貧血、更年期障礙、月經不順等。也用於水腫、疲勞倦怠感、暈眩、心悸、血壓異常等伴隨肥胖症或動脈硬化而出現的症狀。

【防已黃耆湯▼294頁】

用於體質虛弱者的肥胖症，尤其是在因為水腫性肥胖而容易出汗、容易水腫等情形時使用。

本方也有補氣健脾、利水消腫、祛風止痛之功效。針對體表有風溼或風水，且表虛及下焦氣血不順、下肢浮腫、膝關節腫痛效果明顯。

中間證的代表性處方與自覺症狀

五苓散

用於體力中等者的水腫

頭痛
暈眩
噁心、嘔吐
口渴
腹痛
腹瀉
尿量減少
水腫
水滯
（大量飲水後立即吐出）

宿醉

酒醒之後的一連串的不快感，過勞時、睡眠不足時尤需禁止過度飲酒。

什麼樣的症狀？

輕者口渴、噁心、暈眩重者嘔吐、明顯胃痛、頭痛等

在飲酒過後的第二天所出現的噁心、冒冷汗、胃痛、頭痛、嘔吐等不舒適的症狀稱為宿醉。

這是由於酒精在肝臟被分解的過程中所產生的一種毒性物質「乙醛」的作用。當血液中的乙醛增加，不只會造成噁心、嘔吐，也會使呼吸與心律不整、使精囊萎縮。

不同的是，歐美人的肝臟可以分泌許多可分解乙醛的酵素，因此幾乎不會有宿醉。

經常宿醉容易引起諸多慢性病的發生，更可能造成疾病之病變。

西醫的診斷與治療

飲酒過後需8小時以上的睡眠補充營養與水分來消除症狀

在體內被分解的酒精，每1公斤體重1小時為100∫200mg。因此大瓶裝的啤酒一瓶，需2到3小時的時間才能夠被分解。

所以飲酒時間控制在晚上十一點以前，並且有足夠的睡眠或休息的話，體內的乙醛應該就可以消失，而能夠在早晨清爽地起床。

如果出現明顯的急性胃炎症狀，可使用止吐藥、制酸劑等改善。

如果持續嘔吐，會造成水分與營養不足，此時需要注射生理食鹽水點滴。

中醫的診斷與治療

處方的使用要看水分的進出、腸胃症狀、神經症狀

針對宿醉的處方，要看脫水症狀或水腫的有無與程度、排尿的型態、噁心或嘔吐的程度、頭痛、頭重感或胃痛的有無與程度等。

另外，對於消除宿醉，喝蜆湯或者濃綠茶、休閒地泡個溫水澡、流汗等也有效果。

容易宿醉的人，喝酒前可先食用牛奶或保護胃黏膜之食物。

常用的中醫處方

■實證

【黃連解毒湯▼245頁】

用於比較有體力者，在出現微有熱潮紅傾向、感到焦慮的時候。黃連、黃柏、黃芩、山梔子等四種成分具有解熱、消炎、鎮靜、抗菌等作用。

【黃連湯▼246頁】

用於體格好、有體力者，改善因宿醉而造成的胃壓迫感、痞脹感，以及食慾不振、腹瀉或便祕等。

【三黃瀉心湯▼264頁】

用於比較有體力者的高血壓症狀（熱潮紅等），對於因宿醉而出現胃痞脹感或頭重感等也有效果。

■非實非虛證（中間證）

【五苓散▼260頁】

對於口渴、嚴重噁心、嘔吐，伴隨有頭痛、水腫等宿醉症狀有效。

【茵陳五苓散▼243頁】

用於體力中等者，緩解宿醉時產生的噁心、水腫、嘔吐等，在有口渴、尿量減少等症狀時使用有效。

【柴苓湯▼264頁】

用於減輕噁心、食慾不振、口渴、尿量減少、胸脇苦滿（胸部或脇腹有令人不舒服的痞脹感）等宿醉症狀。另外，在飲酒前服用也有預防宿醉的效果。

【半夏瀉心湯▼291頁】

用於出現宿醉、上腹部痞脹感、胃灼熱、噁心、嘔吐、食慾不振、胃內停水等症狀的人。

■虛證

【梔子柏皮湯▼268頁】

用於改善體質虛弱者的宿醉、肝臟周圍壓迫感、輕微的黃疸等。

中間證的代表性處方與自覺症狀

茵陳五苓散

用於體力中等者宿醉時產生的噁心反胃

噁心反胃
嘔吐
口渴

尿量減少

（水腫）

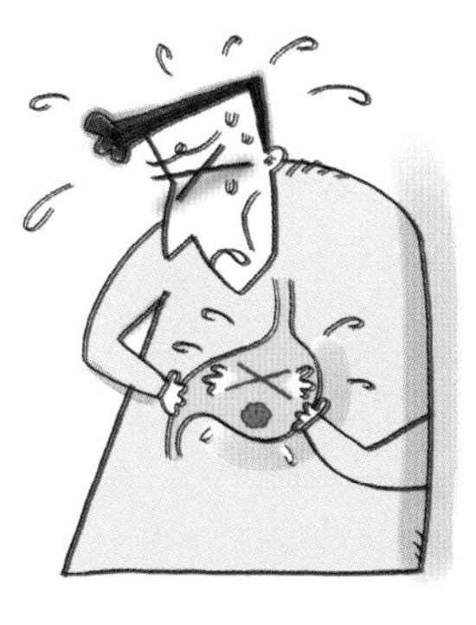

癌症手術後不適症狀

根據癌症病灶部位、進行程度、手術內容的不同，不適症狀也就不同。

什麼樣的症狀？

除了伴隨手術所產生的疼痛　精神上的痛苦也不可忽視

所謂的癌症手術後不適症狀，不只是手術傷口的疼痛而已。還有伴隨所切除的臟器或器官的機能喪失，所造成的痛苦與異樣感。

另外，為了預防復發所進行的放射線治療，會帶來皮膚或黏膜的潰爛、燒傷，這也會造成疼痛。

還有抗癌化療藥物的不舒服，明顯的噁心、嘔吐等消化道症狀也會讓痛苦倍增。

再加上身體的痛苦所衍生的焦躁、不安，結果就是失眠等令人苦惱的現象，這些也不能夠忽視。

西醫的診斷與治療

現在的癌症治療重視生活品質

癌症的治療大致分為標靶、化學藥劑、放射線、手術等三種類。通常不會只進行其中一項，而是組合多種方式來進行。

在進一步惡化之前切除病灶，為了預防復發而進行放射線或抗癌化療，或者兩者同時進行。

因此在手術之後，還必須經歷一段時間的痛苦。針對疼痛已研究出強力的止痛劑，針對不舒服則利用更改藥量或藥物內容、縮小放射線照射範圍等方法改善，緩解病患痛苦的手法也不斷地在進步當中。

中醫的診斷與治療

提高自然復原能力與抵抗力　防止癌症的復發與轉移

中醫也有可讓癌細胞萎縮、或破壞癌細胞的處方。且對於減輕抗癌劑的不舒服，補強自然復原能力、提高癌症的抵抗力改善手術後的消化道障礙、增進食慾、恢復體力等方面有重大貢獻。主要目標是改善被認為是癌症溫床的瘀血。

許多中藥對癌症防治有特殊效果，但仍須審慎辨別。

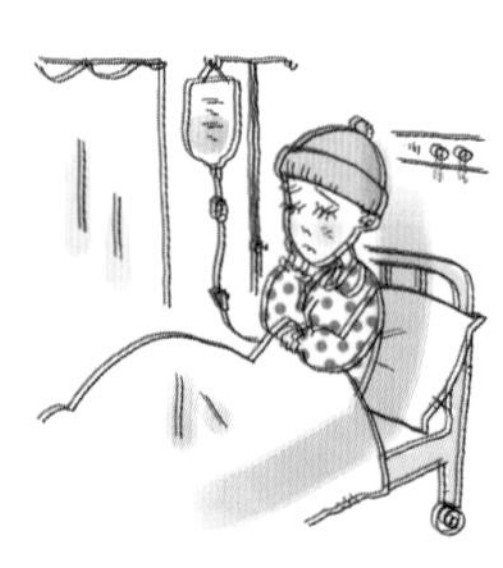

常用的中醫處方

■非實非虛證（中間證）

【小柴胡湯▼272頁】

用於體力中等者，改善手術後的肝臟機能障礙。在胸脇苦滿（18頁）或全身倦怠感明顯時使用。

【半夏瀉心湯▼291頁】

半夏瀉心湯被認為對於抗癌劑之一的鹽酸伊立替康（irinotecan）所引起的腹瀉副作用具改善效果。

■虛證

【黃耆建中湯▼244頁】

用於恢復體力，以及改善倦怠感等抗癌劑之副作用。

【四君子湯▼267頁】

用於改善容易疲勞、貧血、食慾不振等抗癌劑之副作用。

【十全大補湯▼270頁】

常用於病後、手術後體力衰弱、食慾不振、疲勞倦怠感、手腳冰冷、貧血等症狀明顯時。被認為對於癌症的惡化具有抑制效果而受到期望。

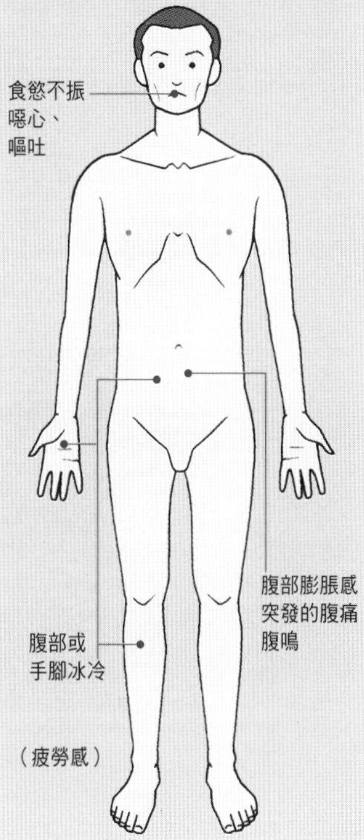

【大建中湯▼279頁】

通常用於因癌症而進行腹部手術之後，有腸道流通障礙而體力下降的人，尤其是在出現劇烈腹痛、腹部膨脹感、噁心、嘔吐等症狀時使用。

【人參湯▼288頁】

除了用於手術後恢復體力，對於放射線治療所導致的令人不快的唾液流出也有效果。

【人參養榮湯▼289頁】

用於病後恢復體力、改善因慢性疾病造成的疲勞症狀等。

【補中益氣湯▼295頁】

用於病後、手術後恢復體力、改善虛弱體質。對於腸胃功能低下、沒有精神等情況有效。

【六君子湯▼299頁】

多用於手術後增進食慾、恢復體力。本方應用於消化道之癌症有特殊療效，如食道癌、口腔癌、胃癌、十二指腸癌、直腸癌等症，可配合化療作為輔助藥劑。

虛證的代表性處方與自覺症狀

大建中湯

用於體力不足者腹部手術後的腸道流通障礙

症狀病歷⑬

癌症

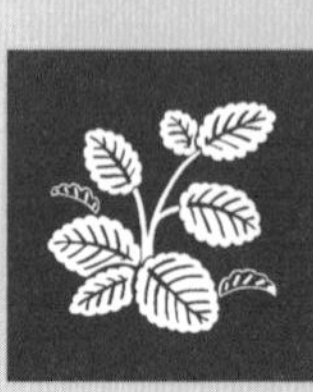

因抗癌劑不舒服而排斥西醫治療，選擇中醫治療的T女士

T女士（78歲、女性）無職而且沒有家人，但身邊事全都可以自己處理的女強人。

年輕時候就有便祕傾向，從75歲那年的12月開始，便祕情況變得嚴重，隔年4月由於糞便帶血，便到醫院檢查，之後被診斷為大腸癌。

同年7月做了大腸癌手術。在1年之後的定期檢查又發現了卵巢癌，8月進行了卵巢癌手術。再經過1年之後的7月，癌細胞轉移到肺、肝臟、脾臟，因而進行了開腹腔手術，但由於癌細胞已經轉移到了整個腹膜，所以無法切除。

之後的治療則是以抗癌劑為主的化學療法，由於明顯的噁心等不舒服，T女士從此拒絕西醫治療，在8月來到中醫門診接受診察。

◎診　察　T女士是身高158cm、體重51kg的適中體格。初診時脈搏沉而微弱，腹部無力。診察上也發現貧血現象。

而且身體狀態為無法獨力步行，之前的醫師診斷只剩下3個月的壽命。

◎處　方　氣血均不足的狀態下，給予十全大補湯的處方以求恢復體力。開始服用1個月之後，體力已經恢復到可以爬山的程度，反而是醫師對於其恢復之快速感到驚訝。

◎之後的過程

利用中醫恢復體力後的隔年5月，T女士因為跌倒腰部受創而住院。過了兩三天之後出現腹痛與嘔吐，經檢查結果得知出現了腸阻塞現象。

在治療上需從鼻子插管，但本人堅定地拒絕。西醫治療除此別無他法，因此請T女士服用腹痛時使用的中藥解急蜀椒湯，第2天便順暢排便，症狀減輕許多。

之後順利地恢復，兩個月後便出院，但由於體力慢慢衰退，在同年10月死亡。

當時距T女士被告知只剩下3個月的壽命，已經過了1年又3個月。

T女士首先接受了手術等西醫治療，將不好的地方割除，來到中醫門診接受診察時，已經處在因抗癌劑不舒服而極為虛弱的狀態。

幸運的是T女士在服用中藥後令人驚訝地恢復了元氣，某種程度延長了壽命。如果可以更早開始便併用西醫與中醫的話，或許可以更加長壽也說不定。

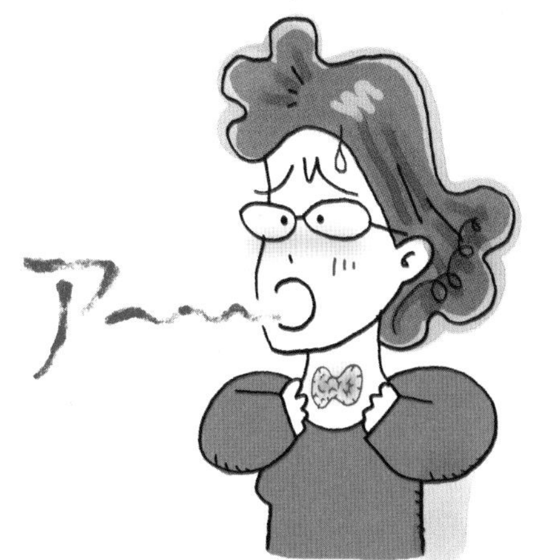

西醫與中醫互為搭配也是一項治療選擇

西醫與中醫各有其擅長與不擅長的領域。

利用手術將不好的部分切除，利用抗生素來抑制細菌感染等等，像這樣將不好的東西消滅，正是西醫所擅長的。不過，將衰弱的狀態導向活潑，就不是西醫所擅長的了。中醫可說正好與西醫完全相反，因此巧妙搭配這兩種醫學，便可以互補彼此的弱項，而可能達到非常高品質的治療。

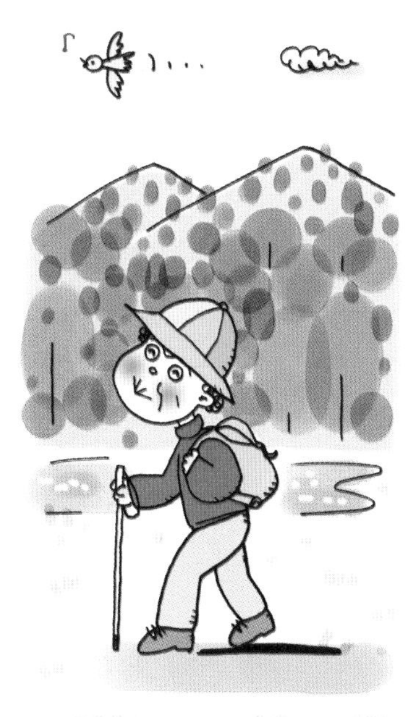

症狀病歷⑭

疲勞感

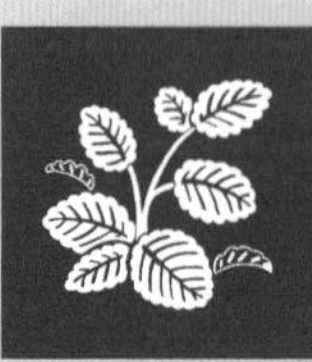

體質虛弱又面臨應考沉重負擔的K小姐

K小姐（18歲、女性）在15歲的時候曾經高燒38度一直不退，在住家附近的內科醫院就診，被診斷為感冒。但在看過醫生之後仍有明顯的全身倦怠感，甚至因而無法上學，於是便到綜合醫院住院檢查，然而並沒有發現任何異常。出院後又做了整骨與按摩，身體狀況暫時獲得改善。

但在接近大學入學考試時，又再度出現發燒與倦怠感，檢查結果和上次一樣，沒有發現任何異常。持續37度的微熱，只要上學一天就會因為倦怠感而需要休息兩三天。再加上頭痛與食慾不振，精神上也多處於焦慮狀態，晚上也睡不著，於是便到中醫診所治療，並希望可以藉由中醫改善身體整體狀況。

◎**診　察**　身高157cm、體重45kg、血壓112／68mmHg，中醫診察結果，舌質色紅沒有舌苔，脈搏可觸摸得到但卻微弱（浮弱），腹部診察發現，腹力中等程度，有胸脇苦滿與腹直肌痙攣（攣急）現象。

◎**處　方**　給予柴胡桂枝湯的處方。服用兩星期之後，微熱狀況慢慢獲得改善，頭痛等症狀也減輕，而能每日去上學了。精神上也得以安心，雖然還是偶爾會出現倦怠感，但再經過2個月，體力便差不多恢復了。

服用中藥約3個月，結束了治療，也順利地考上大學。

由於經西醫檢查沒有發現任何問題，所以也就沒有治療的目標；但從中醫的不同觀點來看，則認為是身體狀況惡化的初期，因此在身體出現疾病之前，利用中藥來修正補強，而能夠改善身體狀況。就像這個病例，早期透過中醫治療來處理身體的不適，便可能做到重大疾病的預防。

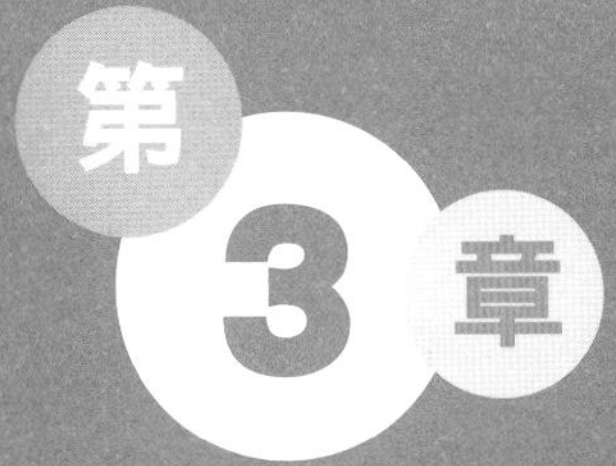

經常使用的中醫處方

本章中介紹了一般健保常用的醫療用處方，
以及中醫醫療院所及中藥房可購買得到的
具有代表性的中藥處方。
並且，在本章節末段也附上了經常使用的
各種單味藥的效能與相關處方。
由於一旦使用了不合體質的處方，
就有可能會出現病變的症狀，
因此請遵守使用注意事項，
就能達到最好的療效。

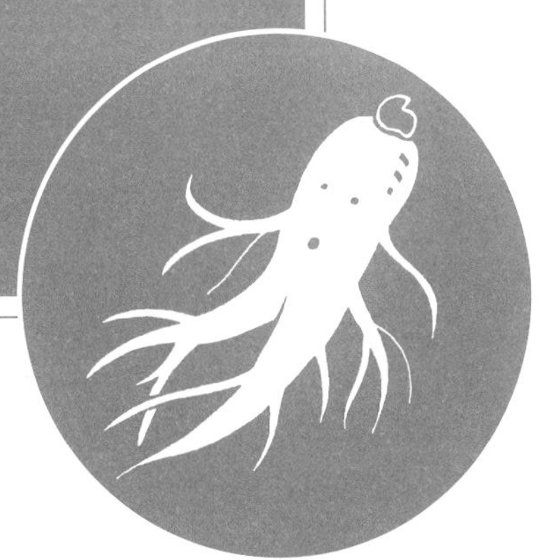

安中散

配合生藥

桂枝、延胡索、牡蠣、茴香、甘草、縮砂仁、良薑。

療效

適用於原本就體力不好、或體力較差者，還有因身體寒涼之消瘦型、或是腹部的肌肉有鬆弛現象者。也適用於以下症狀：橫膈膜痛、胃痛、敲打劍突與肚臍中間可聽到咚咚的積水聲（胃內停水）、消化不良、胸口悶痛、打嗝、食慾不振、嘔吐噁心等症狀的腸胃疾病。也用於治療因神經性胃炎、慢性胃炎、胃下垂、胃酸過多、胃潰瘍等疾病所引發的胃痛。

適應症

慢性胃炎、消化性潰瘍、胃潰瘍、胃下垂、嘔吐、呃逆、消化不良等。

使用注意事項

- 甘草的主要成分甘草酸，會造成低鉀血症、血壓上升、鈉升高、體液的停留、水腫、體重增加等症狀的假性醛固酮增多症。並且也有可能因低血鉀症而造成無力感、手腳痙攣、麻痺等的肌肉病變。一旦確認出現了這些症狀，必須中止服用、並採取補充鉀劑等適當處理。
- 必須注意是否和其他具有甘草成分的藥劑、甘草酸或是相關鹽類的藥劑一併服用。
- 可能出現疹子、發紅、搔癢等過敏症狀。
- 孕婦或是可能懷孕者，視情況減少服用。
- 實熱症者忌服。
- 口腔炎、舌頭癌、咽喉炎忌服。

特殊對應症

【慢性胃炎▼118頁】
【胃潰瘍▼122頁】

胃苓湯

配合生藥

蒼朮、厚朴、陳皮、豬苓、澤瀉、白朮、芍藥、茯苓、桂枝、大棗、生薑、甘草。

療效

適用於治療體力中等者，有水狀下痢、嘔吐、口渴、尿量減少等症狀的急性腸胃炎等。

適應症

急性腸胃炎、腹瀉、病毒性腸炎、痢疾、急性腎炎、卵巢囊腫、幽門阻塞、慢性胃炎、肝硬化腹水、過敏性腸症候群、蕁麻疹。

使用注意事項

- 孕婦、可能懷孕者視情況減用。

特殊對應症

【急性腸胃炎▼118頁】
【過敏性腸症候群▼116頁】

茵陳蒿湯

配合生藥

茵陳蒿、山梔子、大黃。

療效

適用於較有體力者，伴有口渴、上腹部脹並且胸悶、便祕、尿量減少等諸症狀的情況，或是肝臟部位呈壓迫悶痛感、有黃疸等狀況。

適應症

喉嚨發炎、口渴、急慢性肝炎、蕁麻疹、黃疸、膽結石、新生兒溶血症、皮膚病。

使用注意事項

下痢、軟便者，以及腸胃較弱者在使用上必須小心。餵哺母乳的可能引發嬰兒腹瀉。

特殊對應症

【喉嚨、口渴▼88頁】
【慢性肝炎▼128頁】
【蕁麻疹▼176頁】

茵陳五苓散

配合生藥

澤瀉、蒼朮、豬苓、茯苓、茵陳蒿、桂枝。

療效

針對體力中等者，在口渴、尿量減少等情況下使用。也可應用於水腫、蕁麻疹、宿醉等治療。

適應症

急性肝炎、黃疸、膽囊炎、膽結石、新生兒溶血症、鈎端螺旋體病、皮膚病、蕁麻疹、水腫、宿醉。

使用注意事項

● 可能出現出疹、發紅、搔癢等。
● 孕婦、可能懷孕者視情況減用。

特殊對應症

【蕁麻疹▼176頁】
【水腫▼232頁】
【宿醉▼234頁】

溫經湯

配合生藥

半夏、麥門冬、當歸、川芎、芍藥、人參、桂枝、阿膠、牡丹皮、甘草、吳茱萸、生薑。

療效

適合缺乏體力者、因身體寒冷導致手泛紅、嘴唇易乾燥者使用。

適應症

更年期綜合症、月經不順、富貴手、更年期障礙。

使用注意事項

● 因甘草成分而出現如假性醛固酮增多症，或是肌肉疼痛等症狀時，應予以適當治療。
● 孕婦、可能懷孕者視情況減用。

特殊對應症

【富貴手▼174頁】
【月經不順、經痛▼200頁】
【更年期障礙▼194頁】

溫清飲

配合生藥

當歸、地黃、芍藥、川芎、黃芩、山梔子、黃連、黃柏。

療效

適合體力中等，有精神不安或失眠、頭暈、皮膚乾燥者。

適應症

卵巢炎、子宮內膜炎、子宮頸癌、功能性子宮出血、月經不調、經痛、更年期障礙等症。

使用注意事項

●腸胃較弱者，可能出現食慾不振、胃部不適、噁心想吐、嘔吐、下痢等症狀。孕婦、可能懷孕者視情況減用。

特殊對應症

【更年期障礙▼194頁】
【月經不順、經痛▼200頁】

越婢加白朮湯

配合生藥

石膏、麻黃、蒼朮、大棗、甘草、生薑。

療效

適用於體力較好者，如有水腫、喉嚨乾渴、尿量減少等病狀。

適應症

風溼熱、急性腎炎、溼疹、水腫、關節炎、夜尿症、慢性腎炎、類風溼性關節炎。

使用注意事項

●缺乏體力者、腸胃虛弱者，嚴重腎臟疾病、循環系統疾病、嚴重高血壓症、甲狀腺機能亢進等患者，在服用時需多留意。

特殊對應症

【慢性腎炎▼134頁】
【類風溼性關節炎▼152頁】
【夜尿症▼218頁】

黃耆建中湯

配合生藥

芍藥、桂枝、大棗、黃耆、甘草、生薑。

療效

適合體力差者，出現明顯疲勞倦怠感、盜汗、頭痛、食慾不振等症狀時所使用。

適應症

虛弱體質、慢性腎炎、胃下垂、胃與十二指腸潰瘍、白血病、再生障礙性貧血、肺結核、心律不整、慢性肝炎、慢性腎炎、痛經等。

使用注意事項

●可能出現出疹、發紅、搔癢等。
●孕婦或可能懷孕者視情況減用。

特殊對應症

【虛弱體質▼226頁】

黃芩湯

配合生藥

黃芩、大棗、甘草、芍藥。

療效

適用於較有體力者，出現伴隨著腹痛與發熱的下痢症狀時使用。

適應症

細菌性痢疾、阿米巴痢疾、腸病毒、過敏性結腸炎、急性腸炎、急性胃炎、慢性胃炎、下痢等屬裏熱者。最新研究對於化療副作用之嘔吐有明顯療效。

使用注意事項

- 醛固酮增多症、低鉀血症、肌肉病變等病患，不得服用。
- 孕婦、可能懷孕者視情況減用。

特殊對應症

【急性、慢性胃炎▼118頁】
【下痢】

黃連解毒湯

配合生藥

黃連、黃柏、黃芩、山梔子

療效

適用於體力中等以上者，於出現口渴、胸悶、頭暈面紅，以及咳血、吐血、血便、鼻血等出血症狀時使用，或是焦躁、失眠等神經失調的患者使用。對於消除頭暈、消炎、鎮痛、止血等有效。此外，對於精神不安定與失眠等症狀也別具療效。對於高血壓及相關症狀、肩膀僵硬、頭暈、心悸、神經失調症、口內炎、皮膚搔癢、宿醉等之預防也有效。此外，對於腦中風的預防效果也已獲認可。

適應症

泌尿道感染、肝炎、腎炎、乳腺炎、胃腸炎、膽囊炎、腦膜炎、膿疱病、癤、癰、敗血症、闌尾炎、肺炎、燒傷、高血壓、胸悶、失眠症、宿醉屬火熱邪毒壅盛三焦者。

使用注意事項

- 為減少體力衰弱者出現不舒服症狀，在使用時必須多留意。
- 有可能引起間質性肺炎（肺纖維化）。若出現發熱、咳嗽、呼吸困難、肺聲異常等症狀，應停止使用，並接受適當的處理。
- 可能出現肝功能衰弱、黃疸等副作用。一經檢查確認異狀時，必須妥善處理。
- 有可能出現食慾不振、胃部不適、噁心想吐、嘔吐、腹痛、下痢等症狀。
- 出現出疹、發紅、搔癢等過敏症狀時請停止服用。孕婦、可能懷孕者或餵哺母乳者，視情況減少服用。

特殊對應症

【高血壓▼98頁】
【胸悶▼116頁】
【失眠症▼192頁】
【宿醉▼234頁】

黃連湯

配合生藥

黃連、甘草、乾薑、人參、桂枝、大棗、半夏。

療效

適合體力在中等以上，並有胃部不適、食慾不佳、腹痛、噁心想吐、嘔吐、口臭等症狀者。

適應症

急性腸胃炎、慢性腎炎、慢性腸炎、慢性痢疾、慢性膽囊炎、口內炎、口臭、慢性肝炎、早期肝硬化、消化不良、胸悶、宿醉。

使用注意事項

●醛固酮增多症、低鉀血症以及肌肉疼痛病變疾患者應減少服用。

特殊對應症

【口內炎、口臭▼84頁】
【胸悶▼116頁】
【宿醉▼234頁】

乙字湯

配合生藥

當歸、柴胡、黃芩、甘草、升麻、大黃。

療效

用於體力佳者，若有便祕、肛門疼痛或少量出血等症狀。

適應症

脫肛、肛裂、肛瘻、痔瘡、便祕症、痔核、陰部搔癢症、肛門周圍炎等症。

使用注意事項

●因大黃所造成子宮收縮作用，而使孕婦恐有流產或早產之危險。

●哺餵母乳的情況下，恐有造成嬰兒腹瀉之可能，必須注意。

特殊對應症

【便祕▼110頁】
【痔瘡▼132頁】

葛根加白朮附湯（日本用方）

配合生藥

葛根、麻黃、大棗、蒼朮、桂枝、芍藥、甘草、生薑、附子。

療效

較有體力者，在肩頸痠痛僵硬、並伴隨畏寒、發熱、頭痛等症狀時所使用。

適應症

四肢冰冷、頭痛、肩頸痠痛、類風溼性關節炎、神經痛、腦出血後的半身不遂、風溼痺症、肢節腫痛、腳腫麻木。

使用注意事項

●有躁熱、明顯暈眩、面色潮紅現象者，有可能出現心悸、舌頭麻痺，或者噁心想吐等症狀，需多注意。

●腸胃明顯較弱者，有可能出現食慾不振、胃部不適、噁心想吐、嘔吐等症狀。並且，已經有這些症狀者則不適宜本方，使用上也必須謹慎。

● 嚴重高血壓、甲狀腺機能亢進患者，或有循環系統疾病、嚴重腎臟病、排尿障礙等疾病者，務必小心使用。

● 因假性醛固酮增多症或低血鉀症而產生肌肉病變的症狀時，請停止使用並務必接受適當診療。

● 年長者在服用後有可能出現身體機能衰弱的情況，請小心斟酌使用量。

● 孕婦或可能懷孕者，容易因附子而出現副作用，因此請儘量減少服用。

● 因本藥劑中含有附子，給予孩童服用時需多注意。

● 肝惡性腫瘤併有發燒者禁用。

特殊對應症

【頭痛▼68頁】
【類風溼性關節炎▼152頁】
【神經痛▼156頁】

葛根湯

配合生藥

葛根、麻黃、生薑、大棗、桂枝、芍藥、甘草。

療效

常使用於針對比較有體力者，在沒有自然排汗、但出現頭痛、發燒、畏寒等症狀，並且肩膀或頸部痠痛僵硬、或是伴隨腹瀉症狀的感冒等病症的治療。另外，也廣泛運用在鼻竇炎、扁桃腺炎、結膜炎、中耳炎等上半身發炎症狀的治療。

適應症

感冒、流行性感冒、上呼吸道感染、頸椎病、肩周炎（五十肩）、腸炎、蕁麻疹、痢疾、銀屑病、頭痛、扁桃腺炎、咽喉炎、感冒症候群、肩膀僵硬。淋巴腺炎、顏面神經麻痺。

使用注意事項

● 大病初癒或體力相當衰弱者，若服用時出現明顯不舒服，必須特別小心。

● 腸胃相當虛弱者，可能出現食慾不振、胃部不適、噁心想吐、嘔吐等症狀，使用上請多注意。

● 嚴重高血壓、甲狀腺機能亢進患者、有循環系統疾病、嚴重腎臟病、排尿障礙等疾病者，務必小心使用。

● 因假性醛固酮增多症或低血鉀症而產生肌肉病變的症狀時，務必接受適當診療。

● 若出現肝功能低下、黃疸等症狀時，請停止服用並務必接受適當治療。

● 孕婦或可能懷孕者，視情況減少服用。

● 嚴重失眠、精神官能症者少用。

特殊對應症

【頭痛▼68頁】
【扁桃腺炎、咽喉炎▼86頁】
【感冒症候群▼90頁】
【肩膀僵硬、五十肩▼150頁】

葛根湯加川芎辛夷（日本用方）

配合生藥

葛根、麻黃、生薑、大棗、桂枝、芍藥；川芎、辛夷、甘草。

療效

使用於治療較有體力者的慢性副鼻腔炎（鼻竇炎）或慢性鼻炎。

適應症

慢性副鼻腔炎（鼻竇炎）、急性鼻炎、慢性鼻炎、肥厚性鼻炎、過敏性鼻炎、花粉症、鼻塞。

使用注意事項

- 嚴重高血壓、甲狀腺機能亢進患者，或有循環系統疾病、嚴重腎臟病等疾病者，請停止使用。
- 孕婦或可能懷孕者視情況減用。

特殊對應症

【慢性副鼻腔炎▼78頁】
【過敏性鼻炎▼80頁】

加味歸脾湯

配合生藥

黃耆、當歸、人參、蒼朮、茯苓、酸棗仁、龍眼肉、甘草、生薑、木香、遠志、大棗、柴胡、山梔子、牡丹皮。

療效

針對因體質虛弱，導致面無血色、貧血、失眠、心悸、精神不安、微熱、盜汗等症狀時所使用。

適應症

貧血、心律不整、焦慮症、恐慌症、失眠、自律神經失調、吐血、流鼻血、全身倦怠。

使用注意事項

孕婦或可能懷孕者視情況減用。

特殊對應症

【自律神經失調症▼188頁】
【失眠症▼192頁】
【貧血▼210頁】

加味逍遙散

配合生藥

當歸、芍藥、白朮、茯苓、生薑、甘草、柴胡、牡丹皮、山梔子、薄荷。

療效

針對體力中等、或是虛弱體質者，出現生理不順、帶下、貧血、容易疲勞、肩膀僵硬、頭痛、暈眩、失眠、焦躁，或是頭暈等症狀的月經失調症、更年期障礙之治療使用。另外，也用於胃下垂、胃擴張等治療。

適應症

肝炎、骨盆腔炎、急性紅膜睫狀體炎、球後視神經炎、肺結核、月經不調、痤瘡、亞急性甲狀腺炎、更年期綜合症、經前緊張症、更年期障礙、不孕症。

使用注意事項

- 腸胃明顯較弱者，有可能出現食慾不振、胃部不適、噁心想吐、嘔吐、腹痛、下痢等症狀。而若已有這些症狀者，使用此方時務必謹慎。

●因甘草所含的甘草酸有可能導致產生假性醛固酮增多症（低血鉀症、血壓上升、鈉升高、體液停滯、水腫、體重增加等症狀）的不舒服。並且也可能因低血鉀症造成肌肉病變。一旦於服用後發現有異狀，應停止使用並務必接受適當處理。

●牡丹皮的成分恐有造成流產、早產之虞，因此孕婦或可能懷孕者，應告知醫生，並請儘量減少服用。

●可能出現出疹、發紅、搔癢等過敏症狀。

●虛寒症慎用。

特殊對應症

【更年期障礙▼194頁】
【不孕症▼206頁】
【身體寒冷▼208頁】

甘草湯

配合生藥

甘草。

療效

能抑制喉嚨痛。此外，針對痔瘡疼痛，內服本藥之外，加以溼布溼敷患部，亦可取得療效。

適應症

扁桃腺炎、咽喉炎、感冒症候群、急慢性咽喉炎、痔瘡疼痛。

使用注意事項

●醛固酮增多症、低血鉀症患者及有肌肉病變疾患者，不得服用。此外，若出現這些症狀時，應中止服用，並接受適當處理。

●孕婦、可能懷孕者視情況減用。

特殊對應症

【扁桃腺炎、咽喉炎▼86頁】
【感冒症候群▼90頁】

甘麥大棗湯

配合生藥

甘草、大棗、小麥。

療效

主要多用於女性及孩童。用於夜間啼哭、小兒痙攣或情緒不安定、呻吟等症狀的精神官能症。

適應症

更年期綜合症、小兒夜啼、遺尿症、失眠症、精神官能症。

使用注意事項

●醛固酮增多症、低血鉀症患者及有肌肉病變疾患者，不得服用。若出現這些症狀，應接受醫師適當處理。

●孕婦、可能懷孕者視情況減用。

特殊對應症

【精神官能症▼186頁】

桔梗石膏

（日本用方）

配合生藥

桔梗、石膏。

療效

具有止咳化痰的效果，主要搭配其他中藥來服用。

適應症

上呼吸道感染、聲帶炎、扁桃腺炎、咽喉炎、中耳炎。

使用注意事項

●可能出現食慾不振、胃部不適、軟便、下痢等不適症狀。

●腸胃不好者、明顯體力衰弱者，使用上請務必注意。

●孕婦。或者可能懷孕者，請視情況減用劑量。

特殊對應症

【扁桃腺炎、咽喉炎▼86頁】

桔梗湯

配合生藥

桔梗、甘草。

療效

用於治療喉嚨紅腫、嚴重疼痛及化膿出痰時使用。即使喝了甘草湯也不見好轉等情況下，服用本藥劑即可達療效。

適應症

扁桃腺炎、咽喉炎、支氣管炎、肺膿腫、支氣管擴張、肺炎。

使用注意事項

●醛固酮增多症、低血鉀症患者及有肌肉病變疾患者，不得服用。

●孕婦。或者可能懷孕者，請視情況減用劑量。

特殊對應症

【咽喉炎▼86頁】
【支氣管炎▼90頁】

歸脾湯

配合生藥

黃耆、當歸、人參、白朮、茯苓、酸棗仁、龍眼肉、大棗、遠志、甘草、木香、生薑。

療效

適合因體質虛弱而面無血色、腸胃不好者，在出現貧血、心悸、呼吸不順、失眠、出血等症狀時。

適應症

心悸、消化道出血、功能性子宮出血、失眠症、貧血及再生障礙性貧血、血小板減少性紫斑、神經衰弱、心臟病、更年期綜合症。

使用注意事項

●孕婦或可能懷孕者視情況減用。

特殊對應症

【失眠症▼192頁】
【貧血▼210頁】

芎歸膠艾湯

配合生藥

川芎、甘草、艾草、當歸、芍藥、地黃、阿膠。

療效

適合體質較弱者子宮出血或痔瘡出血、貧血、腹痛等症狀時使用。

適應症

功能性子宮出血、先兆性流產、痔瘡、月經失調、經痛。

使用注意事項

●醛固酮增多症、低血鉀症患者及有肌肉病變疾患者，注意服用。若出現這些症狀，應馬上接受適當處理。

●孕婦或可能懷孕者視情況減用。

特殊對應症

【痔瘡▼132頁】
【月經失調、經痛▼200頁】

芎歸調血飲（日本用方）

配合生藥

當歸、川芎、地黃、白朮、茯苓、陳皮、香附子、牡丹皮、烏藥、大棗、益母草、生薑、甘草。

療效

主要用於女性的產後憂鬱、體力衰弱、月經不順等症狀。

適應症

精神官能症、更年期障礙、月經不順、憂鬱、焦慮、躁鬱症。

使用注意事項

●若出現假性醛固酮增多症或肌肉病變時，應接受妥善處理。

●牡丹皮的成分有造成流產、早產之虞。

特殊對應症

【精神官能症▼186頁】
【更年期障礙▼194頁】
【月經不順▼200頁】

九味檳榔湯（日本用方）

配合生藥

檳榔子、厚朴、桂枝、陳皮、生薑、紫蘇葉、大黃、木香、甘草。

療效

適用於出現心悸、倦怠感、手腳冰冷、腰與頸部筋肉僵硬等症狀的腳氣、高血壓、動脈硬化之治療。

適應症

便祕、消化不良、急慢性胃腸炎、高血壓、動脈硬化。

使用注意事項

●因服用大黃具有子宮收縮之作用，孕婦若多服則有流產或早產的危險性。

●餵哺母乳可能引發嬰兒下痢。

特殊對應症

【高血壓▼98頁】
【動脈硬化▼102頁】

荊芥連翹湯

配合生藥

當歸、芍藥、川芎、地黃、黃連、黃芩、黃柏、山梔子、連翹、防風、薄荷、荊芥、甘草、枳殼、柴胡、白芷、桔梗。

療效

用以改善膚色較黑、肌肉體質、腹部肌肉緊實、易流手汗、腳汗等。

適應症

急性中耳炎、鼻炎、鼻竇炎、青春痘、扁桃腺炎、咽喉炎。

使用注意事項

- 若出現假性醛固酮增多症、肝功能衰弱、黃疸症狀，須立即就診。
- 孕婦、可能懷孕者視情況減用。

特殊對應症

【鼻竇炎▼78頁】
【扁桃腺炎、咽喉炎▼86頁】
【青春痘▼170頁】

桂枝加黃耆湯（日本用方）

配合生藥

桂枝、芍藥、大棗、生薑、甘草、黃耆。

療效

用以治療體力衰弱者的盜汗、汗疹等症狀。

適應症

感冒症候群、盜汗、汗疹、頭暈、手麻。

使用注意事項

- 若出現假性醛固酮增多症或肌肉病變等症狀時，應停止使用並務必接受妥善處理。有可能出現出疹、發紅、搔癢等過敏症狀。
- 孕婦、可能懷孕者視情況減用。

特殊對應症

【感冒症候群▼90頁】
【盜汗】
【汗疹】

桂枝加葛根湯

配合生藥

桂枝、芍藥、大棗、生薑、甘草、葛根。

療效

適用於治療身體虛弱者的初期感冒、肩膀僵硬或頭痛等症狀。

適應症

感冒症候群、肩膀僵硬、頭痛、神經痛、風溼、結膜炎、堅凝、五十肩等。

使用注意事項

- 若出現假性醛固酮增多症或肌肉病變等症狀時，應停止使用並務必接受妥善處理。有可能出現出疹、發紅、搔癢等過敏症狀。

特殊對應症

【感冒症候群▼90頁】

桂枝加厚朴杏仁湯

配合生藥

桂枝、芍藥、大棗、生薑、厚朴、杏仁、甘草。

療效

適用於治療身體虛弱者的感冒，或是嚴重咳嗽等症狀。

適應症

感冒症候群、支氣管氣喘、咳嗽等等。

使用注意事項

- 若出現假性醛固酮增多症或肌肉病變等症狀時，應停止使用並務必接受妥善處理。
- 有可能出現出疹、發紅、搔癢等過敏症狀。

特殊對應症

【感冒症候群▼90頁】
【支氣管氣喘▼94頁】

桂枝加芍藥大黃湯

配合生藥

桂枝、生薑、大棗、甘草、芍藥、大黃。

療效

用於治療較無體力者的腹脹、類便祕症狀。

適應症

便祕、大腸激躁症、急慢性腸炎、潰瘍性結腸炎。

使用注意事項

- 若出現假性醛固酮增多症或肌肉病變等，應接受妥善處理。
- 因服用大黃具有子宮收縮之作用，孕婦若多服則有流產或早產的危險性。

特殊對應症

【便祕▼110頁】
【大腸激躁症▼126頁】

桂枝加芍藥湯

配合生藥

桂枝、大棗、生薑、甘草、芍藥。

療效

適用於體力較弱者，出現腹脹、腹痛、下痢等症狀的治療。

適應症

大腸激躁症、大腸炎、直腸炎、急慢性腸炎、過敏性腸症候群、潰瘍性結腸炎、尿路結石。

使用注意事項

- 若出現假性醛固酮增多症或肌肉病變等症狀時，應停止使用並務必接受妥善處理。有可能出現出疹、發紅、搔癢等過敏症狀。
- 孕婦、可能懷孕者視情況減用。

特殊對應症

【大腸激躁症▼126頁】

桂枝加白朮附湯

配合生藥

桂枝、芍藥、大棗、生薑、甘草、蒼朮、附子。

療效

適用於身體冰冷而體力較弱者。針對伴隨著手腳冰冷、手腳關節疼痛、手腳難以伸展並有麻痹感，口渴、有流汗卻不易排尿，頭痛、肩膀僵硬等諸多症狀的關節炎、關節痛、神經痛具有療效。

適應症

慢性關節炎、類風溼性關節炎、肩膀僵硬、五十肩、神經痛（肋間、上腕、三叉）、腦血管障礙後遺症、糖尿病性神經障礙、肩關節周圍炎、腰痛症、變形性關節炎、變形性脊椎炎、腱鞘炎。

使用注意事項

- 缺乏體力者有出現嚴重不舒服時，需謹慎使用。
- 躁熱、明顯暈眩、面色潮紅者，可能出現心悸、舌頭麻痺、噁心想吐等症狀，使用上需多注意。
- 可能因甘草而造成低血鉀症、血壓上升、水腫、體重增加等症狀。此外，低血鉀症也可能造成手腳痙攣、麻痺等肌肉病變。若出現這些狀況，應中止服用並接受適當的處理。
- 若與其他中藥一併服用時，需注意內含藥材是否有重複，此外，也需特別留心是否與含有附子的藥併用。
- 有可能出現出疹、發紅、搔癢等過敏症狀。孕婦、可能懷孕者視情況減用。
- 由於含有附子，因此給孩童服用時需特別注意。

特殊對應症

【肩膀僵硬、五十肩▼150頁】
【類風溼性關節炎▼152頁】
【神經痛▼156頁】

桂枝加龍骨牡蠣湯

配合生藥

桂枝、芍藥、大棗、生薑、甘草、龍骨、牡蠣。

療效

適用於體質虛弱者，若出現可感受到肚臍周邊的脈動、易亢奮、神經過敏、失眠、頭暈、頭痛等症狀，並且易疲勞時得使用。小孩的夜尿症和夜間啼哭也一併適用。

適應症

遺精、夢遺、精神衰弱、心悸、ED（勃起障礙）。

使用注意事項

- 孕婦、可能懷孕者視情況減用。

特殊對應症

【心悸、呼吸困難▼108頁】
【ED（勃起障礙）▼142頁】
【夜尿症▼218頁】

桂枝加苓朮附湯（日本用方）

配合生藥
桂枝、芍藥、大棗、生薑、蒼朮、甘草、茯苓、附子。

療效
治療身體冰冷且體力較弱者的關節痛與神經痛。

適應症
腦出血後的半身不遂、關節炎、關節痛、神經痛。

使用注意事項
- 因含有附子，所以在與其他中藥一併服用、及孩童服用時，皆需特別小心。
- 孕婦、可能懷孕者視情況減用。

特殊對應症
【關節痛】
【神經痛】

桂枝湯

配合生藥
桂枝、大棗、芍藥、生薑、甘草。

療效
適用於體力弱者，在出現自然流汗、頭痛、寒冷、發燒、身體疼痛等感冒初期病症之治療。

適應症
感冒症候群、發燒、多汗症、冰凍肩、皮膚病。

使用注意事項
- 若出現假性醛固酮增多症或肌肉病變，應停止使用。
- 孕婦、可能懷孕者視情況減用。
- 有可能造成溼疹與皮膚炎的病情惡化。

特殊對應症
【感冒症候群▼90頁】
【發燒▼230頁】

桂枝人參湯

配合生藥
桂枝、甘草、蒼朮、人參、乾薑。

療效
腸胃虛弱者，出現頭痛、心悸、慢性腸胃炎時使用。對於虛弱者的發燒、頭痛、下痢亦有療效。

適應症
胃酸過多症、急性胃炎、慢性胃炎、嘔吐、胃及十二指腸潰瘍、急性下痢症、慢性下痢症。

使用注意事項
- 若出現假性醛固酮增多症或肌肉病變，應停止使用。
- 孕婦、可能懷孕者視情況減用。

特殊對應症
【慢性胃炎▼118頁】

桂枝茯苓丸

配合生藥

桂枝、茯苓、牡丹皮、桃仁、芍藥。

療效

用於有體力者，因身體寒冷而有頭暈現象、容易充血、頭痛、心悸、呼吸困難、暈眩、肩膀僵硬等症狀，及下腹部脹且壓之即產生疼痛感之治療。本方為具有代表性的女性服用藥，在和子宮相關的臟器發炎病症，如：子宮內膜炎、月經失調、月經不來、分泌物、更年期障礙等皆可用，一方面也可作為改善體質之藥，對身體寒冷、頭暈、便祕、肩膀僵硬等症狀具有療效。本藥也以美肌效果聞名，對青春痘、黑斑有效，可與薏仁一併服用。另外，對腹膜炎、跌打損傷、痔瘡、蕁麻疹、精索靜脈曲張與卵巢炎疾病亦有效果，不單用於女性疾病，男性也可廣泛運用該藥。

原先是將本方生藥磨成粉末，加入蜂蜜後揉製成丸狀，但本處方也可不製成丸藥而以煎藥服用。

適應症

子宮肌瘤、慢性盆腔炎、輸卵管炎、卵巢炎、子宮內膜炎、帶下、更年期障礙、不孕症、子宮外孕、卵巢囊腫、慢性肝炎、月經失調、經痛、身體寒冷。

使用注意事項

- 有可能導致肝功能障礙、黃疸等狀況。一旦確認有異狀應停止使用，並務必接受妥善處理。
- 牡丹皮、桃仁等成分可能導致孕婦的流產或早產。
- 有可能出現出疹、發紅、搔癢等過敏症狀，或是食慾不振、胃部不適、噁心想吐、下痢等症狀。

特殊對應症

【更年期障礙▼194頁】
【月經失調、經痛▼200頁】
【身體寒冷▼208頁】

桂枝茯苓丸加薏苡仁

配合生藥

桂枝、茯苓、牡丹皮、桃仁、芍藥、薏苡仁。

療效

適用於較有體力但因身體冰冷而容易頭暈者。見效於月經失調、青春痘、黑斑、手腳肌膚乾燥等。

適應症

下肢靜脈瘤、睪丸炎、前列腺炎。

使用注意事項

- 牡丹皮、桃仁等成分可能導致孕婦的流產或早產。
- 有可能出現出疹、發紅、搔癢等過敏症狀，或是食慾不振、胃部不適、噁心想吐、下痢等症狀。

特殊對應症

【青春痘▼170頁】
【肌膚乾燥▼174頁】

桂枝芍藥知母湯

配合生藥

桂枝、知母、防風、生薑、芍藥、麻黃、白朮、甘草、附子。

療效

可用於關節疼痛、體力衰弱、身體消瘦、皮膚乾燥者的神經痛與類風溼性關節炎之治療。

適應症

風溼性關節炎、痛風性關節炎、神經痛、退化性膝關節炎。

使用注意事項

- 若出現假性醛固酮增多症或肌肉病變等症狀時，應停止使用並務必接受妥善處理。
- 孕婦、可能懷孕者視情況減用。

特殊對應症

【類風溼性關節炎】

【神經痛】

【退化性膝關節炎▼158頁】

啟脾湯（日本用方）

配合生藥

人參、山藥、蓮肉、蒼朮、茯苓、陳皮、澤瀉、山查、甘草。

療效

用於體力較弱並且腸胃虛弱者，出現下痢症狀之治療。也用於臉色不佳、腹部鬆弛且腹腔前壁不緊實、並以水狀下痢為多，且伴隨食慾不振、嘔吐、腹痛等症狀之治療。同樣應用於兒童消化不良、大人慢性腸胃炎或病後的強健腸胃藥之用。

本處方乃源自於在四君子湯（見267頁）中加入山藥、山查、陳皮、蓮肉、澤瀉等藥材，並將用以代表消化系統臟器的脾臟以「啟」字來表示命名而成。

適應症

下痢、消化不良、過敏性腸症候群、急性腸胃炎、胸悶、慢性腸胃炎、潰瘍性大腸炎、下痢、食慾不振、胃腸型感冒。

使用注意事項

- 因甘草主成分中含有甘草酸，有可能產生低血鉀症、血壓升高、鈉增加、體液停滯、浮腫、體重增加等症狀。並且亦可能因低血鉀症而有無力感、手腳痙攣、麻痺等情況。一旦確認出現這些症狀時，應停止使用並接受如服用鉀劑等必要的處理。
- 必須注意避免和其他具有甘草成分的藥劑、甘草酸或是相關鹽類的藥劑一併服用。
- 可能出現疹子、發紅、搔癢等過敏症狀。
- 孕婦或是可能懷孕者，視情況減少服用。

特殊對應症

【食慾不振】

【胸悶】

【慢性腸胃炎▼118頁】

【下痢】

桂麻各半湯

配合生藥

桂枝、芍藥、生薑、甘草、麻黃、大棗、杏仁。

療效

此為結合了桂枝湯與麻黃湯的處方，可用於治療有咳嗽症狀的感冒、皮膚搔癢。

適應症

感冒、感冒症候群、支氣管炎、皮膚搔癢症、溼疹、蕁麻疹等。

使用注意事項

- 嚴重高血壓、甲狀腺機能亢進患者，或有循環系統疾病、嚴重腎臟病等患者，必須謹慎使用。
- 孕婦、可能懷孕者視情況減用。

特殊對應症

【感冒症候群】
【皮膚搔癢】

香蘇散

配合生藥

香附子、陳皮、紫蘇葉、甘草、生薑。

療效

適合於腸胃虛弱、神經質且容易情緒不佳者，在出現頭痛、發燒等感冒初期症狀時使用。

適應症

感冒、流行性感冒、過敏性鼻炎、鼻塞、蕁麻疹、感冒症候群、憂鬱。

使用注意事項

- 若出現假性醛固酮增多症或肌肉病變等症狀時，應停止使用並務必接受妥善處理。
- 孕婦、可能懷孕者視情況減用。

特殊對應症

【感冒症候群▼90頁】
【蕁麻疹▼176頁】
【憂鬱▼188頁】

五虎湯（日本用方）

配合生藥

麻黃、杏仁、甘草、石膏、桑白皮。

療效

適合較有體力者，在無發燒畏寒的症狀下有汗溼、口渴且有嚴重咳嗽時所使用。

適應症

咳嗽症候群、支氣管氣喘、急性咽頭炎、急性喉頭炎、急性上呼吸道炎、百日咳、小兒氣喘。

使用注意事項

- 嚴重高血壓、甲狀腺機能亢進患者，或有循環系統疾病、嚴重腎臟病等患者，必須謹慎使用。
- 孕婦、可能懷孕者視情況減用。

特殊對應症

【咳嗽】
【支氣管氣喘】

五積散

配合生藥

茯苓、蒼朮、陳皮、半夏、當歸、乾薑、芍藥、川芎、白芷、枳殼、桔梗、桂枝、麻黃、甘草、大棗、厚朴。

療效

適用於體力較差的人，出現下半身寒冷且痛、劍突處有堵塞感，或相反地在上半身出現頭暈、頭痛、發燒、肩膀僵硬等等症狀之治療。

另外，慢性且症狀不激烈的腸胃炎、腰痛、神經痛、關節痛、月經痛、身體寒冷、更年期障礙、感冒等，或針對具有易疲勞腸胃的虛弱體質者的胃炎、胃下垂、腰痛、關節炎、婦科功能障礙等也有療效。

適應症

急慢性胃腸炎、胃痛、疝氣、腰痛、痛經、神經痛、心臟瓣膜疾病、消化道潰瘍、更年期障礙。

使用注意事項

- 明顯體力衰弱者，服用後有出現明顯不舒服之可能，使用上必須小心謹慎。
- 明顯腸胃較弱者，有可能出現食慾不振、胃部不適、嘔吐等症狀，必須謹慎使用。
- 嚴重高血壓、甲狀腺機能亢進患者、或有循環系統疾病、嚴重腎臟病、排尿障礙等疾病者，服用後有不舒適時，必須謹慎使用。
- 若出現假性醛固酮增多症或肌肉病變、肝功能衰弱、黃疸等症狀時，必須停止使用並接受妥善醫療處理。
- 孕婦、可能懷孕者視情況減用。

特殊對應症

【腰痛▼148頁】
【神經痛▼156頁】
【更年期障礙▼194頁】

濟生腎氣丸

配合生藥

地黃、山茱萸、山藥、澤瀉、茯苓、牡丹皮、桂枝、附子、牛膝、車前子。

療效

本處方為八味地黃丸的藥材中再加入牛膝和車前子，是種療效較強的藥方。適用於有頻尿傾向、腰痛、足部水腫、口渴、易疲勞、手腳易冰冷等症狀。

適應症

慢性腎炎、前列腺炎、ED（勃起障礙）、腰痛、水腫。

使用注意事項

- 請參照八味地黃丸（290頁）解說。

特殊對應症

【ED（勃起障礙）▼142頁】
【腰痛▼148頁】
【水腫▼232頁】

吳茱萸湯

配合生藥

吳茱萸、人參、大棗、生薑。

療效

適用於體力比較低下者，若有手腳冰冷、伴隨嘔吐感的激烈頭痛發作、劍突處脹起、肩頸僵硬時使用。而對於習慣性頭痛、嘔吐、打嗝等症狀亦有療效。

適應症

慢性胃炎、消化性潰瘍、頭痛、偏頭痛。

使用注意事項

●可能出現出疹、發紅、搔癢等過敏症狀，一旦出現這些症狀請停止服用。

特殊對應症

【頭痛▼68頁】

五淋散

配合生藥

芍藥、山梔子、茯苓、當歸、甘草、黃芩（有時也加入地黃、澤瀉、木通、滑石、車前子）。

療效

適合體力中等或體力較弱者，因慢性尿路發炎而出現有頻尿、殘尿感、排尿疼痛等症狀的膀胱炎及尿道炎等疾病時服用。

適應症

慢性尿道炎、慢性膀胱炎、尿路結石、血尿、膀胱炎、尿道炎。

使用注意事項

●假性醛固酮增多症、低血鉀症患者、肌肉病變患者，不得服用。

特殊對應症

【膀胱炎、尿道炎▼136頁】

五苓散

配合生藥

澤瀉、豬苓、茯苓、蒼朮、桂枝。

療效

適用於有口渴、或即使喝水排尿量依然減少、嘔吐、下痢、水腫、頭痛等任一症狀在內的急性腸胃炎、腎炎、黃疸、腎病症候群、糖尿病、噁心想吐、暈眩、尿毒症、間質性膀胱炎、宿醉、暑熱等。

適應症

水腫、宿醉、頭痛、膀胱炎、前列腺炎、肝硬化腹水、腦水腫。

使用注意事項

●孕婦、可能懷孕者視情況減用。

●可能出現出疹、搔癢、紅腫症狀。

特殊對應症

【頭痛▼68頁】
【膀胱炎▼136頁】
【水腫▼232頁】
【宿醉▼234頁】

柴陷湯

配合生藥

柴胡、半夏、黃芩、生薑、大棗、瓜蔞(栝蔞)仁、甘草、黃連、人參。

療效

出現激烈咳嗽、排痰不易、咳嗽時胸口疼痛。

適應症

胸膜炎、肺炎、支氣管哮喘、心絞痛、膽囊炎、慢性肝炎、肝硬化、胰腺炎、腎病綜合症、膀胱炎、糖尿病、闌尾炎、經前症候群、急性中耳炎。

使用注意事項

● 孕婦、可能懷孕者視情況減用。

特殊對應症

【支氣管氣喘▼94頁】

柴胡加龍骨牡蠣湯

配合生藥

柴胡、半夏、茯苓、桂枝、黃芩、大棗、人參、龍骨、牡蠣、生薑、大黃。

療效

較有體力者，若對任何小事敏感的精神不安、失眠、焦躁等精神症狀，或是伴隨便祕、尿量減少、自胸骨劍突到肋骨下部呈現腫脹、且經按壓即產生疼痛、或能感受肚臍周邊的脈動等症狀時可使用。另外，對於動脈硬化、高血壓、腎臟病、失眠、癲癇、小兒哭啼、更年期障礙、ED(勃起障礙)、精神官能症等也皆有效果。

適應症

高血壓、甲狀腺功能亢進、動脈硬化、腦溢血、心臟瓣膜疾病、精神分裂症、神經官能症、癲癇、失眠症、ED(勃起障礙)。

使用注意事項

● 出現間質性肺炎的症狀(如發燒、咳嗽、呼吸困難、肺音異常等)時，應中止服用並接受妥善處理。
● 可能出現肝功能障礙、黃疸等症狀。一旦確認出現前述症狀時，應中止服用並接受妥善處理。
● 有下痢、軟便等症狀者，可能因服用而更加惡化，需小心使用。
● 明顯腸胃較弱者，有可能出現食慾不振、胃部不適、腹痛、下痢等症狀，必須謹慎使用。
● 大黃會促進子宮收縮，孕婦若服用則恐有流產或早產之虞。
● 餵哺母乳的情況下有可能引發嬰兒下痢，使用上需多留心。

特殊對應症

【高血壓▼98頁】
【動脈硬化▼102頁】
【ED(勃起障礙)▼142頁】
【精神官能症▼186頁】

柴胡桂枝乾薑湯

配合生藥

柴胡、桂枝、瓜蔞根、黃芩、牡蠣、乾薑、甘草。

療效

適用於無體力、衰弱，身體易有倦怠感，面無血色、心悸、呼吸困難、身體發熱、頭部易流汗、盜汗，雖無欲嘔感但口乾而無食慾、肚臍上方可感受到脈動、胸骨下方可感受到稍微脹起且壓之即腹脹、因神經過敏而失眠、尿量減少、乾咳等症狀。

對於更年期、血尿、精神官能症、失眠、感冒、心臟衰弱、胸部疾患或肝病等消耗型疾病患者的體能增強、貧血治療等亦有效果。

適應症

慢性肝炎、心律不整、慢性冠狀動脈疾病、自律神經失調、更年期障礙、月經不調等。

使用注意事項

- 可能出現發燒、咳嗽、呼吸困難、肺音異常等間質性肺炎的症狀。若出現前述狀況，請立即中止服用並接受適當處理。
- 因甘草主成分而有可能產生低血鉀症、血壓升高、鈉升高、體液停滯、浮腫、體重增加等假性醛固酮增多症的症狀。並且亦可能因低血鉀症而有無力感、手腳痙攣、麻痺等症狀。一旦出現這些症狀時，應停止使用並接受如服用鉀劑等必要的處理。
- 可能出現疹子、發紅、搔癢等過敏症狀。
- 孕婦或是可能懷孕者，視情況減少服用。

特殊對應症

【自律神經失調▼188頁】
【更年期障礙▼194頁】

柴胡桂枝湯

配合生藥

柴胡、半夏、黃芩、芍藥、大棗、人參、桂枝、甘草、生薑。

療效

伴隨自然出汗、發熱、畏寒、脖子或後頸筋脈突出、胸與脇腹有壓迫感、頭痛、關節痛、食慾不振、下痢、噁心想吐等諸症狀的感冒、胃痛、腹痛、神經痛、膽囊炎、胃酸過多症等，皆可使用。

適應症

流行性感冒、胰炎、慢性胃炎、癲癇、失眠、慢性肝炎、肋間神經痛、感冒症候群、急性胃炎。

使用注意事項

- 可能產生低血鉀症、血壓升高、鈉升高、體液停滯、浮腫、體重增加等假性醛固酮增多症的症狀。並且亦可能有無力感、手腳痙攣、麻痺等肌肉病變症狀。一旦確認出現這些症狀時，應停止使用並接受如服用鉀劑等必要的處理。

●可能出現肝功能障礙、黃疸，也可能出現蕁麻疹、紅疹、發紅、搔癢等過敏症狀。一旦確認出現前述異狀時，應中止服用並接受妥善處理。

●可能引發間質性肺炎。當出現發燒、咳嗽、呼吸困難、肺音異常等症狀時，應中止服用並接受妥善處理。

●可能出現膀胱炎或類膀胱炎的症狀（頻尿、排尿疼痛、血尿、殘尿感等）。一旦確認出現前述異狀時，應中止服用並就診妥善處理。

●孕婦、可能懷孕者視情況減用。

特殊對應症

【感冒症候群▼90頁】
【急性、慢性胃炎▼118頁】
【癲癇▼162頁】

柴胡清肝湯

配合生藥

柴胡、當歸、芍藥、川芎、地黃、黃連、黃芩、黃柏、山梔子、連翹、桔梗、牛蒡子、瓜蔞根、薄荷、甘草。

療效

針對身體虛弱者、或身體孱弱之孩童的慢性腸胃炎、貧血、頸部淋巴關節炎、慢性扁桃炎、精神官能症、溼疹等病症具有療效。

適應症

急慢性肝炎、皮膚炎、青春痘、慢性咽喉炎、頸淋巴結腫大。

使用注意事項

●孕婦、可能懷孕者視情況減用。

特殊對應症

【異位性皮膚炎▼166頁】
【虛弱體質▼226頁】

柴朴湯（日本用方）

配合生藥

柴胡、半夏、茯苓、生薑、黃芩、大棗、人參、厚朴、甘草、紫蘇葉。

療效

適用於伴隨無精打采、喉嚨有異物感、時而心悸、暈眩等症狀的支氣管氣喘、精神不安症。

適應症

支氣管氣喘、胸膜炎、百日咳、肺氣腫、自律神經失調。

使用注意事項

●若出現間質性肺炎、肝功能障礙、黃疸、假性醛固酮增多症或肌肉病變等症狀時，應需妥善處理。

特殊對應症

【支氣管炎▼90頁】
【支氣管氣喘▼94頁】
【自律神經失調▼188頁】

柴苓湯

配合生藥

柴胡、半夏、澤瀉、生薑、黃芩、大棗、人參、豬苓、茯苓、蒼朮、甘草、桂枝。

療效

針對體力中等者，若於肋骨下方至劍突處的部分脹起且壓之有反彈感、敲擊胃部則可聽到水積蓄體內之聲（胃內停水）、且出現沒有食慾、喉嚨乾渴、發熱、尿量減少等症狀之水狀下痢、急性腸胃炎、暑熱、水腫等皆適用。

適應症

急性腎炎、慢性腎炎、腎病症候群、腎盂腎炎、急性胃炎、水腫、水瀉性下痢、急性胃腸炎、慢性胃腸炎、急性肝炎、慢性肝炎、肝硬化、潰瘍性大腸炎、各種疾患代之浮腫、妊娠中毒症、膠原病、滲出性中耳炎、胃腸型感冒。

使用注意事項

● 可能出現發燒、咳嗽、呼吸困難、肺音異常等間質性肺炎症狀，或出現低血鉀症、血壓上升、鈉升高、體液滯留、水腫、體重增加等假性醛固酮增多症症狀。且可能因低血鉀症引發無力感、手腳痙攣、麻痺等肌肉病變症狀。若出現這些病症時，應中止服用並接受妥善的處理。

● 若出現紅疹、發紅、搔癢、蕁麻疹等過敏，請停止服用。

● 可能出現頻尿、排尿疼痛、血尿、殘尿感、膀胱炎等不舒服。一經確認有異常症狀，應停止使用並接受適當的處理。

● 孕婦、可能懷孕者視情況減用。

特殊對應症

【急性胃炎▼118頁】
【水腫▼232頁】

三黃瀉心湯

配合生藥

大黃、黃芩、黃連。

療效

用於治療體力強者，在出現強力脈動、因頭暈而臉色潮紅、或有心情不得平靜、易怒且興奮等精神不安或失眠等，及劍突處雖有堵塞感但下壓後不感到硬、也無反彈或壓痛等症狀。對高血壓相關症狀（失眠、暈眩）、動脈硬化、腦中風、精神不安、出血（吐血、鼻血、痔瘡出血）、便祕、肩膀僵硬、更年期障礙、子宮疾患等亦有療效。

此方為以帶有「黃」一字的三種生藥組成，且因能冷卻燥熱之心而得名之處方。若有如鼻血等出血場合，應等放涼後再服用，然若有長期出血導致顯著貧血的情況時，則不應服用。

適應症

急性腦膜炎、痢疾、肺炎、急性扁桃體炎、流行性腦炎、闌尾炎、急性胃腸炎、胸膜炎、膀胱炎、尿道炎、盆腔炎、口腔潰瘍、更年期障礙、動脈硬化、高血壓。

使用注意事項

- 大黃所造成的療效因人而異，請注意使用法及使用量。
- 可能出現食慾不振、下痢、腹痛等症狀。若有下痢、軟便等症狀者，請小心使用。
- 明顯體力衰弱者，服用後有出現明顯不舒服之可能，使用時必須小心謹慎。
- 因大黃會引起子宮收縮作用，孕婦若服用則易有流產或早產之危險需留意。
- 可能造成餵哺母乳之嬰孩的下痢。

特殊對應症

【高血壓▼98頁】
【動脈硬化▼102頁】
【更年期障礙▼194頁】

酸棗仁湯

配合生藥

酸棗仁、茯苓、川芎、知母、甘草。

療效

用於因體力低下或疲勞而經常無法入睡、有失眠傾向等症狀。也用於稍呈貧血狀態且易盜汗、偶爾頭痛等較不具明顯症狀的患者使用。

適應症

失眠症、更年期綜合症、嗜眠症、神經症、自律神經失調症。

使用注意事項

- 若因甘草出現假性醛固酮增多症或肌肉病變等症狀時，應停止使用並務必接受妥善處理。

特殊對應症

【失眠症▼192頁】

三物黃芩湯（日本用方）

配合生藥

黃芩、苦參、地黃。

療效

用於體力中等或以上者，出現頭痛、口渴、手腳發熱等症狀、且尤因手腳發熱而不得安眠時之治療。也用於皮膚搔癢、溼疹等症狀。

適應症

腳掌熱感、溼疹、進行性指掌角皮症、掌蹠膿疱症、更年期障礙、頭痛、高血壓、皮膚搔癢。

使用注意事項

- 在給予明顯腸胃虛弱、或有食慾不振、噁心想吐、嘔吐等症狀者，需小心謹慎。

特殊對應症

【皮膚搔癢】
【失眠症▼194頁】

滋陰降火湯

配合生藥

當歸、芍藥、地黃、天門冬、麥門冬、陳皮、蒼朮、知母、黃柏、甘草。

療效

用於體力低下者，有喉嚨乾渴且痰液黏稠、激烈咳嗽等症狀。

適應症

動脈硬化、高血壓病、腎盂腎炎、腎結核、糖尿病、肺結核。

使用注意事項

●若出現假性醛固酮增多症等症狀時，應停止使用並就醫處理。

●因含有甘草，孕婦及可能懷孕者應視情況減少使用。

特殊對應症

【支氣管炎▼90頁】

滋陰至寶湯

（日本用方）

配合生藥

當歸、芍藥、白朮、茯苓、陳皮、知母、香附子、地骨皮、麥門冬、柴胡、貝母、薄荷、甘草。

療效

用於體力不足且虛弱者，若伴隨全身倦怠、食慾不振、盜汗等症狀的慢性咳嗽或長期有痰等病症。

適應症

慢性支氣管炎、支氣管氣喘、肺氣腫、肺纖維症、間質性肺炎、咳嗽症候群、上呼吸道炎。

使用注意事項

●孕婦、可能懷孕者視情況減用。

特殊對應症

【支氣管氣喘▼94頁】

紫雲膏

配合生藥

胡麻油、當歸、紫根、蜜蠟、豬油。

療效

可治療少量分泌物的燒燙傷、痔瘡疼痛、肛門裂傷等症狀。

適應症

燙傷、褥瘡、痔瘡、異位性皮膚炎、外傷、汗疹、溼疹、白癬、疣贅、尋常性乾癬、痔核、脫肛、肛門裂傷。

使用注意事項

●嚴重燒燙傷、外傷者、化膿性傷口而引發高燒者、患部溼潤且嚴重潰爛者，不得使用。過去對本藥劑有過敏症狀者不得使用。

特殊對應症

【燒燙傷】
【痔瘡▼132頁】

四逆散

配合生藥

柴胡、枳實、芍藥、甘草。

療效

適用於較有體力者，出現在如胸骨下方周圍有壓迫感、手腳冰冷、及伴隨著腹痛的膽囊炎、精神官能症、支氣管炎等。

適應症

慢性肝炎、胰腺炎、膽囊炎、慢性胃炎、潰瘍性結腸炎、食道痙攣、肋間神經痛、頸淋巴結腫大、婦女月經不調、盆腔炎、輸卵管卵巢炎、支氣管炎。

使用注意事項

● 孕婦、可能懷孕者視情況減用。

特殊對應症

【支氣管炎】

【精神官能症▼186頁】

四君子湯

配合生藥

人參、蒼朮、茯苓、大棗、甘草、生薑。

療效

於體力較不足且腸胃虛弱者，腸胃功能出現明顯衰弱並且時而嘔吐時而噁心想吐、缺乏食慾，少量進食隨即胃脹氣或胃下垂、用餐過後想睡、消瘦且臉呈青白色、疑似貧血者等適用。或對伴隨全身倦怠、手腳冰冷、胸部下部脹起且經敲擊後即可聽見積水聲（胃內停水）等的腸胃虛弱、慢性胃炎、胃下垂、嘔吐、下痢等也有效果。和同樣是給腸胃虛弱且有貧血趨向、缺乏元氣而體衰之人使用的六君子湯相較，是適合體能更為衰弱時使用的一種藥方。

適應症

慢性胃炎、消化道潰瘍、慢性腸炎、腸功能紊亂、貧血、消瘦、胃腸功能減退。、虛證出血、痔疾、脫肛、半身不遂、糖尿病、遺尿症、夜尿症、食少便溏等症。

使用注意事項

● 因甘草中的甘草酸，有可能導致出現低血鉀症、血壓上升、鈉升高、體液滯留、水腫、體重增加等假性醛固酮增多症的症狀。並且因低血鉀症而可能出現無力感、手腳痙攣、麻痺等肌肉病變。一旦確認出現異常症狀，應停止服用並接受妥善處理。

● 若出現蕁麻疹、出疹等過敏症狀時，請停止服用。

● 孕婦、可能懷孕者視情況減用。

● 惡性高血壓慎服。

特殊對應症

【急性、慢性胃炎▼118頁】
【貧血▼210頁】
【消瘦▼224頁】

梔子柏皮湯

配合生藥

山梔子、黃柏、甘草。

療效

適用於肝臟處有輕微壓迫感與輕微黃疸、皮膚搔癢或發炎、宿醉等症狀。

適應症

慢性肝炎、B型肝炎、C型肝炎、黃疸症、慢性膽囊炎、膽結石症、皮膚搔癢、宿醉。

使用注意事項

- 可能引發食慾不振、胃部不適、下痢等症狀。
- 孕婦、可能懷孕者視情況減用。

特殊對應症

【皮膚搔癢▼172頁】
【宿醉▼234頁】

七物降下湯

配合生藥

當歸、川芎、芍藥、地黃、黃耆、鉤藤鉤、黃柏。

療效

身體虛弱且易疲勞、肌膚粗糙，出現頭暈、肩膀僵硬、耳鳴、頭部沉重等高血壓的相關症狀，且低血壓數值亦高、有腎臟疾病時適用。

適應症

高血壓症、腦動脈硬化症、緊張性頭痛、慢性腎炎、耳鳴。

使用注意事項

- 明顯腸胃虛弱者、或有食慾不振、噁心想吐、嘔吐等症狀者，需小心使用。

特殊對應症

【耳鳴▼76頁】
【高血壓▼98頁】

四物湯

配合生藥

當歸、川芎、芍藥、地黃。

療效

體力稍嫌衰弱者，皮膚乾燥且色澤不佳、有貧血傾向、手腳冰冷、下半身有出血症狀、腹部整體軟弱，可感受到肚臍上方脈動的高血壓症、貧血、更年期障礙、月經失調、經痛、產前產後的各種症狀、產後或小產後的養生、身體寒冷、黑斑、子宮疾患等症狀皆適用。

然而，本方僅限於腸胃健壯者使用，有腸胃疾病者或體力衰弱者不得服用。

本處方對於子宮疾患（女性自律神經失調、精神官能症狀）具有鎮靜效果，可廣泛用於女性特有的各種疾病，但對男性高血壓之治療亦有療效。

當歸與地黃具有造血、鎮靜、滋

潤（帶來水分）等效果，而芍藥、川芎則可化解瘀血達到血路暢通，在處方中，透過化解肝臟積瘀之血達到冷卻血熱之效，也因此有嚴重貧血者不得使用。

適應症

更年期障礙、月經失調、經痛、身體寒冷、貧血、閉經、蕁麻疹、慢性皮膚病、跌打損傷、神經性頭痛、帶下、不孕症、產前產後諸病、自律神經失調、下肢麻痺、產後腳氣。

使用注意事項

- 可能出現食慾不振、胃部不適、噁心想吐、嘔吐、下痢等諸症狀，務必小心服用。
- 孕婦、可能懷孕者視情況減用。

特殊對應症

【更年期障礙▼194頁】
【月經失調、經痛】
【身體寒冷】
【貧血】

炙甘草湯

配合生藥

炙甘草、生薑、桂枝、麻子仁、大棗、人參、地黃、麥門冬、阿膠。

療效

體力衰弱且容易疲勞者，若有心律不整且有嚴重的心悸、呼吸困難、貧血且臉色不佳、手腳發熱、有便祕傾向、皮膚乾燥等諸症狀時適用。

此外，對伴隨心臟神經症、心瓣膜症、血痰等病症出現的咳嗽、甲狀腺機能亢進的呼吸困難等也有效果。

本處方有整脈的效果，因此也被稱作**復脈湯**，尤其可用於心律不整之治療。

適應症

心律不整、心悸、冠心病、病毒性心肌炎、呼吸困難、心臟瓣膜症、貧血、交感神經緊張症、萎縮腎、高血壓、動脈硬化、產褥熱、胃潰瘍、肺結核、耳鳴、睡眠障礙、腸瘻咳嗽、氣血兩虛、胸悶氣短等症狀。

使用注意事項

- 有醛固酮增多症、肌肉病變、低血鉀症者，由於服用本藥有惡化原有疾病之虞，因此不得服用。
- 明顯腸胃虛弱者有可能出現食慾不振、胃部不適、噁心想吐、下痢等症狀，需小心使用。
- 若出現假性醛固酮增多症或肌肉病變等症狀時，請立即停止服用並應接受妥善處理。
- 可能出現出疹、發紅、搔癢、蕁麻疹等過敏症狀。
- 孕婦、可能懷孕者視情況減用。

特殊對應症

【心律不整▼106頁】
【心悸、呼吸困難▼108頁】

芍藥甘草湯

配合生藥

芍藥、甘草。

療效

適用於腹肌緊繃、且有胃痛與腹痛症狀的膽結石或腎臟、膀胱結石的痙攣性疼痛，或伴隨急劇肌肉痙攣的疼痛症狀，用於鎮靜支氣管平滑肌之痙攣有特殊療效。

適應症

尿路結石、腰痛、神經痛、腓腸肌痙攣、胃腸痙攣、腎絞痛、坐骨神經痛、肩周炎、膽絞痛、肝炎。

使用注意事項

●孕婦、可能懷孕者視情況減用。

特殊對應症

【尿路結石▼138頁】
【腰痛▼148頁】
【神經痛▼156頁】

芍藥甘草附子湯（日本用方）

配合生藥

芍藥、甘草、附子。

療效

適用於因身體寒冷而出現關節疼痛、麻痺感，手腳伸展困難等。

適應症

坐骨神經痛、神經痛、肩膀僵硬、五十肩、筋肉風溼、腸疝痛、膽石疝痛、腎石疝痛、痔痛、排尿痛舌強直。

使用注意事項

●因含有附子，所以在與其他處方並用及給予孩童服用時，需特別注意。

●孕婦、可能懷孕者視情況減用。

特殊對應症

【肩膀僵硬、五十肩】
【神經痛▼156頁】

十全大補湯

配合生藥

人參、黃耆、蒼朮、當歸、茯苓、地黃、川芎、芍藥、桂枝、甘草。

療效

適用於因慢性病而導致身體嚴重衰弱，及盜汗、消瘦而貧血、手腳冰冷、皮膚乾燥且欠缺光澤、腸胃疲弱、無食慾、腹部肌肉無力等等症狀。

對於消耗性疾患者在手術後產生的身體衰弱、產後虛弱等全身性的衰弱時所產生的低血壓、貧血、神經衰弱、疲勞倦怠、腸胃虛弱、胃下垂等亦有效果。

本處方為結合四君子湯（267頁）與四物湯（268頁）兩藥方、再加入了黃耆和桂枝而成，取其「將空虛處十全地（完全地）、大大補起」之意而命名。

適應症

貧血、胃下垂、蕁麻疹、癌症輔助治療、梅尼爾氏綜合症、低血壓、食慾不振、容易疲勞（疲勞感）。病後、產後或手術後各種衰弱症。

使用注意事項

● 腸胃虛弱者可能出現食慾不振、胃部不適、噁心想吐、嘔吐、下痢等不舒服，務必小心使用。並且，有可能導致原有症狀之惡化，使用上需特別留心。
● 出現假性醛固酮增多症或肌肉病變等症狀時，請停止服用並洽詢醫師，也請務必接受適切處理。
● 若出現蕁麻疹、出疹等過敏症狀時，請停止服用。
● 孕婦、可能懷孕者視情況減用。

特殊對應症

【低血壓▼104頁】
【食慾不振▼114頁】
【容易疲勞▼228頁】

十味敗毒湯

配合生藥

柴胡、桔梗、防風、川芎、樸皮、茯苓、獨活、荊芥、甘草、乾薑。

療效

經常用於治療較神經質且體力中等者，胸骨下方兩側有輕微反彈、壓痛感、或容易起過敏性溼疹體質者的出疹、溼疹、蕁麻疹等皮膚疾病的一種處方。

並用於患部呈乾燥、隆起且僅有少量分泌物、發紅腫痛之狀況。對化膿性皮膚疾病、急性皮膚炎的初期、面皰等亦有效果。

此外，也可將過敏體質或易化膿之體質改善為能自行解毒之體質，因此也可作為體質改良之藥方。

適應症

異位性皮膚炎、疹子、富貴手、紅疹、蕁麻疹、溼疹、皮膚炎、乳腺炎、中耳炎、麥粒腫、淋巴腺炎、敏感性結膜炎、鼻炎、中耳炎、外耳炎、習慣性便祕等。

使用注意事項

● 體能衰弱者，服用後有導致皮膚病症不良時，需小心使用。
● 腸胃虛弱者有可能出現食慾不振、胃部不適、噁心想吐、嘔吐、下痢等症狀，請務必小心使用。
● 有食慾不振、噁心想吐、嘔吐等症狀者，可能因服用而導致症狀之惡化，需小心使用。
● 出現假性醛固酮增多症或肌肉病變等症狀時，請停止服用並務必接受適切處理。
● 年長者服用時請注意服用量。
● 孕婦、可能懷孕者視情況減用。

特殊對應症

【異位性皮膚炎▼166頁】
【疹子▼170頁】
【富貴手▼174頁】
【紅疹、蕁麻疹▼176頁】

潤腸湯

配合生藥

當歸、地黃、麻子仁、桃仁、杏仁、枳實、厚朴、黃芩、大黃、甘草。

療效

可用於皮膚乾燥、腹壁鬆弛且手觸可知腸中有糞塊之便祕症狀。

適應症

便祕、產後便祕、習慣性便祕。

使用注意事項

●若出現假性醛固酮增多症等症狀時，請停止服用並務必接受適當處理。有導致流產或早產之危險性，孕婦或可能懷孕者不得服用。並且也可能導致餵哺母乳之嬰孩下痢。

特殊對應症

【便祕▼110頁】

小建中湯

配合生藥

桂枝、生薑、大棗、芍藥、甘草、膠飴。

療效

適用於因虛弱體質而導致的容易疲勞、貧血、身體寒冷、手腳發熱、腹痛、心悸、有頻尿或多尿症狀的腸胃疾病，也多用於改善小兒體質虛弱或夜尿症。

適應症

夜尿症、容易疲勞（疲勞感）、胃炎、偏頭痛、痛經、巴金森氏症、眩暈、白塞氏症。

使用注意事項

●孕婦、可能懷孕者視情況減用。

特殊對應症

【夜尿症▼218頁】
【虛弱體質▼226頁】
【容易疲勞▼228頁】

小柴胡湯

配合生藥

柴胡、半夏、生薑、黃芩、大棗、人參、甘草。

療效

出現容易疲勞、冷熱交替、胸部與脇腹嚴重不適、胸骨劍突處至肋骨下方處脹起且壓之疼痛、口內苦澀、有白色舌苔、食慾不振、噁心想吐等諸症狀之感冒，也用於支氣管炎、支氣管氣喘、胸膜炎（肋膜炎）、腸胃病、胸部疾患、慢性腎炎、肝功能障礙、腺病質（如容易出現淋巴腫等症狀）等體質改善。

適應症

慢性肝炎、慢性胃炎、慢性腎炎、胰腺炎、慢性支氣管炎、支氣管哮喘、過敏性皮膚炎、更年期綜合症、急性腮腺炎、心肌炎、慢性尿路感染、膽囊炎、膽石炎。

使用注意事項

●可能引發間質性肺炎的症狀，若不於症狀早期作出適當處理，可能造成嚴重之後果。一旦出現發燒、呼吸困難等症狀，應立即終止服用並儘速接受醫師之診療。

●正在服用干擾素者、肝硬化、肝癌患者，若服用則容易引發間質性肺炎，不得使用。

●出現低血鉀症、血壓上升、水腫、體重增加等假性醛固酮增多症的症狀，或因低血鉀症引發了全身無力、手腳痙攣、麻痺等肌肉病變症狀、肝功能障礙、黃疸、頻尿等諸症狀時，應停止服用並需接受妥善處理。

●可能出現疹、搔癢、蕁麻疹等過敏症狀。

特殊對應症

【慢性肝炎▼128頁】
【慢性腎炎▼134頁】
【小兒體質虛弱▼216頁】

小柴胡湯加桔梗石膏

配合生藥

柴胡、半夏、生薑、黃芩、大棗、人參、甘草、桔梗、石膏

療效

本方為於小柴胡湯中再加入桔梗、石膏的處方，可適用於小柴胡湯之適用症狀（參照前項），或是有耳鼻、咽喉、支氣管等帶痰的發炎症狀時，也皆可使用。

適應症

咽頭炎、扁桃腺炎、咽喉炎、耳下腺炎、淋巴節炎、鼻炎、過敏性鼻炎、甲狀腺炎。

使用注意事項

●孕婦、可能懷孕者視情況減用。

特殊對應症

【扁桃腺炎、咽喉炎▼86頁】

小青龍湯

配合生藥

麻黃、芍藥、乾薑、甘草、桂枝、細辛、五味子、半夏。

療效

適用於有痰呈水狀、鼻水、咳嗽、且感受到胃部有積水的感冒，或過敏性鼻炎等病症。

適應症

過敏性鼻炎、感冒症候群、支氣管炎、支氣管哮喘、慢性支氣管炎急性發作。

使用注意事項

●若有肌肉病變、低血鉀症者不得服用。

●孕婦、可能懷孕者視情況減用。

特殊對應症

【過敏性鼻炎▼80頁】
【感冒症候群▼90頁】
【支氣管氣喘▼94頁】

小半夏加茯苓湯

配合生藥

半夏、生薑、茯苓。

療效

此為最常被運用來治療害喜的一種藥方、對大部分的害喜症狀皆有效。用於體力中等者，有食慾不振、噁心想吐或是嘔吐、感到胃部有水分積滯感，或下胸處有阻塞感、有暈眩或心悸、輕微口渴等諸症狀。

適應症

噁心、嘔吐、害喜。

使用注意事項

●同時服用其他藥方時請注意內含中藥是否有重複。

特殊對應症

【害喜▼204頁】

消風散

配合生藥

當歸、地黃、石膏、防風、蒼朮、牛蒡子、木通、蟬退、苦參、荊芥、知母、胡麻。

療效

適用於有分泌物之頑強皮膚病且於夏季易惡化之症狀。

適應症

皮膚搔癢、溼疹、風疹、蕁麻疹、過敏性皮炎。

使用注意事項

●腸胃虛弱者、腸胃有疾者需小心使用。若出現假性醛固酮增多症等症狀時，請中止服用並應接受妥善處理。

特殊對應症

【皮膚搔癢▼172頁】
【出疹、蕁麻疹▼176頁】

升麻葛根湯

配合生藥

葛根、升麻、生薑、芍藥、甘草。

療效

適用於感冒初期或伴隨麻疹等熱性病症的初期，或劇烈頭痛或發燒、發冷、身體疼痛、眼睛痛或充血、鼻子乾燥而不得安眠等症狀。

適應症

麻疹、病毒性肺炎、細菌性痢疾、帶狀疱疹、銀屑病、出紅疹、蕁麻疹。

使用注意事項

●若出現假性醛固酮增多症、肌肉病變等症狀時，請中止服用並應接受妥善處理。

特殊對應症

【麻疹】
【出紅疹、蕁麻疹▼176頁】

四苓湯

配合生藥

澤瀉、蒼朮、茯苓、豬苓。

療效

適用於嚴重口渴、尿量少、噁心想吐、嘔吐、腹痛、水腫等暑熱症狀。本方為自五苓（260頁）散剔除桂枝而成的處方，因此可用於無頭痛、發燒、頭暈等症狀之五苓散的對應病症。

適應症

胃腸炎、胃下垂、消化不良、腎炎、尿毒症、偏頭痛、三叉神經痛、結膜炎、皮膚炎、口渴。

使用注意事項

●孕婦或可能懷孕者視情況減用。

特殊對應症

【喉嚨乾渴、口渴▼88頁】

辛夷清肺湯

配合生藥

辛夷、枇杷葉、知母、百合、黃芩、山梔子、麥門冬、石膏、升麻。

療效

體力中等以上者，若有濃鼻涕、鼻塞、頭痛發熱等症狀時適用。

適應症

慢性鼻炎、過敏性鼻炎、、肺炎、支氣管炎、支氣管擴張、細支氣管炎、肺結核。

使用注意事項

●可能出現間質性肺炎、肝功能障礙、黃疸等症狀。一旦確認有異常狀況時請即刻停止服用並接受妥善處理。

特殊對應症

【鼻竇炎▼78頁】
【過敏性鼻炎▼80頁】

參蘇飲

配合生藥

半夏、茯苓、桔梗、陳皮、葛根、前胡、大棗、生薑、紫蘇葉、枳實、人參、木香、甘草。

療效

腸胃虛弱者，出現胃部悶塞、噁心想吐且併發感冒症狀，或是長期感冒時適用。

適應症

感冒症候群、支氣管炎、肺炎、上呼吸道感染、妊娠、痛經。

使用注意事項

●若出現假性醛固酮增多症、肌肉病變等症狀時，請停止服用並應接受妥善處理。

特殊對應症

【感冒症候群▼90頁】

神祕飲（台灣為神祕湯）

配合生藥

麻黃、杏仁、厚朴、陳皮、甘草、柴胡、紫蘇葉。

療效

用於出現慢性症狀、且咳嗽發作時有呼吸困難情形之治療。

適應症

適用於支氣管氣喘、慢性支氣管炎、肺氣腫、慢性氣喘性支氣管炎、咳嗽等。

使用注意事項

- 可能造成高血壓、甲狀腺機能亢進、循環系統疾病、嚴重腎臟病、排尿困難等病症之惡化。
- 孕婦或可能懷孕者視情況減用。

特殊對應症

【支氣管氣喘▼94頁】

真武湯

配合生藥

茯苓、芍藥、生薑、蒼朮、附子（日本用蒼朮，台灣用白朮）。

療效

新陳代謝機能衰弱且體力虛弱者，伴有手腳或腰部寒冷、明顯的疲勞倦怠感、尿量減少、腹痛、水狀下痢、心悸或暈眩、站不穩等症狀時使用。

或適用於腸胃虛弱、慢性腸炎、胃下垂、腹膜炎、慢性腎炎、腎病症候群（如蛋白尿等）、感冒、神經衰弱、低血壓、高血壓、腦中風、脊髓病變導致運動時的知覺麻痺、心臟瓣膜症、因心室不全而心悸、半身不遂、風溼、蕁麻疹、溼疹、老人皮膚乾癢等病症。但因處方中加入了可溫熱虛弱者的附子，因此有體力或有燥熱、發炎等情況者，並不適合服用。

適應症

感冒症候群、胃下垂、過敏性腸症候群、慢性胃炎、慢性支氣管炎、腸結核、梅尼爾氏綜合症、肝硬化、慢性腎炎、腎病綜合症、腹水、心力衰竭、不孕症、卵巢囊腫、慢性胃炎、胃下垂、胃及十二指腸潰瘍、肺水腫。

使用注意事項

- 體力充沛者服用後可能會出現明顯不舒服，必須小心使用。
- 燥熱、嚴重頭暈、面紅者，可能出現心悸、舌頭麻痺、噁心想吐等症狀，需小心使用。
- 孕婦或可能懷孕者，容易因附子引發不舒服，請盡量減少服用。
- 由於含有附子，給兒童服用時務必多注意。

特殊對應症

【感冒症候群▼90頁】
【胃下垂▼124頁】
【過敏性腸症候群▼126頁】
【慢性胃炎▼134頁】

清上防風湯

配合生藥

川芎、黃芩、連翹、防風、白芷、桔梗、山梔子、荊芥、黃連、枳實、甘草、薄荷。

療效

用於較有體力者，頭臉部出疹且有發紅、化膿現象之治療。

適應症

青春痘、毛囊炎等屬陽證實證。

使用注意事項

●腸胃虛弱、腸胃有疾，小心使用。若出現假性醛固酮增多症、肝功能障礙、黃疸等症狀，必需適當處理。

●孕婦、可能懷孕者視情況減用。

特殊對應症

【青春痘、毛囊炎▼170頁】

清暑益氣湯

配合生藥

人參、蒼朮、麥門冬、五味子、陳皮、甘草、黃柏、當歸、黃耆。

療效

體力差且腸胃虛弱者，出現因暑熱而起的倦怠感、食慾不振、下痢、夏季消瘦等症狀時適用。

適應症

食慾不振、容易疲勞（疲勞感）、中暑、慢性腎炎、尿瀦留。

使用注意事項

●若出現出疹子等過敏症狀時，請停止使用。

●孕婦、可能懷孕者視情況減用。

特殊對應症

【食慾不振▼114頁】
【容易疲勞▼228頁】

清心蓮子飲

配合生藥

蓮肉、麥門冬、茯苓、人參、車前子、黃芩、黃耆、地骨皮、甘草。

療效

適用於腸胃虛弱且體力較差者，若有全身倦怠感且口渴、頻尿、殘尿感、排尿疼痛等諸症狀之改善。

適應症

膀胱炎、尿道炎、慢性前列腺炎、子宮頸炎、陰道炎。

使用注意事項

●若出現出疹等過敏症狀時，請停止使用。

●孕婦、可能懷孕者視情況減用。

特殊對應症

【膀胱炎、尿道炎▼136頁】
【前列腺肥大▼140頁】

清肺湯

配合生藥

當歸、麥門冬、茯苓、黃芩、桔梗、杏仁、山梔子、桑白皮、大棗、陳皮、竹茹、天門冬、貝母、甘草、五味子、生薑。

療效

適用於有黏稠痰液之慢性咳嗽。

適應症

支氣管擴張、支氣管炎、支氣管氣喘、肺炎等。

使用注意事項

●若出現間質性肺炎、假性醛固酮增多症、肌肉病變等症狀時，請停止使用並接受妥善處理。孕婦或可能懷孕者視情況減少服用。

特殊對應症

【支氣管氣喘▼94頁】

川芎茶調散

配合生藥

香附子、川芎、荊芥、薄荷、白芷、防風、羌活、甘草、茶葉。

療效

不限體力程度，可用於如感冒初期的頭痛、寒冷、發燒等症狀。另也可用於更年期障礙及子宮疾患。

適應症

神經性頭痛、急性鼻竇炎、鼻炎、感冒、偏頭痛、更年期障礙。

使用注意事項

●出現假性醛固酮增多症、肌肉病變等症狀時，請停止使用並應接受妥善處理。孕婦、可能懷孕者視情況減用。

特殊對應症

【更年期障礙▼194頁】

疏經活血湯

配合生藥

芍藥、當歸、川芎、地黃、蒼朮、桃仁、茯苓、牛膝、威靈仙、防已、羌活、防風、龍膽草、陳皮、白芷、甘草、生薑。

療效

用於體力中等者，下半身大部分肌肉痛、關節痛、神經痛症狀。

適應症

風溼性關節炎、類風溼性關節炎、坐骨神經痛、痛風性關節炎、關節疼痛、腰痛、神經痛。

使用注意事項

●牛膝、桃仁有引發流產或早產的危險性。

特殊對應症

【腰痛▼148頁】
【神經痛▼156頁】

大黃甘草湯

配合生藥
大黃、甘草。

療效
可用於體力中等或稍弱者，無其他症狀而僅有慣性便祕時之治療。

適應症
習慣性便祕、便祕、急性便祕。

使用注意事項
●出現假性醛固酮增多症、肌肉病變等症狀時，請停止使用並應接受妥善處理。
●大黃會引發子宮收縮作用，孕婦若服用則有流產或早產之可能。

特殊對應症
【便祕▼110頁】

大黃牡丹皮湯

配合生藥
大黃、牡丹皮、桃仁、芒硝、冬瓜。

療效
適用於較有體力者，下腹部因有化膿性的發炎而疼痛、發燒且有便祕傾向。主要應用於治療下半身的發炎症狀，偶爾用於治療闌尾炎。

適應症
便祕、痔瘡、闌尾炎、輸卵管卵巢炎、泌尿道感染。

使用注意事項
●大黃、牡丹皮、桃仁、芒硝等可能導致流產或早產。
●產後餵哺母乳時，需注意可能引發嬰兒下痢。

特殊對應症
【便祕▼110頁】
【痔瘡▼132頁】
【闌尾炎】

大建中湯

配合生藥
山椒、乾薑、人參、膠飴。

療效
適用於體力差者，手腳或腹部發冷、發作性的劇烈腹痛、腹壁柔軟而無力、可感覺到腸蠕動、時而肚中脹氣等症狀時之治療。

適應症
寒冷之腹痛、腸道通過障礙、過敏性腸症候群、膽石症、慢性腸炎、慢性胰臟炎、慢性腹膜炎、尿路結石、胃下垂、腸弛緩症、腎臟結石、腸疝痛。

使用注意事項
●孕婦、可能懷孕者視情況減用。

特殊對應症
【胃下垂▼124頁】
【過敏性腸症候群▼126頁】

大柴胡湯

配合生藥
柴胡、半夏、生薑、黃芩、芍藥、大棗、枳實、大黃。

療效
用於體格健壯體力充沛者，上腹部脹且痛、頭痛、便祕、耳鳴等。

適應症
高血壓、動脈硬化、膽石症、急性膽囊炎、慢性膽囊炎、胰腺炎、慢性肝炎、胃腸道出血、感冒、急性腎炎等。

使用注意事項
● 一旦確認有間質性肺炎、肝功能障礙、黃疸等異常症狀時，務須接受妥善處理。

特殊對應症
【高血壓▼98頁】
【動脈硬化▼102頁】

大柴胡湯去大黃

配合生藥
柴胡、半夏、生薑、黃芩、芍藥、大棗、枳實。

療效
用於體格健壯體力充沛者，出現上腹部脹且痛、常耳鳴、肩膀僵硬、疲勞、食慾減退等之治療。

適應症
支氣管擴張症、肺氣腫、肋膜炎、慢性肝炎、肝硬化、慢性胰臟炎、胃及十二指腸潰瘍、高血壓、動脈硬化症、糖尿病、高脂血症、睡眠障礙、腦血管障礙後遺症。

使用注意事項
● 孕婦、可能懷孕者視情況減用。

特殊對應症
【高血壓▼98頁】
【動脈硬化】

大承氣湯

配合生藥
大黃、枳實、芒硝、厚朴。

療效
體力充沛者，伴有腹部硬塞且十分脹滿、不安、失眠、興奮等諸症狀，或過胖而導致便祕皆適用，是強力通腸藥。

適應症
便祕、自律神經失調、腸梗阻、急性胰腺炎、闌尾炎、中風、發熱、急性肝炎。

使用注意事項
● 大黃、芒硝可能導致流產或早產。並且於產後餵哺母乳時，需注意可能引發嬰兒下痢。

特殊對應症
【便祕▼110頁】
【自律神經失調▼188頁】

大防風湯（日本用方）

配合生藥

當歸、芍藥、地黃、黃耆、防風、杜仲、蒼朮、川芎、人參、羌活、牛膝、甘草、大棗、乾薑、附子。

療效

適合體力較弱者，有關節腫痛、麻痺、步行困難等之治療。

適應症

變形性關節症、變形性脊椎症、脊髓炎、慢性關節、痛風、神經炎、腦血管障礙後遺症、類風溼性關節炎、痛風。

使用注意事項

●牛膝可能引發早產或流產。

特殊對應症

【類風溼性關節炎▼152頁】
【痛風▼182頁】

竹茹溫膽湯

配合生藥

柴胡、半夏、麥門冬、茯苓、香附子、桔梗、陳皮、竹茹、人參、黃連、甘草、枳實、生薑

療效

用在感冒、肺炎恢復期時熱度仍不退，或即使熱度減退卻多咳多痰，以及神經性安眠等。

適應症

咳嗽症候群、支氣管喘息、感冒症候群、支氣管炎、肺炎、支氣管擴張症、失眠、神經症、上呼吸道炎、心臟神經症。

使用注意事項

●孕婦、可能懷孕者視情況減用。

特殊對應症

【感冒症候群▼90頁】
【支氣管炎▼90頁】
【失眠▼192頁】

治打撲一方（日本用方）

配合生藥

川芎、樸樕、川骨、桂枝、甘草、丁香、大黃。

療效

可用於跌打損傷、扭傷、患部紅腫、疼痛之症狀。

適應症

扭挫傷、扭挫傷後遺症、慢性腱鞘炎、關節痛、脫臼、骨折後遺症、跌打損傷、扭傷。

使用注意事項

●出現假性醛固酮增多症、肌肉病變等症狀時，應中止服用，並務必接受妥善處理。

●大黃可能導致流產或早產。←

特殊對應症

【跌打損傷】
【扭傷】

治頭瘡一方

配合生藥

連翹、蒼朮、川芎、防風、忍冬、荊芥、甘草、紅花、大黃。

療效

較有體力者頭臉部的溼疹，且有分泌物、潰爛或結痂等情況時。

適應症

顏面溼疹、乳幼兒的溼疹、脂漏性溼疹、異位性皮膚炎。

使用注意事項

● 出現假性醛固酮增多症、肌肉病變等症狀時，須接受妥善處理。

● 大黃、紅花可能導致流產或早產。並且於產後餵哺母乳時，需注意可能引發嬰兒下痢。

特殊對應症

【異位性皮膚炎▼166頁】

調胃承氣湯

配合生藥

大黃、芒硝、甘草。

療效

適用於口乾舌燥、且有腹脹、腹痛或飽脹感的便祕症狀。

適應症

習慣性便祕、便祕、急性便祕、慢性胃腸炎、過敏性腸症候群。

使用注意事項

● 出現假性醛固酮增多症、肌肉病變等症狀時，請停止使用並務必接受妥善處理。

● 大黃、芒硝可能導致流產或早產。並且於產後餵哺母乳時，需注意可能引發嬰兒下痢。

特殊對應症

【便祕▼110頁】

鉤藤散

配合生藥

鉤藤鉤、陳皮、半夏、麥門冬、茯苓、人參、防風、菊花、甘草、生薑、石膏。

療效

適用於體力差者的慢性頭痛或有高血壓之傾向、肩膀僵硬、暈眩、頭暈、失眠、精神官能症等。

適應症

頭痛、偏頭痛、高血壓、精神官能症、肩胛痠痛、更年期綜合症、動脈硬化。

使用注意事項

● 出現假性醛固酮增多症、肌肉病變等症狀時，務必接受妥善處理。

特殊對應症

【頭痛▼68頁】
【高血壓▼98頁】

腸癰湯（日本用方）

配合生藥

薏苡仁、冬瓜子、牡丹皮、桃仁。

療效

適用於腹部整體有脹氣感，盲腸部位有腫塊，有急性或慢性疼痛、輕度闌尾炎等，或用於女性經痛。

適應症

慢性腸炎、闌尾炎、盲腸炎、腹膜炎、經痛。

使用注意事項

●有可能會出現胃部不適、下痢等等症狀。

●牡丹皮、桃仁有導致流產或早產的危險性，孕婦或可能懷孕者，請盡量減少服用。

特殊對應症

【闌尾炎】

【經痛】

豬苓湯

配合生藥

豬苓、茯苓、滑石、澤瀉、阿膠。

療效

用於體力中等，有口渴、尿量減少、排尿痛、排尿困難、頻尿、有殘尿感、腰部以下有水腫等症狀的尿道炎、膀胱炎、腎臟炎，或腎臟、膀胱結石所致的排尿困難。

適應症

泌尿系感染、腎炎、肝硬化腹水、慢性腎炎、膀胱炎、尿道炎、尿路結石。

使用注意事項

●出現出疹、發紅、搔癢等過敏症狀時，請停止使用。

特殊對應症

【慢性腎炎▼134頁】

【膀胱炎、尿道炎▼136頁】

【尿路結石▼138頁】

豬苓湯合四物湯（日本用方）

配合生藥

當歸、芍藥、川芎、地黃、豬苓、茯苓、滑石、澤瀉、阿膠

療效

結合豬苓湯（前段）與四物湯（268頁）所成之藥方。可用於皮膚乾燥、色澤不佳者。

適應症

尿道炎、膀胱炎、膀胱神經症、慢性前列腺炎、尿路結石、無症候性血尿、慢性腎炎、腎盂腎炎。

使用注意事項

●可能出現食慾不振、胃部不適、噁心想吐、嘔吐、下痢等症狀。

●孕婦、可能懷孕者視情況減用。

特殊對應症

【慢性腎炎】

【膀胱炎、尿道炎▼136頁】

【前列腺肥大▼140頁】

通導散（日本用方）

配合生藥

大黃、枳實、當歸、芒硝、厚朴、陳皮、木通、紅花、蘇木、甘草。

療效

可用於較有體力者的下腹部壓痛、有便祕症狀的月經失調、更年期障礙、跌打損傷。

適應症

卵巢機能不全、更年期障礙、月經失調、經痛、不孕症。

使用注意事項

- 出現假性醛固酮增多症、肌肉病變症狀時務必接受妥善處理。
- 大黃、芒硝、紅花可能導致孕婦的流產或早產。

特殊對應症

【更年期障礙▼194頁】
【月經失調、經痛▼200頁】

桃核承氣湯

配合生藥

桃仁、桂枝、大黃、芒硝、甘草。

療效

體格體力較健壯充沛者，若有頭痛、頭暈、左下腹部有壓痛、伴隨腳部與腰部寒冷的月經不順、更年期障礙、高血壓及高血壓相關症狀，動脈硬化、腰痛、痔瘡、青春痘、黑斑、溼疹、坐骨神經痛等症狀，皆可適用。

適應症

急性盆腔炎、子宮頸炎、卵巢炎、腸梗阻、精神分裂症、動脈硬化、高血壓、習慣性便祕、癲癇、子宮外孕、肝昏迷、便祕、更年期障礙、月經不順等屬瘀熱者。

使用注意事項

- 有下痢、軟便症狀者，有可能導致症狀惡化，使用時需小心。
- 明顯腸胃虛弱者，可能出現食慾不振、胃部不適、腹痛、下痢等症狀，需小心服用。體力不足者，服用後可能出現明顯不舒服，服用本藥時請務必留心。
- 若出現出疹、發紅、搔癢等過敏症狀時，請停止服用。
- 若出現有低血鉀症、血壓升高、水腫、體重增加等假性醛固酮增多症之症狀、或因低血鉀症引起了身體無力、手腳痙攣、麻痺等肌肉病變、肝功能障礙、黃疸、頻尿、排尿痛、血尿、殘尿感、膀胱炎等病症時，請停止使用並務必接受妥善處理。
- 大黃、芒硝、紅花可能導致孕婦的流產或早產，並且於餵哺母乳時，也可能導致嬰兒之下痢，必須小心服用。

特殊對應症

【便祕▼110頁】
【更年期障礙▼194頁】
【月經不順▼200頁】

當歸飲子

配合生藥

當歸、芍藥、川芎、地黃、蒺藜子、防風、何首烏、荊芥、黃耆、甘草。

療效

用於體力差且身體寒冷者，有發炎症狀、少量分泌物且身體乾燥並搔癢的慢性溼疹時之治療。

適應症

蕁麻疹、皮膚搔癢症、富貴手、肌膚乾燥、溼疹等反覆發作者。

使用注意事項

●出現假性醛固酮增多症、肌肉病變等症狀時，請停用並務必接受妥善處理。

●孕婦、可能懷孕者視情況減用。

特殊對應症

【皮膚搔癢▼172頁】
【富貴手、肌膚乾燥▼172頁】

當歸建中湯

配合生藥

芍藥、桂枝、大棗、當歸、甘草、生薑。

療效

適用於體力低下者，面無血色且易感疲勞的經痛症狀、或下腹部疼痛、痔瘡、脫肛等疼痛之治療。

適應症

適用於不孕症、子宮內膜症、慢性胃腸炎、痔瘡、經痛、腰痛症、游離腎。

使用注意事項

●若出現出疹、發紅、搔癢等過敏症狀時，請停用。

●孕婦、可能懷孕者視情況減用。

特殊對應症

【痔瘡▼132頁】
【經痛】

當歸四逆加吳茱萸生薑湯

配合生藥

大棗、當歸、桂枝、芍藥、木通、細辛、甘草、吳茱萸、生薑。

療效

適用於虛弱體質，且有手腳冰冷、頭痛、噁心想吐、下腹部疼痛、腰痛、凍傷等症狀。

適應症

腰痛症、身體寒冷、頭痛、坐骨神經痛、帶狀疱疹後神經痛、下肢靜脈瘤、凍瘡、月經困難症。

使用注意事項

●若出現出疹、發紅、搔癢等過敏症狀時，請停用。

●視情況減用。

特殊對應症

【腰痛▼148頁】
【身體寒冷▼200頁】

當歸芍藥散

配合生藥

當歸、川芎、芍藥、茯苓、蒼朮、澤瀉。

療效

適用於體力較低下者，且有足部、腰部易寒冷且易疲勞，有貧血傾向、排尿次數雖多但尿量減少、下腹部疼痛、暈眩、耳鳴、心悸、肩膀僵硬、頭重等症狀之人。

產前產後或是因流產導致的疲勞倦怠、坐骨神經痛、貧血症、血壓異常、身體寒冷、倦怠感、慢性腎炎、心臟衰弱、心臟瓣膜症、毛囊炎、間質性膀胱炎、腰痛、半身不遂、凍傷、水腫、黑斑、痔瘡、脫肛等諸病症，也皆有廣泛應用。雖也可用於男性，但主要是以用於體衰女性而聞名之藥方，可作為安產、安胎之藥，而在懷孕時也常被使用。

適應症

更年期障礙、月經失調、經痛、不孕症、貧血、更年期綜合症、妊娠腹痛、盆腔炎、輸卵管炎、子宮頸炎、卵巢囊腫、不孕症、習慣性流產、妊娠、足跗浮腫小便不利、動脈硬化。

使用注意事項

- 可能出現食慾不振、胃部不適、噁心想吐、嘔吐、下痢等症狀。若已有這些症狀者，也可能因服用而更加惡化，使用上需多留心。
- 有時會對肝臟產生影響，而可能致使AST（GOT）、ALT（GPT）等數值上升，若有此情形請向醫師諮詢。
- 若出現出疹、搔癢等過敏症狀時，請立即中止服用。

特殊對應症

【更年期障礙▼194頁】
【月經失調、經痛▼200頁】
【不孕症▼206頁】
【貧血▼210頁】

當歸芍藥加附子湯（日本用方）

配合生藥

當歸、川芎、芍藥、茯苓、白朮、澤瀉、附子。

療效

適用於當歸芍藥散的對應症狀，尤其當有嚴重寒症時可適用。

適應症

胃痛、腹痛、腹部脹滿、胸痛、四肢逆冷、神經痛、更年期障礙、月經失調、經痛、身體寒冷。

使用注意事項

- 體力佳但易頭暈者，服用後易有明顯副作用出現，需小心使用。
- 可能出現腸胃不舒服。
- 孕婦、可能懷孕者視情況減用。

特殊對應症

【神經痛】
【更年期障礙▼194頁】
【月經失調、經痛▼200頁】
【身體寒冷】

當歸湯（台灣用方為當歸飲）

配合生藥

當歸、半夏、芍藥、厚朴、桂枝、人參、乾薑、黃耆、山椒、甘草。

療效

適用於體力差、面色不佳有身體寒冷症狀者，若有胸部或後背疼痛、腹部有脹感或有腹痛等症狀。

適應症

肋間神經痛、神經痛、身體寒冷、過敏性腸症候群、胃及十二指腸潰瘍、膽石症、產後之腹痛。

使用注意事項

- 若出現出疹、發紅、搔癢等過敏症狀時，請停用。
- 孕婦、可能懷孕者視情況減用。

特殊對應症

【神經痛▼156頁】
【身體寒冷】

二朮湯

配合生藥

半夏、蒼朮、白朮、黃芩、香附子、茯苓、陳皮、天南星、威靈仙、羌活、甘草、生薑。

療效

膚色蒼白且筋肉鬆弛、腸胃差而體力中等者，肩與上臂有疼痛時。

適應症

腕道症候群、冰凍肩、肩膀僵硬、五十肩、網球肘等上臂疼痛屬痰飲者。

使用注意事項

- 出現假性醛固酮增多症、肌肉病變等症狀時，請停止使用並務必接受妥善處理。

特殊對應症

【肩膀僵硬、五十肩▼150頁】

二陳湯

配合生藥

半夏、茯苓、陳皮、甘草、生薑。

療效

體力中等者，敲擊上腹部可聽見水聲、並有噁心想吐、嘔吐、胃部不適等，頭暈、心悸、頭痛、咳嗽且多痰等症狀時適用。

適應症

急性胃炎、慢性胃炎、慢性胃腸炎、消化道潰瘍、慢性支氣管炎、支氣管哮喘、肺氣腫、半身不遂、風溼性關節炎、甲狀腺腫大。

使用注意事項

- 孕婦、可能懷孕者視情況減用。

特殊對應症

【慢性胃炎▼118頁】

女神散

配合生藥

香附子、川芎、蒼朮、當歸、黃芩、桂枝、人參、檳榔子、黃連、甘草、丁香、木香。

療效

用於體力中等或以上者、有頭暈或暈眩等，且有不安、心悸、失眠、或月經失調、血尿等。

適應症

卵巢機能不全、自律神經失調、更年期障礙、產後之神經症、心臟神經症。

使用注意事項

- 出現假性醛固酮增多症、肌肉病變等症狀時，請接受妥善處理。

特殊對應症

【自律神經失調▼188頁】
【更年期障礙▼194頁】

人參湯

配合生藥

人參、甘草、蒼朮、乾薑（台灣為理中湯，但蒼朮另為白朮）。

療效

體質虛弱者或體力較低下者，面無血色且有貧血傾向而易疲勞、身體寒冷、腹部劍突處有脹塞感、腹部無力柔軟且敲擊後可聽見積水聲、且伴隨食慾不振、胃部有積滯感、胃痛、嘔吐、下痢等腸胃功能不足的症狀，尿稀薄而量多的情況下得以使用。而即使少量進食也偏食於熱性食物或冷性食物之任一方、並因身體寒冷而不得安眠之傾向者，也都適用此藥。

此外，對於急性、慢性腸胃炎（萎縮性胃炎/腸黏膜炎）、胃下垂、胃擴張、害喜、腎硬化、慢性下痢、胃炎、貧血、虛弱體質兒童的自體中毒、兒童食慾不振等也有相當不錯的效果。

適應症

胃下垂、害喜、虛弱兒童、慢性菌痢、慢性胃炎、慢性腸炎、胃潰瘍、蛔蟲性腹病、膽道蛔蟲、慢性肝炎、妊娠劇吐、功能性子宮出血、血小板減少性紫癜。

使用注意事項

- 醛固酮增多症患者、低血鉀症患者、肌肉病變疾患者，可能因甘草所含之甘草酸而使病症更加惡化，故不得服用。
- 出現假性醛固酮增多症、肌肉病變等症狀時，請停止使用並諮詢醫師，且務必接受妥善處理。
- 可能出現出疹、蕁麻疹等過敏症狀。若有此症狀出現時，請中止服用。

特殊對應症

【胃下垂▼124頁】
【害喜▼204頁】
【虛弱兒童▼216頁】

人參養榮湯

配合生藥

人參、當歸、地黃、白朮、茯苓、桂心、芍藥、陳皮、遠志、黃耆、五味子、甘草。

療效

適用於病後、產後或虛弱體質者，且有全身倦怠感、貧血、食慾不振、精神不安、盜汗等，或因便祕症狀而身體衰弱之情況時。

適應症

低血壓（疲勞感）、慢性骨髓炎、貧血、心律不整、慢性腎炎、閉經、產後及病後體虛者。

使用注意事項

● 孕婦、可能懷孕者視情況減用。

特殊對應症

【食慾不振▼114頁】
【容易疲倦▼228頁】

排膿散及湯

配合生藥

桔梗、大棗、芍藥、甘草、枳實、生薑。

療效

適用於患部有發炎或腫脹、且伴隨疼痛的化膿性皮膚病。

適應症

青春痘、毛囊炎、胃潰瘍、十二指腸潰瘍、潰瘍性結腸炎、便血。

使用注意事項

● 醛固酮增多症、肌肉病變患者，不得服用。

● 若出現假性醛固酮增多症、肌肉病變等症狀時，務必接受妥善的處理。

特殊對應症

【青春痘、毛囊炎】

麥門冬湯

配合生藥

麥門冬、半夏、粳米、大棗、人參、甘草。

療效

適用於劇烈咳嗽且使面色潮紅、痰量少卻濃、口乾且有異物感等諸症狀，用於支氣管炎、支氣管氣喘、胸部疾病所導致的咳嗽等。

適應症

肺結核、肺癌、胸膜炎、慢性胃炎、消化道潰瘍、支氣管擴張、聲音沙啞。

使用注意事項

● 若出現間質性肺炎、假性醛固酮增多症時，需接受妥善處理。

特殊對應症

【支氣管炎】
【支氣管氣喘▼94頁】

八味地黃丸（桂附地黃丸）

配合生藥

地黃、茯苓、山茱萸、牡丹皮、山藥、澤瀉、桂枝、附子。

療效

用於有顯著疲勞倦怠感、手腳冷熱交替、腰痛、口渴、排尿異常（尿量減少、頻尿並有殘尿感；反之則尿量大增，尤其如夜間多尿等症狀）等情況。對於慢性腎炎、腎病症候群、腎硬化、間質性膀胱炎、動脈硬化、糖尿病、ＥＤ（勃起障礙）、坐骨神經痛、腳氣、更年期障礙、高血壓、低血壓、腳痛、肩膀僵硬、前列腺肥大、年長者的溼疹、老花等都有效果。

適應症

老年性白內障、攝護腺肥大、男性不孕症、陽痿、遺精、早洩、尿失禁、夜尿症、更年期障礙、坐骨神經痛、腰肌勞損、蕁麻疹、搔癢症、動脈硬化、高血壓、前列腺肥大、ＥＤ（勃起障礙）、腰痛、中風不遂。

使用注意事項

- 體力充沛者服用後可能有明顯不舒服，需小心使用。
- 可能出現食慾不振、胃部不適、噁心想吐、嘔吐、腹痛、下痢、便祕等症狀。此外，若已有上述症狀者，服用後更加不舒適時，需特別留意。
- 若出現出疹、發紅、搔癢等過敏症狀時，請停止使用。
- 牡丹皮有導致孕婦流產或早產之危險性。
- 因本藥中含有附子，故在給予兒童服用，或與其他含有附子之藥方併服時，需十分注意。

特殊對應症

【高血壓▼98頁】
【前列腺肥大▼140頁】
【ＥＤ（勃起障礙）▼142頁】
【腰痛▼148頁】

半夏厚朴湯

配合生藥

半夏、茯苓、厚朴、紫蘇葉、生薑。

療效

體力中等以下且平日即腸胃虛弱者，若有食慾不振、噁心想吐、嘔吐等症狀，腹脹且敲擊後有積水聲（胃內停水）、並有心情鬱悶、失眠、心悸、精神不安等精神官能症的傾向，從喉嚨到胸口處有鬱塞感、喉中有異物感阻礙感，且伴隨時而咳嗽、暈眩、臉或手腳水腫（按壓後不容易恢復原有形狀）等症狀皆適用。

此外，也廣泛運用於支氣管炎、支氣管氣喘、咳嗽的發作、百日咳、喉嚨沙啞、陣發性呼吸困難（因心室不全所導致）、精神官能症、神經衰弱、失眠症、神經性頭痛、神經性食道狹窄症、精神官能症、憂鬱症、更年期神經症、神經性胃炎、胃虛弱、水腫等。

本方乃為暢通積鬱阻塞之氣的「氣藥」，是中藥中的鎮靜劑。半夏可將心中、胃內的積水消除使氣循環，厚朴則是通氣並協助半夏發揮療效，茯苓一樣可消除積水，生薑則是將氣路之障礙消除，紫蘇葉則是暢通氣血並使恢復元氣。因這些藥材的相乘作用，而被認為可治療胃病、精神不安、水腫等症狀。

適應症

暈眩、食慾不振、慢性咽喉炎、急性氣管炎、慢性氣管炎、食道痙攣、胃腸神經官能症、憂鬱症、過敏性哮喘、聲帶瘜肉等。

使用注意事項

● 孕婦、可能懷孕者視情況減用。

特殊對應症

【暈眩▼70頁】
【食慾不振▼114頁】
【憂鬱▼188頁】

半夏瀉心湯

配合生藥

半夏、黃芩、乾薑、人參、甘草、大棗、黃連。

療效

適用於體力中等者，於胸部劍突處有阻塞感，且按壓後有反彈感但無疼痛，敲擊後可聽見積水聲（胃內停水），並伴有白色舌苔、食慾不振、噁心想吐、嘔吐等症狀、腸中有空氣而可聽見腹鳴、雖無腹痛但有下痢或軟便等症狀、時而不安、失眠等精神症狀。

急性、慢性腸胃炎（萎縮性胃炎腸黏膜炎）、發酵性下痢、消化不良、胃下垂、神經性胃炎、胃虛弱、打嗝、胸悶、輕微或痊癒後的胃或十二指腸潰瘍、口內炎、宿醉、害喜、精神官能症等也可服用此方。

適應症

急性胃炎、慢性胃炎、胃潰瘍、十二指腸潰瘍、腸炎、痢疾、慢性肝炎、膽囊炎、早期肝硬化、口腔潰瘍、食道癌、過敏性腸症候群。

使用注意事項

● 醛固酮增多症、低血鉀症、肌肉病變疾患者，服用後有不舒適時，不得使用。

● 可能出現間質性肺炎（發燒、咳嗽、肺音異常等）、假性醛固酮增多症（低血鉀症、血壓升高、水腫等）、肌肉病變（無力感或手腳痙攣、麻痺等）等症狀。請中止服用並接受適切處理。

● 若出現出疹、蕁麻疹等過敏症狀時，請中止服用。

● 孕婦、可能懷孕者視情況減用。

特殊對應症

【慢性胃炎▼118頁】
【胃潰瘍▼122頁】
【過敏性腸症候群▼126頁】

半夏白朮天麻湯

配合生藥

半夏、白朮、陳皮、茯苓、天麻、麥芽、神麴、黃耆、人參、澤瀉、黃柏、乾薑、生薑。

療效

適用於腸胃虛弱者，有腳部寒冷、頭痛、暈眩，並伴有時而噁心想吐、全身倦怠感等情況，胃下垂、低血壓等症狀亦適用。

適應症

低血壓、胃下垂、眩暈、高血脂症、神經官能症、偏頭痛。

使用注意事項

● 若出現出疹、蕁麻疹，請停用。
● 孕婦、可能懷孕者視情況減用。

特殊對應症

【低血壓▼104頁】
【胃下垂▼124頁】

白虎加人參湯

配合生藥

石膏、粳米、知母、甘草、人參。

療效

較有體力者，出現身體發熱、明顯口乾舌躁、糖尿病初期、暑熱、或有發燒的病症時適用。

適應症

中暑、小兒急性吐瀉、赤痢、糖尿病、口乾舌燥、流行性腦炎。

使用注意事項

● 若出現假性醛固酮增多症、肌肉病變等症狀時，務必接受妥善的處理。
● 若有出疹等過敏症狀出現時，請停止服用。

特殊對應症

【口乾舌躁▼88頁】
【糖尿病▼178頁】

茯苓飲（日本用方）

配合生藥

茯苓、蒼朮、人參、生薑、陳皮、枳實。

療效

適用體力中等或稍嫌不足者，於胸部劍突處有阻塞感且脹起、並因胃液分泌過多而打嗝、胸悶、食慾不振、噁心想吐、嘔吐，並有尿量減少情況的胃炎、胃下垂等治療。

適應症

胃下垂、消化不良、神經性胃炎、逆流性食道炎、胃及十二指腸潰瘍、慢性胰臟炎、口臭症。

使用注意事項

● 若有出疹、發紅等症狀請停用。

特殊對應症

【急性、慢性胃炎▼118頁】
【胃下垂▼124頁】

茯苓飲合半夏厚朴湯（日本用方）

配合生藥

茯苓、蒼朮、生薑、人參、陳皮、厚朴、枳實、半夏、紫蘇葉。

療效

適用於心情鬱悶，且喉頭或食道有異物感，時而心悸、暈眩、噁心想吐、胸悶或有尿量減少等症狀。

適應症

胃下垂症、逆流性食道炎、胃及十二指腸潰瘍、口臭症、神經性厭食症、咽喉異物感。

使用注意事項

- 若出現出疹、蕁麻疹等症狀時請停用。
- 孕婦、可能懷孕者視情況減用。

特殊對應症

【急性、慢性胃炎▼118頁】

附子人參湯（日本用方）

配合生藥

人參、甘草、白朮、乾薑、附子。

療效

腸胃虛弱且面無血色、手腳冰冷、容易拉肚子、噁心想吐、暈眩、頭部沉重、胃痛等諸症狀，或有慢性腸胃炎、胃下垂等皆適用。

適應症

慢性胃炎、胃下垂、消化性潰瘍、虛性大腸激躁症、慢性腸胃炎等等。

使用注意事項

- 假性醛固酮增多症、低血鉀症、肌肉病變疾患者，不得使用。
- 孕婦、可能懷孕者視情況減用。

特殊對應症

【慢性胃炎】
【胃下垂▼124頁】

平胃散

配合生藥

蒼朮、厚朴、陳皮、大棗、甘草、生薑。

療效

適用於體力中等左右者，有消化不良或胃下垂、胃痛、食慾不振、飲食過後腹鳴、下痢等狀況，或慢性胃炎（萎縮性胃炎）、胃炎、胃下垂、胃擴張、口內炎等諸病症。

適應症

食慾不振、急性胃炎、慢性胃炎、胃下垂。

使用注意事項

- 若有假性醛固酮增多症、肌肉病變症狀時，需進行妥善處理。

特殊對應症

【食慾不振▼114頁】
【急性、慢性胃炎▼118頁】
【胃下垂▼124頁】

防已黃耆湯

配合生藥

防已、黃耆、蒼朮、大棗、甘草、生薑。

療效

於體力較弱者且臉色蒼白而肌肉鬆軟、所謂的水腫性肥胖者，在出現或有全身倦怠感、容易流汗、腹部脹滿或鬆弛、尿量減少、水腫、膝關節腫脹或疼痛等情況時適用。對於關節炎、類風溼性關節炎、肥胖、多汗症、腎炎、腎病症候群、陰囊水腫、毛囊炎、筋炎、皮膚病、月經失調等亦有療效。

本藥方為考量到中醫所謂因體中有異常積蓄水分而引起體內失衡的「水毒」，因此以有利尿、陣痛作用的防已與有利尿、止汗、強身作用的黃耆為主藥，並透過蒼朮、大棗、甘草、生薑等輔助，將體內水分導回正常狀態，而能治癒疾病。

適應症

慢性腎炎、類風溼性關節炎、腎病綜合症、肝硬化腹水、肋膜腔積水、風溼性關節炎、肥胖症、肺水腫、水腫。

使用注意事項

- 可能因甘草而導致出現低血鉀症、血壓上升、鈉升高、體液滯留、水腫、體重增加等假性醛固酮增多症的症狀。並且可能因低血鉀症而產生無力感、手腳痙攣、麻痺等肌肉病變症狀。若出現前述情形，應停止服用並必須接受妥善處理。
- 出現出疹、發紅、搔癢等過敏症狀時，請停止使用。
- 孕婦或可能懷孕的人，應視情況減少使用。

特殊對應症

【慢性腎炎▼134頁】
【類風溼性關節炎▼152頁】
【肥胖▼220頁】
【水腫▼232頁】

防風通聖散

配合生藥

當歸、芍藥、川芎、山梔子、連翹、薄荷、荊芥、防風、麻黃、大黃、芒硝、白朮、桔梗、黃芩、石膏、甘草、滑石、生薑。

療效

用於體力充沛脂肪型肥胖者，若有腹部皮下脂肪多、便祕、肩膀僵硬等情況亦可用，也應用於肥胖、水腫、腎臟病、動脈硬化、腦中風、高血壓、咽痛、口苦而乾、惡寒發熱等。

適應症

便祕、過胖、水腫、高血壓、肥胖症、動脈硬化、習慣性便祕、皮膚病。

使用注意事項

- 明顯體力衰弱者可能於服用後出現明顯不舒服，而若為易流汗者，則恐出現流汗過多、全身無力等症狀。

●而若已有嚴重高血壓、甲狀腺機能亢進、循環系統疾病、嚴重腎臟病、排尿障礙患者，於服用本藥時需特別留心。

●可能出現食慾不振、胃部不適、噁心想吐、嘔吐、腹痛、軟便、下痢等症狀。需小心使用。

●若出現假性醛固酮增多症或肌肉病變、肝功能障礙、黃疸等症狀，需作出適當處理。

●若有出疹、搔癢等症狀時，請停止使用。

●大黃與芒硝可能導致孕婦流產或早產。

●若有餵哺母乳之情況，嬰兒有可能產生下痢，需小心服用。

●急性胃腸炎者忌服。

特殊對應症

【便祕▼110頁】
【過胖▼220頁】
【水腫▼232頁】

補中益氣湯

配合生藥

人參、蒼朮、黃耆、當歸、陳皮、大棗、柴胡、甘草、升麻、生薑。

療效

體力較不足者，有顯著疲勞倦怠感、消化機能衰退且食慾亦減退、容易出汗且有盜汗、頭痛、畏寒、發熱、咳嗽、心悸、子宮出血等，脈搏微弱且腹部無力、可感受到肚臍周邊脈動等症狀下得適用。

本藥方之名來自於滋補以代表「中」的胃機能為主的消化系統，並增補元氣，別名又稱**醫王湯**，可於手術前、病後、產後等身體較為衰弱的情況之下，作為體力增強劑來服用。

對結核病、結核性疾病或大病後的增強體力、疲勞倦怠、夏季消瘦、食慾不振、胃下垂、虛弱體質、貧血、低血壓、盜汗、多汗症、感冒、子宮下垂、ED（勃起障礙）、半身不遂、痔瘡、脫肛等病症。

適應症

食慾不振、低血壓、ED、容易疲勞（疲勞感）、子宮脫垂、內臟下垂、脫肛、疝氣、重症肌無力、習慣性流產、月經不調、便祕。

使用注意事項

●若因甘草而導致出現低血鉀症、血壓上升、鈉升高、體液滯留、水腫、體重增加等假性醛固酮增多症的症狀，並且可能因低血鉀症而產生無力感、手腳痙攣、麻痺等肌肉病變症狀、肝功能障礙、黃疸等症狀時，應停用並接受妥善處理。

●孕婦、可能懷孕者視情況減用。

特殊對應症

【食慾不振▼114頁】
【低血壓▼104頁】
【ED（勃起障礙）▼142頁】
【容易疲勞▼228頁】

麻黃湯

配合生藥
麻黃、杏仁、桂枝、甘草。

療效
適用於體力較充沛者，有高燒、畏寒、無出汗、肌肉痠痛、關節疼痛等症狀，或感冒初期、類風溼性關節炎等病症之治療。

適應症
感冒症候群、類風溼性關節炎、流行性感冒、急性支氣管炎。

使用注意事項
●可能導致高血壓、甲狀腺機能亢進、循環系統疾病、嚴重腎臟病、排尿障礙等病症之惡化。
●孕婦、可能懷孕者視情況減用。

特殊對應症
【感冒症候群▼90頁】
【類風溼性關節炎▼152頁】

麻黃附子細辛湯

配合生藥
麻黃、細辛、附子。

療效
用於體力較差，出現有畏寒、發熱、全身倦怠、手足疼痛或冰冷等症狀的感冒或支氣管炎之治療。

適應症
感冒症候群、支氣管炎、上呼吸道感染。

使用注意事項
●若出現肝功能障礙、黃疸等症狀，需作出適切處理。
●可能導致高血壓、甲狀腺機能亢進、循環系統疾病、嚴重腎臟病、排尿障礙等病症之惡化。

特殊對應症
【感冒症候群▼90頁】
【支氣管炎▼90頁】

麻杏甘石湯

配合生藥
麻黃、杏仁、甘草、石膏。

療效
適用於劇烈咳嗽且發作時頭部出汗、口渴等症狀。

適應症
氣喘病、急性支氣管炎、肺炎、百日咳、副鼻竇炎、蕁麻疹、支氣管炎、支氣管氣喘。

使用注意事項
●針對假性醛固酮增多症等症狀，需作出適切處理。
●需注意是否與其他含有甘草、麻黃等成分之藥劑同時服用。
●孕婦、可能懷孕者視情況減用。

特殊對應症
【支氣管炎▼90頁】
【支氣管氣喘▼94頁】

麻杏薏甘湯

配合生藥

麻黃、杏仁、甘草、薏苡仁。

療效

適用於慢性關節痛或肌肉痠痛、神經痛、皮膚乾燥或增生疣。

適應症

神經痛、肌膚粗糙、扁平疣、風溼痛、關節疼痛。

使用注意事項

● 需注意是否與其他含有甘草、麻黃等成分之藥劑同時服用。
● 孕婦、可能懷孕者視情況減用。
● 可能導致高血壓、甲狀腺機能亢進、循環系統疾病、嚴重腎臟病、排尿障礙等病症之惡化。

特殊對應症

【神經痛▼156頁】
【肌膚粗糙】

麻子仁丸

配合生藥

麻子仁、大黃、枳實、厚朴、杏仁、芍藥。

療效

適用於高齡者、虛弱者、病後體能低下者等，便祕且大便乾燥而呈固塊狀，或是有便祕症狀的痔瘡。

適應症

便祕、腸梗阻、痔瘡。

使用注意事項

● 腸胃虛弱者、腸胃不適者需小心使用。
● 因大黃可能導致孕婦流產。若於餵哺母乳的情況下，可能導致嬰兒下痢，需小心使用。

特殊對應症

【便祕▼110頁】
【痔瘡】

木防已湯

配合生藥

防已、桂枝、人參、石膏。

療效

水腫、尿量減少、口渴等症狀，也適用心內膜炎、心臟瓣膜症、心臟喘息、慢性腎炎、腎病症候群。

適應症

心不全（輕微）、慢性腎炎、水腫、慢性支氣管炎、胸膜炎、尿毒症伴胸腔積液。

使用注意事項

● 若有出疹等過敏症狀時請停用。
● 有可能食慾不振、胃部不適、下痢等症狀。
● 孕婦、可能懷孕者視情況減用。

特殊對應症

【心不全（輕微）▼100頁】
【慢性腎炎▼134頁】
【水腫▼232頁】

薏苡仁湯

配合生藥

麻黃、當歸、蒼朮、薏苡仁、桂枝、芍藥、甘草。

療效

適用於體力中等以上者的紅腫發熱關節痛或筋肉疼痛。

適應症

類風溼性關節炎、退化性關節炎、脈管炎、肺水腫、肋膜炎。

使用注意事項

●可能導致高血壓、甲狀腺機能亢進、循環系統疾病、嚴重腎臟病、排尿障礙等病症之惡化。

●注意是否與其他藥同時服用。

●孕婦、可能懷孕者視情況減用。

特殊對應症

【類風溼性關節炎▼152頁】
【退化性關節炎▼158頁】

抑肝散

配合生藥

蒼朮、茯苓、當歸、川芎、鉤藤鉤、柴胡、甘草。

療效

適用於體力中等者，有腹部肌肉緊繃、因神經過敏而易興奮、焦躁、不得安眠等精神症狀之治療。也可用於孩童夜哭等症狀。

適應症

精神官能症、失眠、神經衰弱、焦慮症、癲癇、更年期憂鬱症。

使用注意事項

●出現假性醛固酮症候群、肌肉病變等症狀時，需作出適切處理。

●孕婦、可能懷孕者視情況減用。

特殊對應症

【精神官能症▼186頁】
【失眠▼192頁】

抑肝散加陳皮半夏

配合生藥

當歸、鉤藤鉤、川芎、蒼朮、茯苓、柴胡、甘草、陳皮、半夏。

療效

適用於與抑肝散對應之相同症狀、顯著神經興奮、皮膚乾燥、肚臍左側至胸骨劍突處可感受到脈動、且長期慢性的體力持續不足等症狀。

適應症

精神官能症、虛弱體質、腦血管障礙後遺症、小兒夜啼症、小兒消化不良、更年期障礙、眼瞼痙攣。

使用注意事項

●孕婦、可能懷孕者視情況減用。

特殊對應症

【精神官能症】
【失眠症】
【虛弱體質▼226頁】

六君子湯

配合生藥

人參、蒼朮、茯苓、半夏、陳皮、大棗、甘草、生薑（台灣以白朮易蒼朮）。

療效

適用於體力較低下且腸胃虛弱者，無食慾且食後想睡、有貧血傾向、全身倦怠感、手腳冰冷等，胸骨劍突處有膨脹感、且敲擊後感覺有積水聲（胃內停水）等諸症狀。也應用於胃炎、神經性胃炎、胃下垂、胃擴張、消化不良、食慾不振、胃痛、嘔吐、虛弱兒童的食慾不振、消化不良等。

此為結合治療腸胃虛弱的四君子湯與治療胃中積水的二陳湯之處方，與四君子湯相較，宜用於體力較好之情況下。

適應症

食慾不振、急性胃炎、慢性胃炎、胃下垂、消化道潰瘍、胃炎、妊娠嘔吐、肺氣腫、哮喘、慢性支氣管炎、腹瀉等。

使用注意事項

- 若因甘草而導致出現低血鉀症、血壓上升、鈉升高、體液滯留、水腫、體重增加等假性醛固酮增多症的症狀，並且可能因低血鉀症而產生無力感、手腳痙攣、麻痺等肌肉病變症狀時，應停止服用並必須接受妥善處理。
- 若有出疹、蕁麻疹等過敏症狀時，請停止服用。
- 可能出現噁心想吐、腹脹、下痢等症狀。
- 孕婦、可能懷孕者視情況減用。
- 痔瘡出血嚴重時忌服。

特殊對應症

【食慾不振▼114頁】
【急性、慢性胃炎▼118頁】
【胃下垂▼124頁】

立效散（日本用方）

配合生藥

細辛、升麻、防風、甘草、龍膽草。

療效

適用於牙痛、拔牙後疼痛、口腔內腫痛。服用時小口小口喝，且暫時含於口中再慢慢吞服。從輕微疼痛到劇烈疼痛，即使一般止痛劑無效，也能即刻發揮功效。

適應症

牙痛、拔牙後之疼痛、蛀牙疼痛、齒齦炎、舌痛症、口內炎、牙周炎、顎關節症、舌咽神經痛、三叉神經痛。

使用注意事項

- 孕婦、可能懷孕者視情況減用。

特殊對應症

【拔牙後疼痛】
【蛀牙疼痛】

龍胆瀉肝湯

配合生藥

當歸、地黃、木通、黃芩、澤瀉、車前子、龍膽草、山梔子、甘草。

療效

適用於較有體力者，出現膀胱或尿道、子宮等部位發炎，陰部腫痛、鼠蹊部淋巴腺腫等、排尿痛、排尿困難、殘尿感、尿色混濁、有分泌物等症狀或精神不安等，腹部整體有力但腹肌周圍肌肉緊繃等症狀時之治療。也被應用於尿道炎、間質性膀胱炎、陰部溼疹、陰道炎、前庭大腺炎、陰部搔癢、子宮內膜炎、精巢炎、泌尿器官、生殖器官的發炎等病症。

車前子、木通、澤瀉可以鎮靜發炎，當歸和地黃可以促進血路暢行，龍膽草、山梔子、黃芩則有消炎、解毒之作用。

適應症

膀胱炎、尿道炎、肝炎、急性膽囊炎、帶狀疱疹、急性盆腔炎、乳腺炎、急性睪丸炎、急性腎炎、泌尿系感染、急性結膜炎、中耳炎、鼻竇炎、陰道炎。

使用注意事項

- 若因甘草而導致出現低血鉀症、血壓上升、鈉升高、體液滯留、水腫、體重增加等假性醛固酮增多症的症狀，並且可能因低血鉀症而產生無力感、手腳痙攣、麻痺等肌肉病變症狀時。一經確認有異狀時，應中止服用並必須接受妥善處理。
- 可能出現食慾不振、胃部不適、噁心想吐、嘔吐、下痢等症狀，需謹慎使用。

特殊對應症

【膀胱炎、尿道炎▼136頁】
【尿失禁▼146頁】

苓甘薑味辛夏仁湯

配合生藥

茯苓、甘草、乾薑、五味子、細辛、半夏、杏仁。

療效

應用於治療體力較不足、腸胃虛弱、貧血、身體寒冷者，有呼吸困難、水腫、痰多咳嗽等狀況的支氣管炎、支氣管氣喘、腎臟病等。

適應症

支氣管氣喘、肺氣腫、肋膜炎、肺水腫、心源性喘息、慢性氣喘性支氣管炎。

使用注意事項

- 出現假性醛固酮症候群、肌肉病變等症狀時，需作適切處理。

特殊對應症

【支氣管氣喘▼94頁】

苓薑朮甘湯（日本用方）

配合生藥

茯苓、乾薑、白朮、甘草。

療效

適用於體力較弱者，有全身倦怠感、腰部以下劇烈寒冷疼痛或有沉重感、尿量與排尿次數皆多等狀況。也應用於腰痛、腰冷、坐骨神經痛、夜尿症、分泌物等異常。

適應症

腰痛症、夜尿症、坐骨神經痛、膀胱神經症、頻尿、殘尿感。

使用注意事項

- 出現假性醛固酮症候群、肌肉病變等症狀時，需作適切處理。
- 孕婦、可能懷孕者視情況減用。

特殊對應症

【腰痛▼148頁】
【夜尿症▼218頁】

苓桂朮甘湯

配合生藥

茯苓、桂枝、白朮、甘草。

療效

適用於體力較低下的人，伴隨呼吸困難、心悸、頭痛、頭暈等，有尿量減少、或神經過敏、失眠、不安等精神症狀，暈眩、搖晃、站起時眼前昏黑，且敲擊胸骨下方處感覺有積水聲（胃內停水）等症狀之治療。

也應用於精神官能症、神經衰弱、失眠、充血、耳鳴、心悸、呼吸困難、血壓異常、梅尼爾氏症（內耳淋巴水腫）、心臟衰弱、心瓣膜症、腎臟病等疾病。

本湯源自中醫所謂「水毒」的概念，認為由於胃中積水導致了體內失衡，而以有利尿作用的茯苓為處方之中心來治療疾病的處方。

適應症

暈眩、心悸、呼吸困難、支氣管哮喘、慢性支氣管炎、梅尼爾氏綜合症、慢性腎炎、腎性高血壓、風溼性關節炎。

使用注意事項

- 若因甘草之甘草酸而導致出現低血鉀症、血壓上升、鈉升高、體液滯留、水腫、體重增加等假性醛固酮增多症的症狀，並且可能因低血鉀症而產生無力感、手腳痙攣、麻痺等肌肉病變症狀時。一經確認有異狀時，應停止服用並必須接受妥善處理。
- 若出現出疹、發紅、搔癢等過敏症狀時，應停止使用。
- 孕婦、可能懷孕者視情況減用。
- 急性胃腸炎慎服。

特殊對應症

【暈眩▼70頁】
【心悸、呼吸困難▼108頁】

六味丸

配合生藥

地黃、山茱萸、山藥、澤瀉、茯苓、牡丹皮。

療效

體力較不足者，有食慾且無下痢等症狀，但易疲勞、有腰痛或腳部無力、麻痺等，尿量減少或反之增多，排尿時感覺不適，時而口渴、盜汗、自然流汗、耳鳴、眼睛疲勞等症狀時適用。

這是從原先八味地黃丸中去除附子與桂枝，而便於兒童服用之處方，也稱為六味地黃丸，除經常使用於兒童之夜尿症，也可用於大人。服用八味地黃丸或牛車腎氣丸，則可治療頭暈等。

地黃是冷卻血熱，牡丹皮是良化血行並一併治療循環障礙。並透過茯苓、澤瀉、山茱萸的利尿作用、山藥的滋補作用等相乘效果來改善症狀。

適應症

慢性腎炎、膀胱神經症、前列腺肥大症、慢性前列腺炎、陰萎、男性不孕、排尿障礙、糖尿病、高血壓症、腰痛症、五十肩、骨質疏鬆症、腦血管障礙後遺症、白內障、小兒支氣管喘息、夜尿症、眼睛疲勞、耳鳴、水腫。

使用注意事項

- 因可能出現食慾不振、胃部不適、噁心想吐、嘔吐、下痢等症狀，明顯腸胃虛弱者需謹慎使用。而若已有前述症狀者，服用後致使症狀更加不舒適時，需多注意。
- 牡丹皮可能導致流產或早產，孕婦或可能懷孕者，宜減少使用，或事先告知醫師。

特殊對應症

【眼睛疲勞▼72頁】
【耳鳴▼76頁】
【水腫▼232頁】

有效用藥注意事項

首先，在接受診療時，請向醫生傳達是否有藥物過敏或是否有宿疾。如果有其他正在服用的藥，也請不要忘記向醫生說明。

此外，如果是懷孕中或可能懷孕者，或是要餵哺母乳的母親，也請事先諮詢醫師。

請遵照醫師指事的時間、用量、次數服藥。就算想早點痊癒，也不得隨便增加藥量、併服其他藥物。

若在正確服藥的情況下感到藥效過強或是反之藥力太弱，請諮詢醫師。

而若有感覺產生副作用時，請清楚地向醫師報告說明。

總之，中藥雖是取自大自然的天然藥方，但仍是有藥效及不同作用。正確地用藥，才能達到保健及治療的目的。

一般中醫處方

這裏重新檢視了藥局或藥房可以買到的一般中醫處方。

一般用中醫處方全新收編

將常見市售中藥基本的中醫處方重新改訂

中藥分別有在醫院接受診療後拿到的醫療用中藥藥劑，或以處方籤在外面自行購入，與洽詢藥局後買到的一般中藥藥方。

一般中藥處方中，有市面販售的濃縮製劑、請藥局調製好的中藥與水煎藥等。是一種不需處方籤而可輕鬆使用的中藥。本書將對一般中藥進行全面重新檢視，並針對新收編的一般中藥處方進行解說。

日本厚生勞動省所公佈並標示的一般中藥，有210種處方。而重新修訂後則包含了基本的210種處方，以及其類方的83種處方。在台灣只要經過行政院衛生署核准，領有藥字號且經GMP廠製造之方劑均可使用及販售。

在日本新收錄的中藥處方中，有許多含有附子（可能導致危險情況）之處方。這是因為針對以烏頭屬科植物為原料的有毒附子，如今加工技術已臻成熟，因而能夠安全地使用加工後的附子。

為了使讀者能夠更安全地購入中藥，本書特別標示了「使用注意事項」與「療效」。「使用注意事項」如「較無體力……的如下諸症狀」等等，即顯著地標示了考慮到所謂的「證」的項目。

市售的漢方藥

活用中藥（DIY）治療！

因醫療費用的自行負擔部分增加或文明病的急遽增加，使得平常就要自己照顧自身健康的想法（SELF MEDICATION：自行投藥治療）也逐漸根植於人們心中。

為了預防疾病並維護己身健康，鄰近的藥局或藥房的角色就變得很重要。

而若是熟知中醫醫療院所或藥房的話，想必就能夠接受諮詢、並針對個人體質對市售藥品與一般中藥處方等作出建議。千萬不要自做主張自己買藥調方。

藥局或藥房可買到的中藥處方一覽表

本篇介紹日本厚生省收編的中藥處方。類方係指在基本處方中，增減配合生藥的處方。標上顏色的中藥藥名則為日本新收錄藥方。

基本處方	類方	配合生藥（g）
安中散		桂枝3～5、延胡索3～4、牡蠣3～4、茴香1・5～2、縮砂仁1～2、甘草1～2、良薑0・5～1
	安中散加茯苓	安中散中以茯苓5加味而成，其餘與安中散相同。
胃風湯		當歸2・5～3、芍藥3、川芎2・5～3、人參3、白朮3、茯苓3～4、桂枝2～3、粟米2～3
胃苓湯		蒼朮2・5～3、厚朴2・5～3、陳皮2・5～3、豬苓2・5～3、澤瀉2・5～3、白朮2・5～3、茯苓2・5～4、桂枝2～2・5、大棗1・5～3、生薑1・5～2、甘草1～2（芍藥2・5～3、縮砂仁2、黃連2）
茵陳蒿湯		茵陳蒿4～6、山梔子2～3、大黃0・8～2
烏藥順氣散		烏藥2・5、陳皮2・5、白殭蠶2・5、麻黃2・5、川芎2・5、桔梗2・5、枳殼2、白芷1・5、甘草1・5、生薑1

方劑	加減方	組成
烏苓通氣散		當歸3、茯苓3、朮3、烏藥2・5、山查2・5、香附2・5、延胡索2・5、芍藥2、陳皮2、檳榔2、澤瀉1・5、生薑1、木香1、甘草1
溫經湯		半夏3～5、麥門冬3～0、川芎2、芍藥2、人參2、桂枝2、阿膠2、牡丹皮2、甘草2、生薑1～2、吳茱萸1～3
溫清飲		當歸3～4、熟地黃3～4、芍藥3～4、川芎3～4、黃連1・5～2、黃芩1・5～3、山梔子1・5～2、黃柏1・5～2
溫膽湯		半夏4～6、茯苓4～6、生薑3、陳皮2～3、竹茹2～3、枳實1～2、甘草1～2、（黃連1、酸棗仁1、大棗2）
	加味溫膽湯	溫膽湯中以遠志2、玄參2、人參2、地黃2加味。
	竹茹溫膽湯	溫膽湯中去酸棗仁、大棗，加入柴胡3～5、桔梗2～3、香附2、人參1～2、麥門冬3加味。
溫脾湯		熟附子6、乾薑6、黨參9、炙甘草3、大黃9
越婢加朮湯		石膏8、麻黃6、白朮4、大棗3、甘草2、生薑1
	越婢加朮附湯	越婢加朮湯中加入附子1加味。
	桂枝越婢湯	越婢加朮湯中加入桂枝4、芍藥4、附子1加味。
	桂枝二越婢一湯	越婢加朮湯中去朮，麻黃、石膏各減半，並以桂枝2・5、芍藥2・5加味。
	桂枝二越婢一湯加朮附	越婢加朮湯中，麻黃、石膏各減半，並以桂枝2・5、芍藥2・5、附子1加味。
延年半夏湯		半夏4～5、柴胡2～3、土　甲3～4、桔梗3、檳榔子3、人參0・8～2、生薑1～2、枳實1～2、吳茱萸0・5～1

基本處方	類方	配合生藥（g）
應鐘散		大黃1、川芎2
黃連阿膠湯		黃連3～4、芍藥2～2・5、黃芩2、阿膠3、蛋黃1個
黃連解毒湯		黃連1・5～2、黃柏1・5～3、黃芩3、山梔子2～3
黃連湯		黃連3、甘草3、乾薑1～3、人參2～3、桂枝3、大棗3、半夏5～6
乙字湯		當歸4～6、柴胡4～5、黃芩3、甘草2～3、升麻1～2、大黃0・5～1・5
	乙字湯去大黃	乙字湯中去大黃，其餘同於乙字湯。
解急蜀椒湯		蜀椒2、甘草1・5、乾薑1・5、人參3、大棗3、附子1、粳米8、半夏5
加減涼膈散		連翹2、黃芩2、山梔子2、桔梗2、黃連2、薄荷2、當歸2、枳殼2、芍藥2、生地黃2、甘草1・5
藿香正氣散		白朮3、半夏3、茯苓3、厚朴2、陳皮2、桔梗1・5、白芷1～1・5、藿香1、大腹皮1、大棗1～2、生薑1、甘草1
葛根黃連黃芩湯		紫蘇葉1、葛根5～6、黃連3、黃芩3、甘草2
葛根紅花湯		葛根3、芍藥3、地黃3、黃連1・5、山梔子1・5、紅花1、大黃0・5～1、甘草1
葛根湯		葛根8（4）、麻黃4（3）、大棗4（3）、桂枝3（2）、芍藥3（2）、甘草2、生薑1
	葛根湯加川芎辛夷	葛根湯中加入川芎2～3、辛夷2～3加味。
	獨活葛根湯	葛根湯中加入地黃4、獨活2加味。

處方	加減方	組成
加味解毒湯		黃連2、黃芩2、黃柏2、山梔子2、柴胡2、茵陳蒿2、龍膽草2、木通2、滑石3、升麻1・5、甘草1・5、燈心草1・5、（大黃1・5）
瓜蔞薤白白酒湯		瓜蔞仁2、薤白2、白酒400
	瓜蔞薤白湯	瓜蔞薤白白酒湯去白酒，並以十藥6、甘草2、桂枝4、防已4加味。
乾薑人參半夏丸		乾薑1〜3、人參1〜3、半夏2〜6
甘草湯		甘草5〜8
甘草附子湯		甘草2、白朮6、桂枝3・5、附子1
甘草大棗湯		甘草5、大棗6、小麥20
甘露飲		枇杷葉2、石斛2、黃芩2、枳實2、天門冬2、麥門冬2、乾地黃2、熟地黃2、茵陳蒿2、甘草2
桔梗湯		桔梗2、甘草1〜3
歸脾湯		人參2〜3、白朮2〜3、茯苓2〜3、酸棗仁2〜3、龍眼肉2〜3、黃耆2〜3、當歸2、遠志1〜2、甘草1、木香1、大棗1〜2、生薑1〜1・5
	加味歸脾湯	歸脾湯去甘草、木香，並以柴胡3、山梔子2、牡丹皮2加味。
芎歸調血飲		當歸2、川芎2、地黃2、白朮2、茯苓2、陳皮2、烏藥2、香附2、牡丹皮2、益母草1・5、大棗1・5、甘草1、生薑1〜2
	芎歸調血飲第一加減	芎歸調血飲中加入芍藥1・5、桃仁1・5、紅花1・5、枳實1・5、桂枝1・5、牛膝1・5、木香1・5、延胡索1・5加味。

基本處方	類方	配合生藥（g）
響聲破笛丸		連翹2・5、桔梗2・5、甘草2・5、縮砂仁1、川芎1、訶子1、阿仙藥2、薄荷葉4、（大黃1）
杏蘇散		紫蘇葉3、五味子2、大腹皮2、烏梅2、杏仁2、陳皮1、桔梗1、麻黃1、桑白皮1、阿膠1、甘草1、紫苑1
玉屏風散		黃耆18、白朮12、防風9
銀翹散		金銀花12、連翹12、薄荷6、淡豆豉9、荊芥6、淡竹葉9、蘆根15、牛蒡子9、桔梗6、生甘草3
苦參湯		苦參6〜10
祛風解毒散（湯）		防風3、牛蒡子3、連翹5、荊芥1・5、羌活1・5、甘草1・5、桔梗3、石膏5〜10
九味檳榔湯		檳榔4、厚朴3、桂枝3、陳皮3、生薑3、大黃1、木香1、甘草1、紫蘇葉1・5
荊芥連翹湯		當歸1・5、芍藥1・5、川芎1・5、黃芩1・5、山梔子1・5、連翹1・5、荊芥1・5、防風1・5、枳殼（枳實）1・5、甘草1〜1・5、白芷1・5〜2・5、桔梗1・5〜2・5、柴胡1・5〜2・5、（地黃1・5、黃連1・5、黃柏1・5、薄荷葉1・5）
雞肝丸		雞肝、山葉
桂薑棗草黃辛附湯		桂枝3、生薑1、大棗3、甘草2、麻黃2、細辛2、附子1
桂枝湯		桂枝3〜4、芍藥3〜4、大棗3〜4、生薑4、甘草2
	桂枝加葛根湯	桂枝湯中加入葛根6加味。
	桂枝加厚朴杏仁湯	桂枝湯中加入厚朴1〜4、杏仁3〜4加味。

處方	衍生處方	組成
桂枝加黃耆湯		桂枝3～4、芍藥3～4、大棗3～4、生薑4、甘草2、黃耆3～4
	黃耆桂枝五物湯	桂枝加黃耆湯中去甘草。
桂枝加芍藥湯		桂枝4、芍藥6、大棗4、生薑4、甘草2
	桂枝加芍藥生薑人參湯	桂枝加芍藥湯中加入人參3～4・5加味。
	桂枝加芍藥大黃湯	桂枝加芍藥湯中加入大黃1～2加味。
桂枝加朮附湯		桂枝4、芍藥4、大棗4、生薑4、甘草2、朮4、加工附子0・5～1
	桂枝加苓朮附湯	桂枝加朮附湯中加入茯苓4加味。
桂枝加龍骨牡蠣湯		桂枝3～4、芍藥3～4、大棗3～4、生薑3～4、甘草2、龍骨2、牡蠣3
桂枝芍藥知母湯		桂枝3、知母3、防風3、生薑3、芍藥3、麻黃3、白朮4、甘草1・5、附子1
桂枝茯苓丸		桂枝4、茯苓4、牡丹皮4、桃仁4、芍藥4
	桂枝茯苓丸料加薏苡仁	桂枝茯苓丸中加入薏苡仁10～20加味。
	甲字湯	桂枝茯苓丸中加入甘草1・5、生薑1加味。
啟脾湯		人參3、白朮4、茯苓4、蓮肉3、山藥3、山查3、陳皮2、澤瀉2、甘草1、（大棗1、生薑3）
荊防敗毒散		荊芥1・5～2、防風1・5～2、羌活1・5、獨活1・5～2、柴胡1・5～2、薄荷葉1・5～2、連翹1・5～2、桔梗1・5～2、枳殼1・5～2、前胡1・5～2、金銀花1・5～2、甘草1～1・5、生薑1

基本處方	類方	配合生藥（g）
桂麻各半湯		桂枝3～3・5、芍藥2、生薑2、甘草2、麻黃2、大棗2、杏仁2～2・5
雞鳴散加茯苓		檳榔子4、木瓜3、陳皮2～3、桔梗2～3、茯苓4～6、吳茱萸1、紫蘇葉1、生薑1
外台四物湯		桔梗3、甘草2、紫苑1.5、麥門冬9、人參1.5、貝母2.5、杏仁4.5
堅中湯		半夏5、茯苓5、桂枝4、大棗3、芍藥3、乾薑1～3、甘草1～1・5
香砂養胃湯		白朮3、茯苓3、蒼朮2、厚朴2、陳皮2、香附2、白豆蔻2、人參2、木香1・5、縮砂仁1・5、甘草1・5、大棗1・5、生薑1
厚朴生薑半夏人參甘草湯		厚朴3、生薑2～3、半夏4、人參1・5～2、甘草2～2・5
香蘇散		香附3・5～6、紫蘇葉1～2、陳皮2～3、甘草1～1・5、生薑1～2
牛膝散		牛膝3、桂枝3、芍藥3、桃仁3、當歸3、牡丹皮3、延胡索3、木香1
吳茱萸湯		吳茱萸3～4、人參2～3、大棗3～4、生薑4～6
五積散		茯苓2、白朮3～4、陳皮2、半夏2、當歸1・5～2、芍藥1・5～2、川芎1～2、厚朴1～2、白芷1～2、枳殼（枳實）1～2、桔梗1～2、生薑1～2、桂枝1～2、麻黃1～2、大棗1～2、甘草1～2、（香附1・2）

處方	衍生處方	組成
五物解毒散		川芎5、金銀花2、十藥2～3、大黃1、荊芥1・5
五淋散		茯苓5～6、當歸3、黃芩3、甘草3、芍藥2、山梔子2、（生地黃3、澤瀉3、木通3、滑石3、車前子3）
五苓散		澤瀉5～6、豬苓3～4・5、茯苓3～4・5、白朮3～4・5、桂枝2～3
	茵陳五苓散	五苓散中加入茵陳蒿3～4加味。
	四苓湯	五苓散中去桂枝。
	澤瀉湯	五苓散中去豬苓、茯苓、桂枝。
柴葛解肌湯		柴胡4、葛根4、麻黃2・5、桂枝2、黃芩2、芍藥2、半夏3、生薑1、甘草1、石膏6
	柴葛湯加川芎辛夷（葛根湯合小柴胡湯加川芎辛夷）	柴葛解肌湯中去石膏，並以竹節人參2、大棗1・2、川芎3、辛夷2加味。
柴梗半夏湯		柴胡4、半夏4、桔梗3、杏仁3、瓜蔞仁3、黃芩2・5、大棗2・5、枳實2、青皮2、甘草1・5、生薑1・5
柴胡加龍骨牡蠣湯		柴胡4～5、半夏4、茯苓2～3、桂枝2～3、大棗2～2・5、人參2～2・5、龍骨2～2・5、牡蠣2～2・5、生薑2～3、大黃1、（黃芩2・5、甘草2）
柴胡枳桔湯加五味		柴胡3・5、黃芩1・8、甘草1、半夏6、生薑2、瓜蔞仁2・4、枳實1・8、桔梗3・2、麥門冬6・8、桑白皮3・2、石膏10、黃連0・2、蘇子1・5

基本處方	類方	配合生藥（g）
柴胡桂枝乾薑湯		柴胡5～6、桂枝3、瓜蔞根3～4、黃芩3、牡蠣3、乾薑2、甘草2
柴胡桂枝湯		柴胡5、半夏4、桂枝2～3、芍藥2～3、黃芩2、人參2、大棗2、甘草1・5、生薑1
柴胡清肝湯		柴胡2、當歸1・5、芍藥1・5、川芎1・5、地黃1・5、黃連1・5、黃芩1・5、黃柏1・5、山梔子1・5、連翹1・5、桔梗1・5、牛蒡子1・5、瓜蔞根1・5、薄荷葉1・5、甘草1・5
柴朴湯		柴胡4～7、半夏5～6、生薑3～4、黃芩3、大棗2～3、人參2～3、甘草2、茯苓5、厚朴3、紫蘇葉2
柴苓湯		柴胡4～7、半夏4～5、生薑4、黃芩3、大棗2～3、人參2～3、甘草2、澤瀉5～6、豬苓3～4・5、茯苓3～4・5、白朮3～4・5、桂枝2～3
左突膏		瀝青800、豬油58、蜜蠟220、胡麻油1000
三黃瀉心湯		大黃1～2、黃芩1～1・5、黃連1～1・5
酸棗仁湯		酸棗仁7～15、知母3、川芎3、茯苓5、甘草1
三物黃芩湯		黃芩3、生地黃6、苦參3
滋陰降火湯		當歸2・5、芍藥2・5、生地黃2・5、天門冬2・5、麥門冬2・5、陳皮2・5、白朮3、知母1・5、黃柏1・5、甘草1・5、（大棗1、生薑1）
滋陰至寶湯		當歸2～3、芍藥2～3、白朮2～3、茯苓2～3、陳皮2～3、柴胡1～3、知母2～3、香附2～3、地骨皮2～3、麥門冬2～3、貝母1～2、薄荷葉1、甘草1

處方	衍生方	組成
紫雲膏		胡麻油1000、蜜蠟300～400、豬油20～30、當歸60～100、紫根100～120
四逆散		**湯劑**＝柴胡2～5、芍藥2～4、枳實2、甘草1～2 **散劑**＝柴胡1・5～2、芍藥1・5～2、枳實1・5～2、甘草1・5～2
	解勞湯（散）	四逆散中加入鱉甲4、茯苓2、大棗2、生薑1加味。
	柴胡疏肝湯	四逆散中加入香附2、川芎2、青皮2、梔子3、乾薑1加味。
四逆湯		甘草3、乾薑2、附子1
	四逆加人參湯	四逆湯中加入人參2加味。
	甘草乾薑湯	四逆湯中去附子。
四君子湯		人參4、白朮4、茯苓4、甘草1～2、生薑3～4、大棗1～2
滋血潤腸湯		當歸4、地黃4、桃仁4、芍藥3、枳實2～3、韮白2～3、大黃1～3、紅花1
紫根牡蠣湯		當歸5、芍藥3、川芎3、紫根3、大黃1・5、忍冬1・5、黃耆2、牡蠣4、升麻1、甘草1
梔子豉湯		山梔子3、香豉4
梔子柏皮湯		山梔子3、甘草1、黃柏2
滋腎通耳湯		當歸3、川芎3、芍藥3、知母3、乾地黃3、黃柏3、黃芩3、柴胡3、白芷3、香附3
滋腎明目湯		當歸3、川芎3、芍藥3、生地黃3、熟地黃3、桔梗1・5、人參1・5、山梔子1・5、黃連1・5、白芷1・5、蔓荊子1・5、菊花1・5、甘草1・5、細茶1・5

基本處方	類方	配合生藥（g）
四物湯		當歸3～4、芍藥3～4、川芎3～4、地黃3～4
	芎歸膠艾湯	四物湯中加入甘草3、艾葉3、阿膠3加味。
	加味四物湯	四物湯中加入蒼朮3、麥門冬5、人參2、牛膝2、黃柏1・5、五味子1・5、黃連1・5、知母1・5、杜仲1・5加味。
	七物降下湯	四物湯中加入鈎藤3～4、黃耆2～3、黃柏2加味。
	當歸飲子	四物湯中加入蒺藜子3、防風3、荊芥1・5、黃耆1・5、何首烏2、甘草1加味。
柿蒂湯		丁香1～1・5、柿蒂5、生薑4
炙甘草湯		炙甘草3～4、生薑1～3、桂枝3、痲子仁3、大棗3～5、人參2～3、地黃4～6、麥門冬6、阿膠2
芍藥甘草湯		芍藥3～6、甘草3～6
	芍藥甘草附子湯	芍藥甘草湯中加入附子1加味。
	黃芩湯	芍藥甘草湯中加入黃芩4、大棗4加味。
鷓鴣菜湯（三味鷓鴣菜湯）		海人草3～5、大黃1～1・5、甘草1～1・5
蛇床子湯		蛇床子10、當歸10、威靈仙10、苦參10
十全大補湯		人參2・5～3、黃耆2・5～3、白朮3、茯苓3、當歸3、芍藥3、地黃3、川芎3、桂枝3、甘草1
十味敗毒湯		柴胡2～3、櫻皮2～3、桔梗2～3、川芎2～3、茯苓2～4、獨活1・5～3、防風1・5～3、甘草1～1・5、生薑1～3、荊芥1～1・5、（連翹2～3）

處方	加減方	組成
潤腸湯		當歸3、熟地黃3、乾地黃3、麻子仁2、桃仁2、杏仁2、枳實0・5〜2、黃芩2、厚朴2、大黃1〜3、甘草1〜1・5
蒸眼一方		明礬2、甘草2、黃連2、黃柏2、紅花2
小建中湯		桂枝3〜4、生薑3〜4、大棗3〜4、芍藥6、甘草2〜3、膠飴20
	黃耆建中湯	小建中湯中加入黃耆3〜4加味。
	當歸建中湯	小建中湯加入當歸4加味。
	歸耆建中湯	小建中湯加入黃耆2〜4、當歸4加味。
小柴胡湯		柴胡4〜7、半夏4〜5、生薑4、黃芩3、大棗2〜3、人參2〜3、甘草2
	小柴胡湯加桔梗石膏	小柴胡湯中加入桔梗3、石膏10加味。
	柴蘇飲	小柴胡湯中加入香附4、紫蘇葉1・5、陳皮2加味。
	柴陷湯	小柴胡湯中加入瓜蔞仁3、黃連1・5加味。
	清肌安蛔湯	小柴胡湯去大棗，加入海人草3、麥門冬3加味。
小承氣湯		大黃2〜4、枳實2〜4、厚朴2〜3
小青龍湯		麻黃2〜3、芍藥2〜3、乾薑2〜3、甘草2〜3、桂枝2〜3、細辛2〜3、五味子1・5〜3、半夏3〜6
	小青龍湯加石膏	小青龍湯加入石膏5加味。
	小青龍湯加杏仁石膏	小青龍湯加入杏仁4、石膏10加味。
小半夏加茯苓湯		半夏5〜8、生薑5〜8、茯苓3〜5
升麻葛根湯		葛根5〜6、升麻1〜3、生薑1〜3、芍藥3、甘草1・5〜3
椒梅湯		烏梅2、山椒2、檳榔子2、枳實2、木香2、縮砂仁2、香附2、桂枝2、川楝子2、厚朴2、甘草2、乾薑2

基本處方	類方	配合生藥（g）
消風散		當歸3、地黃3、石膏3～5、防風2、白朮2～3、木通2～5、牛蒡子2、知母1・5、胡麻1・5、蟬退1、苦參1、荊芥1、甘草1～1・5
逍遙散（八味逍遙散）		當歸3、芍藥3、柴胡3、白朮3、茯苓3、甘草1・5～2、生薑1、薄荷葉1
	加味逍遙散	逍遙散中加入牡丹皮2、山梔子2加味。
	加味逍遙散加川芎地黃（加味逍遙散合四物湯）	逍遙散中加入川芎3、地黃3加味。
辛夷清肺湯		辛夷2～3、知母3、百合3、黃芩3、山梔子1・5～3、麥門冬5～6、石膏5～6、升麻1～1・5、枇杷葉1～3
秦艽羌活湯		秦艽3、羌活5、黃耆3、防風2、升麻1・5、甘草1・5、麻黃1・5、柴胡1・5、藁木0・5、細辛0・5、紅花0・5
秦艽防風湯		秦艽2、澤瀉2、陳皮2、柴胡2、防風2、當歸3、白朮3、甘草1、黃柏1、升麻1、大黃1、桃仁3、紅花1
神仙太乙膏		當歸1、桂枝1、大黃1、芍藥1、地黃1、玄參1、白芷1、胡麻油48、蜜蠟48
參蘇飲		紫蘇葉1～1・5、枳實1～1・5、桔梗2、陳皮2、葛根2、前胡2、半夏3、茯苓3、大棗1・5、生薑1・5、甘草1、（人參1・5、乾薑1、木香1～1・5）
神祕湯		麻黃3～5、杏仁4、厚朴3、陳皮2・5～3、甘草2、柴胡2～4、紫蘇葉1・5～3
真武湯		茯苓5、芍藥3、生薑3、白朮3、附子1

處方	組成
參苓白朮散	人參3、山藥1・5～3、白朮3～4、茯苓3～4、薏苡仁5～8、扁豆2～4、蓮肉2～4、桔梗2～2・5、縮砂仁2、甘草1・5
喘四君子湯	人參4、甘草2、茯苓2、陳皮2、厚朴2、縮砂仁2、紫蘇子、桑白皮2、沉香2、木香1、白朮4、生薑2、大棗2
清溼化痰湯	天南星3、黃芩3、生薑3、半夏4、茯苓4、陳皮2～3、羌活1・5、白芷1・5、白芥子1・5、甘草1～1・5、白朮4
清上蠲痛湯（祛風蠲痛湯）	麥門冬2・5～6、黃芩3～5、羌活2・5～3、獨活2・5～3、防風2・5～3、朮2・5～3、當歸2・5～3、川芎2・5～3、白芷2・5～3、蔓荊子1・5～2、細辛1、甘草1、（藁本1・5、菊花1・5～2、生薑3）
清上防風湯	荊芥1～1・5、黃連1～1・5、薄荷葉1～1・5、枳實1～1・5、甘草1～1・5、山梔子1・5～3、川芎2～3、黃芩2～3、連翹2～3、白芷2～3、桔梗2～3、防風2～3
清暑益氣湯	人參3～3・5、白朮3～3・5、麥門冬3～3・5、當歸3、黃耆3、陳皮2～3、五味子1～2、黃柏1～2、甘草1～2
清心蓮子飲	蓮肉4、麥門冬4、茯苓4、人參3、車前子3、黃芩3、黃耆2、地骨皮2、甘草1・5～2
清熱補氣湯	人參3、當歸3、芍藥3、麥門冬3、白朮3・5、茯苓3・5、升麻1、五味子1、玄參1、甘草1
清熱補血湯	當歸3、川芎3、芍藥3、熟地黃3、玄參1・5、知母1・5、五味子1・5、黃柏1・5、麥門冬1・5、柴胡1・5、牡丹皮1・5

基本處方	類方	配合生藥（g）
清肺湯		黃芩2、桔梗2、桑白皮2、杏仁2、山梔子2、天門冬2、貝母2、陳皮2、大棗2、竹茹2、茯苓3、當歸3、麥門冬3、五味子0・5～2、生薑0・5～2、甘草1～1・5
折衝飲		牡丹皮3、川芎3、芍藥3、桂枝3、桃仁4～5、當歸4～5、延胡索2～2・5、牛膝2～2・5、紅花1～1・5
洗肝明目湯		當歸1・5、川芎1・5、芍藥1・5、地黃1・5、黃芩1・5、山梔子1・5、連翹1・5、防風1・5、決明子1・5、黃連1、荊芥1、薄荷1、羌活1、蔓荊子1、菊花1、桔梗1、蒺藜子1、甘草1、石膏3
川芎茶調散		白芷2、羌活2、荊芥2、防風2、薄荷葉2、甘草1・5、細茶1・5、川芎3、香附4
千金雞鳴散		大黃2、桃仁5、當歸5
千金內托散		人參2・5、當歸3、黃耆2、川芎2、防風2、桔梗2、厚朴2、桂枝2、白芷1、甘草1
錢氏白朮散		白朮4、茯苓4、葛根4、人參3、木香1、藿香1、甘草1
續命湯		杏仁4、麻黃3、桂枝3、人參3、當歸3、川芎2、乾薑2、甘草2、石膏6
小續命湯		附子0・6、防風2、芍藥2、防已2、麻黃2、川芎2、黃芩2、桂枝2、生薑2、杏仁3・5、甘草1、人參1
疏經活血湯		當歸2、地黃2、川芎2、白朮2、茯苓2、桃仁2、芍藥2・5、牛膝1・5、威靈仙1・5、防已1・5、羌活1・5、防風1・5、龍膽草1・5、生薑1～1・5、陳皮1・5、白芷1～1・5、甘草1

處方	衍生處方	組成
蘇子降氣湯		紫蘇子3、半夏4、陳皮2・5、前胡2・5、桂枝2・5、當歸2・5、厚朴2・5、大棗1～1・5、生薑1～1・5、甘草1
大黃甘草湯		大黃4、甘草1～2
大黃附子湯		大黃1、附子1、細辛2
大黃牡丹皮湯		大黃1～2、牡丹皮4、桃仁4、芒硝4、冬瓜子4～6
大建中湯		山椒1～2、乾薑3～5、人參2～3、膠飴20
	中建中湯（大建中湯合小建中湯）	大建中湯中加入桂枝3～4、芍藥6、甘草2～3、大棗3～4加味。
大柴胡湯		柴胡6、半夏3～4、生薑4～5、黃芩3、芍藥3、大棗3、枳實2、大黃1～2
	大柴胡去大黃湯	大柴胡湯去大黃。
大半夏湯		半夏4～7、人參3、蜂蜜20
大防風湯		當歸3、芍藥3、熟地黃3、黃耆3、防風3、杜仲3、白朮3、川芎2、人參1・5、羌活1・5、牛膝1・5、甘草1・5、大棗1・5、乾薑1、附子1
治打撲一方		川芎3、樱皮3、川骨3、桂枝3、甘草1・5、丁香1～1・5、大黃1～1・5
治頭瘡一方		連翹3、白朮3、川芎3、防風2、忍冬2、荊芥1、甘草1、紅花1、（大黃0・5）
中黃膏		胡麻油1000、黃蠟380、宇金40、黃柏20
調胃承氣散		大黃2～2・5、芒硝1、甘草1
丁香柿蒂湯		柿蒂3、桂枝3、半夏3、陳皮3、丁香1、良薑1、木香1、沉香1、茴香1、藿香1、厚朴1、縮砂仁1、甘草1、乳香1

基本處方	類方	配合生藥(g)
鈎藤散		鈎藤鉤3、陳皮3、半夏3、麥門冬3、茯苓3、人參2、防風2、菊花2、甘草1、生薑1、石膏5～7
豬苓湯		豬苓3、茯苓3、滑石3、澤瀉3、阿膠3
	豬苓湯合四物湯	豬苓湯中加入當歸3～4、芍藥3～4、川芎3～4、地黃3～4加味。
通導散		當歸3、大黃3、芒硝3～4、枳實2～3、厚朴2、陳皮2、木通2、紅花2、蘇木2、甘草2
天王補心丸		酸棗仁30、生地黃60、柏子仁30、麥門冬30、天門冬30、五味子30、當歸18、遠志15、茯苓15、丹參15、玄參15、黨參15、桔梗15
桃核承氣湯		桃仁5、桂枝4、大黃1～3、芒硝1～2、甘草1・5
當歸散		當歸3、芍藥3、川芎3、黃芩3、白朮1・5
當歸四逆湯		當歸3～4、桂枝3～4、芍藥3～4、木通2～3、大棗3～6・5、細辛2～3、甘草2～2・5
	當歸四逆加吳茱萸生薑湯	當歸四逆湯中加吳茱萸1～2、生薑4加味。
當歸芍藥散		當歸3、川芎3、芍藥4～6、茯苓4、白朮4、澤瀉4～5
	當歸芍藥散加附子	當歸芍藥散加入附子加味。
	當歸芍藥散加人參	當歸芍藥散中加入人參加味。
	當歸芍藥散加黃耆鈎藤	當歸芍藥散加入黃耆、鈎藤加味。
當歸湯		當歸4～5、半夏4～5、芍藥3～4、厚朴2・5～3、桂枝2・5～3、人參2・5～3、乾薑1・5、黃耆1・5、山椒1・5、甘草1
當歸貝母苦參丸料		當歸3、貝母3、苦參3

方名	加減方	組成
獨活寄生湯		獨活3、寄生2、杜仲2、牛膝2、細辛2、秦艽2、茯苓2、桂枝2、防風2、川芎2、地黃2、人參2、甘草2、當歸2、芍藥2
獨活湯		獨活2、羌活2、防風2、桂枝2、大黃2、澤瀉2、當歸3、桃仁3、連翹3、防已5、黃柏5、甘草1・5
二朮湯		白朮1・5～2・5、茯苓1・5～2・5、陳皮1・5～2・5、天南星1・5～2・5、香附1・5～2・5、黃芩1・5～2・5、威靈仙1・5～2・5、半夏2～4、羌活1・5～2・5、蒼朮1・5～3、甘草1～1・5、生薑0・6～1
二陳湯		半夏5～7、茯苓3・5～5、陳皮3・5～4、生薑2～3、甘草1～2
	枳縮二陳湯	二陳湯中加入枳實1・5、縮砂仁1・5、香附2、厚朴2、延胡索2、茴香1、木香1、草豆蔻1加味。
女神散（安榮湯）		當歸3～4、川芎3、白朮3、香附子3～4、桂枝2～3、黃芩2～4、人參1・5～2、檳榔子2～4、黃連1～2、木香1～2、丁香0・5～1、甘草1～1・5、（大黃0・5～1）
人參湯（理中丸）		人參3、甘草3、白朮3、乾薑2～3
	桂枝人參湯	人參湯中加入桂枝4加味。
	附子理中湯	人參湯中加入附子1加味。
人參養榮湯		人參3、當歸4、芍藥2～3、地黃4、白朮4、茯苓4、桂心2・5、黃耆1・5～2・5、陳皮2～2・5、遠志1・5～2、五味子1～1・5、甘草1～1・5

基本處方	類方	配合生藥（g）
排膿散及湯		桔梗4、甘草3、大棗3、芍藥3、生薑3、枳實3
	排膿散	枳實3～5、芍藥3～5、桔梗1～3、蛋黃1個
	排膿湯	甘草1・5～3、桔梗1・5～5、生薑1～3、大棗2・5～6
麥門冬湯		麥門冬8～10、半夏5、粳米5、大棗3、人參2、甘草2
	竹葉石膏湯	麥門冬湯去大棗，並加入竹葉2、石膏10加味。
八味地黃丸		**湯劑** ＝ 地黃5～6、山茱萸3、山藥3、澤瀉3、茯苓3、牡丹皮3、桂枝1、加工附子0・5～1
	濟生腎氣丸	八味地黃丸中加入牛膝2～3、車前子2～3加味。
	六味丸（六味地黃丸）	八味地黃丸去桂枝、加工附子。
	杞菊地黃丸	六味丸中加入枸杞子12、菊花9加味。
	知柏地黃丸	六味丸中加入知母9、黃柏6加味。
	麥味地黃丸	六味丸中加入麥門冬18、五味子6加味。
八味疝氣方		桃仁4、延胡索3、木通3、大黃0・5、烏藥3、牡丹皮3、桂枝3、牽牛子2
半夏厚朴湯		半夏5～6、茯苓5、厚朴3、紫蘇葉2、生薑3～4
半夏散及湯		半夏6、桂枝4、甘草2
半夏瀉心湯		半夏4～5、黃芩2・5～3、乾薑2～2・5、人參2・5～3、甘草2・5～3、大棗2・5～3、黃連1
	甘草瀉心湯	半夏瀉心湯中的甘草增量至3～4・5。
	生薑瀉心湯	半夏瀉心湯中加入生薑2～4加味。
半夏白朮天麻湯		半夏3、白朮3～6、陳皮3、茯苓3、麥芽1・5～2、天麻2、生薑0・5～2、黃耆1・5、人參1、澤瀉1・5、黃柏1、乾薑0・5～1、（神麴2）

方名	加減方	組成
白朮散		白朮4、川芎4、蜀椒2、牡蠣2
白朮附子湯		附子0・3～1、白朮4、生薑3、大棗3、甘草2
白虎湯		知母5、粳米8、石膏15、甘草2
	白虎加桂枝湯	白虎湯中加入桂枝2～4加味。
	白虎加人參湯	白虎湯中加入人參1・5～3加味。
伏龍肝湯		伏龍肝5～10、半夏5～8、生薑5～8、茯苓3～5
茯苓飲		茯苓5、白朮4、人參3、生薑1～3、陳皮3、枳實1～2
	茯苓飲加半夏	茯苓飲加入半夏4～5加味。
	茯苓飲合半夏厚朴湯	茯苓飲與半夏厚朴湯的合方。
茯苓杏仁甘草湯		茯苓6、杏仁4、甘草1
茯苓四逆湯		茯苓4、甘草2、乾薑2、人參2、附子1
茯苓澤瀉湯		茯苓4、澤瀉4、白朮3、桂枝2、生薑3～5、甘草1・5
附子粳米湯		附子1、粳米7、半夏5、大棗3、甘草1・5
扶脾生脈散		人參2、紫苑2、黃耆2、五味子1・5、甘草1・5、當歸4、麥門冬6、芍藥3
分消湯（實脾飲）		白朮2・5～6、茯苓2・5～3、陳皮2、厚朴1～2、香附2、豬苓1～3、澤瀉2～4、枳實1、大腹皮1、縮砂仁1～2、木香1、生薑1、燈心草1～2
平胃散		白朮4、厚朴3、陳皮3、大棗2、甘草1、生薑0・5～1
	香砂平胃散	平胃散中加入香附2～4、縮砂仁1・5～2、藿香1加味。
	加味平胃散	平胃散中加入神麴2～3、麥芽2～3、山查2～3加味。
	不換金正氣散	平胃散中加入半夏6、藿香1加味。
防已黃耆湯		防已4～5、黃耆5、白朮3・5、生薑3、大棗3～4、甘草1・5～2

基本處方	類方	配合生藥（g）
防已茯苓湯		防已2・4～3、黃耆2・4～3、桂枝2・4～3、茯苓4～6、甘草1・5～2
防風通聖散		當歸1・2、芍藥1・2、川芎1・2、山梔子1・2、連翹1・2、白朮2、薄荷葉1・2、生薑1・2、荊芥1・2、防風1・2、麻黃1・2、大黃1・5、芒硝1・5、桔梗2、黃芩2、甘草2、石膏2～3、滑石3～5
補氣建中湯		白朮5・5～7、茯苓3～5、陳皮2・5～3、人參3、黃芩2、厚朴2、澤瀉2～3、麥門冬2～3
補中益氣湯		人參4、白朮4、黃耆3～4、當歸3、陳皮2、大棗2、柴胡1～2、甘草1～1・5、生薑0・5、升麻0・5～1
補肺湯		麥門冬4、五味子3、桂枝3、大棗3、粳米3、桑白皮3、款冬花2、生薑2
補陽環五湯		黃耆5、當歸3、芍藥3、川芎2、桃仁2、紅花2、地龍2
奔豚湯（肘後方）		吳茱萸2、桂枝4、半夏4、生薑1、人參2、甘草2
麻黃附子細辛湯		麻黃4、細辛3、附子1
麻黃湯		麻黃4～5、杏仁4～5、桂枝3～4、甘草1・5～2
麻杏甘石湯		麻黃4、杏仁4、甘草2、石膏10
	五虎湯	麻杏甘石湯中加入桑白皮2～3加味。
麻杏薏甘湯		麻黃4、杏仁3、薏苡仁10、甘草2
麻子仁丸		麻子仁4～5、芍藥2、枳實2、厚朴2、大黃3・5～4、杏仁2～2・5
木防已湯		防已4、石膏10、桂枝3、人參3

方劑	加減方	組成
楊柏散		楊梅皮2、黃柏2、犬山椒1
薏苡仁湯		麻黃4、當歸4、白朮4、薏苡仁8～10、桂枝3、芍藥3、甘草2
薏苡附子敗醬散		薏苡仁10、敗醬草3、附子1
抑肝散		當歸3、鈎藤鉤3、川芎3、白朮4、茯苓4、柴胡2、甘草1・5
	抑肝散加陳皮半夏	抑肝散中加入陳皮3、半夏4加味。
	抑肝散加芍藥黃連	抑肝散中加入芍藥、黃連加味。
六君子湯		人參2～4、白朮3～4、茯苓3～4、半夏3～4、陳皮2～4、大棗2、甘草1～1・5、生薑1～2
	香砂六君子湯	六君子湯中加入香附2、藿香1～2、縮砂仁1～2加味。
	柴芍六君子湯	六君子湯中加入柴胡3～4、芍藥3加味。
	化食養脾湯	六君子湯中加入神麴2、麥芽2、山查2、縮砂仁1・5加味。
	八解散	六君子湯中加入藿香3、厚朴6加味。
立效散		細辛1・5～2、升麻1・5～2、防風2～3、甘草1・5～2、龍膽草1～1・5
苓薑朮甘湯		茯苓6、乾薑3、白朮3、甘草2
龍膽瀉肝湯		當歸5、地黃5、木通5、黃芩3、澤瀉3、車前子3、龍膽草1～1・5、山梔子1～1・5、甘草1～1・5
苓甘薑味辛夏仁湯		茯苓4、半夏4、杏仁4、五味子3、甘草2、甘薑2、細辛2
苓桂甘棗湯		茯苓6、桂枝4、大棗4、甘草2

基本處方	類方	配合生藥（g）
苓桂朮甘湯		茯苓6、桂枝4、白朮3、甘草2
	明朗飲加菊花	苓桂朮甘湯中加入車前子2、細辛2、黃連2、菊花2加味。
	定悸飲	苓桂朮甘湯中加入牡蠣3、吳茱萸1·5、李根皮2加味。
	連珠飲	苓桂朮甘湯與四物湯的合方。
苓桂味甘湯		茯苓6、桂枝4、五味子3、甘草2

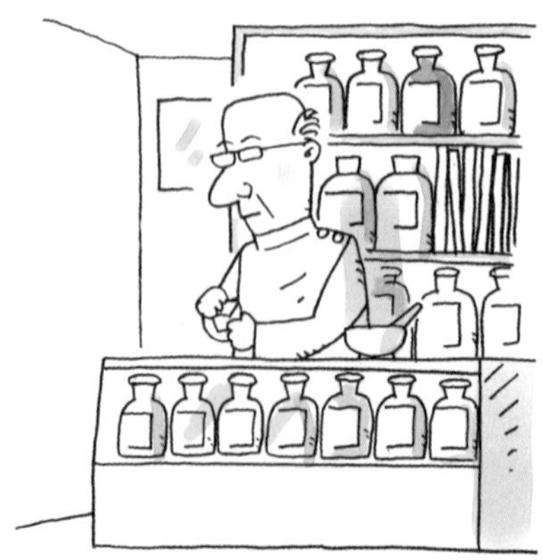

藥局或中藥房可買到的中藥處方

一般中藥處方

以下是在日本可適用於健保給付範圍的醫療用中藥處方，但所載的處方中，部分藥方早已在台灣相當普遍的使用。

一般中藥處方中，有以顆粒濃縮製劑的形式在市面販售，也有請中藥藥局或藥房調配好中藥的水煎藥形式。

原則上服用時，應在正餐與正餐之間的空腹時服用，而濃縮製劑等也應該溶於熱水中，以活用藥材的香氣來服用。

購買時應清楚並瞭解中醫師或藥劑師的服藥說明後，正確地用藥。

而在水煎藥時，用水量與水煎法、藥的保存方式等，請按照中醫師及藥劑師的說明進行。

煮好的水煎藥，還需注意正確的保存方式。

安中散加茯苓

為安中散（242頁）中加入茯苓的類方，目前也作為安中散來使用。在新一般中藥處方中，與安中散有所區別。

療效

適用於消瘦而有腹肌鬆弛傾向者，時而有胸悶有嗝、食慾不振、噁心想吐等腸胃疾病，以及十二指腸潰瘍神經性胃炎、慢性胃炎、胃下垂等疾病之治療。

胃風湯

療效

適用於臉色不佳、食慾不振、容易疲勞等情形。對因急性腸胃炎、慢性腸胃炎而造成的下痢症狀亦有效果。

烏藥順氣散（台灣常用方）

療效

適用於身體不過於虛弱者。

對中風偏身頑麻，骨節疼痛，言語障礙，肩及上肢的疼痛，運動障礙，腳弱步行困難，有麻痺感覺的人有療效。風氣攻注四肢，口眼喎斜，腳膝痿弱適用。

方適用於手足疼痛、肩臂疼痛、四十腕、五十肩、顏面神經麻痺、腳氣、半身不遂、關節炎、筋肉僂麻質斯、經來體痛、不思食。

烏苓通氣散

療效

對下腹疼痛、乳腺疼痛，以及卵巢炎、卵巢囊腫、乳房纖維囊腫具有療效。

溫膽湯（台灣常用方）

療效

對於胃腸衰弱、氣鬱、心悸亢進，虛煩多夢有療效。

如：不眠症、精神衰弱、神經症等病症。

使用注意事項

● 腸胃虛弱且容易腹瀉者、高血壓或高齡者、心臟或腎臟有疾者、曾有過敏症狀者，以及孕婦或可能懷孕者，用藥前請務必先諮詢中醫師。

溫脾湯

療效

對治療因身體寒冷導致腹痛、下痢、虛寒性腹痛、慢性腸胃炎等症狀有效。

越婢加朮附湯

越婢加朮湯（224頁）中加入附子的類方。

療效

使用於較有體力者有水腫症狀時。對關節或筋骨肌肉疼痛、眼睛痛有效外，水腫、類風溼性關節炎等也有效果。

延年半夏湯

療效

適用於胸骨下方劍突處有反彈感，肩膀僵硬、足部冰冷等症狀。對慢性胃炎、胃痛、食慾不振、消化不良、腹脹等有效果。

使用注意事項

● 有出疹、搔癢等症狀者、孕婦或可能懷孕者，請諮詢中醫師。

黃耆桂枝五物湯（台灣常用方）

自桂枝加黃耆湯（252頁）中去甘草的藥方。

療效

適用於體力較弱者。特徵是肢體的知覺麻痺。

對身體、手腳口腔內的麻痺症狀有效，如腳氣、半身不遂、顏面神經麻痺、神經症等。

應鐘散

療效

亦稱為芎黃散，對便祕或帶有便祕症狀的頭暈、肩膀僵硬、上肢麻痺等具有不錯療效。

此方也適用於治療臟腑有熱、腹脅防悶。

虛祕、頸臂症候群、上肢麻痺、肌肉麻木。

黃連阿膠湯

療效

適合因身體寒冷而有頭暈傾向、失眠症狀者使用。對流鼻血、失眠、皮膚乾燥、搔癢、失眠、蜂窩性組織炎也具有療效。

乙字湯去大黃

自乙字湯（246頁）中去除大黃的類方。

與乙字湯的療效大致相同，目前並不被區分開使用。在新一般中藥處方中，更改原有名稱而得名。

療效

適用於大便硬，且有便祕傾向的情況。

對痔瘡、肛裂、便祕等有效。

痔核疼痛、痔出血、肛門裂傷、婦人陰部癢痛。

解急蜀椒湯

療效

腹部寒冷、上腹部劇痛、或是腹脹且有咕嚕咕嚕腹鳴、時而嘔吐者適用。

也見效於腹部寒冷、急性腸胃炎、輕微腸阻塞。

對於上腹部疼痛、腸鳴腹痛、腸阻塞也有效。

解勞湯（散）

四逆散（267頁）中加入鱉甲、茯苓、大棗、生薑的類方。

療效

適用於非屬虛弱但經常不安、胸腹部不適者。

對胸悶、急慢性胃炎、胃痛、腹痛、咽喉異物感等狀況也具有療效。

加減涼膈散

療效

適用於體力中等以上，腸胃狀態不佳者。對口內炎、口腔內的發炎、上呼吸道感染、支氣管炎、肺炎、扁桃腺炎、咽喉炎、肺膿瘍、百日咳、腮腺炎等有療效。

化食養脾湯

六君子湯（299頁）中加入神麴、麥芽、山查、縮砂仁加味的類方。

療效

用於腸胃虛弱、缺乏食慾、胸骨處有阻塞感、容易疲勞，或因貧血症而容易手腳冰冷者。慢性胃炎、胃下垂、慢性腹膜炎、胃癌、胃潰瘍、消化不良、胃腸型感冒、嘔吐、妊娠嘔吐等情況皆適用。

藿香正氣散（台灣常用方）

療效

對於外因夏季的風寒，內則因嗜生冰冷食物等引起之疾，或因食毒、水毒而來的頭痛、嘔吐、腹瀉有效。對夏季感冒、食慾不振、全身倦怠感、婦人產前產後神經性腹痛有療效。

使用注意事項

- 有高血壓或年長者、心臟或腎臟功能障礙者、有水腫、過去對本藥有過敏者（出疹、發紅、搔癢等）、孕婦或可能懷孕者，服用前請事先諮詢中醫師。

葛根黃連黃芩湯（台灣常用方）

療效

針對急性腸胃炎、口內炎、舌炎、肩膀僵硬、失眠、赤痢、疫痢之初期、急性腸炎、喘息等、眼病（結膜炎、淚囊炎）有效。

使用注意事項

- 有高血壓或年長者、心臟或腎臟功能障礙者、水腫、孕婦或可能懷孕者、正在接受醫師治療者，服用前請事先針對該情形諮詢中醫師。

葛根紅花湯

療效

針對酒糟鼻、黑斑、青春痘、皮膚色素沉澱、肝斑、黑斑有效。

使用注意事項

- 腸胃較弱且容易腹瀉者、血壓高或高齡者、心臟或腎臟功能障礙者、有水腫、孕婦或可能懷孕者、正在接受醫師治療者，服用前請先針對該情況諮詢中醫師。
- 若與瀉藥一起服用，需注意劑量的調配與比例。

加味溫膽湯

為溫膽湯的類方。

療效

見效於精神官能症與失眠症。並且已有報告指出，對於輕度痴呆有療效。

此外也常用於精神分裂症、憂鬱症、神經官能症、神經性耳鳴、梅尼爾氏症、膽囊炎、甲狀腺機能亢進等病症。

使用注意事項

- 高血壓者、心臟或腎臟有功能障礙者，請事先諮詢中醫師。

加味解毒湯

療效

適用於面色紅潤且較有體力者。

見效於排尿有阻塞且排尿困難、痔瘡（內痔、痔瘡疼痛、痔瘡出血）、痔瘡、痔瘡出血、尿道炎、膀胱炎、腎盂腎炎、急性腎臟炎。

加味四物湯

四物湯（268頁）的類方。

療效

用於無腸胃障礙，但臉上血色不佳者。對下肢的神經痛、類風溼性關節炎、關節炎、卵巢炎、子宮內膜炎、子宮頸炎、功能性子宮出血、月經不調等有效果。

加味逍遙散加川芎地黃

為逍遙散（342頁）的類方，也稱作加味逍遙散和四物湯。

療效

可用於皮膚乾燥、色澤不佳且體質虛弱的女性，無腸胃疾病但有肩膀僵硬、容易疲勞、精神不安等精神官能症狀，或時有便祕症狀等情況下使用。針對身體寒冷、虛弱體質、月經失調、月經困難、更年期障礙、子宮疾患、子宮頸炎、功能性子宮出血、溼疹、黑斑等都有效。

加味平胃散

平胃散（293頁）中加入神麴、麥芽、山查的類方。

療效

適用於胃有消化不良傾向時。對食慾不振、胃下垂、急慢性胃炎、神經官能症、胃潰瘍、十二指腸潰瘍宿食不消、滿悶嘔瀉等症狀具有療效。

使用注意事項

- 高血壓或高齡者、有心臟或腎臟疾病者、水腫或曾對本藥過敏者、孕婦或可能懷孕者，服用前請事先諮詢中醫師。

瓜蔞薤白湯

本方為自瓜蔞薤白白酒湯中剔除白酒，並加入十藥、甘草、桂枝、防已的類方。

療效

見效於蔓延至背部的胸部或心窩部的疼痛、或胸部有壓迫感、心絞痛、肋間神經痛、心律不整、乳腺炎、肺氣腫、慢性支氣管炎、肋膜炎等。

瓜蔞薤白白酒湯

為一般中藥處方，再配合瓜蔞實、薤白、白酒而成。

療效

見效於蔓延至背部、胸部或心窩部的疼痛、或胸部有壓迫感、心絞痛、冠狀動脈硬化、肋間神經痛、急慢性支氣管炎等。

乾薑人參半夏丸

療效

適用於體力衰弱、止不住噁心想吐之情況。對害喜、胃炎、胃下垂、急慢性胃炎、胃下垂、咽喉異物感有效。

使用注意事項

●曾對本藥過敏者，服用前請事先諮詢中醫師。

甘草乾薑湯

為四逆湯（339頁）的類方。

療效

用於手腳冰冷、小便頻仍、口中積有稀薄唾液者。

對頻尿、尿失禁、唾液分泌過多、鼻炎、噴嚏、暈眩、分娩後弛緩性出血、出汗的腳部冰冷或頭暈、吐逆（食後嘔吐）、口內乾燥有效。

此方也適用於老人性頻尿、夜尿症、遺尿症、萎縮腎、尿道炎、唾液分泌過多症、產後陣痛、眩暈、打嗝等種種症狀有效。

甘草瀉心湯

為將半夏瀉心湯（291頁）中甘草分量增加之類方。

療效

本方適用於感到劍突處有阻塞感的情況。

對腸胃炎、口內炎、口臭、失眠、精神官能症、不眠症、夢遊症、口內炎、腸鳴腹瀉等也有療效。

使用注意事項

●高血壓者或年長者、有心臟或腎臟疾病者、有水腫、或過去曾對本藥有過敏者、孕婦或可能懷孕者、正在接受醫師治療者，請事先針對該情況向中醫師諮詢後再使用。

甘草附子湯

為一般中藥處方。除甘草與附子外，也配合使用了白朮與桂枝。

療效

用於體力低下者。此方針對類風溼性關節炎、神經痛、關節疼痛、骨髓骨膜炎、神經痛、流感、腰痛、筋痛、癱疽等有不錯的治療效果。

甘露飲（台灣常用方）

為一般中藥處方。

療效

適用於貧血且體力衰弱者。

對治療口腔或舌頭的乾粗、疼痛有療效；也可治療陰虧津傷的現象。

表現症狀如：齒齦炎、齒根膜炎、口內炎、舌炎、結膜炎、發疹、黃疸、咽喉炎或脾胃受溼、便祕、小便黃澀等病症。

歸耆建中湯

於小建中湯（272頁）中加入黃耆、當歸的類方。

療效

適用於身體虛弱且容易疲勞者。對虛弱體質、病後體衰、盜汗、慢性中耳炎、頸部淋巴腺結核、消化性潰瘍、虛寒腹痛等有不錯的治療效果。

使用注意事項

- 高血壓或高齡者、有心臟或腎臟疾病者、水腫、或曾對本藥過敏者。
- 孕婦或可能懷孕者等，服用前請事先諮詢中醫師。

枳縮二陳湯

為二陳湯（287頁）的類方，新收錄的處方。

療效

適用於腸胃不佳者。

針對有擴大至背部、腰部的疼痛（放射狀）的胃炎、肋間神經痛、胃下垂、胃酸過多、胃潰瘍、狹心症有療效。

芎歸調血飲第一加減

於芎歸調血飲（251頁）中加入芍藥、桃仁、紅花等之類方。

療效

見效於子宮疾患、陰道炎、產後體力衰弱、月經不順、紫斑病、各種貧血症。

使用注意事項

- 腸胃虛弱而容易腹瀉者、高血壓或高齡者、心臟或腎臟有疾者、迄今為止曾有對本藥過敏（諸如出疹、發紅、搔癢等）者之治療有效。
- 孕婦或可能懷孕者，於使用前請事先針對該狀況諮詢中醫師之後再用藥。
- 請注意本藥孩童不得服用。

響聲破笛丸（台灣常用方）

療效

對於三焦有熱、肺火上炎、喉痛聲啞、面腫口渴、失音聲啞、心煩身熱或口舌發痛有療效。

使用注意事項

腸胃虛弱或容易腹瀉者、高血壓患者或高齡者、心臟或腎臟有功能障礙者、迄今為止曾對本藥有過敏者。

- 孕婦或可能懷孕者等，請事先諮詢中醫師。

杏蘇散（日本用方）

以紫蘇葉、五味子、大腹皮、烏梅、杏仁、陳皮、桔梗等配合而成的處方。

療效

對治療咳嗽、化痰有效。

此方適用於流行性感冒、慢性氣管炎、鼻塞、咳嗽、小兒吐乳症等。

玉屏風散（台灣常用方）

一般中藥處方。

療效

身體虛弱、容易疲勞、容易感冒者適用。對疲勞倦怠、盜汗、多汗症有療效。對於表虛自汗及易感風邪者亦具療效。

本方為治療表虛外感自汗的常用方。身體虛弱、皮肌鬆懈、容易感冒、汗出疲倦、病後體虛汗出不止或痲疹出後體虛餘熱。

銀翹散（台灣常用方）

療效

於無感覺寒冷者使用。針對感冒、咽喉炎、扁桃腺炎、口乾痲疹等之發熱頭痛、惡風、咳嗽、胸悶喉痛、牙痛、小便赤濁有療效。

苦參湯

配合苦參的處方。

療效

對治療白癬、皮膚潰爛、汗瘡、皮膚搔癢、皮膚炎、乾癬、潰瘍性皮膚炎、汗疱疹等有效。

使用注意事項

- 以水煮出之汁液為外用藥。請注意勿誤用吞服。

祛風解毒散（湯）

療效

本方用於喉嚨腫痛之情況。

此外，對治療扁桃腺炎、咽喉炎、聲帶炎、蜂窩性組織炎、癰疽有不錯的效果。

使用注意事項

- 呼吸道感染者請一邊漱口一邊慢慢吞服。
- 腸胃虛弱而易腹瀉者、懷孕或可能懷孕者、心臟或腎臟有功能障礙者、高血壓者、高齡者等，欲服用本藥前請諮詢中醫師。

雞肝丸

療效

見效於改善虛弱體質。對於視力衰弱、老花眼、近視、乾眼症等具療效。

桂薑棗草黃辛附湯

新收錄之處方。

療效

適用於年長或身體虛弱且感覺身體寒冷者。對感冒、急性鼻炎、支氣管炎、過敏性鼻炎、神經痛、關節疼痛具有療效。

桂枝越婢湯

越婢加朮湯（224頁）之類方。

療效

適用於體力中等以下者。對水腫、類風溼性關節炎、風溼熱、關節炎、急性腎炎、腎溼疹有療效。

桂枝加芍藥生薑人參湯

桂枝加芍藥湯（253頁）的類方。

療效

對劍突處有悶塞感、腹痛、手腳疼痛、急慢性腸炎、慢性腹膜炎、疝氣、尿路感染、神經痛有療效。

使用注意事項

● 曾對本藥有過敏者、孕婦或可能懷孕者、心臟或腎臟有功能障礙者、高血壓者、正在接受醫師治療者等等，請事先針對該情況諮詢中醫師。

桂枝芍藥知母湯（台灣常用方）

療效

可治療風寒濕痺的現象，適用於有手腳或各關節之慢性腫痛、身體衰弱、頭眩身重、皮膚乾燥等狀況者。

針對類風溼性關節炎、關節炎、神經痛、關節病變、關節炎、關節腫痛、肌肉萎縮、下肢運動障礙及知覺麻痺有療效。

桂枝二越婢一湯

自越婢加白朮湯（244頁）中去朮，麻黃、石膏份量減半，並加入桂枝、芍藥之類方。

療效

適用於體力衰弱者。對治療關節腫脹、關節疼痛、風溼性關節炎、退化性關節炎、肌肉痠痛、下肢冰冷、雷諾氏症候群有效。

桂枝二越婢一湯加朮附

越婢加朮湯（244頁）之麻黃、石膏份量減半、並加入桂枝、芍藥、附子之類方。

療效

用於體力不佳者。對治療關節腫脹、關節疼痛、風溼性關節炎、類風溼性關節炎、退化性關節炎、下肢冰冷、雷諾氏症候群有效。

荊防敗毒散（台灣常用方）

療效

針對急性化膿性皮膚疾病如：癰疽、乳腺炎、頭瘡、蕁麻疹、疥癬、上顎洞化膿症、溼疹的初期治療有效。

使用注意事項

●對本藥曾有出疹、搔癢等過敏症狀者、腸胃虛弱且容易腹瀉者、孕婦或可能懷孕者、有水腫者、高血壓者、高齡者等，請向中醫師諮詢該狀況。

雞鳴散加茯苓

療效

對腳部有疲乏感、感覺遲鈍、小腿部有緊繃、壓痛、心悸、腳部有水腫等腳氣症狀，如：初期腳氣、浮腫性腳氣等之治療。

外台四物湯

此為新收錄之一般中藥處方。

療效

對喉嚨痛、聲音沙啞之感冒、鼻咽炎、咽喉炎、聲帶炎、咽喉異物感有效。

堅中湯

療效

用於身體虛弱者。對慢性胃炎、胃食道逆流、過度換氣、咽喉異物感、喉頭炎、上呼吸道發炎、妊娠嘔吐、腹痛、神經衰弱、神經性胃炎、心臟神經症之治療有效。

使用注意事項

●對本藥曾有過敏症狀者、孕婦或可能懷孕者、心臟或腎臟有疾患者、高血壓者或高齡者等，請事先諮詢中醫師。

甲字湯

桂枝茯苓丸（256頁）之類方。

療效

見效於治療較有體力，但有時出現下腹部疼痛、肩膀僵硬、頭部沉重、暈眩、頭暈且腳底發冷等症狀者之月經失調、月經異常、經痛、習慣性流產等之治療。

對於更年期障礙、子宮疾患、子宮內膜炎、卵巢炎、骨盆腔炎、慢性腎炎、睪丸炎、結膜炎、皮肉傷、凍傷、黑斑等。

使用注意事項

●對本藥曾有出疹、搔癢等過敏症狀者需小心用藥。

●孕婦或可能懷孕者、心臟或腎臟有功能障礙者、有水腫者、高血壓或高齡者等，服用藥物前請事先諮詢中醫師，以確保用藥安全。

香砂平胃散（台灣常用方）

平胃散（293頁）的類方。

療效

適用於胃部有消化不良（慢性發炎）之傾向時。

對食慾不振、小兒消化不良、厭食症、慢性胃炎、慢性膽囊炎、胃下垂有效。

香砂養胃湯

療效

見效於治療胃部虛弱、胃下垂、慢性腸胃炎、慢性腹膜炎、胃下垂、胃功能弛緩、小兒發育不良等等症狀。

使用注意事項

- 高血壓或高齡者、心臟或腎臟有疾者、有水腫者、曾對本藥過敏者、孕婦或可能懷孕者等。
- 使用前請事先諮詢中醫師，以確保用藥安全。

香砂六君子湯（台灣常用方）

六君子湯（299頁）中加入香附子、藿香、縮砂仁之類方。

療效

適用於腸胃虛弱者，有無食慾、劍突處有阻塞感且易疲勞，或因貧血症而使手腳易冰冷等諸狀況時。對治療胃炎、消化不良、胃痛、嘔吐、慢性胃炎、慢性腸炎、食慾不振、胃潰瘍、胃弱、瀉痢、胃下垂等有效。

使用注意事項

- 高血壓或高齡者、心臟或腎臟有疾者、有水腫者、曾對本藥過敏者需小心用藥。
- 孕婦或可能懷孕者等，使用前請事先針對身體狀況，諮詢中醫師再用藥。

厚朴生薑半夏人參甘草湯

療效

見效於治療慢性腸胃炎，如：中虛氣滯、嘔逆、痞滿不食、胃腹脹滿、消化不良、泛吐清水、大便溏瀉等症狀。

使用注意事項

- 對本藥曾有出疹、發紅、搔癢等過敏症狀者、孕婦或可能懷孕者需小心用藥。
- 心臟或腎臟有功能障礙者、有水腫者、高血壓或高齡者、正在接受醫師治療者等，請事先針對該情況諮詢中醫師之後，再正確使用藥物。

杞菊地黃丸（台灣常用方）

於六味丸（302頁）中加入枸杞子、菊花的類方。

療效

適用於容易疲勞、尿量減少或尿多卻時而口渴者。目赤腫痛、久視昏暗、迎風流淚、怕日羞明、頭暈盜汗、潮熱足軟。

對因老化而生的眼睛或耳朵之疾病（眼睛疲勞、留眼淚、老花、輕微重聽）、眼睛疲勞、頭暈、頭重、暈眩、排尿困難、頻尿、水腫等有效。

牛膝散

療效

體力較佳者適用。對月經失調、月經不來、子宮疾患、經痛、帶下、習慣性流產、不孕症等有效。

使用注意事項

●曾對本藥過敏者（出疹、發紅、搔癢）、孕婦或可能懷孕者、正在接受醫師治療者等，請事前針對該情況諮詢中醫師。

五物解毒散

療效

對皮膚搔癢或溼疹、癰疽、癤、疔、乳腺炎、乳房纖維囊腫、蕁麻疹、溼疹、乾癬、面皰、禿髮等症有療效。

使用注意事項

●如果是腸胃虛弱而易腹瀉者、對本藥曾有出疹、發紅、搔癢等過敏症狀者、孕婦或可能懷孕者，以及正在接受醫師治療者等，請事前針對該情況諮詢中醫師，然後再行用藥，以確保用藥安全，保障健康。

柴葛解肌湯（台灣常用方）

療效

適用於無腸胃功能障礙、也不虛弱者。

對有流汗、口渴、鼻腔乾燥、持續發熱、失眠、手腳疼痛等症狀的重感冒、流行性感冒、肺炎、諸熱性病有效。

柴葛湯加川芎辛夷

為柴葛解肌湯的類方，也可說是葛根湯合小柴胡湯加川芎辛夷。

療效

使用於體力中等以上者，對扁桃腺肥大、中耳炎、乳腺炎、耳鳴、重聽、慢性鼻竇炎、慢性鼻炎症狀有療效。

柴梗半夏湯

療效

用於有體力者。針對感冒之持續惡化、支氣管痙攣之劇烈咳嗽、流行性感冒、上呼吸道感染、支氣管炎、支氣管喘息有療效。

柴胡枳桔湯加五味

療效

適用於有體力者。對感冒之惡化、支氣管痙攣之劇烈咳嗽、支氣管炎、支氣管喘息症、肺炎、肺氣腫、肋膜炎有效。

柴胡疏肝湯（台灣常用方）

於四逆散（267頁）中加入香附、川芎、青皮、梔子、乾薑之類方。

療效

適用於稍顯神經質者。對胸側痛、脇腹疼痛有療效。

此方適用於乳腺增生、慢性肝炎、慢性胃炎、胃潰瘍、十二指腸潰瘍、肝硬化、膽囊炎、越結石、肋間神經痛、胃神經官能症、更年期綜合症、婦女痛經。

柴芍六君子湯

六君子湯（299頁）中加入柴胡、芍藥之類方。

療效

適用於腸胃虛弱者，有劍突處阻塞感、食慾不振、貧血、身體寒冷之傾向等狀況。對治療胃炎、胃下垂、消化性潰瘍、消化不良、食慾不振、慢性腸炎、胃痛有效果。

使用注意事項

- 如果是高血壓或高齡者、心臟或腎臟有疾者、水腫者、迄今為止曾對本藥有過敏症狀（例如：出疹、發紅、搔癢）者。孕婦或可能懷孕者等，請事先針對該情況諮詢中醫師。

柴蘇飲

小柴胡湯（272頁）之類方。

療效

為新收錄之處方。對耳朵有閉塞感、耳鳴等有療效。

適用於中耳炎、耳下腺炎、耳咽炎、重聽、扁桃腺炎、急性淋巴腺炎、頸部淋巴腺炎。

左突膏

外用的軟膏劑。

療效

為針對化膿性的紅腫有效果之軟膏，如：蜂窩性組織炎、無名腫毒、癰疽、疔瘡等。

四逆加人參湯

四逆湯中加入人參之類方。

療效

適用於因虛弱或體力消耗而手腳冰冷者。對感冒、肺炎、腸胃型感冒、急慢性腸胃炎、下痢、流行性感冒、胃腸炎、消化不良、慢性心臟衰竭、手足冰冷、噁心想吐等有療效。

四逆湯（台灣常用方）

療效

適用於因虛弱或體力消耗而手腳冰冷者。對感冒、肺炎、腸胃型感冒、急慢性腸胃炎、下痢。消化不良症、黃疸、脫汗症、噁心想吐等有療效。

滋血潤腸湯

療效

用於身體虛弱者。針對便祕、伴隨便祕之頭暈、習慣性便祕、老人性便祕、夜尿、痔瘡、頭暈、頸部僵硬有療效。

紫根牡蠣湯

療效

應用於消耗性疾患之輔助治療。對楊梅瘡毒、無名頑瘡、極癢瘡惡之症有效。也適用於慢性乳腺炎、皮膚疾病。

梔子豉湯（台灣常用方）

療效

使用於胸部有閉塞感（感到胸部有悶塞感）者。見效於精神衰弱、失眠症、盜汗、多夢、健忘、驚悸、口內炎之治療。

滋腎通耳湯

療效

此為新收錄之一般處方。

用於年長者或體力衰弱者。對視力不良、眼睛疼痛、聽力障礙、中耳炎、梅尼爾氏症、眼睛疲勞、乾眼症有效。

滋腎明目湯

此為新收錄之一般處方。

療效

用於年長者或體力衰弱視力不良

柿蒂湯

對打嗝之治療有效。如：呃逆、噯氣、胃食道逆流、橫膈膜痙攣。

鷓鴣菜湯

療效

也稱作三味鷓鴣菜湯。

有驅除蛔蟲之療效。如：小兒面黃肌瘦、腹大食少、消化不良、時吐時瀉。

蛇床子湯

療效

對皮膚潰爛、搔癢、乾癬、白癬、慢性皮膚炎、異位性皮膚炎、黴菌性皮膚炎等之治療有效。

使用注意事項

●因為是外用藥，請注意勿吞服。

蒸眼一方

療效

對針眼、結膜炎、流行性結膜炎、角膜炎、針眼、麥粒腫之治療有效。

使用注意事項

●將水煎後的汁液用以洗眼，或以溫溼布敷貼於眼皮上。

●藥的水煎方式或使用方法，請於充分理解說明文書或中醫師之說明後再正確使用。

生薑瀉心湯

半夏瀉心湯（291頁）中加入生薑的類方。

療效

適用於劍突處有阻塞感、有打隔症狀的情況。

針對食慾不振、胸悶、噁心想吐、嘔吐、下痢、腸胃炎、口臭、胃酸過多、消化不良、腹痛、腹瀉等症狀有效。

使用注意事項

●高血壓或高齡者、心臟或腎臟有疾者、水腫、或曾對本藥有出疹或搔癢等過敏症狀者、孕婦或可能懷孕者，於使用本藥前請事先針對該狀況諮詢中醫師。

小承氣湯（台灣常用方）

療效

對治療便祕、急性熱病、習慣性便祕、高血壓、肥胖症、食物中毒、小兒急癲、癲癇、精神分裂症、宿食、破傷風、赤痢、尿閉，本方主治痞、滿、燥之症。

使用注意事項

●孕婦或正在接受醫師治療者，請事先諮詢中醫師。

小青龍湯加石膏

為小青龍湯（273頁）中加入石膏的類方，也稱為小青龍湯合麻杏甘石湯。

療效

適用於喉嚨乾渴之情況。對支氣管炎、支氣管氣喘、支氣管哮喘、鼻炎、過敏性鼻炎、急性支氣管炎、肺炎、肺癌、有稀薄水狀痰液之咳嗽等有不錯的療效。

使用注意事項

●身體虛弱者、高血壓或高齡者、心臟或腎臟有疾者、水腫者、孕婦或可能懷孕者，宜小心使用。

●曾對本藥有如出疹或搔癢等過敏症狀者，請事先針對該情況，諮詢中醫師之後再用藥以確保用藥安全。

小青龍湯加杏仁石膏

小青龍湯（273頁）的類方。

療效

對治療支氣管氣喘、支氣管擴張症、急慢性支氣管炎、過敏性咳嗽、小兒氣喘、鼻炎、過敏性鼻炎有不錯的療效。

使用注意事項

●虛弱者、高血壓或高齡者、心臟或腎臟有疾者、孕婦或有懷孕可能者、曾對本藥過敏者，請諮詢中醫師。

小續命湯（台灣常用方）

療效

適用於年長或體力衰弱者。

針對高血壓伴隨的暈眩、耳鳴、頭痛等症狀，關節痛、神經痛、腦中風的後遺症等之改善皆有效果。

也可治療中風、不省人事、偏癱麻木眩暈、涎鳴、痦痖厥冷及風痺腳氣、外顯六經形證者。

椒梅湯

療效

有驅除蛔蟲之功效。

此方對於治療急慢性腸胃炎、急性痢疾、消化不良、腸阻塞也有良好效果。

逍遙散（台灣常用方）

療效

針對身體寒冷、虛弱體質、月經失調、更年期障礙、子宮疾患等有療效，亦稱為八味消遙散。

此方也適於神經官能症、憂鬱症、子宮內膜異位症、子宮肌瘤、經前緊張症、乳腺小葉增生等疾病。

對於更年期綜合症、慢性肝炎、膽石症、胃及十二指腸潰瘍、視神經炎、視乳頭炎、慢性甲狀腺炎也有治療效果。

使用注意事項

●高血壓或高齡者、心臟或腎臟有功能障礙者。

●孕婦或可能懷孕者、過去曾對本藥有過敏症狀（出疹、發紅、搔癢）者等，請事先針對該情形諮詢中醫師。

秦艽羌活湯

療效

可治療有搔癢症狀的痔瘡疾患。此方也可治療皮膚炎、皮膚溼疹、痔瘡、肛門癢痛、乾癬等症狀。

秦艽防風湯

療效

見效於治療因痔瘡、便祕、痔核疼痛、脫肛等造成的排便疼痛等症狀。

使用注意事項

- 高血壓者或高齡者、心臟或腎臟有疾者、孕婦或可能懷孕者需小心用藥。
- 曾因本藥產生過敏症狀（例如出疹、發紅、搔癢）者，請事先諮詢中醫師。

神仙太乙膏

此為新收錄之一般處方。

療效

為軟膏。對於割傷、搔癢、蚊蟲叮咬、擦傷、燒燙傷、刀傷、皮膚搔癢等具有療效。

參苓白朮湯（台灣常用方）

療效

適用於消瘦而面色不佳，無食慾、有持續下痢之傾向時。針對食慾不振、慢性腹瀉、慢性胃腸炎、慢性痢疾、消化不良症、胃下垂病後的體力不足、疲勞倦怠等有效。

使用注意事項

- 高血壓者或高齡者、心臟或腎臟有功能障礙者，請洽詢中醫師。
- 懷孕或可能懷孕者應請教中醫師後再用藥。

清肌安蛔湯（台灣常用方）

小柴胡湯（272頁）中去大棗，並加入海人草、麥門冬之類方。

療效

有驅除蛔蟲之療效。對於慢性咽喉炎、慢性支氣管炎、肺炎、肺結核、腹脹腹痛、小兒疳積。

清溼化痰湯

療效

適用於背部感到寒冷之情況。對神經痛、關節痛、筋肉痛、肋膜炎、背痛、腰痛、肌肉神經痛、關節痛之治療有效。

清上蠲痛湯

也稱做祛風蠲痛湯。

療效

針對顏面疼痛、頭痛、三叉神經痛、神經性頭痛、眉稜骨痛、牙痛、胸痛等有療效。

使用注意事項

●高血壓者或年長者、心臟或腎臟可能有疾者，請諮詢中醫師。

●懷孕或可能懷孕者應請教中醫師後再用藥。

清熱補氣湯

為新收錄之處方。

療效

適用於腸胃虛弱者。針對口腔、舌頭發炎疼痛、消化不良、慢性腸胃炎、口內炎、舌炎有療效。

清熱補血湯

為新收錄之處方。

（台灣常用方）

療效

適用於腸胃無虛弱、但有貧血傾向而體力衰弱、皮膚乾燥者。針對口腔、舌部的粗乾疼痛、慢性腸胃炎、腸吸收功能障礙、貧血、皮膚乾燥、口腔炎有療效。

折衝飲（台灣常用方）

療效

適用於月經失調、經痛之治療。對於治療子宮肌瘤、子宮內膜異位症、卵巢囊腫、骨盆腔炎症、痛經也有效。

使用注意事項

●腸胃虛弱者、孕婦等，用藥前請諮詢中醫師。

洗肝明目湯

為新收錄之處方。

療效

針對眼睛充血、硬化性角膜炎、角膜實質炎、鞏膜炎、虹彩炎、綠內障、高齡者的眼睛乾澀之改善有效。

千金雞鳴散

療效

針對有皮肉外傷之腫與疼痛、腳氣、水腫、慢性腎炎、皮膚發炎紅腫熱痛有治療之效。

使用注意事項

●腸胃虛弱且容易腹瀉者、曾因本藥而有出疹、搔癢等過敏症狀者、孕婦或可能懷孕者等，請事先針對上開情況諮詢中醫師。

千金內托散

為一般中藥處方。

療效

適用於虛弱傾向者。針對化膿性皮膚疾患的初期或輕度症狀之治療，如：肛門周圍炎、化膿性乳腺炎、淋巴腺炎、化膿性中耳炎、外耳道炎、皮膚潰瘍等之治療也有效果。

喘四君子湯

為新收錄之處方。

療效

適用於年長者或腸胃虛弱者，對於過敏性氣喘、小兒氣喘、胃腸虛弱、慢性腸炎、胃癌、胃潰瘍、嘔吐、過敏性氣喘有療效。

錢氏白朮散

療效

對兒童的消化不良、感冒時的嘔吐、下痢、慢性胃腸炎、消化不良、胃下垂、吸收不良之治療有效。

使用注意事項

● 針對孩童消化不良之治療，需注意藥劑的使用量之後再給予服用。

續命湯

療效

本方適於身體無虛弱者，在出現言語不清或手腳麻痺等症狀時使用。

針對高血壓隨附之暈眩、耳鳴、頭痛等症狀，關節痛、神經痛、水腫、氣喘、支氣管炎、腦溢血、腦軟化症有效。

對於腦中風的後遺症：例如手腳麻痺、半身不遂、顏面神經麻痺、言語障礙等的改善，也有治療的效果。

蘇子降氣湯（台灣常用方）

療效

針對腳部冰冷者因慢性支氣管炎、喘息性支氣管炎而有呼吸困難之傾向之治療有效。

對於肺氣腫、耳鳴、吐血衄血、水腫腳氣等有療效。

大黃附子湯

療效

本方適用於治療有身體寒冷之症狀者。

對治療便祕、腹痛、胃痙攣、腸痙攣、腎盂腎炎、腎臟結石、膽結石、胰臟炎、游離腎、疝氣、坐骨神經痛、肋間神經痛、偏頭痛、慢性闌尾炎、神經痛等症狀也有效果。

大半夏湯

療效

對嘔吐之治療有效。

本方適用於妊娠嘔吐、慢性胃腸炎、胃下垂、水腫性腳氣、滲性肋膜炎。

澤瀉湯

自五苓散（260頁）中去除豬苓、茯苓、桂枝之類方。

療效

適用於感覺胃中有水分積滯者。針對暈眩、頭重、習慣性頭痛、偏頭痛、三叉神經痛、水腫有效。

竹葉石膏湯（台灣常用方）

去除麥門冬湯（289頁）之大棗，並加入竹葉、石膏之類方。

療效

本方適用於體力衰弱者。對於流感、肺炎、以及有難排出之痰的咳嗽、支氣管炎、支氣管氣喘、麻疹、百日咳、支氣管喘息、肺氣腫、肺壞疽、肺結核、呼吸困難、口渴、糖尿病、尿崩症等具有療效。

知柏地黃丸（台灣常用方）

為六味丸（302頁）的類方。

療效

適用於年長者等易感疲勞但無腸胃功能障礙、臉部或手腳發熱、尿量減少或多尿、有口渴症狀者之治療。

對於排尿困難、頻尿、水腫、腰痛足痠、自汗盜汗、頭暈目眩、耳鳴、重聽、舌燥喉痛等也有治療效果。

中黃膏

療效

對急性化膿性皮膚病的初期、皮肉傷、筋骨的扭傷與挫傷等有療效。

使用注意事項

● 曾對本軟膏有過敏症狀者，有滲疹、皮膚潰爛、燒燙傷者，傷口化膿者，請事先向中醫師諮詢，以確保用藥安全。

● 懷孕或可能懷孕者應請教中醫師後再用藥。

中建中湯

大建中湯（279頁）中加入桂枝、芍藥、甘草、大棗之類方。也稱為大建中湯合小建中湯。

療效

適用於消化器官日漸衰弱者。見

效於因寒冷而生腹痛之下痢或便祕。以及對慢性腸胃炎、吸收不良、少腹疼痛、子宮內膜炎、骨盆腔炎等有療效。

丁香柿蒂湯

療效

適用於病後或體質虛弱者。對打嗝、腸胃虛弱等有療效。如：呃逆、胃氣虛寒、橫膈膜痙攣、噯氣等。

定悸飲

於苓桂朮甘湯（301頁）中加入牡蠣、吳茱萸、李根皮之類方。

療效

適用於容易暈眩搖晃者。用於心悸、有心悸症狀之精神不安症。如：精神官能症、神經性嘔吐、心律不整、眩暈症、梅尼爾氏症、失眠等之治療。

天王補心丸（台灣常用方）

療效

用於體質虛弱者。對失眠、精神不安、肩膀僵硬、呼吸困難、心悸、口渴、便祕、心煩、多汗、健忘之治療有效。

當歸飲

療效

針對產前產後的疾病障礙、產前產後腹痛、貧血、疲勞倦怠、暈眩、水腫、胎動不安、習慣性流產治療有效。

使用注意事項

- 腸胃虛弱易腹瀉者、曾對本藥有過敏症狀（出疹、搔癢等）者使用本方者需特別注意。
- 孕婦或可能懷孕者，請事先針對該情形諮詢中醫師。

當歸四逆湯（台灣常用方）

療效

用於熱性病因發汗過度而引起手足冷與脈微弱者。

對輕微凍傷、下腹部疼痛、下痢、經痛、腰痛、身體寒冷、手掌角皮症、坐骨神經痛、椎間板突出、脫疽、雷諾氏病、皮膚病呈現鬱血紫斑者、腸疝痛、慢性腹膜炎、子宮脫出、子宮及附屬器疼痛、婦科病腹痛、以下腹部為中心而腰部及下肢等處放散疼痛、冷症下利等之治療有效。

使用注意事項

- 高血壓或高齡者、心臟或腎臟有功能障礙者、水腫者、過去曾對本藥有如出疹、發紅、搔癢之過敏症狀者。

●孕婦或可能懷孕者，請事先針對該情形諮詢中醫師。

當歸芍藥散加黃耆鈎藤

在當歸芍藥散（286頁）中加入黃耆、鈎藤之類方。

療效

使用於早上因頭痛而醒者、有較缺乏體力、身體寒冷、貧血傾向；容易疲勞、時而下腹部疼痛、頭重、暈眩、肩膀僵硬、耳鳴、心悸等情況者。

本方對於治療高血壓的關聯症狀（頭痛、暈眩、肩膀僵硬、耳鳴、心悸等）以及自律神經失調也有療效。

對於月經不順、卵巢機能不全、月經困難、不孕症、習慣性流產、妊娠毒血症、早產、更年期障礙、低血壓、腦血管障礙、腦血管性痴呆、頻尿、殘尿、耳鳴也有治療效果。

當歸芍藥散加人參

當歸芍藥散（286頁）的類方，為新收錄之處方。

療效

本方適用於腸胃虛弱缺乏體力者、或因身體寒冷而有貧血傾向者、容易疲勞、時而下腹部痛、頭重、暈眩、肩膀僵硬、心悸等症狀者。

對於治療月經不順、月經異常、經痛、更年期障礙、產前產後或流產後所生之病症、頭重、肩膀僵硬、腰痛、腳部與腰部的冰冷、輕度凍傷、水腫、黑斑等也有治療效果。

使用注意事項

●孕婦或可能懷孕者，請事先針對該情形諮詢中醫師。

當歸貝母苦參丸

此方為配合了當歸、貝母、苦參等藥材之丸藥。

療效

針對尿路不順、排尿困難、尿路結石、慢性尿道炎、慢性膀胱炎、血尿之治療有效。

獨活葛根湯

葛根湯（247頁）中加入地黃、獨活之類方。

療效

本方適用於治療五十肩或肩膀僵硬，如：肩關節周圍炎、冰凍肩、頸臂症候群、手麻、網球肘等症狀。

使用注意事項

●腸胃虛弱而易腹瀉者、高血壓或高齡者、心臟或腎臟有功能障礙者、水腫者、過去曾對本藥有過敏症狀者需小心用藥。
●孕婦或可能懷孕者，請事先針對該情形諮詢中醫師。
●兒童不得使用本藥。

獨活寄生湯

療效

適用於體力消耗、有水腫傾向、因寒冷而生的疼痛更加惡化者。對腰痛、關節痛、風溼、風溼性關節炎、類風溼性關節炎、坐骨神經痛、椎間盤突出之治療具有相當不錯的療效。

獨活湯

此方配合了獨活、羌活、防風等等之藥材。

療效

對治療因寒冷而產生之手腳伸展疼痛有效。

如：慢性關節炎、風溼性關節炎、類風溼性關節炎、坐骨神經痛等有效。

使用注意事項

●腸胃虛弱而易腹瀉者、高血壓或高齡者、心臟或腎臟有功能障礙者、水腫者。
●過去曾對本藥有過敏症狀者需加以注意。
●孕婦或可能懷孕者等，請事先針對該情形，諮詢中醫師。

排膿散

療效

針對化膿性皮膚病之初期或輕症之治療有效。

例如：疼痛性化膿疾病、乳腺炎、皮下膿瘍、扁桃腺炎、膿症等。

使用注意事項

●孕婦或可能懷孕者，請事先諮詢中醫師。

排膿湯

療效

針對化膿性皮膚病之初期或輕症之治療有效。

如：癰、淋巴腺炎、蜂窩性組織炎、齒齦炎、眼瞼麥粒腫、肛門周圍炎、乳腺炎等。

使用注意事項

●高血壓或高齡者、心臟或腎臟有功能障礙者需加以注意。
●有水腫症狀、或過去對本藥有過敏症狀（出疹、發紅、搔癢）者用藥皆需加以注意。
●孕婦或可能懷孕者等，請事先諮詢中醫師。

八解散

為六君子湯（299頁）之類方。

療效

針對治療腸胃虛弱者，伴有發燒、下痢、嘔吐、食慾不振等前述任一症狀之感冒有療效。

本方也適用於治療體質虛弱之發燒、慢性腸胃炎、胃食道逆流、消化不良等症狀。

八味疝氣方

療效

對急性腰痛之治療有效。如：急性腰扭傷、坐骨神經痛、疝氣、腹痛等。

使用注意事項

- 針對本藥之使用法，請於充分理解用藥說明文書或中醫師之說明後，再行用藥。
- 容易腹瀉者不得使用，因此若有此情形，請事先告知中醫師。

半夏散及湯

療效

對喉嚨痛之治療有效。如：咽喉炎、鼻咽炎、聲帶炎、扁桃腺炎等症引起之喉嚨痛。

使用注意事項

- 針對本藥之水煎法或使用方法等，請於充分理解中醫師之說明後，正確用藥。

白朮散

為新收錄之處方。

療效

針對產前產後之養生、體力回復有效。

例如：產前產後之貧血、倦怠、頭暈目眩、四肢痠軟無力、心悸、睡眠障礙。

白朮子附湯

療效

適用於手腳冰冷，且有頻尿傾向的患者。

本方對於神經病、慢性關節炎、類風溼性關節炎、退化性關節炎、關節腫痛、肌肉神經痛之治療有效果。

使用注意事項

- 本藥之使用方法，請於充分理解中醫師之說明後，正確用藥。

白虎加桂枝湯

白虎湯中加入桂枝的類方。

療效

見效於喉嚨乾渴發熱之治療。

本方適用於咽喉炎、肺炎、麻疹、流行性腦膜炎、風溼性關節炎、糖尿病、心肌炎之治療。

使用注意事項

●腸胃虛弱而身體寒冷者、高血壓或高齡者、心臟或腎臟有功能障礙者、水腫者。

●過去曾對本藥有過敏症狀（例如：出疹、發紅、搔癢等）者需加以注意。

●孕婦或可能懷孕者等等，請事先針對該情形，諮詢中醫師。

白虎湯

配合了知母、粳米、石膏、甘草等生藥之處方。

療效

見效於喉嚨乾渴發熱之治療。如咽喉炎、肺炎、麻疹、流行性腦膜炎、風溼性關節炎、口腔潰瘍、心肌炎等症。

使用注意事項

●腸胃虛弱而身體寒冷者、高血壓或高齡者、心臟或腎臟有功能障礙者、水腫者。

●過去曾對本藥有過敏症狀（例如：出疹、發紅、搔癢等）者需加以注意。

●孕婦或可能懷孕者等，請事先針對該情形諮詢中醫師。

不換金正氣散

平胃散（293頁）中加入半夏、藿香之類方。

療效

胃部消化機能衰弱，且有噁心想吐或消化不良之傾向時使用。

針對急性胃炎、慢性胃炎、胃下垂、消化不良、食慾不振、胃腸型感冒、嘔吐、腹瀉等之治療有效。

伏龍肝湯

療效

對妊娠嘔吐、噁心、咽喉異物感、消化不良、胃食道逆流等病症有療效。

使用注意事項

●曾對本藥有過敏症狀（出疹、搔癢等）者、正在接受醫師治療者，請事先針對該情形，諮詢中醫師後再用藥。

茯苓飲加半夏

為茯苓飲（292頁）中加入半夏之類方。

療效

適用於有噁心想吐或胸悶、尿量減少之情況。對胃炎、胃下垂、胃酸症狀之治療有效。

因源自茯苓飲，故經常運用在

多胸悶或打嗝、胃炎、胃下垂、胃酸過多之情況。

茯苓杏仁甘草湯

為新收錄之處方。配合了茯苓、杏仁、甘草等藥材之處方。

療效

對心悸（心跳過快）、心律不整、心臟衰竭、呼吸困難、支氣管氣喘有療效。

對於神經性咽喉異物感之治療也有效果。

茯苓四逆湯

療效

虛弱者或因消耗性疾患而手腳冰冷、身體疼痛、心悸、排尿困難者適用。

對急性下痢或嘔吐、胃下垂、胃腸性神經衰弱、膽石症、慢性尿道炎、慢性膀胱炎、心律不整等病症也有療效。

茯苓澤瀉湯

療效

適用於吐後感到口渴之情況。對胃及十二指腸潰瘍、慢性胃炎、胃癌、胃下垂、胃食道逆流等症具有療效。

使用注意事項

- 高血壓或高齡者、心臟或腎臟有功能障礙者、過去曾對本藥有過敏症狀者。
- 孕婦或可能懷孕者等，請諮詢中醫師。

附子粳米湯

為新收錄之處方。

療效

適用於欠缺體力者。針對因寒冷而腹痛、胃痛等症狀，具有療效。

本方也適用於腸疝痛、胃痙攣、胃潰瘍、腹膜炎、胰臟炎、幽門狹窄症等之治療。

附子理中湯

在整建腸胃機能的人參湯（288頁）中加入附子之類方。

療效

適用於極度手腳冰冷、尿量多者。針對腸胃虛弱、下痢、嘔吐、胃腸炎、胃痛、胃下垂、消化不良、胃及十二指腸出血具有治療的效果。

扶脾生脈湯

為新收錄之一般中藥處方。

療效

本方針對出血或有出血傾向之症狀有效。

如：胃及十二指腸潰瘍、痔瘡出血、肺心病、心肌梗塞、心律衰竭有效。

使用注意事項

- 關於本藥之使用方法，請於充分理解中醫師之說明以後，再行用藥。
- 懷孕或可能懷孕者視情況增減用藥以確保安全。

分消湯

亦稱作實脾飲。

療效

針對有水腫、尿量稀少之症狀有不錯療效。

例如：滲出性腹膜炎、腎炎、腹水、肝硬化、尿毒症等種種病症皆具效果。

使用注意事項

- 迄今曾對本藥有過敏症狀（出疹、發紅、搔癢等）者需加以注意。
- 孕婦或可能懷孕者，視情況增減用藥。
- 正在接受醫師治療者等，請於事先針對該情形向中醫師提出諮詢後再用藥。

防已茯苓湯

療效

適用於手腳有水腫或冰冷之傾向的情況時。

對手腳疼痛、痲痺感、水腫、暈眩、腎炎、妊娠腎炎、手足浮腫、振顫、腳氣、尿毒症、癲癇等具有療效。

使用注意事項

- 高血壓或高齡者、心臟或腎臟有功能障礙者、過去曾對本藥有過敏症狀（出疹、發紅、搔癢等）者。
- 孕婦或可能懷孕者等，請諮詢中醫師。

補氣建中湯

療效

適用於腸胃弱而有腹部脹滿感者之治療，如胃潰瘍、胃下垂、慢性腸胃炎、胃食道逆流、消化不良之治療。

補肺湯

療效

針對咳嗽、聲音沙啞、肺炎、肺結核、支氣管擴張、聲帶炎之改善有療效。

使用注意事項

- 關於本藥之使用方法，請於充分

理解中醫師之說明後再行用藥。

補陽還五湯

療效

本方可用於腦中風後遺症狀之改善。

另外如腦血栓、腦溢血後遺症、顏面神經麻痺、冠心病、心絞痛、心肌梗塞也有效。

使用注意事項

●關於本藥之使用方法，請於充分理解中醫師之說明後再行用藥。

奔豚湯

療效

對精神不安症、歇斯底里、陣發性心悸之治療有效。

如：精神官能症、焦慮、憂鬱、躁鬱、心律不整等各病症。

使用注意事項

●關於本藥之使用方法，請於充分理解隨附之說明文書或中醫師之說明後，再行用藥。

麥味地黃丸

六味丸（302頁）中加入麥門冬、五味子之類方。

療效

如年長者等易疲勞、無腸胃機能障礙、尿量減少或多尿、口渴、喉中有濃痰、足部疼痛、腰痛、麻痺適用本方。

也適用於年長者之視力模糊、皮膚搔癢、排尿困難、頻尿、水腫、老人性咳嗽、虛弱性氣喘者之治療。

使用注意事項

●關於本藥之使用方法，請於充分理解中醫師之說明後，再行用藥。

明朗飲加菊花

苓桂朮甘湯（301頁）中加入車前子、細辛、黃連、菊花之類方。

療效

適用於有暈眩、搖晃、或有心悸且尿量減少者。

對眼睛充血、眼睛疼痛、眼睛疲勞等具有療效。

另外也適用於急慢性結膜炎、梅尼爾氏症、眩暈、視力模糊、乾眼症、中耳炎等症。

使用注意事項

●關於使用方法，請於充分聽取理解中醫師之說明後，再行用藥。

楊柏散

為外用之粉末。

療效

見效於扭傷、跌打損傷之治療。

如：扭挫傷、跌打損傷、慢性肌膜炎、慢性神經痛等症。

使用注意事項

●於較濃的生茶中，將粉末調和至適當的稠度後，塗抹於紗布上再敷貼。並請於一天中更換使用一至二回。

薏苡附子敗醬散

療效

用於缺乏體力者。針對無發燒症狀的下腹部疼痛之治療有效。

如：下腹部疼痛、慢性腹膜炎、骨盆腔炎、子宮內膜炎等各種下腹痛病症。

抑肝散加芍藥黃連

於抑肝散（298頁）中加入芍藥、黃連之類方。

療效

適合神經緊張者使用。對於肌肉緊繃抽搐、失眠、焦躁、顫抖具有療效。如：精神官能症、神經質、躁鬱、精神分裂症等。

苓桂甘棗湯

療效

用於有心悸、神經緊繃不安之狀況下使用。

如：心律不整、自律神經失調、睡眠障礙、心臟衰弱、精神疲倦之治療。

使用注意事項

●高血壓或高齡者、心臟或腎臟有功能障礙者、有水腫者、過去曾對本藥有過敏症狀（出疹、發紅、搔癢等）者！

●孕婦或可能懷孕者、正在接受醫師治療者等，請事先諮詢中醫師。

苓桂味甘湯

此方為新收錄於一般中藥的處方。

療效

用於手腳發冷、臉部潮紅者。對心悸、咳嗽、慢性咽喉炎、喉嚨之阻塞感、中耳炎、耳鳴、耳塞感、重聽之治療有效。

連珠飲

苓桂朮甘湯（301頁）之類方。

療效

使用於腸胃並不虛弱者。對因貧血而生之暈眩、心悸、呼吸困難、頭痛具有療效。

本方也適用於缺鐵性貧血、眩暈、呼吸換氣過度、偏頭痛、習慣性頭痛之治療。

中藥的最新研究基礎

改善混亂生理系統的中藥

相對於西藥中一般多使用單一的化合物，中藥則是以複合的生藥調配成處方，以生藥中深具療效的成分、濃縮其精華做為藥用。

在診斷部分，相對於西醫多在診斷病名後決定治療方式，中醫則是依患者整體的情形與症狀而決定要用什麼樣的藥來治療。

至於藥的作用機制，相較於西藥為直接攻擊細菌、病毒、癌細胞等病因，中藥則是以改善免疫系統或神經系統、內分泌系統等生理系統之混亂為其特徵。

中醫的任務除了治癒疾病外，也擅於預防。透過改善生理系統的混亂，可恢復健康的身體狀況，許多宿疾或慢性疾病也跟著消失。

中藥能有效改善免疫系統、神經系統、內分泌系統

中藥能調控人體免疫系統、神經系統或內分泌系統，其藥效能駕馭生理系統的體內物質，已透過動物實驗而得到明確證實。

例如，在中藥處方之中，可改善體力不足狀態的**十全大補湯**（270頁）或**補中益氣湯**（295頁），能恢復生理機能中不足的免疫力，並作用於腸道的免疫系統，補中益氣湯能恢復上呼吸道之黏膜免疫系統功能，並使鼻腔等處產生預防感染症狀的免疫球蛋白A抗體（Ig A）。

而經常用於治療感冒的**葛根湯**（247頁），則以迥異於阿斯匹靈的療效機制來抑制發燒症狀。

小青龍湯（273頁）因能促使產生減少感染感冒病毒的免疫球蛋白A抗體，展現了對抗感冒病毒之效果。此外，小青龍湯也被用於花粉症或氣喘等過敏症狀之治療，並能發揮控制肺部的免疫平衡的功能，使身體成為不易引發過敏之體質。

加味溫膽湯（330頁）已充分顯示可以促進腦內產

生阿茲海默痴呆症中所分泌不足的乙醯膽鹼（一種神經傳導物質）之合成酵素，或促進腦神經滋養因子之產生，並進一步達到改善有記憶障礙之實驗鼠的學習能力。而加味溫膽湯在臨床實驗報告中，也已證實能延緩阿茲海默痴呆症之發病進程。

中醫重視「量身訂製」之客製化醫療

中藥考慮到將精華劑中所含之多數成分，以藥物交互提升彼此的作用，發揮於生理中數個作用點，進而達到修復全身的效果報告顯示，中藥以口服方式為常態，從口而入的精華劑藥物，因存在於腸道內細菌所產生的酵素，藥物之部分構造產生變化而在體內成為療效成分，並能經由腸道所吸收。

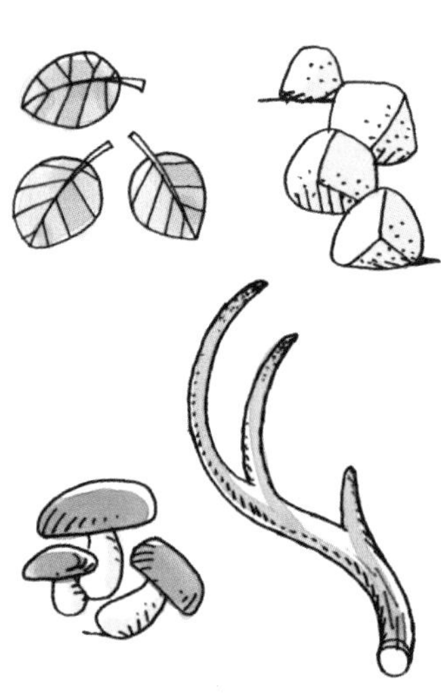

另一方面也已明白揭示，那些不易直接被身體吸收之成分，也能使腸道內免疫系統活性化，而給予身體作用之功能。

中醫治療著重患者本身之體質、全身之症狀作為「證」，並配合診斷，選出用以治療之中藥。此也意味著極度重視個體之治療。

在人類的全基因序列已獲解讀之情況下，即便在最先進的醫療技術中，也有以患者個人的遺傳基因資訊為基礎，進行客製化醫療之嘗試方向。而中醫近年已經開始運用重視個體之醫療技術，對照科學化的基因療法可相信，透過個人體質解析個別之「證」，其治療效果是指日可待的。

主要中藥一覽表

於自然界中存在之物質，有著特定療效之物便稱為生藥。在中醫裏，幾乎沒有將這些生藥單獨運用之情形，多配合兩種以上之生藥作為「中藥」使用。本處將介紹在本書中所運用之中藥的原料、功效、處方例等。

生藥名	原料、功效	處方例
阿膠	將驢皮或牛皮以水煮製成膠。含有膠原蛋白，可作為止血、強健身體之藥使用。	溫經湯、芎歸膠艾湯、炙甘草湯、豬苓湯、豬苓湯合四物湯
威靈仙	毛茛科鐵線蓮等之根或根莖。有鎮痛作用。	疏經活血湯、二朮湯
茵陳蒿	菊科茵陳蒿之花穗。利膽、改善肝功能之作用。	茵陳蒿湯、茵蔯五苓散
茴香	傘形科茴香屬之茴香果實。健胃、去痰作用等。	安中散
烏藥	樟科灌木天台烏藥的根。鎮痛、健胃作用等。	芎歸調血飲
延胡索	罌粟科植物延胡索及其同屬近緣植物之乾燥塊莖。有鎮痛作用等。	安中散
黃耆	豆科植物膜莢黃耆或內蒙古黃耆等之根部。除有止汗、利尿、強壯作用外，也有使血管末梢擴張、降血壓之良好功效。	黃耆建中湯、十全大補湯、清暑益氣湯、大防風湯、人參養榮湯、防已黃耆湯、補中益氣湯等

黃芩	為唇形科黃芩屬植物之根。除有消炎、解熱、利尿等作用外，也有抗過敏、預防肝功能障礙、利膽等功能，用於眾多處方中。	溫清飲、黃芩湯、黃連解毒湯、乙字湯、荊芥連翹湯、柴陷湯、柴胡加龍骨牡蠣湯等
黃柏	芸香科如黃檗、黃皮樹等植物之樹皮。除有健胃、消炎、整腸作用之外，也可對跌打損傷、神經痛等行外用之功。	黃連解毒湯、荊芥連翹湯、柴胡清肝湯、溫清飲、七物降下湯等
櫻皮	薔薇科植物如山櫻等櫻樹的樹皮。能解毒、止咳。	十味敗毒湯
黃連	毛茛科植物黃連之根莖。可作為健胃藥等。能鎮靜、防止下痢、抗發炎、抗消化性潰瘍、降血壓、預防動脈硬化等許多功效。	溫清飲、黃連解毒湯、黃連湯、荊芥連翹湯、柴陷湯、三黃瀉心湯、半夏瀉心湯等
遠志	為遠志科植物遠志之根。有去痰、鎮靜作用等。	歸脾湯、人參養榮湯等
艾葉	菊科植物艾的葉子。具有止血、強壯作用等。	芎歸膠艾湯
加工附子	毛茛科植物烏頭之乾燥塊根，經過炮製加工。	葛根加朮附湯、真武湯等
何首烏	為蓼科植物何首烏之塊根。用為強壯、緩下劑等。	當歸飲子
葛根	豆科野葛之根。有解熱、促進消化道運動之效，且對降血壓等循環系統也有功效。	葛根湯、葛根加朮附湯、葛根湯加川芎辛夷、香蘇散、參蘇飲等
滑石	為天然含水矽酸鹽塊狀體。有利尿、消炎作用等。	五淋散、豬苓湯、防風通聖散等

生藥名	原料、功效	處方例
瓜蔞根	葫蘆科植物瓜蔞的根。具抗消化性潰瘍之效。	柴胡桂枝乾薑湯、柴胡清肝湯
瓜蔞仁	葫蘆科植物瓜蔞之種子。可活化免疫系統等。	柴陷湯
乾薑	請參照生薑（364頁）。	柴胡桂枝乾薑湯、苓薑朮甘湯等
乾地黃	請參照地黃（363頁）。	芎歸膠艾湯、潤腸湯等
乾生薑	請參照生薑（364頁）。	十味敗毒湯、升麻葛根湯、二朮湯
甘草	豆科植物甘草及其近緣植物之根。被廣泛運用於鎮靜、止咳、抗消化性潰瘍、促進膽汁分泌、抗發炎、抗過敏、護肝、抑制肝功能障礙等。炙甘草則為甘草經蜜炙所得。	甘草湯、甘麥大棗湯、桔梗湯、四逆散、四君子湯、芍藥甘草湯、芍藥甘草附子湯等眾多中藥。在中藥處方中有七成的配合比例。
桔梗	桔梗科桔梗之根。有排膿、去痰、止咳、鎮痛、解熱、抗發炎、擴張血管末梢、降血糖等之作用。	桔梗石膏、桔梗湯、荊芥連翹湯、十味敗毒湯、排膿散及湯等
枳殼	請參照枳實（左項）。	荊芥連翹湯、五積散、潤腸湯等
枳實	基本上為柑橘等芸香科植物的未熟果實。可作為健胃、止瀉、去痰、排膿藥等。枳殼則為採集時間稍晚且較大型之果實的烘乾物。	四逆散、大柴胡湯、大柴胡湯去大黃、大承氣湯、竹茹溫膽湯、排膿散及湯、茯苓飲、麻子仁丸等

菊花	菊科植物菊花屬之首。得為解熱、鎮痛、消炎藥等。	鈎藤散
陳皮	芸香科植物柳丁等的成熟果皮。可作為健胃藥。	九味檳榔湯
羌活	傘形科植物羌活之根。作為出汗、鎮靜藥等。	川芎茶調散、疏經活血湯等
杏仁	薔薇科植物杏之種子。可止咳、去痰，對於改善排便症狀也有效果。	桂枝加厚朴杏仁湯、潤腸湯、麻杏甘石湯、麻子仁丸等
苦參	豆科植物苦參之乾燥根。有健胃、利尿、降血壓之良好作用。	三物黃芩湯、消風散
荊芥	唇形科植物荊芥的花穗。有濃烈香氣、有促進排汗、解熱、解毒、止血、鎮痛、抗發炎、緩解化膿症狀之功用。	荊芥連翹湯、十味敗毒湯、清上防風湯、消風散、治頭瘡一方等
桂枝	樟科樟屬植物桂枝及其同屬植物之樹皮，也稱作桂枝。中藥處方中所說的桂枝，宜解為桂枝為佳。有解熱、鎮靜、擴張末梢血管、抗血栓、抗發炎、抗過敏、殺菌、利尿等作用。	安中散、葛根湯、九味檳榔湯、桂枝加葛根湯、桂枝加朮附湯、桂枝湯、桂枝茯苓丸、桂麻各半湯、五積散、濟生腎氣丸等眾多中藥
膠飴	將米等利用麥芽糖化所得之糖。具滋養、強壯功效。	小建中湯、大建中湯
紅花	菊科植物紅花的管狀花。有增加血液流量等作用。	治頭瘡一方、通導散
香附子	莎草科莎草屬香附（俗稱土香）的塊莖。有抗發炎、鎮靜、鬆弛子宮等作用，多用於婦科疾病。	芎歸調血飲、女神散、香蘇散、滋陰至寶湯、川芎茶調飲等

生藥名	原料、功效	處方例
粳米	即粳米之玄米。有滋養、清涼之效。	麥門冬湯、白虎加人參湯
厚朴	木蘭科植物厚朴或凹葉厚朴之樹皮。除可應用於肌肉僵硬、痙攣等，也可作為健胃藥。	胃苓湯、九味檳榔湯、桂枝加厚朴、杏仁湯、半夏厚朴湯、平胃散等
牛膝	莧科植物牛膝等之根。有促進月經之作用。	濟生腎氣丸、疏經活血湯等
吳茱萸	芸香科植物吳茱萸等之果實。具保溫、鎮痛之作用。	溫經湯、吳茱萸湯等
牛蒡子	菊科植物牛蒡的果實。有消炎、解毒、排膿作用等。	柴胡清肝湯、消風散
胡麻	胡麻科植物胡麻之種子。可滋養強壯等。胡麻油為軟膏之基底劑。	消風散、紫雲膏
五味子	木蘭科植物北五味子等之果實。可止咳。	小青龍湯、清暑益氣湯等
柴胡	傘形科三島柴胡之根。作為解熱、消炎、解毒、鎮靜、鎮痛之藥，為使用於眾多處方中的重要生藥之一。具有抗消化性潰瘍、改善肝功能障礙等多種藥理作用。	乙字湯、柴陷湯、柴胡加龍骨牡蠣湯、柴胡桂枝乾薑湯、四逆散、小柴胡湯、大柴胡湯等眾多中藥
細辛	馬兜鈴科細辛屬植物，如薄葉細辛等的根與根莖。有鎮痛、解熱、利尿、抗過敏、促進新陳代謝等功效。	小青龍湯、麻黃附子細辛湯、立效散、苓甘薑味辛夏仁湯等
細茶	山茶科植物茶樹葉之葉末。有興奮作用等。	川芎茶調散

山查子	薔薇科植物山查的果實。有消化、止瀉、鎮靜作用。	啟脾湯
山梔子	茜草科植物梔子及其同屬植物的果實。有鎮痛、促進排便、抑制胃液分泌、利膽、消炎、止血作用等。	茵陳蒿湯、黃連解毒湯、五淋散、梔子柏皮湯、龍膽瀉肝湯等
山茱萸	山茱萸科植物山茱萸的果肉。具利尿、滋養、強壯作用。	濟生腎氣丸、八味地黃丸、六味丸
山椒	芸香科植物山椒等之成熟果皮。具健胃作用等。	大建中湯、當歸湯
酸棗仁	鼠李科植物酸棗枝成熟種子。有抑制神經中樞、抗壓力等作用，運用於失眠、多汗之治療。	加味歸脾湯、歸脾湯、酸棗仁湯
山藥	薯蕷科植物薯蕷之去皮塊莖。可滋養、強壯、止瀉等，也有增強男性荷爾蒙之作用。	啟脾湯、濟生腎氣丸、六味丸、八味地黃丸
地黃	玄參科植物地黃之根莖。生則為生地黃，乾燥物為乾地黃，蒸過後乾燥所得為熟地黃。一般說來，生藥中的地黃係指乾地黃。不論何種地黃，都可降血糖、抑制血液凝固、並具利尿作用等。	芎歸調血飲、濟生腎氣丸、柴胡清肝湯、三物黃芩湯、滋陰降火湯、七物降下湯、四物湯、消風散、疏經活血湯、當歸飲子等
地骨皮	茄科植物枸杞之根皮。具解熱、強壯功效等。	滋陰至寶湯、清心蓮子飲
紫根	為紫草科植物紫草之乾燥根。具解熱、解毒、消炎作用等。	紫雲膏
蒺藜子	蒺藜科植物蒺藜之果實。有緩解痙攣之效。	當歸飲子

生藥名	原料、功效	處方例
炙甘草	請參照甘草（360頁）。	炙甘草湯
芍藥	芍藥科植物芍藥的根。為中醫裏最常被用來配伍的生藥之一。有鎮靜、緩解痙攣、鎮痛、擴張末梢血管、抗發炎、抗過敏、活性化免疫系統、抗消化性潰瘍、促進腸胃運動、抗菌、鬆弛筋肉等作用。	黃耆建中湯、葛根湯、桂枝加芍藥湯、桂枝湯、桂枝茯苓丸、芍藥甘草湯、四物湯、十全大補湯、小建中湯、小青龍湯等眾多中藥
車前子	車前科車前草之種子。具消炎、利尿、止瀉等作用。	濟生腎氣丸、龍膽瀉肝湯等
熟地黃	請參照地黃（363頁）。	荊芥連翹湯、十全大補湯等
縮砂仁	薑科植物縮砂仁之種子。有健胃、鎮痛作用。	安中散
朮（白朮）（蒼朮）	菊科植物朮的根莖。雖有分蒼朮與白朮，但依處方之不同有時亦不區分。不論任一種皆具可維持體內的水分正常代謝之機能，而得用為健胃利尿藥。並且對降血糖、抗消化性潰瘍亦有功效。	茵陳五苓散、越婢加朮湯、葛根加朮附湯、歸脾湯、桂枝人參湯、啟脾湯、柴苓湯、四君子湯、十全大補湯、人參湯、茯苓飲等
生薑	薑科植物生薑之塊根。現今市面販售生薑者為去皮後乾燥之物。但過去中醫處方中，生的老根為生薑，去皮乾燥之物為乾生薑，蒸熟後乾燥之物為乾薑。皆具有解熱、鎮痛、止咳、抗痙攣、抗發炎作用。	葛根湯、九味檳榔湯、桂枝湯、桂枝芍藥知母湯、香蘇散、吳茱萸湯、柴陷湯、柴胡桂枝湯、柴苓湯、炙甘草湯、小建中湯、小柴胡湯、真武湯、大柴胡湯等眾多中藥

生地黃	請參照地黃（363頁）。	炙甘草湯
小麥	禾本科小麥屬小麥之種子。具鎮靜、止渴等效果。	甘麥大棗湯
升麻	毛茛科單穗升麻的根莖。具消炎作用等。	乙字湯、升麻葛根湯、立效散等
辛夷	木蘭科屬植物玉蘭花等的花苞。具抗過敏作用等。	葛根湯加川芎辛夷、辛夷清肺湯
神麴	揉入麵粉等素材並經發酵而生成。具健胃作用等。	半夏白朮天麻湯
石膏	天然含水硫酸鈣。具解熱、鎮靜、消炎、止渴、利尿等作用。	越婢加朮湯、桔梗石膏、消風散、鈎藤散、麻杏甘石湯等
川芎	為傘形科植物川芎的根莖。可利用為補血、強壯、鎮痛、鎮靜藥。多使用於婦科疾病。在鬆弛筋肉、抗血栓、擴張末梢血管、活性化免疫系統等功能也已獲認同。	葛根湯加川芎辛夷、四物湯、十全大補湯、十味敗毒湯、女神散、川芎茶調散、當歸芍藥散等
前胡	傘形科植物前胡之根。具鎮痛、解熱、抗發炎等作用。	參蘇飲
川骨	睡蓮科萍蓬草等之根莖。具鎮靜作用等。	治打撲一方
蟬退	蟬幼蟲所退去之殼。多用於解熱、止癢等。	消風散
蒼朮	請參照朮（364頁）。	胃苓湯、消風散、二朮湯等
桑白皮	桑科中桑樹的根莖。具鎮痛、抗發炎、降血壓之作用。	五虎湯、清肺湯

生藥名	原料、功效	處方例
蘇木	豆科植物蘇木的心材。可改善高血脂症狀。	通導散
紫蘇葉	紫蘇科紫蘇之葉。具健胃、利尿、發汗、止咳等功效。	九味檳榔湯、香蘇散、參蘇飲等
大黃	蓼科大黃屬植物之根莖。用於體質強壯者之促進排便劑。具有消炎、鎮痛、降低血中尿素氮素肌酸酐含量等。	大黃甘草湯、大柴胡湯、調胃承氣湯、桃核承氣湯、麻子仁丸等
大棗	為鼠李科棗樹之果實。配合多數處方，作為滋養、強壯、鎮靜之藥等。也已受認同具有抗過敏、抗消化性潰瘍、抗壓力等作用。	葛根湯、甘麥大棗湯、桂枝湯、小建中湯、小柴胡湯、大柴胡湯、當歸四逆加吳茱萸生薑湯等眾多中藥
澤瀉	澤瀉科澤瀉的乾燥塊莖。具有抑制脂肪肝、改善高膽固醇、利尿、尿毒症之改善等功效。	茵陳五苓散、五苓散、柴苓湯、四苓湯、豬苓湯、八味地黃丸等
竹茹	禾本科植物中淡竹等青竹之內層。具鎮靜、消炎作用等。	清肺湯、竹茹溫膽湯
知母	百合科植物知母的根莖。可解熱、降血糖等。	桂枝芍藥知母湯、酸棗仁湯等
丁香	姚金孃科植物，丁香之乾燥花蕾。又稱丁香。被用為健胃藥等。	治打撲一方、女神散
鈎藤鈎	茜草科植物鈎藤之帶鈎枝條。具降血壓、鎮靜作用等。	鈎藤散、抑肝散、七物降下湯等
豬苓	為多孔菌科植物豬苓的乾燥菌核。具利尿作用。	胃苓湯、五苓散、豬苓湯等

陳皮	芸香科植物如柑橘等的成熟果皮。其芳香性精油成分有促進胃液分泌、增進腸胃運動、抗發炎、抗過敏等作用，被用以作為健胃藥等。	胃苓湯、香蘇散、五積散、清暑益氣湯、啟脾湯、平胃散、補中益氣湯、抑肝散加陳皮半夏等
天南星	天南星科天南星屬的塊莖。有去痰、鎮靜作用。	二朮湯
天麻	蘭科植物天麻的根。作為鎮靜、鎮痛藥。	半夏白朮天麻湯
天門冬	百合科植物天門冬的根。有止咳、利尿作用。	滋陰降火湯、清肺湯
冬瓜子	葫蘆科植物冬瓜的種子。具活化免疫功能、預防腫瘤作用。	大黃牡丹皮湯、腸癰湯
當歸	傘形科植物當歸之根。自古即為婦科疾病的妙藥，而成為眾多處方中的重要生藥之一。有鎮痛、解熱、鬆弛筋肉、鎮靜、抗腫瘤、降血壓等諸多作用。	溫經湯、溫清飲、十全大補湯、當歸飲子、當歸芍藥散、當歸湯、女神散、防風通聖散等
桃仁	薔薇科植物桃樹之種子。有抗發炎、抑制血液凝固作用。	桂枝茯苓丸、桃核承氣湯等
杜仲	杜仲科植物杜仲之樹皮。具鎮靜、降血壓等作用。	大防風湯
獨活	傘形科植物獨活（重齒毛當歸）之根莖。具促進排汗、鎮痛作用等。	十味敗毒湯
人參	五加科植物人參的根。自古即被用作萬能藥，經實驗及臨床上報告顯示，具有恢復元氣、抗壓力、活化免疫功能、抗發炎、抗胃潰瘍、降血壓、降血糖等作用。	歸脾湯、啟脾湯、四君子湯、十全大補湯、小柴胡湯、人參湯、人參養榮湯、半夏瀉心湯、六君子湯、補中益氣湯等眾多中藥

生藥名	原料、功效	處方例
忍冬	忍冬科忍冬的葉與莖。具解熱、鎮痛、改善脂肪代謝等作用。	治頭瘡一方
貝母	百合科植物川貝母等植物之鱗莖。有止咳、祛痰之效。	滋陰至寶湯、清肺湯
麥芽	禾本科植物大麥的發芽種子。可作為健胃、消化藥等。	半夏白朮天麻湯
麥門冬	百合科植物沿階草等之根。有止咳、消炎作用。	溫經湯、炙甘草湯、麥門冬湯等
薄荷	唇形科植物薄荷的葉子。具發汗、解熱、健胃作用等。	加味消遙散、防風通聖散等
半夏	天南星科植物半夏的塊莖。具有改善水分代謝不良之作用，而配合於眾多處方中。也可抑制嘔吐感、鎮痛、止咳、去痰、活化免疫功能、抗消化性潰瘍等作用。	小柴胡湯、小青龍湯、小半夏加茯苓湯、大柴胡湯、半夏厚朴湯、半夏瀉心湯、苓甘薑味辛夏仁湯等
百合	百合科植物卷丹（宣草）等的鱗片。具消炎、止咳、鎮靜效果。	辛夷清肺湯
白芷	傘形科植物杭白芷等之根。可用為鎮靜、鎮痛藥。	荊芥連翹湯、五積散等
白朮	請參照朮（364頁）。	二朮湯、半夏白朮天麻湯等
枇杷葉	薔薇科植物枇杷的葉片。具有去痰、止咳、抑制嘔吐感等作用，亦用為健胃藥。	辛夷清肺湯

檳榔子	棕櫚科植物檳榔的種子。用為健胃、消化、驅蟲藥。	九味檳榔湯、女神散
茯苓	真菌類多孔菌科植物茯苓菌的菌核。用為利尿、強壯、鎮靜藥等。也具有抗胃潰瘍、降血糖、抑制血液凝固、活化免疫功能等作用，而用於眾多處方中。	五苓散、桂枝茯苓丸、五積散、四君子湯、十全大補湯、真武湯、茯苓飲、苓桂朮甘湯等眾多中藥
附子	毛茛科植物烏頭等的塊根。具有促進新陳代謝、強心、鎮痛、抗發炎、擴張血管作用等。因為本身具有毒性，所以利用鹽附子、炮製附子、加工附子等消去毒性後再行利用。	葛根加朮附湯、桂枝加朮附湯、濟生腎氣丸、芍藥甘草附子湯、真武湯、八味地黃丸、附子人參湯、大防風湯、麻黃附子細辛湯
防已	防已科植物粉防已之根。有利尿、鎮痛、抗過敏等作用。	疏經活血湯、防已黃耆湯等
芒硝	天然的含水硫酸鈉升高。具緩下、利尿作用。	大黃牡丹皮湯、大承氣湯等
防風	傘形科植物防風的根。可用為發汗、解熱、鎮痛藥。	清上防風湯、大防風湯等
樸樕（櫻皮）	殼斗科植物麻櫟等之樹皮。被用為解毒劑等。	治打撲一方
牡丹皮	毛茛科植物牡丹的根皮。具消炎、鎮痛、鎮靜作用等。	八味地黃丸、大黃牡丹皮湯等
牡蠣	牡蠣科的貝殼。當作鎮靜、制酸、利膽藥等。	安中散、柴胡加龍骨牡蠣湯等
麻黃	麻黃科植物麻黃及其近緣植物的地上莖。有解熱、發汗、鎮痛、止咳、利膽、降血壓、降血糖等作用。	葛根湯、小青龍湯、麻黃湯、麻黃附子細辛湯、麻杏甘石湯等

生藥名	原料、功效	處方例
麻子仁	桑科植物大麻的果實。可作為緩下劑。也具降血糖作用。	炙甘草湯、潤腸湯、麻子仁丸
木通	木通科植物木通等之莖。具利尿、抗發炎、抗膽固醇作用等。	通導散、龍膽瀉肝湯等
木香	菊科植物木香的根。有鎮痛、止瀉等作用。	歸脾湯、參蘇飲、女神散等
益母草	唇形科植物益母草的地上開花部分。可作為婦科疾病用藥。	芎歸調血飲
薏苡仁	禾本科植物薏苡仁的種子。有利尿、排膿、消炎作用等。	麻杏薏甘湯、薏苡仁湯等
龍眼肉	無患子科植物龍眼的果肉。用為滋養強壯藥。	加味歸脾湯、歸脾湯
龍骨	大型哺乳類的骨頭化石。用以抑制痙攣。	桂枝加龍骨牡蠣湯等
龍膽草	龍膽草科植物龍膽草等之根莖。具健胃作用等。	疏經活血湯、立效散、龍膽瀉肝湯
良薑	薑科植物良薑的根莖。具健胃、鎮痛作用等。	安中散
連翹	木犀科植物連翹的果實。有消炎、解毒作用等。	荊芥連翹湯、防風通聖散等
蓮肉	睡蓮科蓮花的種子。用為鎮靜、滋養強壯藥等。	啟脾湯、清心蓮子飲

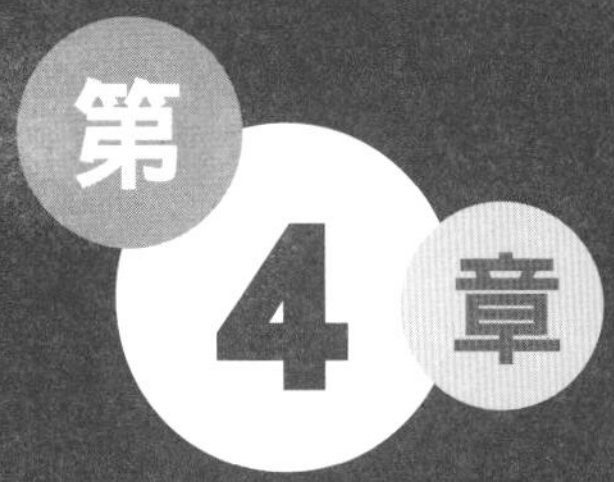

漢方補給品的正確使用法

市面上販售的營養補給品，

品項繁多，功效各有不同，

該如何選擇適合自己體質的補給品呢？

這裏將介紹這些品項中，

和中醫的中藥一樣，

都是源於天然成分的代表性補給品。

當中包含了可作為中藥使用的品項，

以及近年來深受大眾歡迎的香草類。

營養補給品的基礎知識

能夠輕鬆地補充日常生活中，容易有不足傾向的養分，就是營養補給品。對於改善不會顯現於健檢數字上的身體不適，也同樣具有功效。

營養補給品的定義

介於藥物與食品之間分類上屬於食品

每天好好地攝取營養均衡的飲食是最好的，但實際上我們食用方便的即溶食品和速食的機會還是相當多。

而一旦偏向這樣的飲食，維他命或礦物質等必須營養素就容易缺乏。能簡單地補足這些不足的營養素的，就是營養補給品。

營養補給品中，包含了受到政府主管機關所認定的特定保健用食品與營養機能食品、健康補助食品。

當然生活中仍有許多營養食材值得攝取。

什麼是特定保健用食品？

在日本依厚生勞動省之分類可大致分為三種

厚生勞動省於２００１年４月起，推動了「保健機能食品制度」。在這個制度中，將具有保健功能的食品分為特定保健用食品與營養機能食品。並制定了個別的意義標準。

特定保健用食品也簡稱為特保，是被認可為具有特別保健效果的食品。例如可降低血中膽固醇數值的幾丁聚醣（甲殼素衍生物），或含有可以調整腸胃機能的Oligo寡糖的食品等。

而要被指定為特保的話，需接受厚生勞動大臣的個別審查。被認可後便可標上圖示，並得以宣傳該品項之療效或功能。而主要的有效成分之功能，則有整腸、降膽固醇、調整血壓、維持骨骼、牙齒之健康、調整體脂肪等十數種。

營養機能食品則不接受此種審查，有效成分若清楚合於公定標準的話，即可標示。

健康補助食品只要標示成分，同於一般的加工食品。

在台灣有許多健康食品不需衛生署核准即可販售，部分仍受ＴＦＤＡ監督。

什麼是中醫的健康補給品？

也有可當作源自天然成分的生藥來使用的種類

中醫的生藥，是從動植物之中抽出具有療效成分的天然原料為基礎所成。

這裏要介紹的是和前述一樣，以天然的原料所製成的營養補給品。在這些補給品中，也有能作為中醫生藥使用之物。

營養補給品的種類與挑選方法

即便是食品也要謹慎使用向醫師諮詢自己擔心的部分

雖然營養補給品並非藥物，但若和其他藥物一起服用，則會帶來不好的影響。如果現在有定期看病且正在服用藥物的話，首先還是應該諮詢醫生較妥當。有過敏者也應該好好確認成分標示，如果仍不放心就諮詢醫師或藥劑師。

若同時服用數種營養補給品時，要注意成分是否有重複，以免攝取過量。

補給品中有飲劑、錠劑、膠囊、顆粒、粉末，或是藥茶等各種不同形式。

雖然不論是哪種形式效果都一樣，但較快吸收的是液狀種類。而如粉末、顆粒等，則粒子越細小吸收的速度越快。

幼兒及老人對食品之成分仍需注重，以期對身體之健康有幫助。

正確使用法

基本上是水或溫水也有些種類會改變吸收速率

使用時以水或溫水為基本。舉例來說，一旦以茶服用含有鐵質的補給品，會因丹寧酸而妨礙鐵質的吸收。請好好閱讀使用注意事項後再行使用。

補給品的攝取時間並無特別規定，但一般於飯後胃活動旺盛的時候服用，較不易給胃增添負擔，也容易吸收。

補給品中有避免一起服用的種類，也有相反地一起服用吸收速率會變好的種類。或者也有已事先和綜合維他命、鈣劑或鎂劑等搭配好的方便商品。請依需求巧妙地利用這些補給品吧！

每個人對於補品之需求不同，應透過醫師詳細的診察，以確立個人健康情形，使能正確選擇對自己有益的補品，否則徒增負擔而已。

姬松茸（巴西蘑菇）

成分與作用

原產於南美洲巴西的蘑菇，日文名稱又叫「姬松茸」或「kawariharatake」。具有增進免疫力的食物纖維成分β-D葡萄聚醣，在此菇中也有許多含量。其他成分則有如蛋白質、鈣質、維他命B_2、維他命D、亞麻油酸等。

姬松茸有活化體內免疫力的作用，可預防因生活習慣不良所產生之疾病、自律神經失調症、並具抗老化的效果。

使用注意事項

針對年幼者，目前尚未傳出有副作用之例。

預期效果

抗過敏作用
更年期障礙
抗老化

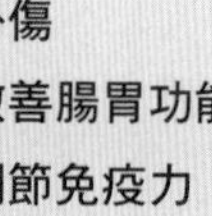

蘆薈

成分與作用

蘆薈為百合科的植物，在全世界約有三百種以上的種類，在日本，則以木立蘆薈與庫拉索蘆薈較為人熟知。

在葉皮的內側部位所含的蘆薈烏羅辛，內用可改善腸胃疾病，外用則對外傷與燒燙傷有療效。另外也含有具解毒效果、抗菌作用的蘆薈秦，能調節免疫力的蘆薈米秦等多種成分，被認為具有淨化血液、美肌效果等功能。

使用注意事項

蘆薈有促進子宮收縮作用，所以生理期、懷孕者請斟酌使用。

預期效果

便祕
外傷
改善腸胃功能
調節免疫力

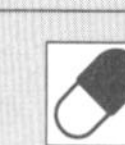

銀杏葉萃取物

成分與作用

銀杏葉萃取物為銀杏葉乾燥後萃取其成分之物，在歐洲被當作醫藥品。已知道除兒茶素成分之外的其餘十數種類黃酮，具有可使血管擴張及促進血液循環、強力抗氧化作用等。

另外銀杏內脂具有抗發炎效果，也被預期可改善過敏症狀。

此外，亦被認為具有改善因生活習慣不良造成之疾病、防止老化等效果。

使用注意事項

正服用血液的抗凝固劑者，請減少使用。

預期效果

抗過敏作用
身體寒冷
抗老化

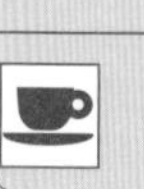
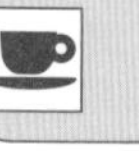

利用法＝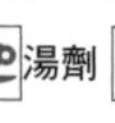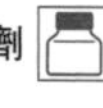湯劑 粉劑 錠劑

薑黃

成分與作用

為亞洲熱帶地區原產的多年生草本植物，英文名稱為turmeric，因作為咖哩的香料而廣為人知。黃色素的薑黃素中具有可促進膽汁和胃液的分泌之作用，也在中醫裏被用來作為活化腸胃或肝臟機能的生藥。

其他部分，也被認為具有降低血中膽固醇的效果。此外香辛成分的薑黃酮、水芹烯則有殺菌之效。

研究發現，薑黃抗氧化作用居所有藥物之首。

使用注意事項

若出現過敏症狀，請停止使用或控制用量。

預期效果

促進胃液分泌
宿醉
殺菌
生理不順

紫花松果菊（紫錐花）

成分與作用

為菊科多年生草本植物，別名又叫紫西洋菊（此指於日文中）。為一種廣用於歐美，且在日本也越來越受到注目之營養補給品。含有具抗菌效果的多醣類，被認為可以活化體內抗病毒或細菌的免疫能力。

並因其可調節免疫功能，而得改善因感冒或過敏、膀胱炎、病毒或細菌感染等出現的感染症狀，同時有調節免疫功能及提高抗病能力的作用。

使用注意事項

一旦攝取過量，可能出現下痢、噁心想吐或暈眩等不舒服現象。

預期效果

抗病毒、抗菌力
調節免疫力

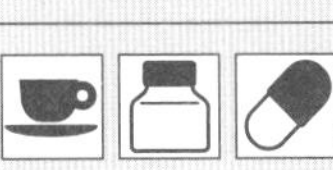

刺五加

成分與作用

在原產地中國被稱為刺五加，別名又稱為西伯利亞人參、或稱學名之Eleutherococcus。主成分是稱作刺五加苷E的配醣體，具刺激血液循環而可以降血中膽固醇或降血壓、減輕壓力、消除疲勞、調整自律神經之機能。此外也被認為可以消除自由基或恢復男性生理機能，同時增強巨噬細胞功能，可提高骨髓造血作用。

使用注意事項

由於要發揮藥效需花上一些時間，請有耐心地持續服用。但若是陽虛內熱體質的人需慎用。

預期效果

穩定血壓
抗壓力
活化腦部
預防心臟病
恢復體力
恢復性功能

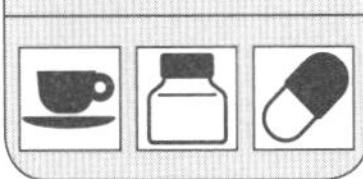

大蒜（Garlic）

成分與作用

在日本慣稱為大蒜，是百合科蔥屬的植物，在世界各地以作為常用香料或滋養強壯的食品而廣為世人熟知。

大蒜的特殊香氣源於其主要有效成分的大蒜辣素。大蒜辣素具有強力殺菌力，也有抗氧化作用、健胃效果。

而大蒜中的增精素有擴張血管改善血液流動的功能，可以促成膽固醇數值的下降。

使用注意事項

在當成一般蔬菜調理時，請除去含有毒物質的根部。

預期效果

抗過敏
強壯
健胃
改善貧血
消除疲勞

辣椒素

成分與作用

為唐辛子中所含有的辣味成分。辣味越強辣椒素的含量也越多。可以促進人類消化器官中消化液的分泌而增進食慾。

一旦吃了加入唐辛子的料理，體溫便會上升且出汗，這是因為辣椒素在燃燒體內脂肪，而造成基礎代謝的活躍進行。因為能促進血液循環，而預期可以改善身體寒冷的狀況。

辣椒素還可誘發干擾素提高抗病能力。

使用注意事項

攝取過量可能傷害胃黏膜或是造成痔瘡惡化。

預期效果

增進食慾
身體寒冷
促進代謝

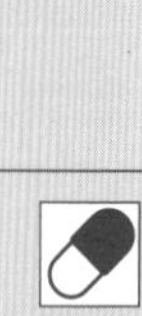

藤黃果

成分與作用

在其原產國印度是經常被用於咖哩中的香料，為豆科植物，另一個眾所周知的別名為羅望果。

用來當作香料的部位是果實，而此處所含的氫氧基檸檬酸則可以分解體內堆積的脂肪、並防止攝取過量的養分轉化為脂肪。

在世界各地常作為民間用藥，在日本，則有許多女性期待藤黃果抑制肥胖、有助減肥之功效，還可刺激腦部分泌瘦素達到減肥目的。

使用注意事項

請留心勿攝取過量。孕婦請減少服用。

預期效果

分解體脂肪

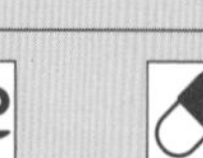

武靴葉（羊角葉）

成分與作用

蘿藦科的多年生草本藤蔓植物，其葉片中所含有的武靴葉酸具有可阻止糖分吸收的機能。因此在原產國的印度，一直被用來當作糖尿病的民間用藥。

因為能抑制糖分吸收，壓抑血糖值的上升，因此不易感到空腹。並且咀嚼武靴葉片後也會在舌頭產生作用，而感受不到甜味。由於因為自然地變得不想吃甜食，而因此產生為數眾多的減肥受益者。

使用注意事項

正服用降血糖劑者，請減少使用武靴葉。

預期效果

改善血糖值

抑制空腹感

蔓越莓

成分與作用

原產於加拿大、美洲的杜鵑花科植物，又有小紅莓之別名。果實有濃厚酸澀味，比起直接生食，一般多加工為果醬或果汁。

其主成分中的奎寧酸在人體內會轉變為馬尿酸，被認為具有防止尿路感染、淨化尿液等效果。此外，由於豐富的類黃酮具有抗氧化作用之效果，而被期待可以預防因生活習慣造成之疾病。近來也使用於貧血患者及攝護腺肥大者。

使用注意事項

目前尚無特別報告顯示出副作用之例。

預期效果

預防尿路感染

眼睛疲勞

預防黑斑、色素沉澱

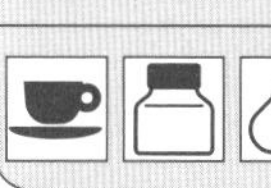

綠球藻

成分與作用

指將綠球藻科的綠藻精製後，用來當作營養補助食品。綠球藻中有以葉綠素為首的維他命類成分、蛋白質或鈣質、其他的礦物質也很豐富，營養均衡。

過去及常被用作健康食品，其有效成分的葉綠素被認為可以降血壓及膽固醇值、改善貧血、調節免疫功能等，可說具有各種滋養強壯的效用，目前廣泛運用於防癌抗癌。

使用注意事項

一旦攝取過多，可能出現出疹或下痢等過敏症狀。請務必遵守規定用量。

預期效果

調整血壓

改善貧血

防止老化

活化免疫機能

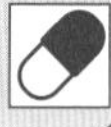

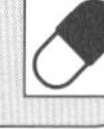

聚合草（康復力）

成分與作用

為紫草科植物，別名又叫鰭玻璃草（此指日文）。據說俄羅斯的高加索地區的居民之所以長壽，便是由於他們將聚合草當作蔬菜，經常食用的緣故。

聚合草中有鈣質及各種維他命、鐵等各種豐富的營養素，尤其以可有效改善貧血之維他命B_{12}的含量豐富。此外，也含有負責運送體內氧氣的鍺元素。被期待可改善貧血、消除疲勞。

使用注意事項

在當作蔬菜料理時，需去除含有毒物質的根部。

預期效果

抗過敏
強壯
健胃
改善貧血
消除疲勞

石榴

成分與作用

原產地為伊朗。果實酸甜，日本於秋季也有上市銷售。

在伊朗流傳為淨化血液之妙藥。石榴中含有與女性荷爾蒙雌激素相同機能之成分、並含有鞣花酸。被認為可改善更年期障礙、因荷爾蒙平衡失調而導致的膚況不佳，此外，亦可改善女性特有的各種不適症狀。

研究指出，常喝石榴汁對於改善攝護腺肥大有明顯效果。

使用注意事項

有婦科疾病者，請諮詢醫師後再服用。

預期效果

更年期障礙
面皰
月經不順

金絲桃（聖約翰草）

成分與作用

以金絲桃之名為眾所知，以花朵為中心的地上部位中內含有效成分的金絲桃素。

金絲桃素會對光產生反應並有抗憂鬱的效果，可使憂鬱之心情轉為開朗。並且也被認為可調整腸胃機能、治療外傷或燒燙傷，預防因病毒引起的感染症等，本品有人稱為忘憂草，主要是有鎮靜、安神、活化腦細胞之作用。

使用注意事項

有婦科疾病者服用前請諮詢醫師。並在服用該營養補給品後，注意勿過量曝曬日光。

預期效果

消除焦躁
更年期的焦躁
憂鬱
不安
失眠

大豆異黃酮

成分與作用

大豆異黃酮為大豆或大豆製品中所含有的物質，為天然植物中所含有的類黃酮之一種。能將鈣質留在骨頭之中而可以維持骨質密度，並且也可以調整女性的身體機能。

大豆異黃酮一旦進入體內中即可發揮和女性荷爾蒙中的雌激素相同之作用，控制女性荷爾蒙之分泌，可以改善更年期障礙的各種症狀，也因其抗氧化作用而廣受注目。並廣泛應用於防止皮膚老化及抗癌。

使用注意事項

目前尚無特別報告顯示副作用之案例。

預期效果

更年期障礙
維持骨質密度
月經失調

田七人參

成分與作用

與高麗人參同屬於五加科的多年生草本植物，因至可收成需要三至七年而又稱為三七人參。中國自古以來作為止血藥之用。

除了含有豐富的皂苷之外，也含有類黃酮、類固醇、鐵質等有效成分，對於穩定血壓或改善貧血有效。此外，因富含活化免疫功能的有機鍺而廣受注目，本品上含有機硒及三帖類成分，被應用在抗老化、消除自由基及抗癌防癌上。

使用注意事項

懷孕者、心臟或肝臟有病者，請斟酌謹慎使用。

預期效果

消除疲勞
滋養強壯
改善貧血

冬蟲夏草

成分與作用

冬蟲夏草起自於蛾或蟬等昆蟲幼蟲中寄生成長之真菌孢子，於冬季時仍保持為蟲體，到夏季則生長為草而得名之。

在中醫裏以附著在蛾上之物作為生藥來使用。

含有各種維他命、礦物質、胺基酸等，除了可作為滋養強壯之藥而有消除疲勞等之功效外，也因其富含有活化免疫效果之β-D葡萄聚醣而備受注目。

使用注意事項

目前尚無特別報告顯示出副作用之例。

預期效果

滋養強壯
改善貧血

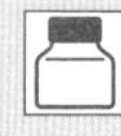
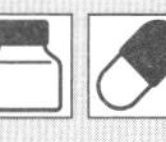
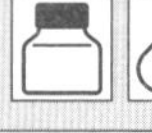

魚腥草

成分與作用

以獨特香氣聞名之魚腥草，是分布於日本各地的多年生草本植物。含有槲皮苷等類黃酮之成分，因具備各種療效而也被稱為「十藥」、「重藥」。

散發出氣味的癸醯乙醛含有抗菌作用，葉子則有治療毛囊炎或紅腫之效果。

若水煎並內服則對發燒有效，此外，也被認為可改善動脈硬化、高血壓、便祕等。

使用注意事項

目前尚無特別報告顯示出副作用之例。

預期效果

抗菌作用
便祕
調整血壓

鋸櫚草

成分與作用

為北美原產之小型棕櫚科植物。該果實為美國原住民所食用，同時在美國作為針對男性之藥物來使用。

在其有效成分的植物固醇中，具有可抑制男性荷爾蒙生成之作用，因而被期待可改善前列腺肥大症。此外，於其果實中抽出之鋸櫚莓精油，也已被認可具有改善排尿困難的機能。

使用注意事項

感到前列腺疼痛時，請於使用前先諮詢醫師。

預期效果

前列腺肥大
排尿障礙
恢復男性性功能

青梅精

成分與作用

以燉煮未成熟梅子果實至糊精狀，為日本獨特之營養補給品。含有如胺基酸等各種有機酸，可以防止導致疲勞產生的乳酸積蓄，並促進體力恢復與新陳代謝。

此外，兒茶酸具有整腸作用，HMF（羥甲糠醛）則可使血液循環變好。而苦味酸因有助肝臟機能運作，而被認為有治療宿醉之效。

許多人常喝青梅精提神，亦可改善心血管循環方面的障礙。

使用注意事項

目前尚無特別報告顯示出副作用之例。

預期效果

便祕
下痢
宿醉
身體寒冷

巴拿巴葉

成分與作用

菲律賓原產的千屈菜科植物，別名為大花百日紅。葉中所含的有效成分科羅索酸具有抑制血糖值之功效，可以防止體重增加。富含天門冬氨酸、丙氨酸、蘇胺酸與穀胺醯酸、鈣與鎂等礦物質成分，對調整生理機能有效。

商品形式則有水煎飲用的茶，膠囊狀或錠劑等各種不同類型。本產品含有鉻成分，能促進活化胰島素細胞作用，並進而降低血糖。

使用注意事項

目前尚無特別報告顯示出副作用之例。

預期效果

抑制血糖上升
糖尿病

纈草

成分與作用

原產於美洲與印度的植物，別名又稱西洋鹿子草（此指日文中）。根的部分含具有鎮靜效果的有效成分纈草酸。該成分能刺激腦內神經傳導物質的分泌，舒緩緊張或壓力，具有能放鬆心情之效。

此外，也有降血壓、促進血液循環等作用。

本品有促進腦部多巴胺的分泌及增加腦血清素的作用。

使用注意事項

減少於開車前或進行有危險性之作業前使用。此外，也請勿與安眠藥或精神藥物併服。

預期效果

失眠
抗憂鬱
肌肉痛
生理痛
經前症候群

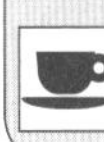
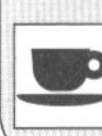
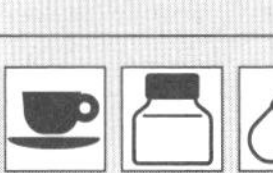

小白菊

成分與作用

菊科植物，別名又叫做夏白菊，也稱為野生洋甘菊（Wild Chamomile）。

由於葉片含有高度鎮痛、消炎效果的倍半萜內酯，對治療頭痛、經痛、關節炎等有效。雖然有高度的速效性，但因為有明顯的苦味，一般常與其他香草混合，作成營養補給品來攝取。

此外，被認為對於改善血液循環、暈眩、耳鳴等也有效果。

使用注意事項

孕婦及正在服用抗凝血劑者請減少服用。

預期效果

頭痛
經痛
暈眩
耳鳴
關節疼痛

藍莓萃取物

成分與作用

藍莓為一種廣泛栽種於歐洲的杜鵑花科植物，也是水果的一種。又稱為Bilberry（歐洲藍莓）、西洋臼木（此指日文中），主成分的花青素，具有抗氧化作用與提升眼部機能之效果。這是因為藍莓具有能透過視網膜組織成分，將光線刺激傳達到大腦，促進視網膜色素的組成所致。

此外，具有能強化血管的成分，也被認為有抗血栓的效果。

使用注意事項

目前尚無特別報告顯示出副作用之例。

預期效果

眼睛疲勞
肩膀僵硬
預防血栓
抗氧化作用

蜜棗

成分與作用

指所謂的李子〔別名又稱西洋李（此指日文）〕之中，未經發酵而僅乾燥的種類。

具各種維他命和礦物質，且因具有整腸作用而廣為人知，此外也含有改善貧血的鐵質、可以排出體內多餘鈉升高元素的鉀素，並且富含可作為抗氧化的成分，以及β胡蘿蔔素。

雖有乾燥果實類，但萃取後加工所成之製品亦相當受歡迎。

使用注意事項

一旦攝取過量，可能出現下痢之情況。

預期效果

便祕
改善貧血
預防癌症
抗氧化作用

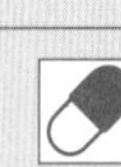

蜂膠

成分與作用

由蜜蜂所採集的花粉、樹汁與蜜蜂的唾液所混合製成的物質。

富含各種維他命、菸鹼酸、礦物質，以及具有抗氧化、抗菌作用的類黃酮等。

因具有降血壓、活化免疫力、改善過敏體質等各種療效而受到普遍的使用。

特別值得注意的是，蜂膠中含有二萜類之物質，然而其抗癌效果尚未獲得確認。

使用注意事項

如果出現想吐或下痢等症狀時，請斟酌使用。

預期效果

抗過敏作用
降血壓作用
抗菌作用
活化免疫力

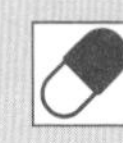

蛇麻草（啤酒花）

成分與作用

原產於歐洲、西亞，別名又稱為西洋唐花草（此指日文中）的桑科植物。在日本以其具有啤酒之苦味而聞名。

其具苦味成分的葎草酮、蛇麻酮等，乃是取自花的幼雌穗之蛇麻腺體，可以消除緊張不安，具有使人放鬆之機能。

可以舒緩因壓力造成的頭痛，也具有促進消化作用與抗菌作用等。

使用注意事項

由於蛇麻草已具鎮靜作用，因此若有服用精神藥物者，請儘量減少服用分量。

預期效果

失眠

鎮靜作用

抗壓力作用

瑪可（祕魯人參）

成分與作用

原產於祕魯的十字花科植物。自印加帝國時代起，便以滋養強壯之蔬菜而聞名。

含有各種礦物質和維他命、蛋白質、異白胺酸等必須胺基酸，更具有丹寧酸與生物鹼等有效成分，能給予身體能量，提升免疫力。

具有類似於女性荷爾蒙之作用，可增強男性精力、對女性不孕症與更年期障礙也有效果。還能興奮腎上腺皮質系統，增強心臟收縮。

使用注意事項

正在治療ＥＤ（勃起障礙）者，請減少使用。

預期效果

增進精力

更年期障礙

滋養強壯

洋白薊（牛奶薊）

成分與作用

又稱大薊、牛奶薊（此指日文中）的菊科植物。主要有效成分的水飛薊素，多含於種子中。於德國已被認可為醫藥品。

洋白薊素為類黃酮的化合物，一般預期有助於改善黃疸、膽結石等肝膽疾病。

另外，也被期待為具有改善腹膜炎、咳嗽、支氣管炎等效果。

本品對於促進膽汁的分泌及抑制肝臟星狀細胞的活化有明顯作用。

使用注意事項

目前尚無特別報告顯示出副作用之例。

預期效果

改善肝功能

止咳作用

買思槭（日光白楓）

成分與作用

日本特有的楓科落葉喬木。由於將樹皮或樹葉水煎後的藥汁可治眼疾，因此又被稱作「眼藥樹」。樹皮和樹葉中所含有的成分，被認為具有改善肝臟疾病之效果。由於眼睛和肝臟有相連關係，一般認為如果肝臟能恢復機能，那麼眼睛的症狀也能得到改善。此外也被認為可以預防動脈硬化。本品有抗凝血作用，對於血栓有溶解作用，可以降低血脂肪及膽固醇。

使用注意事項

目前尚無特別報告顯示出副作用之例。

預期效果

眼睛疲勞
改善肝功能

月見草

成分與作用

在日本被稱為月見草，會開帶有香氣的黃色花朵。在北美洲自古以來就被當作治療皮膚病或傷口的藥物使用，十八世紀時傳至歐洲，用來治療皮膚疾病或止咳等。

種子中富含的γ次亞麻油酸具有類似於荷爾蒙之機能，對於經前症候群之舒緩等具有效果。此外也被期待其可以穩定血壓、改善過敏體質。本品對更年期障礙之調節有明顯作用。

使用注意事項

目前尚無特別報告顯示出副作用之例。

預期效果

調整血壓
抗過敏作用
經痛
月經失調

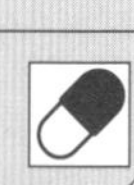

菊薯（天山雪蓮）

成分與作用

原產於南美安地斯山脈地區的菊科植物，地上部位為粗大的莖與大片葉，根則如地瓜為塊根狀。根部有獨特的口感與甜味，可直接生食或調理食用。

蛋白質與其他礦物質含量雖少，但有助於活化比菲德氏菌等果寡糖的含有率卻是超群的。此外，也富含因抗氧化作用而受到注意之植物多酚。本品所含之有益菌可促進胃腸消化吸收，達到抗過敏，並調節免疫系統。

使用注意事項

一旦攝取過量可能引發下痢。

預期效果

便祕
整腸作用
抗氧化作用

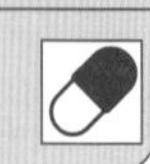

番茄紅素

成分與作用

為植物的紅色素成分，在番茄或西瓜當中所富含的維他命A之一種。茄紅素可說含高於維他命E一百倍的強力抗氧化作用，被認為有助於維持眼睛健康與預防動脈硬化的功效。

此外，也因可抑制麥拉寧色素，具有保溼作用與美肌機能，也被認為有降膽固醇、抗癌等效果。

使用注意事項

目前尚無特別報告顯示出副作用之例。

茄紅素是當今抗氧化劑中成分最穩定的，是抗動脈硬化絕佳之物。

預期效果

抗氧化作用
改善眼睛疲勞

綠茶

成分與作用

身為山茶科植物的茶，除當作中醫的生藥使用外，一般飲用的綠茶中也富含多種有效成分。

豐富的兒茶素具有抗氧化作用，也因防癌與燃燒體脂的效果而備受注目。此外，維他命C還可以減輕壓力，丹寧酸則具有放鬆神經之功效。

使用注意事項

當茶飲用時，因含有豐富咖啡因，若於就寢前大量飲用有可能導致失眠。

預期效果

抗氧化作用
抗壓力作用
促進脂肪代謝

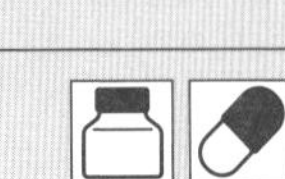

芸香素

成分與作用

豐富含於蕎麥，特別在果實部位為植物多酚的一種，也稱為維他命P。芸香素可補強血管並保持血管彈性，具有可改善血液暢通的機能。可以抑制升高血壓的物質之作用而能降血壓，能促進胰島素之分泌並具有活化胰臟機能之效。

此外，也可保護掌管腦部記憶功能的細胞，並促進其活性化。芸香素有抗血管老化增強腦部神經系的活化促進腦神經連結提高記憶力同時有增前血管彈性降低血壓作用。

使用注意事項

對蕎麥過敏者請減少使用。

預期效果

降血壓
強化血管

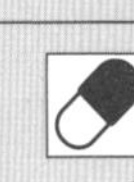

靈芝

成分與作用

靈芝科中蕈類的一種，在日本被稱為萬年茸。在中國則一直被珍視為不老長壽之妙藥。

除了具有以活化免疫力效果聞名的食物纖維β-D葡萄聚醣之外，也含有胺基酸、蛋白質、鍺等各種營養素。雖然該療效作用的機制現在仍在研究中，但已有數種的滋養強壯效果得到了確認。靈芝成分可用來改善過敏體質及治療惡性腫瘤，對人體健康扮有重要角色。

使用注意事項

目前尚無特別報告顯示出副作用之例。

預期效果

活化免疫力
滋養強壯

檸檬香蜂草（佛手柑草）

成分與作用

原產於歐洲、波蘭的唇形科植物，別名又稱Melissa（希臘語意：蜜蜂）、香水薄荷（此指日文中）。地上部分可作藥用，葉片則有如檸檬般的香氣。

檸檬醛、香葉醇等有效成分可以調整腸胃機能，並且也有解熱、發汗作用與鎮痛效果。

葉片除可生食外，若沖泡成茶飲用可消除鼻塞，若當作入浴劑使用也有放鬆之效。

使用注意事項

目前尚無特別報告顯示出副作用之例。

預期效果

頭痛
食慾不振
神經痛
失眠
月經失調

蜂王乳

成分與作用

蜂王乳作為蜜蜂的女王蜂之幼蟲的糧食，是分泌自工蜂的咽喉腺之乳白色物質。為富含各種營養成分的滋養強壯健康食品。

稱為癸醯酸的脂肪酸具有強力抗菌作用，因具能調整肌膚的皮脂分泌等而廣受注目。而其類唾液腺激素則如同人類的成長激素般可以防止老化，乙醯膽鹼則可調節自律神經之運作。本品對更年期障礙、荷爾蒙之調整、肌膚美白與滋潤有極大貢獻。

使用注意事項

有氣喘或過敏者，請小心使用。

預期效果

肌膚粗糙
更年期障礙
滋養強壯
抗菌作用

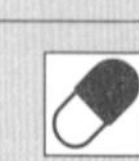

第5章

透過針灸、指壓、按摩邁向健康

除了服用中藥之外，

針灸和按摩也隸屬於中醫療法。

在人體之中，

能量流動於經絡上的點就是穴道。

只要刺激穴道，就會傳至腦部或內臟各器官，

可調節體內能量的平衡，改善諸多的不適症狀。

本章要介紹一些自己就可施行的技巧。

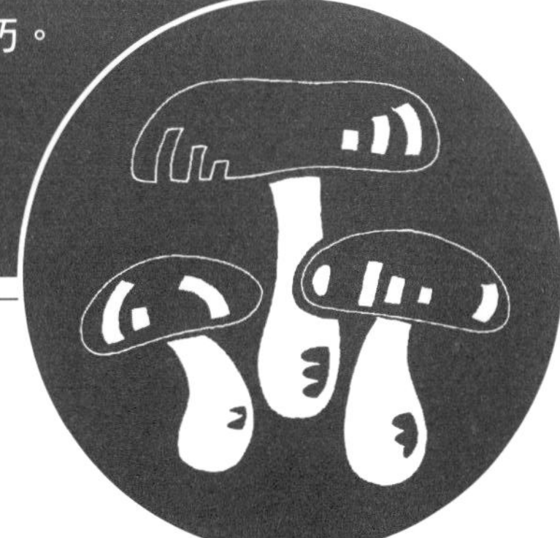

針灸治療

對於西醫醫學治療中不易見效的慢性疼痛或麻痺等有效

什麼是針灸治療？

數千年歷史的傳統療法，近來醫療效果受到世界高度評價

「針」指以金屬的細針刺入，「灸」則是利用燃燒置於皮膚表面的艾絨的熱氣，刺激各個不同穴位，達到治療疾病與症狀的療法。

針灸在中國已有數千年的歷史，日本則大約於6世紀初相當於飛鳥時代，約和佛教同時傳入。

最近幾年，ＷＨＯ（世界衛生組織）公佈了針灸的對應病症表，此外美國的國家衛生研究院（ＮＩＨ）也報告了「針灸療法對於緩解疼痛有效」等，針灸的效果已受到世界性的認可。

■針療的種類與方法

針，就是在皮膚上以針刺入穴道以施予刺激的治療法。針的形狀則有數種不同種類。

◎毫針：最常被運用的針，扣掉主要的針柄部分，針的部分長度約4～5cm，直徑為0.2mm頭髮般粗細，以鋼製成的針。

要針刺的時候，需將針置入略短於針的管子中，再將這個管子立在皮膚上面，輕敲柄的部分將針刺入皮膚內。

之後，將管子去除，並將針刺入欲刺之部位深度。

刺入穴道的針，有透過將針上下旋轉、震動並即刻拔出等，能施予一定刺激的方法，也有將針放置10～15分鐘後再拔除的情況。除此之外也有將刺入的針通導為低週波電流的方式，對於疼痛或肌肉僵硬、促進血液循環等皆有效果。

◎接觸針：不將針刺入皮膚，而透過細小的突起部分接觸、按壓皮膚，僅略微扎過刺激皮膚表面的針。可用於兒童針灸，對於嬰幼兒的夜尿症或夜間啼哭等有效果。

◎皮內針、圓皮針：將極短的針斜斜地刺入皮膚（皮內針），或將圖釘型的針刺入皮膚內（圓皮針），在皮膚上方貼上3M或透氣膠帶，維持2、3天以收其持續性的效果。

而不論何種針，只要是技術純熟的中醫師所施予之治療，幾乎是不

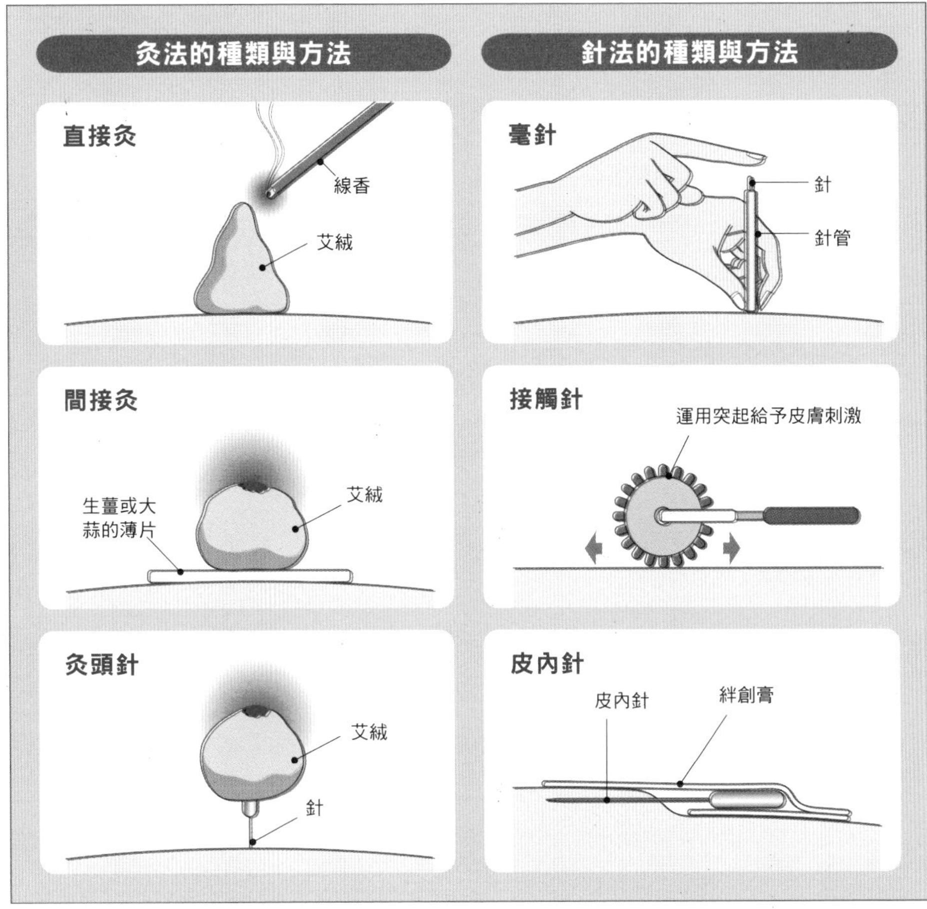

會感到疼痛的。

■灸療的種類與方法

灸療，就是利用艾草葉製成的艾絨，在穴道上施以溫熱刺激的方法，分為直接灸與間接灸。

◎**直接灸**：最常見的灸法，在皮膚上放置約不到半顆米粒量的艾絨，並以點燃的線香點火，在燃燒的艾絨上方再放上艾絨並點燃。灸法中將艾絨燒盡稱為一壯，一般則多行三壯。

◎**間接灸**：也可稱溫灸，在艾絨與皮膚之間以筒狀物等挪出間隙，或放置生薑或大蒜薄片等作為緩衝而得到溫熱的方法。對身體寒冷等十分有效。

◎**灸頭針**：在刺入皮膚的針之柄端加上艾絨並點燃，使熱能傳入皮膚內部的方法。

不論是哪一種灸法，與其說熱不如說是溫暖而舒服的刺激，只要給技巧純熟者施灸，也毋須擔心會留下疤痕。

能調節血液循環與內臟機能，抑制疼痛並改善症狀

只要在稱為穴道的部位施以針灸的話，就可以減輕疼痛或是改善疲勞等全身性的症狀。

雖然針灸的運作機制目前尚未全部明朗化，但是已經被認可具有如下的功用。

①使血液循環變好

接近頭皮表面，帶有陣陣刺痛的偏頭痛、患部紅腫疼痛的皮肉傷等等，都是因血流量增加而引發的疼痛，患部本身就熱。

另一方面，肩膀與頸部的僵硬疼痛、神經痛，則是因為血流量減少，皮膚或肌肉的溫度變低之故。

只要在血流量過多或停滯的部位施予針灸，血流就可以回復正常，而能夠改善疼痛等症狀。

②影響神經系統、抑制疼痛

一旦施行針灸治療，就會分泌具有強力鎮靜作用的類嗎啡的鎮痛物質，而能抑制疼痛。

此外，針炙施予的刺激也可以遮斷、抑制脊髓或末梢神經傳達疼痛的訊息而達到止痛功效。

利用這個作用，在西醫的治療中，使用針灸麻醉的案例也因而增加了。

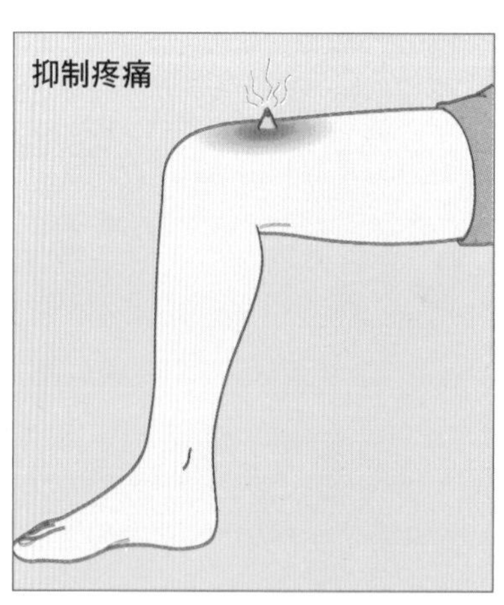

調節血液循環

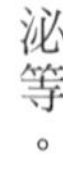

③調整內臟機能、內分泌系統

透過針灸刺激某些部位就能活化內臟的運作，或刺激某些部位則可以緩解其運作。這就是針灸的刺激透過自律神經傳導至內臟而引發的現象。

運用此作用，可以調整胃或腸等消化器官的運動、分泌機能，或可以調節肺部換氣量、利尿、排尿機能等。此外，也可以調整內分泌的平衡，改善月經不順或促進乳汁分泌等。

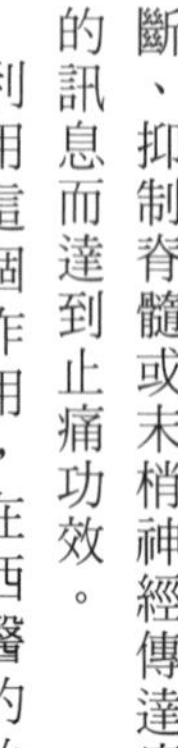

④調節免疫力

持續並有計畫性地刺激穴道的話，能調整生理防禦機制的運行，免疫力也會增強。因此能減輕異位性皮膚炎等症狀，還能刺激腦內嗎啡的分泌。

針灸有效的疾病、無效的疾病

對慢性的疼痛或麻痺、自律神經系統的疾病有效

最常運用針灸治療的是腰痛、肩膀僵硬、坐骨神經痛、膝關節痛、頸部、肩膀、腕部等的疼痛與麻痺等症狀。此外，還有如下表所呈現之病症。

只是，並非列於表中的疾病即全數有效，依症狀不同也有不適合運用針灸治療的情況。重要的是需仰賴技術熟練的中醫師之判斷。

■不適合針灸的疾病與症狀

癌症或細菌感染、關乎性命的腦部、循環系統的疾病（腦出血或腦梗塞、心肌梗塞等），這些必須接受大手術的重大疾病，並不適合立即針灸治療。

此外，過去曾罹患癌症者的疼痛，有可能是癌症的轉移或復發的症狀，最好請事先接受西醫精密的檢查。

然而，因為針灸治療可以減輕癌症的疼痛，進而降低嗎啡的用量，所以在癌症治療中心也時常採取針灸治療。

針灸治療疼痛的顯效性仍是透過「通則不痛、痛則不通」的原理，讓經絡疏通、陰陽平衡，達到治療疾病的目的。

針灸治療適用的疾病（WHO）

網球肘	伴有狹心症的血虛性心臟病
頸椎炎	高血壓
頸部筋膜炎	低血壓
肩關節周圍炎（五十肩）	心律不整
類風溼性關節炎	心血管神經官能症
退化性關節炎	下痢
扭傷與挫傷	大腸激躁症
頭痛	便祕
偏頭痛	月經障礙
緊張性頭痛	促進分娩
坐骨神經痛、腰痛	月經異常
扁桃體摘除後疼痛	女性不孕
拔牙後疼痛	男性不孕
手術後疼痛	陽萎
帶狀皰疹後神經痛	遺尿
三叉神經痛	尿失禁
腎結石疼痛	尿路閉鎖
膽結石	白血球減少
膽結石疼痛	梅尼爾氏症候群
膽道蛔蟲症	近視
膽道運動障礙	肥胖
急性扁腺炎、咽喉炎、喉頭炎	部分麻痺
鼻竇炎	憂鬱症
支氣管氣喘	酒精中毒
	藥物中毒

透過刺激穴道，使氣血全身循環

利用針灸或指壓（394頁）治療時，針對各種不同症狀或疾病各有不同的特定部位。該部位即稱為穴道或經穴，自古以來各個穴道即被賦予特別的名稱。

現在經WHO（世界衛生組織）所認可的穴道總數有361個，存在於稱為經絡的線上。代表性的經絡有14經，通過這些經絡，就是中醫學概念中稱為「氣血」的能量在流動。

因為穴道就是這些氣血之流出現的地方，所以只要找到這些部位施予針灸的刺激，就使停滯的氣血之流恢復，調解臟器機能並改善病症。針灸以經絡為主，而經絡是維持人體活動「氣血」的運轉通道，透過「協調陰陽」、「調整虛實」來維持人體健康的生命活動。

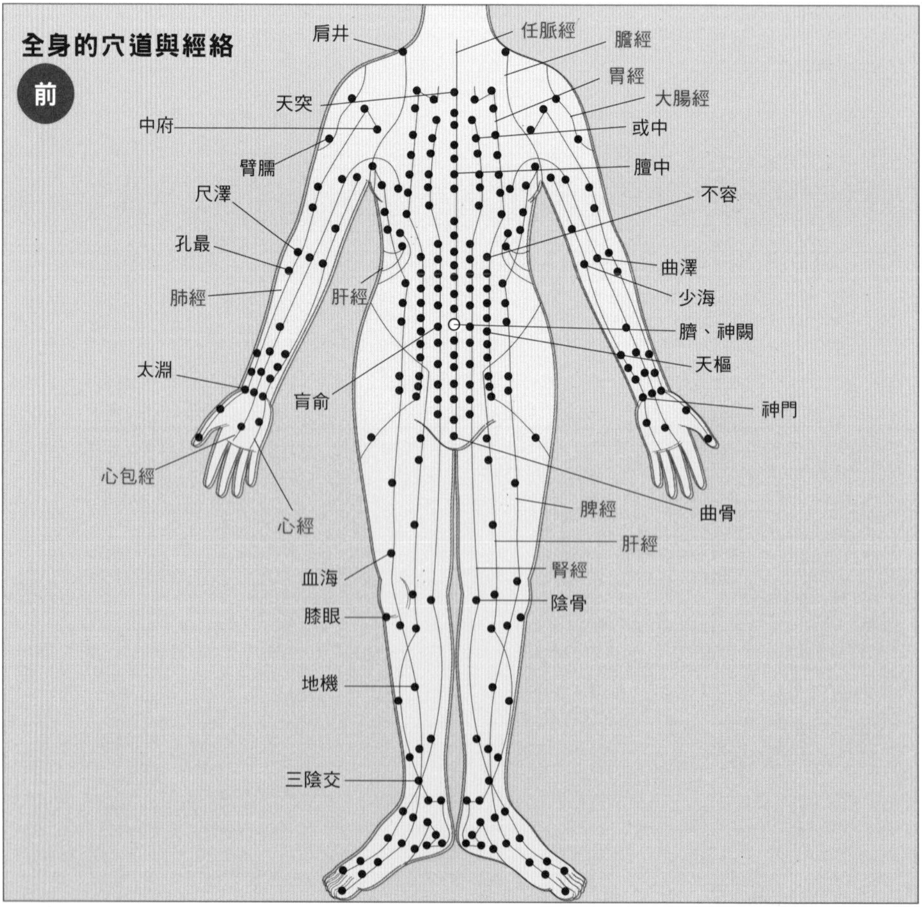

全身的穴道與經絡

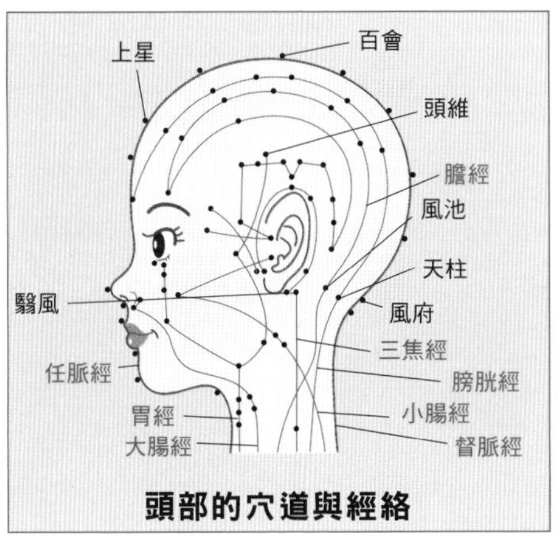

上星
百會
頭維
膽經
風池
天柱
翳風
風府
三焦經
任脈經
膀胱經
小腸經
胃經
大腸經
督脈經

頭部的穴道與經絡

印堂
陽白
魚腰
睛明
絲竹空
承泣
太陽
下關
四白
迎香
人中

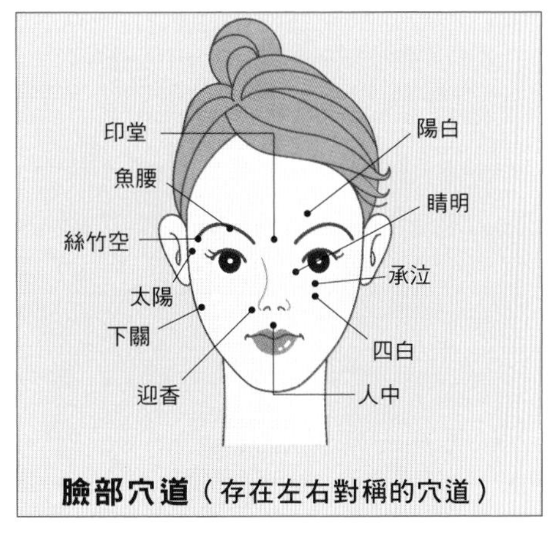

臉部穴道（存在左右對稱的穴道）

全身的穴道與經絡

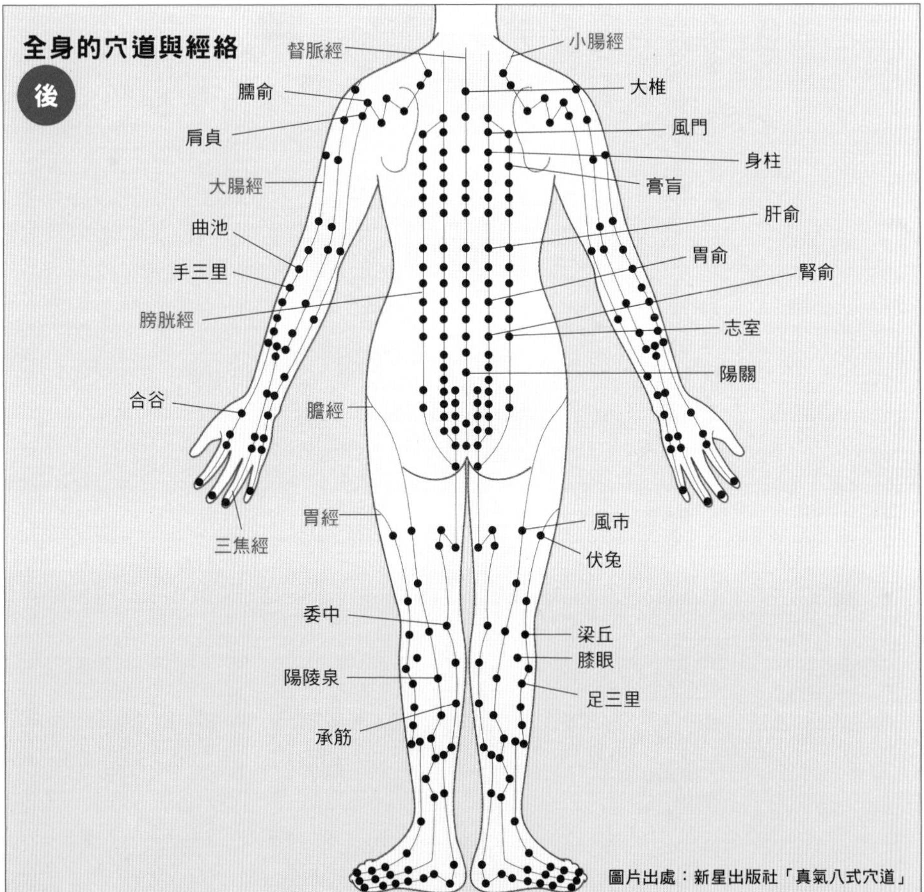

後
督脈經
小腸經
臑俞
大椎
肩貞
風門
身柱
大腸經
膏肓
肝俞
曲池
胃俞
手三里
腎俞
膀胱經
志室
陽關
合谷
膽經
三焦經
胃經
風市
伏兔
委中
梁丘
膝眼
陽陵泉
足三里
承筋

圖片出處：新星出版社「真氣八式穴道」

針灸治療院所的選擇法

選擇能針對治療法與效果詳細說明的中醫師

如果不知道是否為可以信賴的中醫師、針灸場所，可參考如下條件再判斷為佳。

①為持有衛生署核發的醫師證書及當地衛生局核准之開業執照。

②為環境清潔且衛生的針灸場所。近年來，雖然拋棄式的針具已經普及，是否具有能將使用過後的機具消毒的高溫高壓式殺菌設備。

③若是在治療前能好好傾聽患者的心聲、充分進行檢查，並且能針對治療法與效果清楚說明的中醫師，就值得信賴。

④醫師的專長是否涵蓋針灸醫療的專業。

⑤醫師是否有繼續接受在職專業訓練，或參加學術研討會。

⑥醫師是否有遵照針灸標準作業程序。

日本可以適用健保的疾病名稱

神經痛、類風溼性關節炎、腰痛、頸椎疼痛傷害等六種疾病

可採健保給付的針灸院所，一般限於如下6種症狀，可以納入健保給付接受治療。

①**神經痛**：坐骨神經痛或其他，幾乎全身的神經痛都適用。

②**類風溼性關節炎**：各關節腫痛，且經醫院診斷為類風溼性關節炎。

③**腰痛**：慢性腰痛、椎間盤突出等狀況。

④**五十肩**：可見於40至50歲的人，肩膀周圍的關節疼痛之疾病。有如手無法抬起、無法打腰後的繩結等特殊症狀。

⑤**肩頸腕症候群**：有自頸部到肩膀、手臂的疼痛、麻痺感等。

⑥**頸椎扭傷後遺症**：甩鞭傷害的後遺症或因頸部外傷導致的疼痛、麻痺感等，或因坐姿睡姿不良引起之頸背症候群。

在日本若要以健保接受治療

必須有醫院、診所的醫師同意書

就算突然去針灸所也無法透過健保接受治療。必須在有採納健保的針灸所拿取同意書，並持同意書至醫院或診所等醫療機構，請醫師寫下症狀說明。

帶著同意書，並僅限於前述提及的6個疾病，該針灸治療才適用健保。治療期間與次數並無限制。

■也適用於保險公司的保險或職業傷害

因車禍導致的身障或有後遺症的治療時，針灸治療也可成為保險給付的對象。和健保一樣，也必須有醫師的同意書。此外職業傷害保險也予以適用。詳細內容請洽詢中醫針灸醫療院所。

在台灣若要以健保接受治療只要擁有健保卡即可以到與中央健康保局有簽約之醫療院所就診。

接受針灸治療時的注意事項

減少在發燒、身體極度虛弱時進行

發燒、身體虛弱時減少針灸治療。在喝酒後或洗澡前，因刺激容易變得太強，也應減少針灸較為安全。而洗澡應該在針灸治療的一小時前就洗好。

首次接受針灸治療結束之後，可能感到疲憊或發熱等，但到了隔天症狀就會消除，所以不必擔心。第二次以後，身體只要習慣了就不會出現這樣的症狀。

如果這樣的情況有感覺持續出現的話，應向中醫師說明自己的狀態，並請中醫師調整。

而依病症之不同也有可能和西醫並用，可以期待有更好的效果。由於積極地推廣中西合併治療的醫師亦不在少數，您可以諮詢各個醫療院所。

●在家就可施行的穴道刺激法

即使是生活周邊常見的小道具，也可以拿來利用，呈現近似於針刺治療的效果。此外，雖然可以在藥局買到市售的針或灸工具，在家裏自行實施針灸治療，但請務必在使用前諮詢中醫師，並針對正確的使用法與穴道位置等接受專業的指導。

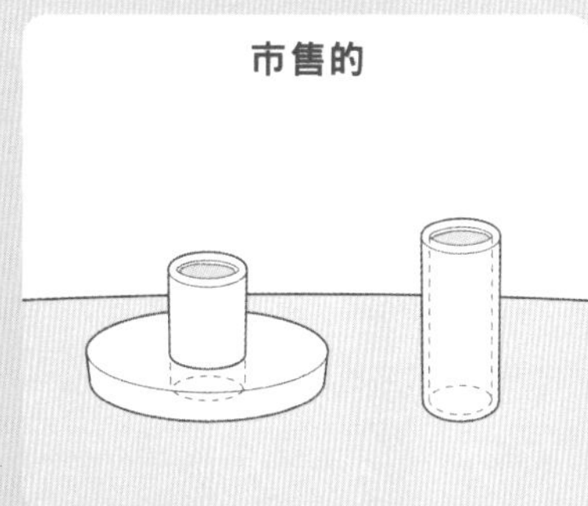

貼在皮膚上的種類

牙籤的針

利用牙籤柄

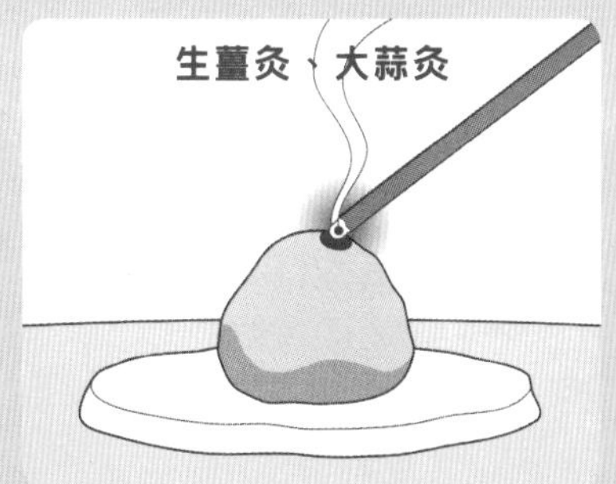

在厚約2~3mm的生薑或大蒜上放上艾絨，並且點火

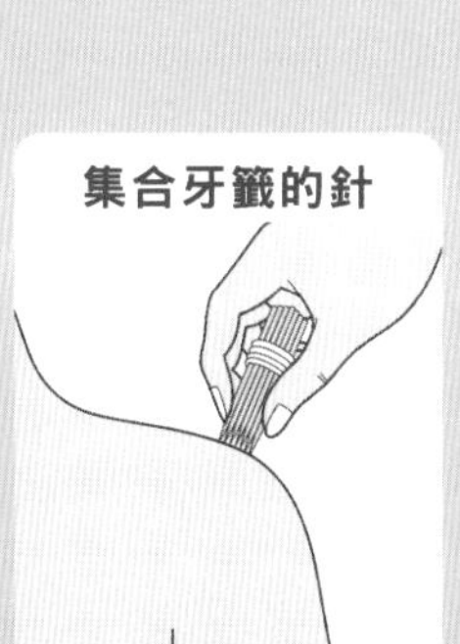

將牙籤用橡皮筋綁起來使用

指壓、按摩

透過揉、壓、擦等手的技巧，改善血液循環、舒緩僵硬，是使用「手」的治療法。

什麼是指壓、按摩？

基本是用手碰觸疼痛地方的「方法」

當肚子痛的時候，暫時將手放在肚子上就能緩解疼痛。這個「方法」就是手技療法的基礎。

手技療法裏，有中式按摩、指壓、西式按摩等，中式按摩在中國、指壓在日本，西式按摩則發展自西方。

而不論哪一種，都是以手一邊確認身體的狀態，一邊發現不好的地方並加以治療，特徵在於中式按摩與指壓是從身體的中心朝向肢端給予刺激，西式按摩則是從肢端向中心給予刺激。

指壓、按摩的方法

中式按摩是「揉」、西式按摩則是以「擦」為中心

手技有數種方法，而依症狀或治療處之不同，您可以選擇最為適當的方法。

◎**擦**：使血液與淋巴的流動變好，對於消除水腫有效。

◎**揉**：可以排出積蓄在肌肉中的疲勞物質，提升肌肉的彈性。

◎**壓**：對於肌肉疲勞、消除僵硬特別有效。

◎**捶**：可以使血液循環變好，活化神經與肌肉的功能。

◎**震**：可以消除手腳的麻痺或痠麻感受。

指壓、按摩的效果

使血液、淋巴液的循環變好，並消除疼痛、疲勞

只要在某部位進行指壓或按摩等手技，該部位的血液與淋巴液的流動就會變好。

如此一來，養分能到達身體各個角落，而活化細胞。且因造成疼痛或疲勞原因的不良物質也被排出了，因此消除了肌肉緊繃，身體就變得輕盈。

這樣的手技療法的效果，雖然在實施部位的效果特別好，但是透過神經系統也可以擴及全身。也因此，身體的整體狀況變好是一個很大的特色。

指壓、按摩的各種方法

【擦】

使用指腹或手掌整體，邊施加些許壓力邊摩擦

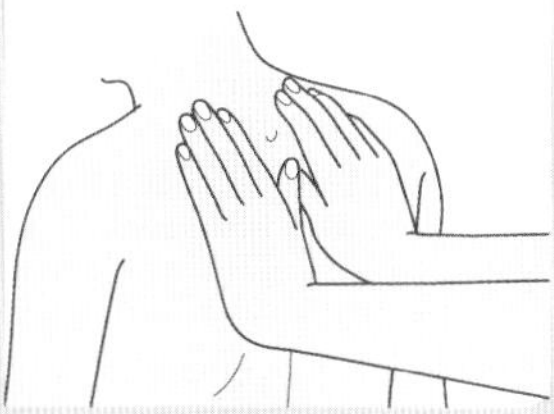

【壓】

以拇指或手掌全部按壓。壓下3~5秒後，緩緩減輕力道

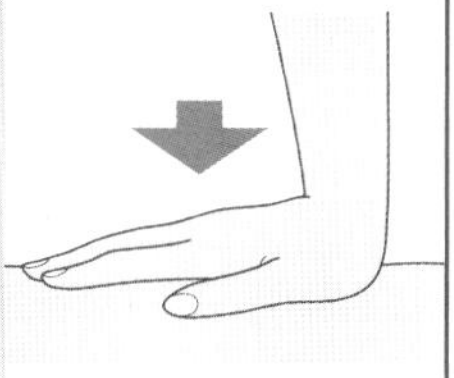

垂直按下，像畫圓一樣按摩

拇指的按法

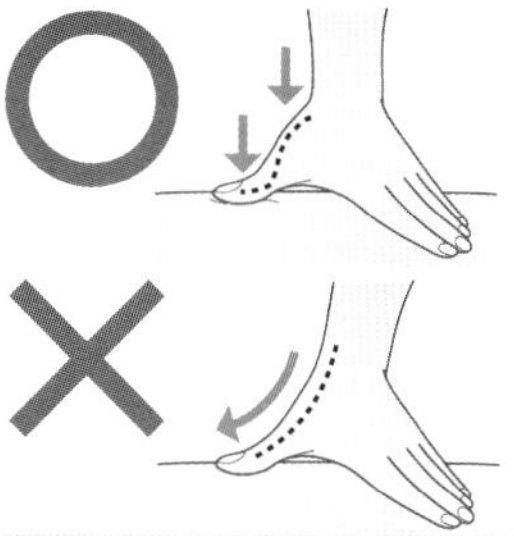

【揉】

以手掌與指腹按壓肌肉，如同寫「の」字般推揉

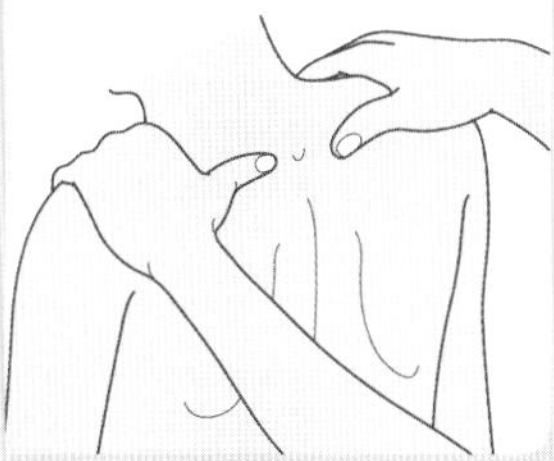

【捶】

豎起拇指、握拳輕敲。收攏手指以小指側面敲擊等

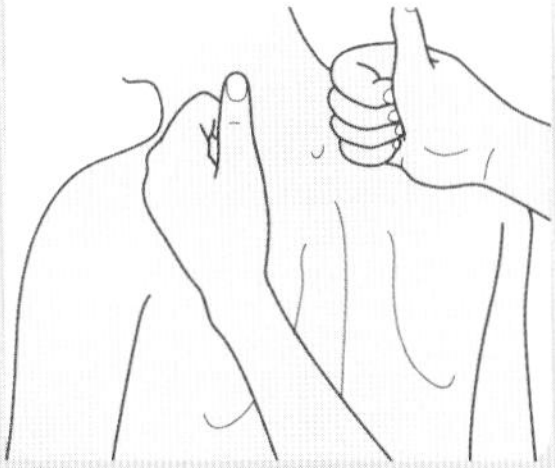

【震】

以手掌或指尖碰觸並使有節奏的震動

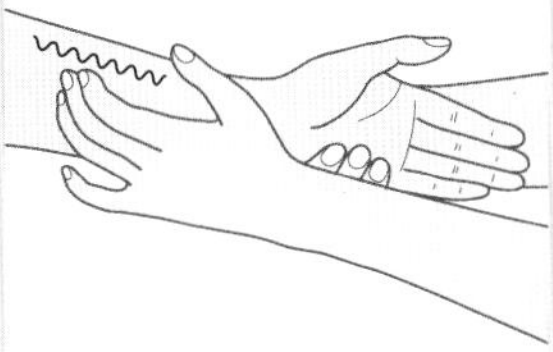

接受手技治療時的注意事項

在日本如有醫師同意書也可適用於健康保險

在發燒或身體極度虛弱時，建議應減少指壓與按摩較好。飲酒過後也請減少。

並且指壓或按摩也可適用於健保，對應病症則為「肌肉麻痺或關節硬化」等，需接受醫師之同意。而因腦中風導致的半身不遂等也符合條件。

首先，必須在採納健保的治療所取得同意書，並請醫生記錄後拿至治療院所，就可以適用健康保險。

此外，也有針對進行指壓、按摩發放補助金，或發行折扣券的地方，這些請洽詢居住所在地的市區町村公所的健康保險課。台灣保險制度規定醫療專業人員才能執行醫療行為，目前仍以中醫師親自為之，使得申請健保給付，否則則以自費支付。

自己也可以做的穴道刺激法

如果身體稍有不舒服或毛病，可以靠自己透過穴道刺激，消除症狀。

8個穴道邁向健康

1天10分鐘，只要按下精選出的8個穴道就可以消除身體的不適

透過刺激穴道，來消除每天生活中感受到的稍稍不適或小毛病的例子，也不在少數。從按壓穴道時的疼痛或不同感覺，可以使自己能瞭解身體狀況的變化。

這邊要介紹在眾多穴道中，按壓效果特別好的8個穴位。對於保持每天的健康、治療身體不適等都有幫助，按壓穴位可依個人需求，隨時隨地皆可施行。

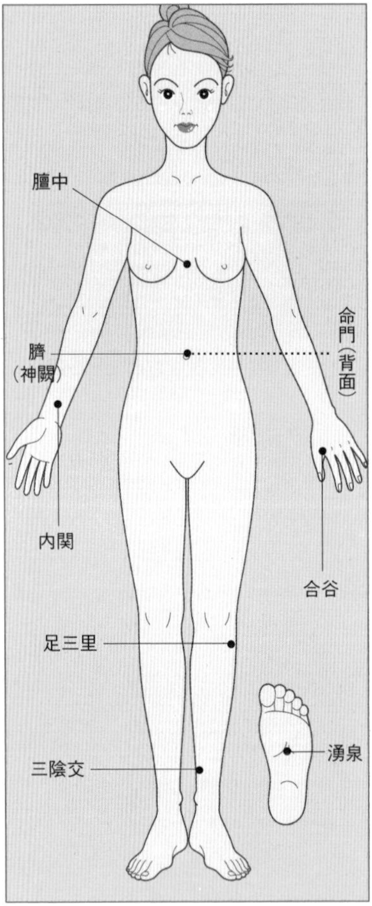

找穴道的方法

自己按按看找出「覺得痛的地方」

找尋穴道的基本，就是按下去「會覺得痠痛的地方」。雖是如此，但並不是真的那麼明顯的疼痛，而是稍顯疼痛，但給予刺激後會有爽快感，這就是穴道的特徵。

呼吸也是重要關鍵。在刺激穴道時吐氣，在力道緩解時則吸氣。透過這樣的方式，達到氣血循環以消除鬱血。此外，因為能使意識集中所以提升了氣，也提升治癒力。

而穴位的選取，依個人之疾病別，選擇方便操作且能發揮立竿見影效果的為之。

湧泉

湧出元氣的穴道

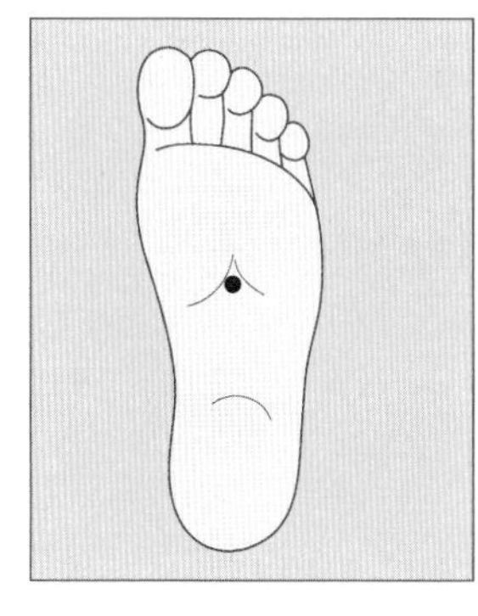

腳底板隆起處人字形的交會點。可以改善全身的血液循環並消除疲勞的穴道。每天持續按壓的話，會變得不易疲勞。對於因下半身冰冷而引發的疾病有療效。

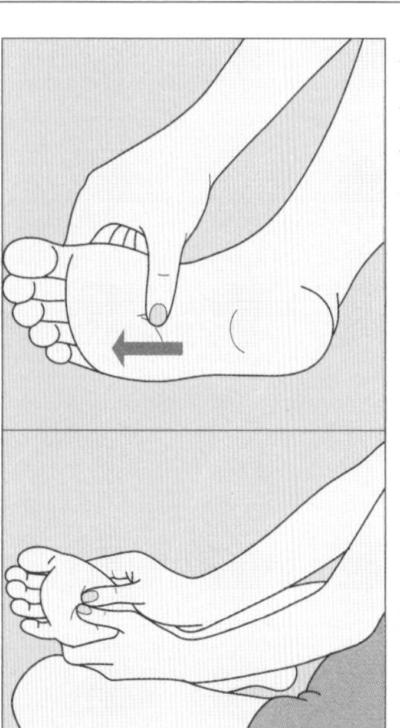

以大拇指朝向腳指方向，按壓刺激100次以上。

若想給予更強的刺激時，兩手從腳跟至湧泉平均地給予刺激。

三陰交

對婦科疾病具有特效的穴道

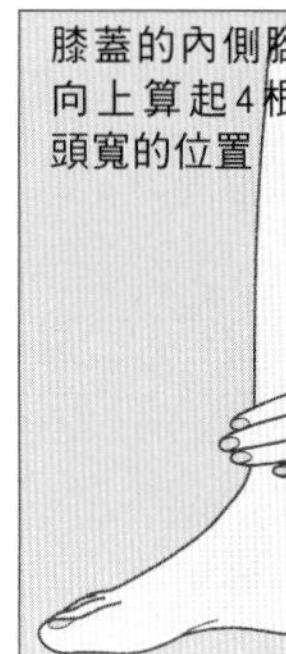

針對因腳與腰的寒冷而引發的疾病能發揮效果的穴道，對月經不順或子宮內膜炎等婦科疾病、尿道炎、膀胱炎、下痢、腹痛等十分有效。透過每天給予穴道刺激，可以預防女性特有疾病。

以拇指由下向上按壓給予30次以上的刺激。

輕輕盤腿，並彷彿將上身力量施於兩手的大拇指般按壓穴道。

足三里

強化消化器官

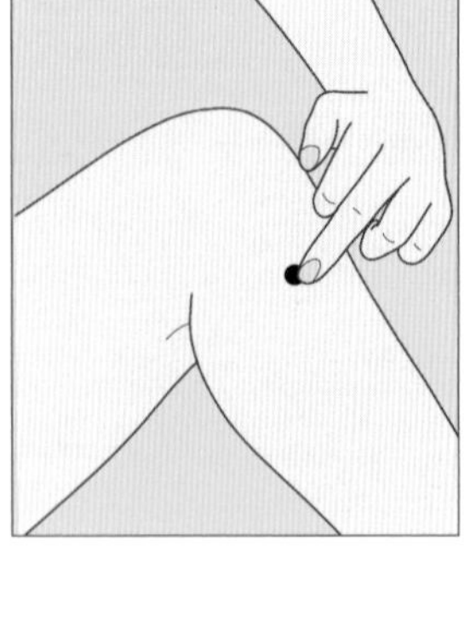

對所有的腸胃疾病都有效，可調節免疫力，被稱為讓人無病長壽的穴道。尤其在腸胃不適時，重點性地刺激左腳的足三里即可收其即時效果。此外對於牙痛或花粉症的治療也有效果。

以中指或大拇指上下方向來回按揉30秒～1分鐘。

收攏四根手指對足三里穴，並覆上另一隻手，兩手再上下移動。

合谷

一次消除肩膀僵硬、頭痛

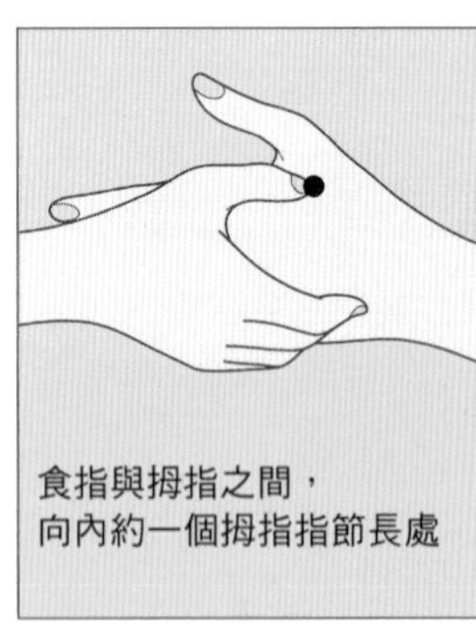

改善肩膀以上的血液流通，對肩頸不適有效。頭痛、肩膀僵硬、牙痛之外，也可舒緩鼻炎等耳鼻咽喉的疾病。持續給予刺激的話，可以調節免疫力，對於調整血壓也有效果。

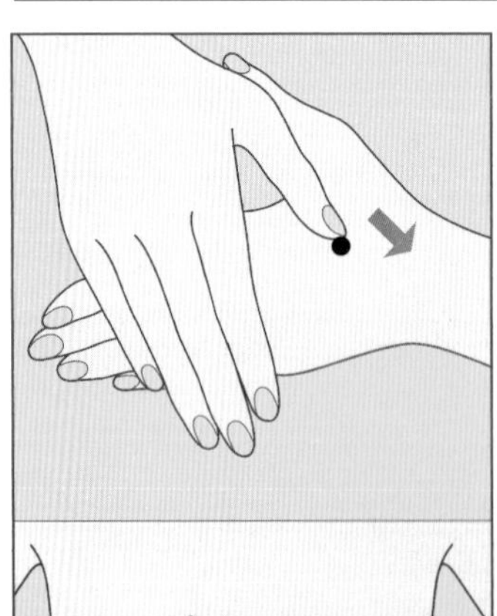

以另一隻手的拇指朝向手腕方向慢慢地按壓穴道。

像要用另一手包住一樣，以拇指朝前後方向揉按。左右兩手各來回50次以上。

內關

調整心靈與身體的平衡

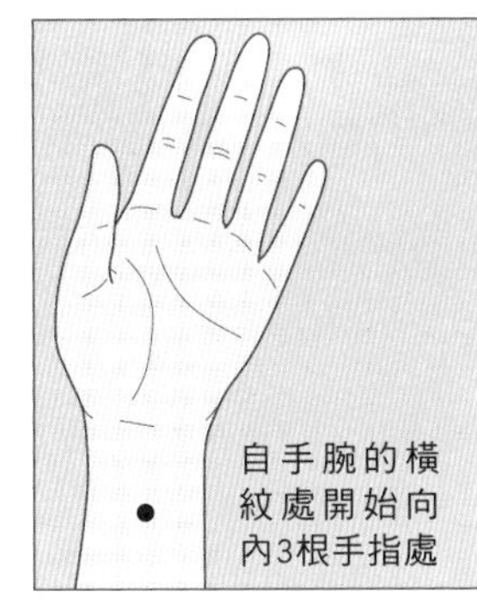

對調整身心平衡非常有益的穴道。

若不知為何而感到焦躁不安，或心情不佳時，請輕輕刺激內關。心情能平穩，身體的狀況也就逐漸地調整過來。

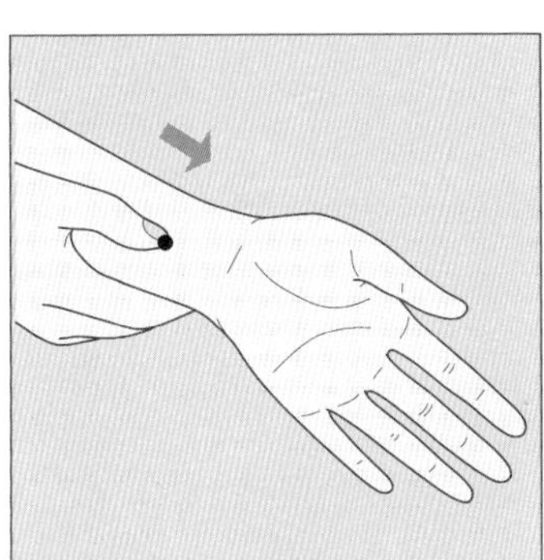

朝指尖方向揉按，且左右兩手各30次以上。

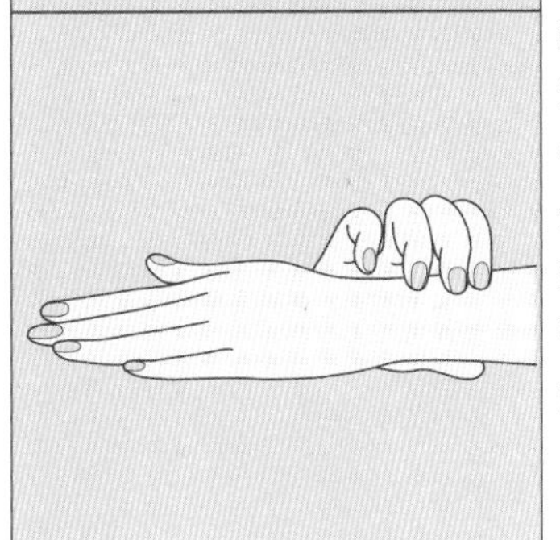

拇指放在內關穴，在手臂外側相同位置的外關上則以食指相抵，同時移動拇指與食指。

臍中（神闕）

對各種疾病皆有效、創造生命力的穴道

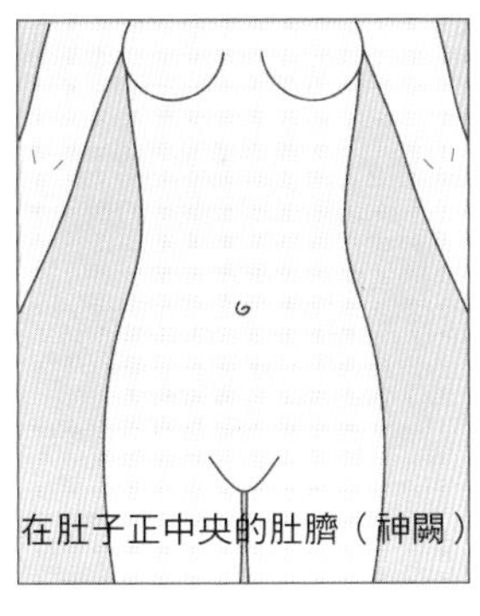

肚子中心的肚臍就是穴道。在身體中也很重要，又稱為「生命之門」、「五臟六腑之本」，有治療萬病的效果。特別對胃下垂、胃痛、下痢或便祕等慢性腸胃疾病有速效性。

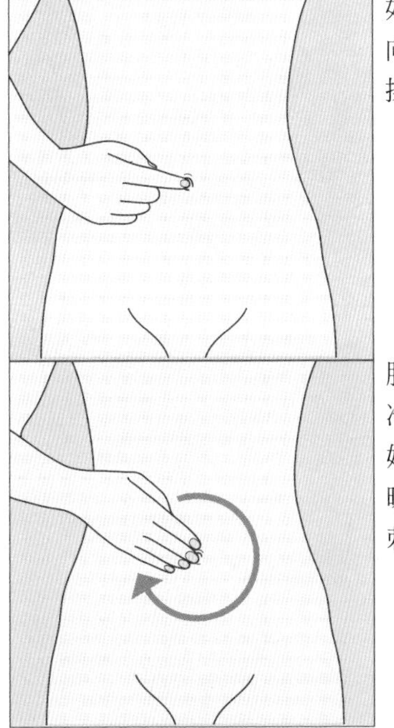

如同以食指朝向背部壓下般揉按。

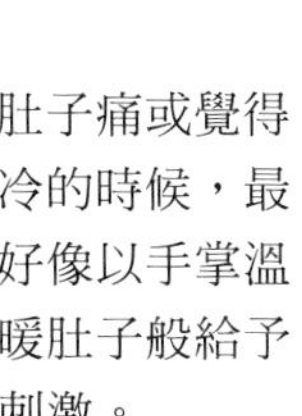

肚子痛或覺得冷的時候，最好像以手掌溫暖肚子般給予刺激。

命門

強化體質的魔法穴道

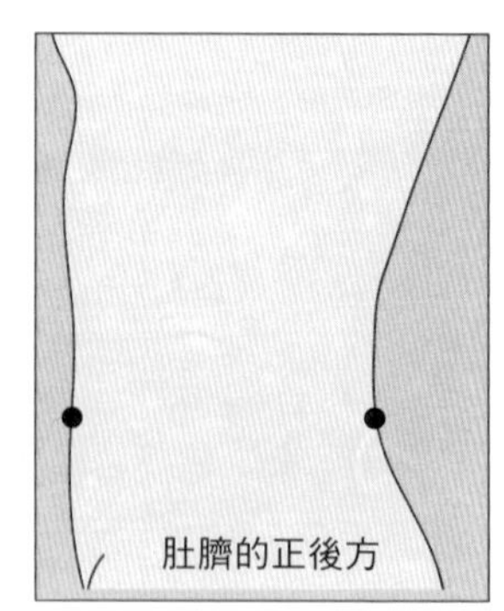

司掌與生俱來的體質與體力的穴道。

只要刺激此穴就能夠變得更加強健。

因生病或疲勞而消耗體力時，刺激這個穴道可以儘早恢復。

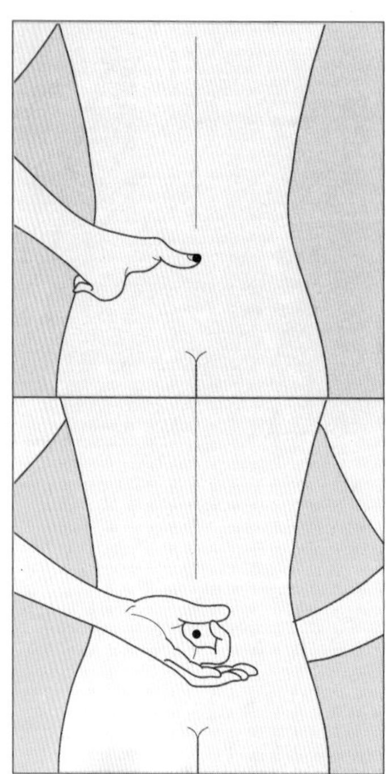

以拇指揉按命門30秒～1分鐘。技巧在於施加一股相對於身體的垂直力量。

手掌放在肚臍上，在後方的手將食指與拇指圈成圓圈，前後兩手同時敲擊。

膻中

提升氣的能量

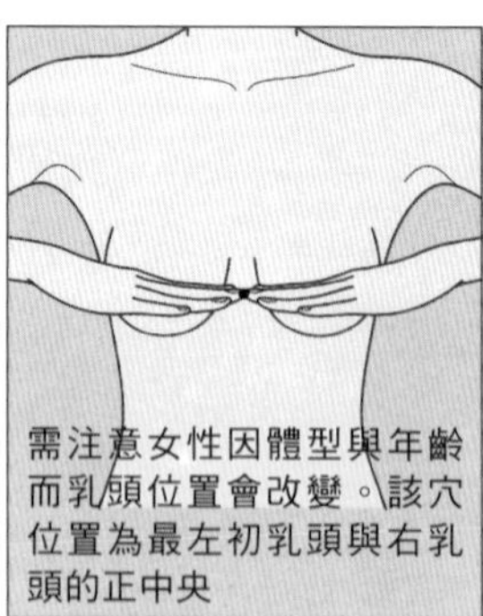

在膻中通過了人體中最大的淋巴腺，成為人之氣的中心。

針對膻中的刺激，有改善淋巴和血液循環之效，也被認為有消除腳部水腫與豐胸等美容效果。

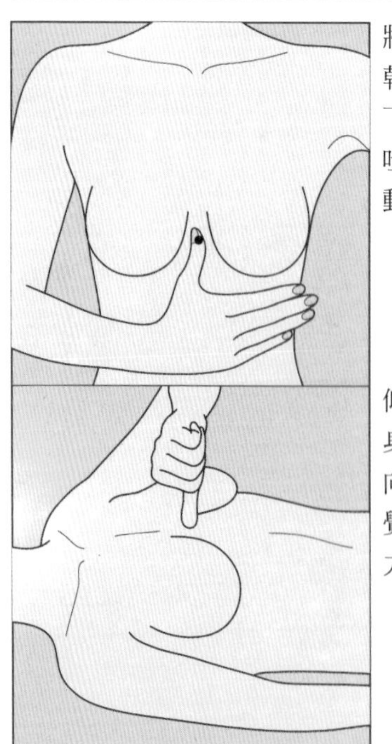

將拇指豎起，朝背後垂直按下。一面呼吸吐氣配合按壓動作。

仰躺並放鬆全身力氣。以朝向地面的感覺，對穴道施力給予刺激。

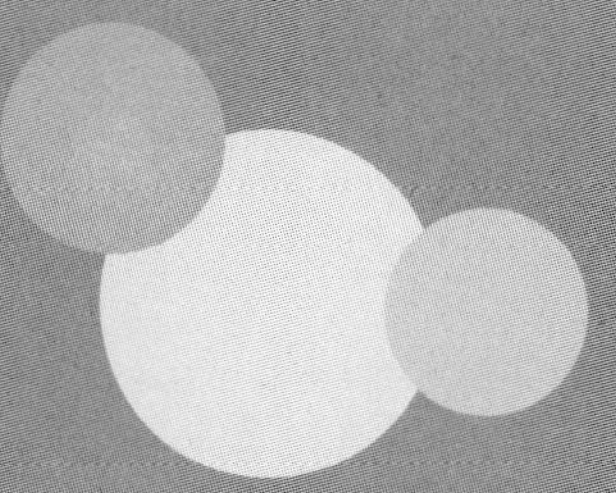

卷末特集

針對中醫用語以白話解說，

並收錄全台灣中醫醫院、合格GMP藥廠，

讓讀者充分了解中醫用語，

並快速查找自己居家附近的中醫醫院。

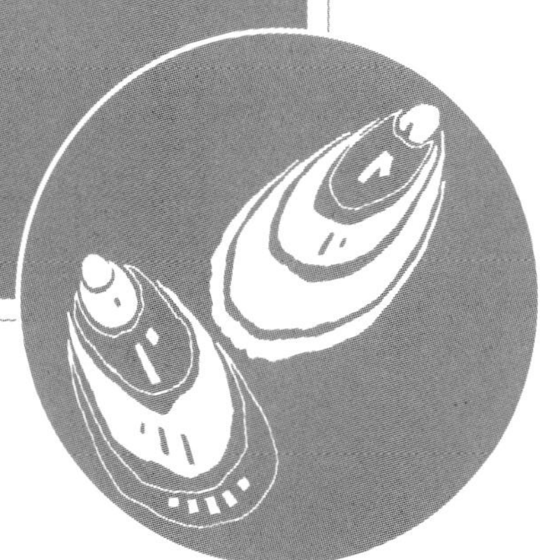

中醫用語的解說

中醫使用的辭彙裏，有很多是我們所不熟悉的。這邊挑選並解說了在中醫治療裏經常使用的辭彙。

上品（神農本草經用藥之分類）　是調配中藥時的類別。是指在可作為處方中心的中藥中，具有強化體質的功能且不舒服較少的中藥。如甘草、人參、白朮、五味子、菊花等。

下品（神農本草經用藥之分類）

是調配中藥時的類別。係指療效很強，一定要注意會有不舒服的中藥。如大黃、附子、半夏、桔梗等。

小腹不仁　腹診時，碰觸下腹部感到腹部肌肉虛弱，壓之疲軟下凹。也稱為臍下不仁，常見於有虛證、腳與腰或下半身較弱者、年長者等。

小腹硬滿　腹診時，下腹部、尤指肚臍以下的部位膨脹僵硬，按壓後有疼痛或反彈感。可見於出現瘀血、月經異常等女性特有之疾病或肝臟疾病等。

水　在中醫裏，將「血」以外的所有水分都稱為「水」，就是淋巴與體液、分泌液等等。

水毒　指「水」停滯或有偏移的狀態。可見口渴、水腫、頭重感、暈眩、站起後眼前昏黑、心悸、關節痛、手腳冰冷、水腫胖、腹鳴、胃內停水等症狀。

中品（神農本草經用藥之分類）

是調配中藥時的類別。指具有活化新陳代謝，養生並可改善體質的中藥。如當歸、芍藥、柴胡、葛根等。

心下悸　腹診時，觸摸胸骨劍突下方則可以感到脈動。

心下痞硬　腹診時，劍突處有阻塞感，且壓下感覺不舒服，呈稍硬且腫的狀態。

心窩部振水音　腹診時輕敲劍突處，可聽見胃中有積水迴盪聲的狀態。也稱為胃內停水。

六病位　奠基於陰陽的觀念並用以表示病情發展程度的一種說法。依太陽、陽明、少陽、太陰、少陰、厥陰的順序呈惡化，又稱為三陰三陽。

太陰　奠基於陰陽的觀念並用以表示病情發展程度的一種說法。指病情惡化、身體表面出現衰弱、覺得寒冷或冰冷的狀態。

太陽　奠基於陰陽的觀念並用以表示病情發展程度的一種說法。在如感染症等病況初期，出現容易摸到脈搏、頭痛、發燒、寒冷等狀態。

少陰　奠基於陰陽的觀念並用以表示病情發展程度的一種說法。出現病情大幅惡化、體內器官也衰弱、手腳冰冷、疼痛、下痢等狀態。

少陽　奠基於陰陽的觀念並用以表示病情發展程度的一種說法。隨著病情發展出現擴及內臟，暈眩、心悸、想吐、嘔吐、咳嗽、胸脇苦滿（肋骨下方有阻塞感或壓痛）等狀態。

少腹急結　腹診時，按壓下腹部、尤其是左下腹部時，會感到劇烈疼痛。常見有出現瘀血、月經異常等女性特有的疾病。

切診　觸碰患者的身體以進行診察便稱為切診。有把脈的脈診與診察腹部的腹診（觸診）。

水煎藥　為利於身體吸收，而用熱水煎過後服用的藥。

中醫學　指在毛澤東的指導下，在中國國內已很發達的傳統醫學裏也納入西洋醫學，目標是轉成更好的現代中國傳統醫學的體系化的醫學。

未病　雖然尚未有自覺或他覺的症狀，但已朝向生病邁進的狀態。在未病的階段改善體質或增進體力，可以預防使不生真正的疾病。

四診　指中醫的診察法中，望診、聞診、問診、切診四種診察法（17頁）。

四厥　四肢厥逆。

加減方　指依每個人的體質與症狀不同，在中醫處方中加入某些中藥或去除某些中藥，調整水煎藥的配方。

血　中醫裏將因氣流而循環全身的液體稱為「血」，就是血液。血液為水穀精微所化生，由中焦受氣取汁變化而成。氣與血各有其不同作用，而又相互依存，以營養臟器組織，維持生命活動。

血之道症　因血的異常引發的女性之更年期障礙或月經障礙等不適症狀。

血為營，氣為衛　營指營氣，是血中之氣；衛指衛氣，起衛外作用，固表作用。

血虛　「血」不足的狀態。常見血色不佳、肌膚乾燥、眼睛模糊、失眠、手腳麻痺、月經不順等症狀。

血實　「血」過多，充血的狀態。

合方　指結合兩種以上的中醫處方來使用。

同病異治　指即便是同種疾病，也因人而異做出不同處方的中藥。

舌苔　附著於舌頭的苔狀物。一般健康的人，是沒有舌苔或有薄薄的白苔。白苔多表示出現消化器官症狀、黃苔則是有熱病。

舌診　讓患者將舌頭伸出，診察舌頭顏色、舌苔（舌頭表面的苔狀物）、依舌頭側面的齒痕來判斷是否有水腫等。

任脈　起於小腹內（胞中）沿著脊椎骨內部上行。同時又出於會陰部，上至前陰，沿著腹部正中線，通地臍部，上至胸部、頸部，是陰部經脈的總綱。

肝血　指肝臟所藏的血。肝血與肝陰不能截然分開。

肝氣　指肝本臟的精氣。常見症狀為兩脅氣脹疼痛、胸悶不舒；兼症較多見的是一些消化功能紊亂的症狀。

肝氣燥　指肝陰不足，肝陽上亢的症候。主要症狀有頭暈目眩、耳鳴、眼乾、面紅、煩躁、失眠等，多見於高血壓症。肝為剛臟，喜柔潤，忌剛烈。肝陰不足，每致肝燥而陽亢。

利水劑　改善水腫、呼吸困難、手腳冰冷或痲痺等水之異常的處方。如五苓散、小半夏加茯苓湯、當歸芍藥散、苓薑朮甘湯、木防己湯、越婢加朮湯、薏苡仁湯等。

冷服　指將水煎藥冷卻後服用。

冷服可　指水煎藥中，雖一般原則上採以溫服，但也可於涼後服用者。

沖脈　奇經八脈之一。起於小腹內（胞中），沿著脊椎骨內部上行。同時由陰部的兩側，夾臍兩旁向上，到胸部而止。

怔　是持續性心跳劇烈的一種症狀。

肺金　傳統中醫學中的五行學說，用五行的屬性分別臟腑器官的特性，稱肺屬金。

命門　有生命之門的含義，有生命的關鍵之意。它是人體生命的根本和維持生命的要素。有指兩腎為命門。

命門火衰　即指腎陽衰微的病理現象。腎陰和腎陽相互依存，故命火衰多由元氣虛弱或腎精耗傷所致。臨床上可見下元虛冷的證候，如精神萎頓、腰酸、肢冷、陽痿、滑精、小便清長或黎明泄瀉、水腫等症。

流注　是毒邪流走不定，注無定處而發生於較深部組織的一類化膿性病症。多發於肌肉深處，結 成或漫腫，單發或多發，日久成膿。多患於氣血虛弱者。

往來寒熱　惡寒和發熱交替出現，定時或不定時發體的情況。

房勞　指房事過度，耗傷精氣而導致疾病的一種因素或由此而形成的疾病。

表裏　在中醫裏，認為人體分為三層次。將外側的皮膚、肌肉等分為「表」，氣管、肺、心臟、肝臟、腎臟等為「半表半裏」，消化器官則為「裏」。

表證　外感病邪一般先侵襲體表的呼吸道，其出現的證候稱為「表證」。表證有表寒、表熱之分；表寒常見惡寒發熱、頭痛身疼、鼻塞流涕、咳嗽痰白、關節酸痛、苔白口不渴、脈浮緊等；表熱則見身熱不惡寒、咽痛口渴、咳嗽痰黃、脈浮數等。

非實非虛證（中間證）　虛證與實證中間的狀態，也稱為虛實間證。

間或混有虛證與實證兩種特徵。

神 神氣，傳統中醫有心藏神的說法。

相火 和「君火（心火）」相對而言，一般指肝腎的相火。

胃為停水 在腹診時，以指尖輕敲劍突處，可聽見胃中有積水迴盪聲的狀態。也稱作心窩部振水音。

既濟 意指水火相互制約，相互依存，以維持人體生理功能的動態平衡規律。

津液 津和液的合稱。指人體中的液體，均為飲食水穀的精微所化生。津隨衛氣而散佈，有濡潤肌肉，充養皮膚的作用。液隨精血而滋濡，有滑利關節、補益腦髓、灌濡孔竅等作用。亦指排出體外的廢液，如汁液、尿液等。

食養 利用食物所具有的療效之飲食療法。也稱為食療。

氣 在中醫裏，指稱維持人類生命能量的就是「氣」。含義較廣，包括人體內能運行變化的精微物質，或臟腑組織的功能活動，均泛稱為「氣」，如水穀之氣、呼吸之氣、臟腑之氣、經絡之氣等。

氣化 氣的運行變化。膀胱氣化，即膀胱的排泄功能。

氣的上衝 自頭部流向腳底的氣流呈逆流的狀態，也稱為氣逆。

氣逆 自頭部流向腳底的氣流呈現逆流狀態，也稱為氣的上衝。常見為上半身暈眩且伴隨下半身寒冷、失眠、不安、心悸、過度換氣、頭痛等。

氣功 以調整呼吸緩慢方式來養氣，並使氣在體內循環，而使得能活化身心運作的一種健康運動。

氣虛 「氣」呈現減退、不足的狀態。常見為容易疲勞、食慾不振、易感冒、易腹瀉、無力、倦怠感、眼睛疲勞且聲音無力、白天睡覺等症狀。一般多指中氣不足或元氣虛衰的病理現象。兩者既又聯繫，又有區別。如飲食失調、勞倦傷脾，每致中氣受傷，而見肢倦、乏力、神疲、食少等症。若素體虛弱，或耗傷腎精，每致元氣受損，而見頭暈、腰酸、氣短、氣促、小便頻數等症。中氣不足或元氣虛弱的患者，往往影響其他臟器的功能活動。

氣瘀 氣的流動呈現停滯的狀態，常見為心情憂鬱、胸口悶塞、腹脹等症狀。

氣滯 氣的流動呈停滯狀態。有精神上的氣鬱及胸、腹滿脹的氣滯。

真水 指的是腎陰，是與腎陽相對而言，腎陽指本臟的陰液（包括腎臟所藏的精），是腎陽功能活動的基礎。

真火 指腎陽。

真火證 即實火證，指火邪極盛引起的實證、熱證。

真陰 即腎陰。又有「腎水」、「元陰」、「真水」等名稱，是與腎陽相對而言。腎陰指本臟的陰液，是腎陽活動的物質基礎。

脈沉 指在脈診中，不易把到脈，

感覺脈如同沉入身體深處般的情況。

脈浮 指在脈診中，易把到脈且感覺脈如同浮至體表般的狀況。常見於發燒的狀態。

脈診 檢查患者脈的深度、速度、脈搏數、以及脈的形狀。

針灸 中醫學之一種。利用針與灸的治療法。

胸脇苦滿 指在腹診時，自劍突至肋骨下方處，有東西阻礙感、或經按壓有疼痛或反彈抵抗感。常見於氣喘、有肝臟或膽道疾病患者。

祛瘀血劑 改善頭痛、肩膀僵硬、身體寒冷、頭暈等血停滯的症狀的處方。如桃核承氣湯、桂枝茯苓丸、通導散、治打撲一方等。

浮腫 即水腫。

骨蒸 「骨」表示深層的意思，「蒸」是薰蒸的意思，形容陰虛潮熱的熱氣自裏透發而出，故稱為骨蒸。

敗血 瘀血的一種，指溢於經脈外，積存於組織間隙的壞死血液。

異病同治 這是指同一個中醫處方，在某些情況治療A病，另一個情況下又治療B病等，用於不同的疾病治療。

問診 中醫醫學裏的提問，如患者現行症狀或發病始末、過去病史、有無過敏等，也許和現在症狀相關連的詢問。

望診 診察能表現於患者的體型或體格、臉色、肌膚光澤、動作等的身體好壞的情況與診察精神狀態等。而檢查舌頭狀態的「舌診」也包含在望診內。

陰虛 指精血或津液虧損的病理現象。因精血和津液都屬陰，故稱陰虛，多見於勞損久病或熱病之後而致陰液內耗的患者。由於陰虛不能製火，火熾則灼傷陰液而更虛，兩者常互相影響。陰虛主症為五心煩熱或午後潮熱、盜汗、顴紅、消瘦、舌紅少苔等。

陰虛陽亢 陰虛指精血或津液的虧虛。一般在正常狀態下，陰和陽是相對平衡的，相互制約而協調。陰氣虧損，陽氣失去制約，就會為生亢盛的病理變化，生理病理性功能亢進，稱為「陽亢」。因此，陰虛會引起陽氣亢盛，陽亢則能使陰液耗損，兩者互為因果。臨床表現：潮熱、顴紅、盜汗、五心煩熱、咳血、消瘦，或失眠、煩躁易思，或遺精、性慾亢進、舌紅而乾等。

陰陽 判斷體質與疾病進程的指標。體內活動旺盛並燥熱的情況稱為「陽」，活動不明顯且寒冷的狀況稱為「陰」（45頁）。

陰陽五行 在中國自古以來的世界觀裏，表示宇宙是由陰與陽與氣、及木、火、土、金、水的五行活動所支配的思想。

陰證 是指以陰陽來判斷體質或疾病的進程。比如寒冷、臉色蒼白、手腳冰冷、有腹瀉感等症狀，及因生病而使代謝機能不足而顯得衰弱的狀態。對一般疾病的臨床辨證，指陰陽屬性歸類，分「陰證」與「陽證」。凡屬於慢性的、虛弱的、靜的、抑制的、功能低下的、代謝減退的、退行性的，向內的證候，都屬於陰證。如：面色蒼白或暗淡、身重倦臥、肢冷倦怠、語聲低微、呼吸微弱、氣短、飲食減少、口淡無味、不煩不渴。

理氣劑　調整有倦怠感、食慾不振、容易感冒等氣之異常的處方。如半夏厚朴湯、香蘇散、女神散、平胃散、二陳湯、鈎藤散、抑肝散等。

帶脈　奇經八脈之一。起於季脅部，橫行環腰部一周。

假熱　指上部出現假熱的現象。顴紅如妝或口鼻出血，或口燥齒浮等症狀。這是因為真陽浮越所致。

清肅之氣　指肺氣。肺氣宜清淨肅殺，如秋令之氣，否則將上逆為患。

厥　即厥症，泛指突然暈倒。

厥逆　四肢厥冷。

厥陰　奠基於陰陽的觀念並用以表示病情發展程度的一種說法。指因病情發展而變得更衰弱、危及生命的狀態。

脾土　脾的代稱。脾在五行屬土，故稱。

脾不攝血　脾氣虛弱，失去統攝血液的功能。

脾氣　主要指脾的動化功能，也包括脾的升清和統攝。固身血液的功能。

腎水　指腎臟的陰液，也稱腎陰。

腎火　腎是陰臟，內藏水火（即真陰，真陽），水火必須保持相對平衡。

腎火沸騰　指腎陽偏亢，火盛煎熬津液，迫津上騰。

腎氣　腎精化生之氣，指腎臟的功能活動，如生長、發育及性機能的活動。

腎虛　指中醫所謂之腎（內分泌與泌尿系統的運作機能）呈現功能低下狀態，而有活力減退、氣力不足、排尿障礙、視力不足等伴隨老化出現的症狀。

腎陰　亦稱「真陰」、「元陰」、「腎水」，指腎臟的陰精。腎陰有滋養臟腑的作用，為人體陰液的根本。《景岳全書》稱：「五臟之陰氣，非此不能滋。」腎陰與腎陽相互依存，兩者給合，以維持人體的生理功能和生命活動。

腎陽　亦稱「真陽」、「元陽」、「命門之火」，指腎臟的陽氣。腎陽有溫養腑臟的作用，為人體陽氣的根本。腎陽與腎陰相互依存，兩者結合，以維持人體的生理功能和生命活動。

虛喘　是肺腎之虛，尤以腎不納氣為主。

虛實　判斷體力或身體抵抗力的指標。體力充沛謂之「實」，體力不足的情況則稱為「虛」。

虛實間證　虛證與實證的中間狀態，也稱為非實非虛證（中間證），間或混有虛證與實證兩種特徵。

虛證　沒有體力、身體機能與抵

抗力等呈不足的狀態。可見外表消瘦、臉色不佳、肌膚粗糙、肌膚無光澤，此外腸胃虛弱、容易疲勞、腹部柔軟等症狀。

陽明 奠基於陰陽的觀念並用以表示病情發展程度的一種說法。病情稍微進展，可見大量出汗、口渴加劇等。

陽虛 指陽氣虛衰的病理現象。陽氣有溫暖肢體、臟腑的作用，如陽虛則機體功能減退，容易出現虛寒的徵象。常見的有衛陽虛、脾陽虛、腎陽虛等。陽虛主症為畏寒肢冷、面色㿠白、大便溏薄、小便清長、脈沉微無力等。

陽證 是指以陰陽來判斷體質或疾病的進程。熱且臉色有紅潮、大量喝水、脈搏易觸且快速，或新陳代謝加快等，可以看出身體對疾病的抵抗之狀態。

寒熱 用中醫的「證」表示寒冷與燥熱。覺得寒冷的時候稱之為「寒」，潮熱的時候則稱為「熱」。

寒瀉 由於內臟虛寒所致，臨床表現有大便清冷而稀，有如鴨糞，腹中綿綿作痛，小便清白；或表現為腸鳴腹痛，完穀不化。

寒證 指人體因受寒邪侵襲或因陽氣不足而引起的寒性證候。如面色蒼白、畏寒肢冷、口不渴或渴喜熱飲、痰多白沫、腹痛喜溫按、大便溏泄、小便清長、舌苔白潤、睡姿成蜷縮狀等。寒邪侵襲者多見遲脈或緊脈，陽氣不足者則脈多沉微。

盜汗 即流寢汗。

惡寒 覺得非常寒冷。

開郁 是治療因情志抑鬱而引起氣滯的方法。

湯液療法 在中醫學的療法中，使用水煎藥的中醫治療法。

湯劑 指水煎藥。為了利於身體吸收而用熱水煎過後服用。

補 表達中醫治療的概念，補足身體所不足之物的治療法。

痰火 指無形之火與有形之痰煎熬膠結貯積於肺的病症。

痰嗽 又稱痰飲咳嗽。指因痰飲而致咳，並以咳嗽為主證者。本症一般指寒痰飲邪，停於肺胃。證見咳嗽多痰、色白，或如泡沫。

溼痰 痰證的一種。多由脾關健運，溼蘊釀痰所致。症見痰多稀白或黃滑而易出。

瘀血 「血」停滯不流的狀態。並且會因瘀血而出現口渴、下腹部痛、色素沉澱或皮膚黑斑、黑眼圈、月經異常、牙齦、舌頭發紅的症狀等。

經絡 指經脈和絡脈。經脈如徑路，為縱行的干線；絡脈如網路，為橫行的分支。經絡是內屬臟腑，外絡肢節，聯繫全身，運行氣血的通路。它們縱橫交叉，循行於人體內外，組成了一個有機聯繫的系統。

溫服 指加熱水煎藥後服用。

腠理 指人體皮膚，肌肉和臟腑的紋理，是氣血流通灌注之處。腠理外連皮膚，為衛氣散布和汗液等滲泄的通路。

腹診　在日本的中醫裏，最被重視的診療法。觸碰診察患者的腹部，檢查腹部肌肉的緊張、彈性、脈動、阻塞感、壓之是否疼痛等。

腹滿　腹部脹起的狀態。

腹鳴　腹部咕嚕咕嚕鳴叫的狀態。

腹裏拘急　腹診時，腹部肌肉呈現縱向緊張脹起的狀態。

傷寒　病名或證候名。廣義的傷寒是外感發熱病的總稱，狹義的傷寒是屬於太陽表症的一個症型。主要症狀有發熱、惡寒、無汗、頭痛等。與現代醫學所稱的「傷寒」不同。病因，指傷於寒邪。

聞診　檢查患者聲音是否有力、咳嗽、呼吸、腹音、口臭或體臭的有無等。特別也包含了輕敲胃部，檢查是否有積水音，胃內停水的狀況。

瞑眩　在服用中藥時，短暫的症狀惡化的現象。此因中藥的療效，而使身體的抵抗力恢復，開始攻擊疾病而發生。

實證　高度身體機能的狀態。可見外表看來體格良好、肌肉健壯、血色佳，並且腸胃健康、有食慾、腹部有彈性等特徵。

噁心　感覺不舒服且導致想吐。

熱厥　厥證之一。指因邪熱過盛，津液受傷，影響陽氣的正常流通，不能透達四肢而見四肢厥冷的病症。多伴有口渴、煩燥、胸腹灼熱、便祕等症狀。

熱證　感覺熱的狀態，有頭暈、易流汗、平均體溫升高、無法長時間洗澡、夏天必吹冷氣等特徵。主要指人體感受溫邪、暑氣或寒邪化熱而引起的熱性證候。如面赤煩燥、口渴喜冷飲、神昏譫語、便祕或泄瀉熱臭、小便短赤、舌紅苔黃燥，以及脈洪、大、滑、數等。

潮熱　發熱如潮水一樣有定時，每天到一定時候體溫就升高（一般多在下午出現）。

憎寒　是一種外有寒戰、內有煩熱的症狀。這是由於熱邪內伏，陽氣被阻，不能透達所致。

隨症治療　依據中醫獨特的「證」的概念，進行對應於證的治療。

龍雷之火　指腎火，肝火。心腎之火。龍火，指腎火；雷火，指心火。

臍下悸　腹診時，觸摸肚臍下方可感受到脈動。

臍上悸　腹診時，觸摸肚臍上方可感受到脈動。

瀉　表達中醫治療的概念，是去除體內多餘之物的治療法。

證　中醫的獨特觀念，用以表示患者的體質或病狀特徵。以陰陽、虛實、氣、血、水等概念為指標，整體性掌握患者的身心狀態，並活用於治療中。

癰　病名，風瘡面淺而大者為癰，因氣血受毒邪所困而壅塞不通所形成的。

中醫醫療院所查詢表

目前全台灣共有公私立中醫醫療院所三千多家，限於篇幅，無法一一羅列。以下列出各縣市設有中醫醫療門診的醫學中心、區域醫院、地區醫院，民眾可依據自己所居住地區，檢索相關掛號電話、地址。如想更進一步查詢住家附近的私人中醫診所，可上「台灣中醫網」查詢，網址：http://www.tcm.tw/index.php。

縣市	醫院名稱	掛號電話	地址
台北市	台北市立聯合醫院	（02）25553000	台北市大同區鄭州路145號
	財團法人長庚紀念醫院	（02）27135211	台北市松山區敦化北路199號
	財團法人同仁院萬華醫院	（02）23059292	台北市萬華區中華路2段606巷6號
	臺北醫學大學附設醫院	（02）27372181	台北市信義區吳興街252號
	行政院國軍退除役官兵輔導委員會臺北榮民總醫院	（02）28712121	台北市北投區石牌路2段201號
	振興醫療財團法人振興醫院	（02）28264400	台北市北投區振興街45號
	三軍總醫院附設民眾診療服務處	（02）87927044	台北市內湖區成功路2段325號
	中國醫藥大學附設醫院臺北分院	（02）27919696	台北市內湖區內湖路2段360號
	臺北市立聯合醫院附設南軟門診部	（02）27863137	台北市南港區園區街3之2號2樓
	台北市立萬芳醫院－委託財團法人私立台北醫學大學辦理	（02）29307930	台北市文山區興隆路3段111號

縣市	醫院名稱	掛號電話	地址
新北市	財團法人徐元智先生醫藥基金會附設亞東紀念醫院	（02）89667000	台北縣板橋市南雅南路2段21號
	財團法人佛教慈濟綜合醫院台北分院	（02）66289779	台北縣新店市建國路289號
	財團法人天主教耕莘醫院	（02）22193391	台北縣新店市中正路362號
	台北縣立醫院	（02）29829111	台北縣三重市中山路2號
	行政院衛生署台北醫院	（02）22765566	台北縣新莊市思源路127號1樓
基隆市	行政院衛生署基隆醫院	（02）24292525	基隆市信義區信2路268號
	長庚醫療財團法人基隆長庚紀念醫院	（02）24313131	基隆市安樂區麥金路222號基金一路208巷200號
桃園	壢新醫院	（03）4941234	桃園縣平鎮市廣泰路77號
	行政院衛生署桃園醫院新屋分院	（03）3699721	桃園縣新屋鄉新福二路6號
新竹縣市	行政院衛生署竹東醫院	（03）5943248	新竹縣竹東鎮至善路52號
	行政院衛生署新竹醫院	（03）3326151	新竹市經國路1段442巷25號
苗栗縣市	行政院衛生署苗栗醫院	（037）261920	苗栗縣苗栗市為公路747號
	財團法人為恭紀念醫院	（037）676811	苗栗縣頭份鎮東庄里仁愛路116號
大台中市	行政院國軍退除役官兵輔導委員會台中榮民總醫院	（04）23592525	台中市西屯區福安里中港路3段160號
	中山醫學大學附設醫院	（04）24739595	台中市南區建國北路1段110號
	中國醫藥大學附設醫院	（04）22062121	台中市北區育德路2號

縣市	醫院名稱	掛號電話	地址
大台中市	行政院衛生署台中醫院	(04)2229411	台中市西區三民路1段199號
	中山醫學大學附設醫院中港分院	(04)2201511	台中市西區台中港路1段23號、中山路500號1樓、501號
	行政院衛生署豐原醫院	(04)2527180	台中縣豐原市安康路100號
	童綜合醫療社團法人童綜合醫院	(04)26581919	台中縣梧棲鎮中棲路1段699號
	財團法人佛教慈濟綜合醫院台中分院	(04)36060666	台中縣潭子鄉聚興村豐興路1段66號
	清泉醫院	(04)25605600	台中縣大雅鄉三和村雅潭路178號
彰化縣市	財團法人彰化基督教醫院	(04)7238595	彰化縣彰化市光南村南校街135號
	秀傳紀念醫院	(04)7256166	彰化縣彰化市南瑤里中山路1段542號
	漢銘醫院	(04)7113456	彰化縣彰化市南興里中山路1段366號
	行政院衛生署彰化醫院	(04)8298686	彰化縣埔心鄉舊館村中正路2段80號
南投縣市	行政院衛生署南投醫院	(049)2231150	南投縣南投市康壽里復興路478號
	行政院國軍退除役官兵輔導委員會埔里榮民醫院	(049)2990833	南投縣埔里鎮蜈蚣里榮光路1號
	竹山秀傳醫院	(049)2624266	南投縣竹山鎮山崇里集山路2段75號
雲林縣市	中國醫藥大學北港附設醫院	(05)7837901	雲林縣北港鎮新街里新德路123號
	慈愛綜合醫院	(05)5871111	雲林縣西螺鎮新豐里新社321,90號
	國立成功大學醫學院附設醫院斗六分院	(05)5332121	雲林縣斗六市莊敬路345號

縣市	醫院名稱	掛號電話	地址
嘉義縣市	行政院國軍退除役官兵輔導委員會嘉義榮民醫院	（05）2359630	嘉義市西區世賢路2段600號
	財團法人嘉義基督教醫院	（05）2765041	嘉義市忠孝路539號
	財團法人天主教聖馬爾定醫院	（05）2756000	嘉義市大雅路二段565號
	行政院衛生署嘉義醫院	（05）2319090	嘉義市西區福全里北港路312號
	財團法人長庚紀念醫院嘉義分院	（05）3621000	嘉義縣朴子市仁和里嘉朴路西段6號
	財團法人佛教慈濟綜合醫院大林分院	（05）2648000	嘉義縣大林鎮平林里民生路二號
	行政院衛生署朴子醫院	（05）3790600	嘉義縣朴子市永和里應菜埔42—50號
	華濟醫院	（05）2373823	嘉義縣太保市北港路二段601巷66號
大台南	行政院衛生署台南醫院	（06）2200055	台南市中區中山路125號
	台南市立醫院	（06）2609926	台南市東區崇德路670號
	財團法人台灣基督長老教會新樓醫院	（06）2748316	台南市東區泉北里東門路1段57號
	郭綜合醫院	（06）2221111	台南市民生路2段18．20．22．23．24．25．27號
	天心中醫醫院	（06）2638207	台南市南區金華路2段187號
	財團法人奇美醫院	（06）2812811	台南縣永康市中華路901號
	財團法人奇美醫院柳營分院	（06）6226999	台南縣柳營鄉太康村201號
	行政院衛生署新營醫院	（06）6351131	台南縣新營市忠政里信義街73號
	行政院衛生署台南醫院新化分院	（06）5911929	台南縣新化鎮粔拔里牧場72號
	行政院國軍退除役官兵輔導委員會永康榮民醫院	（06）3125101	台南縣永康市復興里復興路427號

縣市	醫院名稱	掛號電話	地址
大台南	財團法人臺灣基督長老教會新樓醫院麻豆分院	(06)5702228	台南縣麻豆鎮小埤里苓子林20號
大高雄	行政院國軍退除役官兵輔導委員會高雄榮民總醫院	(07)3422121	高雄市左營區大中1路386號
	財團法人私立高雄醫學大學附設中和紀念醫院	(07)3121101	高雄市三民區自由1路100號
	財團法人天主教聖功醫院	(07)2238153	高雄市苓雅區民主里建國一路352號
	高雄市立中醫醫院	(07)7613186	高雄市苓雅區福成街6號
	財團法人長庚紀念醫院高雄分院	(07)7317123	高雄縣鳥松鄉大埤路123號
	財團法人義大醫院	(07)6150011	高雄縣燕巢鄉角宿村義大路1號
	行政院衛生署旗山醫院	(07)6613811	高雄縣旗山鎮大德里中學路60號
	佛心中醫醫院	(07)6226767	高雄縣岡山鎮岡山路98號
屏東縣市	財團法人屏東基督教醫院	(08)7363026	屏東縣屏東市華山里大連路60號
宜蘭縣市	六福中醫醫院	(03)9571130	宜蘭縣羅東鎮成功里南門路37號
	員山榮民醫院附設門診部	(03)9222141	宜蘭縣宜蘭市林森路1號
花蓮縣市	財團法人佛教慈濟綜合醫院	(03)8561825	花蓮縣花蓮市中央路3段707號
	行政院衛生署花蓮醫院	(03)8358141	花蓮縣花蓮市中正路600號
	和平中醫醫院	(03)8333491	花蓮縣花蓮市信義街61號
台東縣市	行政院衛生署台東醫院	(089)324112	台東縣台東市五權街1號
	財團法人台東基督教醫院	(089)323362	台東縣台東市開封街350號

經衛生署認證的GMP藥廠

使用及購買中藥時，一定要仔細看清楚是否為衛生署核可
GMP藥廠生產的科學中藥，才能保障您的用藥安全喔！
以下為衛生署公告的GMP藥廠，您可以比對看看。

藥廠名稱	聯絡電話	地址
【北部】		
肝王製藥股份有限公司	02-28916135	台北市北投區公館路93號
順天堂藥廠股份有限公司新店廠	02-22152060	台北縣新店市安泰路82號
台安製藥股份有限公司	02-29421916	台北縣新店市安和路三段6號
華僑製藥有限公司	02-22879966	台北縣三重市三和路4段189號
廣東製藥股份有限公司	03-4964588	桃園縣楊梅鎮高獅路813巷16號
領先奈米製藥生技股份有限公司桃園廠	03-4893150	桃園縣龍潭鄉三水村大北坑路50-2號
國科生技製藥股份有限公司	03-4793146	桃園縣龍潭鄉三水村大北坑路50號
中天生物科技股份有限公司	03-4710888	桃園縣龍潭鄉高平村高楊北路81號
深浦藥品股份有限公司龍潭廠	03-4705346	桃園縣龍潭鄉三水村大北坑路50-1號
科達製藥股份有限公司	03-4696105	桃園縣平鎮市湧豐里工業三路20-1號
京都念慈菴藥廠股份有限公司龜山廠	03-3282931	桃園縣龜山鄉文明二街2號
勸奉堂製藥股份有限公司桃園廠	03-4737996	桃園縣觀音鄉廣興村1鄰溝尾32-1號
三寶佛製藥廠有限公司	03-4701272	桃園縣龍潭鄉八德村八張犁55之15號
宏星製藥廠股份有限公司	03-4521818	桃園縣中壢市中壢工業區南園路1-1號
勝昌製藥廠股份有限公司中壢廠	(03)4909682	桃園縣中壢市民族路六段436、436-1號
昕泰生技製藥股份有限公司	03-3805109	桃園縣大溪鎮仁善里8鄰仁德北街45號
葡萄王生技股份有限公司	03-4572121-7	桃園縣中壢市龍岡路三段60號

藥廠名稱	聯絡電話	地址
天良生物科技企業股份有限公司平鎮廠	03-4696792	桃園縣平鎮市工業十路15之2號
三才堂製藥廠有限公司	03-4315769	桃園縣楊梅鎮梅溪里中山北路2段256巷163弄5號
威尼斯藥廠有限公司	03-3248275	桃園縣蘆竹鄉草子崎草子崎20號
人壽製藥廠股份有限公司	03-5222148	新竹市東南街52巷10號
工業技術研究院中藥cGMP試驗工廠	03-5743970	新竹市光復路2段321號27館103室
【中部】		
順天堂藥廠股份有限公司台中廠	04-23594848	台中市西屯區工業區42路16號
鄭杏泰生物科技股份有限公司台中廠	04-23597969	台中市工業區18路18號
華國製藥股份有限公司	04-23592993	台中市工業區23路36號
明通化學製藥廠股份有限公司第二廠	04-23590107	台中市工業區21路15號
得力興業化學股份有限公司	04-25322867	台中縣豐原市三村里三和路402號
井田製藥工業股份有限公司	04-26814585	台中縣大甲鎮幼獅工業區工九路9號
明大化學製藥股份有限公司	04-26870115	台中縣外埔鄉水美村水美路52號
大濟製藥廠股份有限公司	04-26810099	台中縣大甲鎮日南里6鄰工三路16號
厚生製藥廠股份有限公司	04-7223923	彰化市中山路三段119號
柏諦企業股份有限公司	04-92251351	南投市永豐里成功三路186號
順然藥品股份有限公司南投廠	04-92251668	南投市南崗工業區工業路11號
中美兄弟製藥股份有限公司	047-524161	彰化市東芳里彰鹿路106號
長安化學工業股份有限公司	047-695126	彰化縣福興鄉萬豐村福興工業區福工路19號
富田製藥廠股份有限公司	04-7989696	彰化縣伸港鄉全興工業區興工路43號
木村藥化企業股份有限公司	04-8330229	彰化縣員林鎮中山路一段110號
復旦製藥股份有限公司	04-8884138	彰化縣北斗鎮復興路406號
正長生化學製藥股份有限公司	04-7354142	彰化縣和美鎮彰美路2段6號
康百氏製藥股份有限公司	04-7811228	彰化縣鹿港鎮鹿工北二路8-1號
久松化學企業股份有限公司	04-7695106	彰化縣秀水鄉安東村彰水路一段340號
吉立製藥股份有限公司	04-8223141	彰化永靖鄉永興村九分路307巷1號
愛康製藥廠股份有限公司	048-740000	彰化縣田中鎮新工一路16號

藥廠名稱	聯絡電話	地址
正光製藥有限公司	04-8870235	彰化縣北斗鎮新生里興農路2段258號
友裕製藥股份有限公司	04-7812149	彰化縣鹿港鎮工業東3路10-2號
福安科技製藥股份有限公司	04-7795678	彰化縣福星鄉外中村外中街382號
壽山生物科技製藥廠	04-7811708	彰化縣鹿港鎮工業西一路26號
永安製藥所	04-8221871	彰化縣永靖鄉中山路二段441號
順瑛堂生物科技製藥股份有限公司	05-6365666	雲林縣虎尾鎮興南里興南路90號
古典藥園生物科技有限公司	05-5570108	雲林縣斗六市榴中里斗工二路19號
永勝藥品工業股份有限公司	05-2218686	嘉義縣民雄鄉頭橋工業區工業三路6-3號
晉安製藥股份有限公司	05-2216025	嘉義縣民雄鄉建國路三段260巷9號
德山製藥股份有限公司	05-2218203	嘉義縣民雄鄉民雄工業區中山路38號
【南部】		
萬國製藥廠股份有限公司	06-2677075	台南市東區裕農路900號
信宏科技製藥股份有限公司	06-2651588	台南市南區新信路5號
雲南製藥股份有限公司	06-3551010	台南市安南區永安路68號
太和堂製藥股份有限公司	06-2633911-3	台南市安平工業區新忠路16號
廣泉堂製藥化學有限公司	06-3841366	台南市安南區科技二路15號
正和製藥股份有限公司	06-6529311	730台南縣新營市新營工業區新工路23號
天乾製藥有限公司	06-7943502	台南縣將軍鄉忠興村132之35號
百仙製藥工業股份有限公司復興廠	06-5901566	台南縣新化鎮東榮里復興路247號1樓
華昌製藥生化科技股份有限公司	06-6988852	台南縣官田鄉二鎮村成功村43號
東陽製藥股份有限公司	06-6987661	台南縣官田鄉二鎮村建業路45號
仙鹿製藥股份有限公司	06-6935188	台南縣官田鄉官田工業區成功街47號
天一藥廠股份有限公司	06-6985978	台南縣官田鄉二鎮村工業路31號
優之堡生技製藥股份有限公司新營廠	06-6525757	台南縣新營市嘉芳里忠孝路3號
仙台藥品工業股份有限公司	06-6529887	台南縣新營市新工路35號
炳翰製藥廠股份有限公司	06-6989995	台南縣官田鄉二鎮村成功街81號
新功藥品工業有限公司	06-6322718	台南縣新營市大宏里同濟街87號

藥廠名稱	聯絡電話	地址
港香蘭藥廠股份有限公司	06-2336681	台南縣永康市永康工業區環工路9號
生春堂製藥工業股份有限公司	06-2325155	台南縣永康市王行里興工路6號
得生製藥股份有限公司	06-2311636	台南縣永康市王行里環工路42號
臺灣三帆製藥科技股份有限公司	06-2042345	台南縣永康市永康工業區經中路3號
愛生製藥廠有限公司	06-2031880	台南縣永康市王行里經華路2-1號
新喜國際企業股份有限公司	06-6550550	台南縣鹽水鎮孫厝里孫厝寮四之六號
豐生製藥生物科技股份有限公司	06-6987396	台南縣官田鄉成功街60號
阿桐伯生物科技製藥廠股份有限公司	06-6935169	台南縣官田鄉二鎮村工業西路73號
南都化學製藥股份有限公司	06-7260339	台南縣佳里鎮佳化里39號
全生製藥股份有限公司	06-6221257	台南縣柳營鄉士林村93之22號
立安生物科技製藥股份有限公司	06-6981929	台南縣官田工業區工業路3號
龍杏生技製藥股份有限公司	06-7220666	台南縣佳里鎮嘉福里115之1號
大昌製藥廠	06-7261588	台南縣佳里鎮佳里興305號
大維生化製藥國際有限公司	06-2538940	台南縣永康市鹽洲里洲工街175巷10號
德和製藥廠	06-6226628	台南縣柳營鄉士林村柳營路2段201號
莊春仁生物科技製藥有限公司	06-2726218	台南縣仁德鄉一甲村中正路3段252號
三友生技醫藥股份有限公司製藥廠	06-6353338	台南縣後壁鄉福安村下寮路207之3號
聚安堂藥廠股份有限公司	06-2663811	台南縣仁德鄉上崙村崑崙路117號
台灣漢藥科技股份有限公司	06-7220646	台南縣佳里鎮嘉福里115-1號
立康生物科技股份有限公司工廠	06-2337068	台南縣永康市環工路29、31、31之1、31之2、31之3、31之5號
港香蘭應用生技股份有限公司	06-5052505	台南縣新市鄉豐華村南科一路1號
漁人製藥股份有限公司	07-3417718	高雄市左營區民族一路707號
三泰製藥廠有限公司	07-8228359	高雄市前鎮區新生路228號
福隆興製藥有限公司	07-3123138	高雄市三民區熱河二街249號
成功製藥有限公司	07-3113377	高雄市三民區吉林街9號
一力藥廠股份有限公司	07-6218033	高雄縣岡山鎮本洲里本工西路20號
天明製藥股份有限公司	07-3715106	高雄縣仁武鄉仁心路197號
國峰製藥生技股份有限公司高雄廠	07-6196685	高雄縣彌陀鄉鹽埕村產業路156號

藥廠名稱	聯絡電話	地址
莊松榮製藥廠有限公司	07-6152914	高雄縣燕巢鄉深水村臥牛巷29之1號
龍德製藥廠股份有限公司	07-6220909	高雄縣永安鄉永工九路2號
國本製酒生技股份有限公司	07-7037766	高雄縣大寮鄉鳳屏二路12號
旺霖製藥工業有限公司	07-7038748	高雄縣大寮鄉中庄村鳳屏一路104號
台灣汯滙生技製藥有限公司本洲廠	07-6226656	高雄縣岡山鎮本洲工業區本工南一路18號
迪弘生物科技股份有限公司	07-7872968	高雄縣大發工業區華東路44號
南美製藥股份有限公司	07-7878930	高雄縣大發工業區大有二街8號
台灣順安生物科技製藥有限公司大發廠	07-7870228	高雄縣大寮鄉鳳林二路876號
三洋藥品工業股份有限公司大發廠	07-7871266	高雄縣大寮鄉大寮村華西路45號
台灣陽生製藥工業股份有限公司	08-7524112	屏東市龍華路381號
東發生物科技製藥股份有限公司	08-7530177	屏東市工業區工業六路5號
東發生物科技製藥股份有限公司二廠	08-7530177	屏東市工業四路26號
漢聖製藥科技股份有限公司	08-8000381-2	屏東市工業環路20號
大茂製藥科技有限公司	08-7323119	屏東市和生路3段678號
莊松榮製藥廠有限公司里港分廠	08-7734343	屏東縣里港鄉三廍村三和路119之95號
台灣三陽製藥廠股份有限公司	08-7882551	屏東縣潮州鎮榮田路36號
輝陽藥品股份有限公司	08-7756502	屏東縣九如鄉後庄村清聖街46巷51號
【東部】		
英橋企業股份有限公司	03-9902492	宜蘭縣蘇澳鎮龍德工業區德興二路13號
杏輝藥品工業股份有限公司	03-9581101	宜蘭縣冬山鄉中山村中山路84號
仙豐股份有限公司蘇澳製藥廠	03-9905900	宜蘭縣蘇澳鎮大圳路63巷25號
良濟堂生技製藥有限公司宜蘭廠	03-9904558	宜蘭縣冬山鄉大興村德興六路26號

健康大百科4001　0AHE4001

漢方決定版 暢銷重版

在藥房能購買的210種中醫處方完全解說

國家圖書館出版品預行編目（CIP）資料

漢方決定版：在藥房能購買的210種中醫處方完全解說／花輪壽彥監修；李曉雯、張晉菁譯. -- 三版. -- 新北市：方舟文化出版：遠足文化發行，2019.01
424面；15×21公分. --（健康大百科；4001）
ISBN 978-986-96726-1-0（平裝）

1. 中藥方劑學 2. 中西醫整合

414.6　107011118

原文作者　花輪壽彥
中文審訂　陳旺全
譯　　者　李曉雯、張晉菁
封面設計　Chi-Yun Huang
內頁排版　普林特斯有限公司

總 編 輯　林淑雯
出 版 者　方舟文化出版／遠足文化事業股份有限公司
發　　行　遠足文化事業股份有限公司
231 新北市新店區民權路108-2號9樓
電話：（02）2218-1417
傳眞：（02）8667-1851
劃撥帳號：19504465
戶名：遠足文化事業股份有限公司
客服專線　0800-221-029
E-MAIL　service@bookrep.com.tw
網　　站　http://www.bookrep.com.tw
印　　製　成陽印刷股份有限公司　電話：（02）2265-1491
法律顧問　華洋法律事務所　蘇文生律師
定　　價　650元
三版九刷　2024年4月

方舟出版

感謝您購買《漢方決定版： 在藥房能購買的 210 則中醫處方完全解說》
我們相信書的存在是為了產生對話，請讓我們聽到您的聲音。
請回想您和這本書的相識過程，填寫下表後直接郵遞，感謝您的參與，期待下次再見！

關於這本書

我是這樣認識這本書的⋯
□書店 □網路 □報紙 □雜誌 □廣播 □親友 □讀書會 □公司團購
□其實是從＿＿＿＿＿＿＿＿知道的

發現這本書⋯
□主題有趣 □資訊好用 □設計有質感 □價格可接受
□贈品 / 活動好厲害 □適合送人 □喜歡作者
□＿＿＿＿＿＿＿＿都推了 **我就決定買它了！**

然後去 □連鎖書店的＿＿＿＿＿＿＿＿ □網路書店的＿＿＿＿＿＿＿＿
□團購 □其他＿＿＿＿＿＿＿＿ 購買，

看完後 5~1 評分的話
書名＿＿＿ 封面＿＿＿ 內容＿＿＿ 排版＿＿＿ 印刷＿＿＿ 價格＿＿＿ 整體＿＿＿
會這麼評是因為＿＿＿＿＿＿＿＿＿＿＿＿＿＿＿＿

關於我

本名＿＿＿＿＿＿＿＿ □男 □女
生日＿＿＿年＿＿＿月＿＿＿日
家住 □□□ ＿＿＿＿市／縣 ＿＿＿＿鄉／鎮／市區 ＿＿＿＿路／街
＿＿＿＿段 ＿＿＿＿巷 ＿＿＿＿弄 ＿＿＿＿號 ＿＿＿＿樓／室
Email ＿＿＿＿＿＿＿＿@＿＿＿＿＿＿＿＿
電話＿＿＿＿＿＿＿＿＿＿＿＿
現在 □ 19 歲以下 □ 20~29 歲 □ 30~39 歲 □ 40~49 歲 □ 50~59 歲 □ 60 歲以上
學歷 □國小以下 □國中 □高中職 □大專 □研究所以上
職業 □製造 □財金 □經營 □醫療 □傳播 □藝文 □設計 □餐旅
□營造 □軍公教 □科技 □行銷 □自由 □家管 □學生 □退休
□實不相瞞，我是＿＿＿＿＿＿＿＿

我習慣從＿＿＿＿＿＿＿＿認識好書後，再去＿＿＿＿＿＿＿＿買書。

我最喜歡 □文學小說 □人文科普 □藝術美學 □心靈養身 □商業財經 □史地
□親子共享 □幼兒啟蒙 □圖畫書 □生活娛樂 □具體來說是＿＿＿＿啦！

最後我必須告訴讀書共和國＿＿＿＿＿＿＿＿＿＿＿＿＿＿＿＿

□ 為享有完善客服 & 最新書訊，我同意讀書共和國所屬出版社依個資法妥善保存使用以上個人資料

廣　告　回　信
臺灣北區郵政管理局登記證
第　1　4　4　3　7　號

請直接投郵，郵資由本公司支付

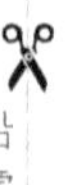

沿虛線剪下

23141
新北市新店區民權路108-4號8樓
遠足文化事業股份有限公司 收

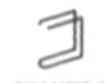

讀書共和國
www.bookrep.com.tw

請沿線對折裝訂

方舟出版

健康大百科 0AHE4001

漢方決定版：在藥房能購買的210則中醫處方完全解說